NATURAL HEALING

自然疗法大全

张占武　单于德 ◎ 主编

中国中医药出版社

·北京·

图书在版编目（CIP）数据

自然疗法大全 / 张占武，单于德主编 . —北京：
中国中医药出版社，2020.7
ISBN 978 - 7 - 5132 - 5934 - 7

Ⅰ . ①自… Ⅱ . ①张… ②单… Ⅲ . ①自然疗法
Ⅳ . ① R454.6

中国版本图书馆 CIP 数据核字（2019）第 276597 号

中国中医药出版社出版

北京经济技术开发区科创十三街 31 号院二区 8 号楼
邮政编码 100176
传真 010-64405750
河北省武强县画业有限责任公司印刷
各地新华书店经销

开本 787×1092 1/16 印张 25.75 字数 565 千字
2020 年 7 月第 1 版 2020 年 7 月第 1 次印刷
书号 ISBN 978 - 7 - 5132 - 5934 - 7

定价 128.00 元
网址 www.cptcm.com

社 长 热 线 010-64405720
购 书 热 线 010-89535836
维 权 打 假 010-64405753

微信服务号 zgzyycbs
微商城网址 https://kdt.im/LIdUGr
官 方 微 博 http://e.weibo.com/cptcm
天猫旗舰店网址 https://zgzyycbs.tmall.com

如有印装质量问题请与本社出版部联系（010-64405510）

《自然疗法大全》编委会

主审　牛　阳　刘敬霞

主编　张占武　单于德

编委　单　利　马月莲　邱鹏飞　王亦婷　吴月莉

　　　　沙智勇　张　喆　王佳君　赵　挺

内容提要

　　自然疗法是应用与人类生活直接相关的物质与方法，如食物、空气、水、阳光及体操、睡眠、休息等有益于健康的因素，以此来保持和恢复健康的一种科学艺术。自然疗法起源于 18 ～ 19 世纪的西方替代医学，其哲学指导思想可追溯到公元前 400 年医学界的希波克拉底学派。

　　接受自然疗法的患者应深信机体的自愈能力，在其医疗过程中尽量避免使用任何削弱机体自愈能力的医疗手段，采用健康的生活方式，增强机体的自愈能力，应用自然和无毒疗法及改变周围生活环境，从而达到健康与长寿的目的。

　　此书属宁夏回族自治区哲学社会科学规划项目（编号：18NXBTQ01）阶段性研究成果，由宁夏医科大学学术著作出版计划支持出版。

前言

自然疗法就是除了应用外科手术、放射线、化学合成药物治疗以外的无创伤、无痛苦的自然治疗方法，它的内容博大精深，并形成了一门横跨预防医学、临床医学、康复医学的应用医学学科。

人与自然是统一的，人起源于自然，发展于自然，回归于自然。人类作为自然界的产物，其生理功能和病理变化不断受到自然界的影响和自然法则的支配，自然界的千变万化直接或间接地影响着人们的健康。所以，我国现存最早的医籍之一《黄帝内经》就提出了"天人合一"的观点。

人类为了生存，在与大自然斗争中发现和创造了种种利用自然来治疗疾病的方法，逐步形成了食物疗法、药膳疗法、茶酒疗法、动植物疗法、体育疗法、按摩疗法、推拿疗法、针灸疗法、耳压疗法、拔罐疗法、磁场疗法、足部疗法、药浴疗法、药敷疗法、药贴疗法、刮痧疗法、心理疗法、起居疗法、音乐疗法、舞蹈疗法、书画疗法、花卉疗法、日光疗法、空气疗法、泥土疗法、泉水疗法、森林疗法、高山疗法、热沙疗法等各具特色、简便易行、方便实用、疗效确切的自然疗法。

随着生物医学模式向生物-心理-社会医学模式的转变，合成药物毒副作用的危害及现代病、富贵病、医源性疾病和药源性疾病的大量涌现，人们要求"回归大自然"的返璞归真的呼声日益高涨，自然疗法已经引起世界人民的极大关注和重视。

自然疗法包括实用传统疗法和民族民间疗法。其中，实用传统疗法包括针灸疗法、刺血疗法、推拿按摩、刮痧疗法、贴敷疗法、拔罐、火疗、气功等。其中，部分疗法经过现代医者的继承与发展，结合现代医学理论及现代中西医结合理论的精华进行探索研究，形成了既继承原传统疗法的特色与优点，又具有创新性的新型临床实用型传统疗法，如腹针疗法、平衡针疗法、热敏灸疗法、雷火灸疗法、穴位埋线疗法、电热针疗法等，从而形成了具有时代特色的广义传统疗法。

传统疗法通过调理整个人体状态来达到治疗疾病的目的，其具有独特的理论体系，经过了丰富的临床验证，同时也体现了传统医学治未病、防重于治、养生保健和健康调养的学术思想。传统疗法发挥的疗效有目共睹，越来越受到人们的重视，不仅在人民的日常生活之中应用和流传，而且在全国各大医院也被积极采用。在当今提倡返璞归真、回归大自然思想潮流的推动下，传统疗法逐渐得到越来越多的西方发达国家的认可和采纳，具有广阔的前景。但是，传统疗法要向更高层次发展，还必须加强其理论研究力度，拓宽临床应用范围，使之成为既有理论又有实践的新学科。

传统疗法坚持"突出民族传统医药特色、借鉴现代科技、争取多方支持、疗效才是宗旨"的战略方针，具体体现在充分继承传统医学研究方法及优势特色的基础上，积极吸收现代科学思路、技术成果，将整个传统自然疗法、绿色疗法从理论到实践都纳入现代科学整体发展轨道，使之成为具有现代科学规范与科学体系的一种疗法。

本书以民间传统医药疗法为基本内容，体现各项疗法基本理论、基本知识、基本技能的编写原则，也注重内容的思想性、科学性、先进性、启发性和适用性，力求深入浅出、重点突出，同时也涉及了某些疗法的新进展。另外，本书在编写过程中得到了宁夏医科大学中医（回医）学院和宁夏回族医药研究院的精心指导，以及宁夏张氏回医正骨医院的支持和关怀，在此一并表示衷心的感谢。

由于时间仓促，难免存在不妥之处，恳请各位读者不吝赐教。

单于德　张占武于银川

2020 年 1 月

目录

第一章　自然医学与自然疗法

第一节　自然医学

一、什么是自然医学

（一）概念

自然医学以自然哲学为基础，认为人起源于自然、依赖于自然、发展于自然、归结于自然，人与自然是统一的。自然医学强调充分运用自然资源和自然方式，激发人体自身防御疾病的能力，增强人的正气、达到养生、保健、康复疾病的目的。自然医学重视人与自然的协调统一，天人合一，取法于自然，并创造了丰富多彩的自然疗法。它对健康者而言，是预防保健；对亚健康和患者者而言，是调整平衡与康复疾病。因此，自然医学是集养生健体、防治疾病为一体，为人类心、身、灵全面健康服务的医学体系，它是一门横跨预防医学、临床医学、康复医学的综合性应用学科。自然医学是发挥自我的主观能动性，依靠一个有效的工具或方法，进行自我诊断、自我治疗、自我康复，达到延年益寿、祛病健体为目的的一套理论。

（二）理论发展

自然医学虽然在人类防御疾病的历史上起着积极作用，但作为理论来应用，还是得益于西方医学工作者的不懈努力。自然医学的本源是利用自然界存在的物质和人的主观能动性来预防和治疗疾病，在这一过程中，不可能单独依靠个人的能力来进行，这需要借助于专业的知识才能完成，西方国家对这类专业人员要求比较严格，需要通过专业的国家考试才能执业。我们国家的中医大夫更侧重于用自然疗法对人体进行调理，方法有很多，最基础的是饮食和有规律地锻炼。中医草药、针灸、刮痧、火罐、水疗、火疗等皆可称为自然疗法。

不论是西医还是中西，也不论是少数民族医学还是地域性医学，包括巫术、气功、针灸等，上溯其源头，皆来自于自然医学。自然医学是各种医学的起源，是各种医学的萌芽状态，而各种医学是自然医学在后来的发展过程中的不同表现形式。

（三）起源

自然医学虽然起源于蒙昧，但随着科技的发展，自然医学已成为未来医学的发展方向，具有无可比拟的优势。然而，现在的真实情况是，大多数时候，自然医学依然被用来辅助治疗疾病，这与自然医学发展的相对不完美有关。

自然医学是利用自然环境、自然界本身存在的物质医治疾病，或动员人本身的能力使身体恢复健康的医学。因此，使用自然生长的生物和矿物作药物治病的中医、蒙医、藏医、回医，以及世界各国、各民族使用的各种非化学合成药物、非手术医疗方法，均为自然医学。虽然自然医学医疗方法的产生源远流长，但这一术语的使用和流行是近二三十年之事，是针对化学药物充斥、药物的不良反应大量出现、食物大量加入化学添加剂、饮食结构改变造成食源病增多的医学现象和社会现实而出现的术语。这是人们对化学合成药物的一种反抗，也是人们向自然的回归，故自然医学主张归真返璞，顺乎自然。自然疗法在理论层次上从属于自然医学，但在实际中两者几乎是同义语。用自然医学理论指导日常生活以保持健康，又称自然保健法。现代自然医学理论、方法流派纷繁，较盛行的有温泉、森林、饮食、睡眠、睡姿矫正、音乐、生物反馈、气功、指压、按摩、导引、运动、针灸、草药等多种疗法，并且每种均有理论体系和不同派别。在全球环境日趋恶化，化学药品致畸、致癌、致突变情况日益明显的情况下，提倡自然医学对保护自然环境、维护生态平衡、节能、维护人类健康等许多方面，均有重要且积极的意义。

二、自然医学的基本理念

众所周知，婴儿一出生就知道呼吸、哭、吃，这是人之本能。我们人体不只有求生的本能，最重要的是有其"自然自愈本能"。2000多年前，医学之父希波克拉底所说的"病人的医生就是病人的本能，医生是帮助本能的"，其本能就是指"自然自愈本能"。因此，自然医学的哲学观认为，人体与生俱来就有"自然自愈能力"，即人体自身具有自我调节、自我修复、自我康复的能力。人体天生的自愈系统主要是由神经、内分泌和免疫系统共同构成，强大的自愈系统保证了人体细胞的正常新陈代

谢，调节生理平衡，修复组织损伤，从而使人保持长久的健康。

自然医学一向强调整体观念，认为人类生命立足于整体，人体是一个活的整体。形体与功能之关系，是功能支配形体，功能重于形体，没有了功能就失去了形体，功能是生命之本。自然医学服务的对象是有思想情感的活人，强调精神是人体最高层次的功能。

通常，随着年龄增加，人体自愈能力逐渐下降，于是人体就会表现出各器官功能的失调，进而出现疾病症状。所以，自然医学强调活化人体细胞，细胞健康了，人体就健康；自然医学倡导健康的生活方式，主张人类与大自然和谐，吃无污染的有机食品，饮用足量的健康好水，阳光和空气是生命的动力，运动是健康之本，要保持良好的休息和睡眠，要忌烟限酒，避免或减少精神压力，避免滥用药物带来的毒副作用。

三、自然疗法的哲学指导思想

自然疗法根据自然医学的哲学观，深信人体天生具有"自然自愈能力""病人的医生是病人的本能，医生是帮助本能的"，通过综合性的自然疗法提高或修复机体的自愈能力，达到生理平衡和康复疾病之目的。

自然疗法根据自然医学的整体观念，强调通过综合自然疗法激发人体自身防御疾病的能力，逐步恢复人体各系统的整体功能，最终达到身、心、灵全面健康的目的。

自然疗法针对自然医学提出的五大病因，给细胞补氧、补水，保持细胞营养均衡，使组织微循环畅通，提高细胞解毒功能并及时排毒，让不健康的或有病的细胞更快、更好地修复和自愈，从而改善各脏

器的生理功能。

四、自然医学的发展

无论哪个国家或哪个民族的医学，都是启源于人与大自然斗争的实践，最原始的医疗方法也是从自然疗法开始的。这些自然的简便医疗为人类的健康和生存做出了巨大的贡献！

自然医学虽然到 20 世纪才开始复兴，但其哲学根源可追溯到几千年以前。医学之父希波克拉底早就精辟地指出："病人的本能就是病人的医生，医生是帮助本能的。"自然医学在发展过程中吸收了许多文明古国，包括古中国、古印度和古希腊的医疗智慧和医学概念。

自然医学，特别是中国的自然医学源远流长，其内容的深度、广度和所反映的科学思维水平，足以与西方现代医学并列。中国的自然医学起源于距今已有 4 万年的旧时器时代晚期，中国人早在 2500 年前就以超人的智慧发现了经络，并创造了举世无双的针灸经络学说。中国自然医学的生命伦理观是人和宇宙万物共存共荣，对人类生命的认识立足于整体，功能是生命之本。中国自然医学研究的对象，是有思想情感的活人，强调精神是人体最高层次的功能。从本质上说，自然医学是助人抗病，即帮助人体恢复和提高自身具有的抗病能力，调动和激发人体的自然本能，达到祛病健身的目的。

在 19 世纪前，无论西方或东方医学皆遵循着自然的原则，利用自然资源和自然方式维护人体健康。直至 19 世纪中期，法国科学家路易斯·巴斯德发现人类疾病是由微生物（细菌、病毒）引起的。从此，西方医学的主流转而强调对抗病菌，并应用抗生素治疗。由于西方人把世界看作物理的世界，西方人喜爱分析，侧重研究事物的形态和物质的构成。他们在群体中强调个体的独立价值，在整体中注重局部的基础作用。因此，近代西医学是以解剖学和生理学为基础，着重研究人体的组织器官和化学构成，但缺乏对人的整体考察。在病因学和治疗学上，尽力找到有形的致病因子和人体受损的精确部位，然后依靠化学合成药物或其他治疗手段，消除疾病症状或病因，这就是以西方医学为代表的现代医学体系。

现代自然医学兴起于美国。1920 年，近代著名的自然医学家卢斯特在纽约创立了美国第一所自然医学院。1938 年，中国科学院学部委员（院士）叶橘泉教授出版了《自然医疗》一书，他十分重视保护与调动人体的自然防病能力，以达到健康之目的。自然疗法是自然医学提倡的一种医疗方法，近年在欧美各国很受欢迎，各种以自然疗法为主的门诊所和医院也不少。我国现代自然医学的先行者杨添淇女士，于 1998 年率先在辽宁抚顺成立了自然健康推广中心，实施和推广了自然医学的理念，使现代自然医学在中国取得了长足的进展。2002 年由联合国世界和平基金会及世界自然医学基金会倡议，提出"21 世纪世界自然医学促进与发展宣言"，旨在联合国领导下建立世界自然医学组织，大力发展自然医学，建立现代医学与自然医学相结合的21 世纪世界崭新医学体系。进入 21 世纪，现代自然医学必将成为人类健康的新希望。

第二节 自然健康

通过重新恢复和提升自身的自然能力、自然环境、自然方式和运用符合人体内自然环境的物质来维护健康的方式称自然健康。

一、人体的自然能力

人体的自然能力一般是指身体内的自然本能，它指的是人一生下来就会吃东西、就会哭、会笑、会走路、会消化和吸收食物、会合成营养、会新陈代谢、会抵抗细菌和病毒的感染、会自动愈合伤口、会自动去除体内废物、会自动修复身体的损伤、会自动适应自然环境等能力。人体中最重要的本能是身体内自然抵抗生物侵扰、清除体内多余的废物、自动愈合伤口、自然修复体内损伤和复原健康等维护生命体生存的能力，是生物体天然的治疗和康复的本能。用一句话来概括，可称其为体内天然原始的治疗本能，是一种保障生命生存的本能。

这种本能是从哪里来的？通过人类长时间的实践认识证明，这种本能不能用人为的方式获得，也没有任何其他的获取途径，只有人体生命在经过漫长的适应自然环境、对抗自然伤害的过程中才能逐渐建立起来。当身体受到损害的时候，如果不是通过体内治疗本能及时修复是不会康复的，生命也不会延续。几千年来，人类在医学思维的影响下，习惯把自己的健康和生命寄托给医学、医学技术、药物和医生，但疾病仍然像瘟疫一样在吞噬着人们的健康和生命，而且愈演愈烈。到了现代，医生在彷徨，患者在彷徨，健康的人也在彷徨。健康的出路在哪里，人们如何来获得健康，是摆在大家面前的重要课题。假如您身体的治疗本能受到损伤的时候，应该怎么办？

就真正的治疗而言，也只有人体内天然治疗本能发挥治疗作用时才能彻底治愈疾病。当您的身体患病的时候，您会不会选择正确的治疗方式，能不能正确地对待自己身体内的变化，怎样选择真正的治疗，是摆在您面前的亟待解决的问题。

二、人体内的自然环境

人体内的自然环境是什么，为什么要提出人体内自然环境的说法？这个问题很少有人关注。还有许多人很清楚人体内的自然环境，但体内的自然环境与健康的关系他们却很少去研究。

伴随着医学科学的发展，人类逐渐认识到，人体内自然环境的紊乱是威胁人类身体健康和导致疾病的罪魁祸首。

人体内的自然环境是属于生物类的化学环境，也就是说形成生物体的主要成分都是化学物质，同时也说明了人体内能够发生化学反应，产生生命效应。而这种化学反应的重要介质主要是生物酶，不是其他的化学催化剂。酶引起的化学变化创造了人体生命细胞的生存环境，是一种生物化学性质的环境，而化学催化剂是化学工厂用来催化工业化学反应的主要手段，所产生的工业化学反应强度与体内生化反应的强度有极大差异。如果我们把工业化学工厂制造出来的化学物质用在人体上，人体内就会发生剧烈的化学损伤反应，而服用化学合成的药物，人体内也会出现不良反应，有的甚至会引发医源性疾病。

本来，人体生命中的生物化学反应也在随年龄、活动强度等因素不断地发生变化。比如青少年生命力活跃，体内的代谢能力都较强，当年老体衰的时候，体内代谢能力就会下降；体力劳动者每餐可以进食一斤以上的主食及相当量的副食，而非体力劳动者连半斤主食也吃不了，更不要说能及时完全地进行代谢。进入体内的物质代谢不完全，会出现什么样的结果？它会引起过多的"垃圾"物质在体内蓄积，蓄积到一定的量和程度时也会产生化学伤害作用。

过多的物质代谢，需要动员体内的代偿机制，同时也会产生大量的化学"垃圾"物质，消耗身体的清除能力，会使体内不完全代谢的化学蓄积物积存加快，更重要的是会造成体内氧化反应加重，引起体内氧化伤害。

处理过多摄入物和代谢产物，需要体内加强对代谢酶的生产，这样会过多消耗体内用于合成酶类的营养物质，包括蛋白质、矿物元素、维生素等，造成这些营养物质的极度缺乏，形成非能量型的营养不良，这样就会影响解毒酶类和其他功能酶的合成，间接地引起体内其他功能障碍，增强不良终端代谢产物迅速蓄积所产生的毒性，加重体内的伤害程度。人体内的生物化学环境，是生命诞生以来经过若干年的生物进化而建立起来的，其基因指令的精细程度是人们无法想象的，每一条基因指令所产生的体内化学变化，是复杂、精确、精妙和非常精细的，甚至无法用语言来形容。如果这些营养元素缺乏，人体内的基因指令就不能精确地指导机体制造相应的功能物质，造成许多生命组织和器官不能正常地工作。

现代人无法形容生物体内的奇妙调节过程是可以理解的，经过几亿或者说是几十亿年对抗、适应自然环境而建立起来的生物体结构和自身调节功能的奥秘，以及体内几百万种的物质代谢能力，是人们用几十年或上百年时间的研究都无法解开的。所以，现代医学对人体的奥秘也只是了解到皮毛。我们用这样的眼光去审视现代疾病谱，就能对当前人类的健康状况有现实和正确的评判，并且可以从中探寻到恰当的方式去对待人体的疾病和健康。既然人类的智慧现在还不能直接精确地干预调节人体内的异常变化，那么，我们为什么不可以利用人体自身的本能来调节人体内异常的变化呢？

三、人体内的自然方式

人体内的生命活动和变化，和日月星辰的自然变化一样有着自己的规律，当人体遭遇到自然界有害因素侵扰的时候，体内会产生相应的不同的变化。当自然界微生物侵入人体的时候，人体内会出现对抗微生物的反应、变化和修复方式。例如发热时，白细胞增加，然后是白细胞对微生物的吞噬、消化和杀灭活动。当微生物被人体内的防御功能杀灭和清除以后，体内会迅速增强清除被微生物破坏的组织的活动，同时新组织的新生加强，产生修复作用，被破坏的组织和功能就会得到恢复。

当新的变异性微生物侵入人体的时候，人体会及时对其采取临时措施——包裹或封闭，减少其发展和对人体的伤害程度，然后迅速产生新的抗体去消灭这种变异的微生物。现代医学的免疫疫苗疗法就是依据体内这个原理制成的。

人体内经过这场对抗微生物入侵的过程，自然产生了对入侵体内微生物的认知，并增加了人体再次对抗此类微生物入侵的能力，我们因此有了人体免疫功能提高的印象。所以，当人体遭遇微生物伤害的时候，就应该充分或适当地休息，吃一些营养丰富又容易消化的食物，防寒，以减少更多人体能量的消耗，来保证人体内对抗微生物的功能全力发挥作用，促使疾病更快、更完全地痊愈。

对人体本身来讲，休息是最好的治疗。疲乏是人体的晴雨表，是身体感知发现体内的损伤变化，向你发出的预警信号。当人生病的时候，首先出现的症状是疲乏，疲乏的时候就需要休息，是人体内的自然反应。当躺下来休息的时候，人体受地球重力的影响最小，对身体疗病本能的影响也最小，同时也减少了其他生命活动的消耗和影响，从而保证体内的原始治疗本能倾尽全力去对抗疾病，能迅速地医治损伤，使疾病迅速彻底痊愈。另外，关键的是休息时机要掌握好，不要等发烧了，疾病症状明显了再去休息，而是在疾病刚有一点苗头的时候就好好休息，才能达到满意的效果。

当人体清除能力下降的时候，体内的毒素蓄积就会加重。为了解决这样的问题，就只能进行更深层次的休息方式，也可以称为"化学休息"。断食疗法是达到体内化学休息的唯一途径和方式，其不但能迅速荡涤体内蓄积的毒素，恢复细胞赖以生存的优良的生化环境乃至细胞活力，而且还能让所有的组织和器官得到充分休息和修复的机会。只有天然的治疗本能得到恢复和提升，身体才能从被毒素蓄积伤害的环境中重新恢复健康。

现代很多人，总以为在微生物感染的时候，医学有很多很快的方法，能尽快地解决并减少自己的痛苦，注射抗生素和抑制症状的药物就能达到这个目的。可是，他们并不能认识到通过让生物体经受对抗微生物侵袭、清除和修复的整个过程和人体增加对微生物的认知来增加人体抗病能力的重要性。

轻易地用药会中断体内对疾病的认知过程，会失去一次增强对抗自然物质伤害的适应能力和机会。微生物感染的时候，用抗生素可以很快地消灭微生物。这样的方式只是用抗生素替代了体内免疫细胞吞噬、消化和杀灭微生物的功能和过程，抑制了体内免疫功能的发挥，同时也基本中断了体内下一步清除和修复的过程。日积月累，这个人的免疫功能就会逐渐下降，急性病容易转化为慢性病，容易再次遭受微生物的感染，并容易产生对抗生素的依赖。如果你有容易感冒，或者感冒要十天或者半个月才能好的现象，甚至是得上了慢性气管炎或咽炎，就是由于这个原因。

当然，抗生素的应用，医学有他的临床适应证，人们也不能一味地强调不能使用抗生素，如果身体到了不能对抗微生物感染的程度，也不能让微生物威胁您的生命，抗生素治疗还是很好的消灭微生物的手段，只是要掌握好时机。

人体对抗疾病的努力，是人体在适应自然求生存的过程中建立的对抗自然界损害因素的自然行为。它的建立有其自然规律和自然法则，人们不应该随意干预体内维护健康的自然行为，否则会对健康不利。

四、人体内的自然状态

什么是人体内的自然状态？很多人都会明白地指出，是肌肉、骨骼、神经、脏器，以及这些组织、器官代谢活动所需要的物质和所产生的功能等，这些物质及功能状态就是人体内的自然状态。人体健康要靠这些器官和组织的健康，然而器官和组织的健康要靠什么呢？进一步来讲就是细胞的健康。细胞是组成组织和器官的基本单位，没有细胞的健康就没有器官和组织的健康，没有组织和器官的健康又何谈身体的健康？而细胞的健康就要靠人体内自然状态的健康来保证，没有体内自然状态的健康就没有细胞的健康，没有细胞的健康就没有器官和组织的健康，没有器官和组织的健康就没有人体生命的健康，他们之间相互依靠的关系是确切无疑的。

现代人类甚至是现代医学，几乎都强调器官的健康和人体的健康，但却忽视了最重要的细胞健康，只有保证细胞的健康，才能保证器官、组织乃至人体的健康。如果要保证细胞的健康，从哪里入手呢？

前面已经介绍过，细胞的生存环境是

细胞长期适应了的生化环境，也就是细胞生存所依赖的生物化学环境，能够形成这样生物化学环境的是血液。血液的主要作用是运送由肠道吸收来的食物营养，输送氧气，运走体内代谢的废物，帮助人体完成生命新陈代谢活动，建造细胞生命健康所需的自然生化环境。可以说，细胞的生化环境，是人体适应了长期以来所食入的食物种类为基础的生物化学环境，形成了细胞的自然生存环境。

细胞生命约诞生于四十亿年前，是由地球上的化学物质聚合进化而成，细胞中的组织结构，离不开蛋白质、糖、核糖核酸、氨基酸、脂质、卵磷脂、胆固醇、肌酐、三磷酸腺苷等化合物，碳、氢、氧、铁、铜、硒、氮、磷、钾、钠、氯、锌等化学元素是组成这些化合物的基本元素。正因为细胞和组织是由化学物质组成，才具备了能与其他化学物质发生化学反应的特性，才有了生命现象的产生。例如心跳的产生，主要是由细胞膜上的钾、氯等阴阳离子形成的除极和复极来完成的；肌肉运动也是由肌肉纤维细胞膜上的阴阳离子所形成的除极和复极来完成的，没有这些化学物质的运动，就不会产生生命运动。

所以，足量的、丰富全面的、洁净的、均衡的食物营养供给，为人体内的细胞生存奠定了坚实的基础，也奠定了人体生命的基础。

既然细胞生存需要适应主体摄入食物后所构成的化学环境，那么，以消化食物所形成的化学环境的化学反应强度和条件就要受到限制。所以由生物体食入的食物种类为基础的生化环境便形成了细胞自然的生存环境。例如，以食肉为生的老虎，以食草为生的羊、马、牛。以杂食为主的中国人，以肉食为主的蒙古人和西方人，在祖辈相传下，都形成了各自不同的适宜细胞生存的化学环境。

由于生物体的细胞生存环境是以不同食物种类为基础的生物化学环境，其化学反应的方式和强度就有一定的范围，超过这个范围，就会破坏细胞的生化环境，细胞的生存就会受到威胁。这也是引起细胞组织结构破坏、功能受损和威胁细胞健康的主要原因，是人体疾病产生和死亡的根本原因。

为了维护细胞生化环境的健康，防止高强度的化学物质破坏细胞的生存环境，人体在长期的进化中，建立了完善的防毒系统和解毒、中和及排毒的功能和机制，用以保护细胞的自然生化环境和细胞的健康。

由于人类过分强调舒适的生活，导致快速的化学工业发展和大量的化工物质排放，严重地破坏了人类和其他生物赖以生存的自然生态环境，并严重导致人体内细胞生存环境的剧烈动荡，严重威胁了细胞的生存和人体的健康。

从人类疾病谱的不断变化中，人类逐渐认识到自然环境的恶劣变化对人类生存的重要影响，并开始积极倡导保护自然环境。

从现代科学角度来看，影响体内细胞生化环境、诱发破坏性改变的因素很多，比如有外界自然生态环境污染后，通过饮食、呼吸、接触等途径把高强度和人体还不能适应的化学物质导入体内，引起体内生化环境的破坏；还有体内细胞在利用营养后代谢的化学"垃圾"的蓄积对体内生化环境的破坏，微生物对人体的损伤作用也是通过排泄化学毒素的方式产生的。这些对人体排毒、解毒及中和毒性的功能，以及对解毒物质储备的耗损是可想而知的。这些因素日积月累，会导致体内总体健康维护能力和原始治疗本能的减弱，导致人体适应自然的能力下降，大大增加人体发病的可能性。

以上的几个主要因素，决定了人体生命的主要自然状态。维护好体内细胞自然生存的生化环境，是维护好细胞健康和人体生命健康的保证，也是治疗疾病的基本准则。

第三节　自然疗法

一、自然物质

这里提到的自然物质，是针对人体内的自然生化环境、自然能力和自然状态的规则而言的，并不是自然界所有的物质对人体来讲都是自然物质。自然疗法的真正含义，应该依据生物体内的自然生化环境、自然状态的规则和自然本能而来的，一切能帮助人体自然本能的恢复和自然环境恢复的方式、方法及物质的应用，一切能顺应人体内自然状态规则的方式、方法和物质，才能称其为自然疗法。自然疗法必须要满足人体内自然状态的准则，否则就不是自然疗法，而是一种不负责任的商业欺骗行为。

二、自然疗法的相关理念

自然疗法很难用确切的定义来形容，但是现代医学一味地强调用人为干预的方式来解决人体内的复杂变化，应当不能算是自然疗法。不过西医中的断骨复位手术等也符合人体自然状态的规则，疫苗的应用也可能解决人体免疫功能低下的问题；中医中的"治未病"也符合人体内的自然规律，针灸疗法、火罐疗法、按摩疗法、水疗法、芳香疗法等对人体内环境也有积极的影响，中药中的食疗也不失为一种较

好的自然疗法。

现代美国、欧洲一些国家，还有东南亚一些国家和地区兴起了自然疗法热，强调人类要回归自然，与自然和谐为伍。并大力提倡呼吸新鲜的空气，饮洁净的水，吃有机的食物，沐浴明媚的阳光，改变不良的生活习惯，开展健康的运动来塑造健康的体魄。

现代自然生态环境严重污染，严重地威胁着人类的生存，人体内极难迅速适应化学工业飞速发展所导致的化学物质排放对人体的伤害。人类之所以能勉强生存下来，多亏人体内原始的解毒、排毒和中和毒素的防御系统。它不但能够解除大部分化学毒素的毒性，排除大部分化学毒素和化学毒素解毒后的衍生物，还能中和一部分化学毒素。然而，有很多人体内还不具备能解除毒性的物质，只能把这些不能处理的化学毒素以与脂类结合的方式储存封闭在脂肪细胞内，以防这些化学毒素在血液中流动，损害人体的健康。

但是，一旦这些化学毒素在人体内蓄存到一定的量时，就会冲破人体的中和及封闭屏障，迅速地进入血液和人体组织中，改变细胞赖以生存的生化环境，破坏细胞的结构，杀伤细胞，造成整体细胞数量的减少。组织和器官的细胞数量减少，就会削弱这些组织和器官的原始本能，生命活动减弱了，组织器官的功能衰弱了，清除体内细胞代谢所产生的化学"垃圾"和毒素的能力下降了，就会使毒素更加猖獗，人体的防御、新陈代谢等一系列的功能就会减弱、紊乱，甚至崩溃，于是癌症、白血病等疾病就会发生。所以，及时清除这些潜在毒物的威胁，防止其危害人体，成为人类维护健康所面临的首要任务。

正是基于这样的理念，社会上刮起了排毒的飓风，绝大多数人对准肠道"开

火"，用泻下、灌肠等方法，要把毒素从肠道中驱除出去。虽然肠道是产生毒素的地方，但真正的危害不在肠道，而是在血液、组织和器官中，用清肠的方式只能避免肠道在一段时间内再次产生毒素，但不能解决人体内毒素蓄积的总趋势。况且这些所谓排毒的药物，又会加剧体内血液和细胞生化环境的失衡，是一种得不偿失的行为。

真正的排毒，必须要尊重人体内的自然行为。它不会来自任何高级医师的医术，也不会来自高级的药物，而是来自您身体内的天然本能。如果没有体内这些先天遗传来的天然治疗本能，即使是再高的医术，再好的药物，也不会起任何作用。真正的治疗来源于您科学的日常生活，来源于您良好的生活习惯。当您的身体已经患有疾病，在病情允许的情况下，要尽量采取自然疗法去治疗，因为这样的疗法不会再进一步对身体产生伤害，能有效地延长您的生命，同时会增加您康复的机会。

自然疗法的药物来源，应当是在自然的食物中去寻找，各种食物对人体内细胞生化环境有着不同的调节作用，要尽量选择均衡、足量、无毒、洁净的食物，能有效地保证您的健康，即所谓"你的食物是你最好的药物"。在选择食物方面具有指导作用的是中医先辈们总结的《神农本草经》，其中药食同源之品对身体都有不同的调节作用。例如，小米具有摄敛、镇静的作用，龙眼肉有养心安神的作用，莲子有清心安神的功效，如果这三样食物煮粥，每天喝上两次，对失眠的人效果是很好的；大蓟和小蓟对肝脏有很好的保护和修复作用，其中的大蓟素和小蓟素，有强肝、解毒等近十种功能；绿豆的解毒和中和毒物的功能是人所皆知的；牛蒡清血毒，被西方人称为"圣品"。

以脏补脏的说法，有它的科学性，动物的脏器对人体相应的脏器有一定的滋补作用。因为从科学的角度看，动物和人有90%以上的基因结构是相同的，况且，不同器官都有相同的补充某器官丰富的营养物质，比如某些动物的性器官被用来治疗男性的性功能低下等。

然而食物排毒也好，药物排毒也好，对体内蓄积的毒素来讲，都不是一种很科学、彻底的排毒方式，他们都是只能针对某一种或几种毒素而言。如果要全面排毒，唯有断食才能做到。

断食是一种能够让体内化学环境休息的最好方式。试想，您一天的劳累需要休息才能修复由劳累引起的损伤，而化学休息您一生都没有做过。现代人营养丰富，有时晚餐还要大吃一顿，有的人甚至经常宴请不断，这样的生活不但每天热量过剩、营养过剩，体内营养代谢的负担过重，产生的代谢废物也会过多。况且，用化学肥料种植的食物中的营养不均衡，农药等化学污染物太多，佐餐中的酒、饮料等也会增加体内解毒和代谢的负担。如果没有让这种高营养、高代谢、高废物产生的状况得到改善，体内很容易出现毒素高蓄积的状态，细胞生存的生物化学环境被破坏是必然的。

饮食上的"劳逸结合"不仅仅是人体生命健康所必需，也是细胞生命健康所必需，更是恢复和保持细胞生存环境的健康所必需。运用断食的方法，让这种高营养、高代谢、高废物产生的状况得到休息，身体内就会集中全力把体内蓄积的毒素代谢出去，完成身体排毒的目的，让体内的生化环境重新恢复平衡。

生化环境的平衡，意味着细胞生态环境的改善，这样细胞才会恢复健康，才能发挥它旺盛的生命力和功能，全身的细胞健康才会体现出全身健康的生命活力，会自动清除废物、废旧的组织，加快新生，修复损伤。身体也会很快恢复健康，疾病也会得到完美的治疗。

所以，断食是一种自然的健康方式，也是一种神奇的自然疗法，它是一种顺应体内自然状态和自然规律的健康方式。

三、健康医学与疾病医学

疾病是由小到大、由轻到重的过程。注重小方面的是关心健康的医学，注重大方面的是治疗疾病的医学。把精力全放在大的疾病上，就叫临床医学。

医学有救死扶伤的任务，不能因为救助受人尊敬就把疾病标准划到救助范围。医学发展到今天，应当分清楚救助与治病是两项任务，不能把疾病都推到大头，把救和治混成一体，使"救治"合理化。就治病而言，医学对待疾病的态度截然分成两类，或说关注疾病的始端和终端可分为两类：

一类是"疾病医学"，专找疾病，体检、诊断、治疗疾病，围绕疾病下功夫。另一类是"健康医学"，专找健康，体查健康、判断健康、找回健康，围绕健康下功夫，专门消除疾病的起始端，把异常状态拉回到健康状态。这一类叫健康医学，这是人类理智善良的产物。因为健康中没有大起大落让人动容的那些波折，没有功利得失的刺激，只是给予健康的状态。尽管人们都知道健康十分宝贵，但远不如疾病的波涛汹涌有吸引力，所以人们都选择在疾病波涛中去冲浪，这是疾病医学存在的土壤。

现代社会，从达官贵人到平民百姓，从百万富翁到贫苦之人，从专家学者到白丁，无不在疾病的漩涡中挣扎，这也算是天赐平等吧。由于疾病引起的痛苦，以及祛除疾病的迫切希望，使得人们只知道有疾病医学存在，不知道还有健康医学存在。人类何时能理解健康医学的伟大作用呢？只要承认疾病是过程，就会有起始端和终末端，头尾不一样，这是铁的事实。人不可能不生病，但有些病可能一辈子都不会发生，条件是：你懂它；他一露苗头就抓住它；及时纠正它，就不会发展到大病的程度。这个"它"就是疾病的萌芽。人们可以预防的病非常多，例如，冠心病、原发性高血压、高脂血症、脑中风、老年痴呆症、骨质疏松症、结石症及大多数的癌症等。凡病都有源，凡木都有根，你能掐断树苗，大树就长不成，断其根就能限制大树生长。苗与大树的关系，就是疾病萌芽与临床大病的关系。

到哪里去抓"病苗"呢？人体看似复杂，其实规律极其简单。人体是由约100万亿个细胞组成的整体，众多细胞要吃，要喝，要排泄，要修复，要补充营养，这些都要靠血液来完成。输送血液要靠管道网，而管道网也是由细胞组成的。组成网的这些细胞分布在全身各处，数量大、任务重、功能多、变化快，与血液相依为命。身体内外划破任何一处都会流血，这说明破坏了组网细胞，也说明组网细胞无处不在。这种细胞总重量约1.5千克，相当于肝脏的重量。有效工作面积约1000平方米，连接起来的长度能绕地球一周。这种组网细胞本质上就是分散在全身各处的一个巨大的"分散器官"，器官特征十分明显，各种器官若按重要性排队，分散器官稳排首位，因为没有这个器官，其他器官无法存在。这个器官最奇妙之处在于，会随着身体状态的不断变化而变化。这种变化，随生理功能而变，随健康状态而变，随血液平衡而变，随疾病程度而变，疾病的秘密尽在其变化中被显露出来。抓住这种变化，理解这种变化，纠正这种变化，这种变化中就有我们要找的"病苗"。每天关注一下自己的健康状态，及时采取有效措施，那些可被预防的疾病就再也不会找上门来了。

用现代仪器检查疾病，这是疾病医学的惯性。比如找到癌细胞时，说明癌症已经形成了。所谓的早检查、早诊断、早治疗，对大的疾病来说是早，但对健康状态太晚。为什么不能转换思维呢？比如用健康医学思维去考虑癌症问题会变得很简单。癌细胞原本就是身体内的正常细胞，只因为在细胞修复和补充的过程中发生了错误，而这种错误长期又得不到纠正，延误到最后才会形成恶性肿瘤。如果自己就能体察到细胞的异常状态，及时纠正，可能就不会有十几年以后的癌瘤了。这么简单的道理人们为什么不理解？无非是一些惯性思维在作怪。

人生来是带着健康而来的，这种健康体现在人体生理的平衡上。但人体的自然规律被忽视了，每个人无法从日常生活中把握自己的健康状态。如果我们接受健康医学思想，虽然我们不一定精通理论，但能看到自己身体中最重要器官组织健康状态的偏离，把它纠正过来，像把正方向盘一样，每个人只要把握住健康方向，就可以远离疾病了。

四、自然疗法的种类和内容

（一）自然疗法的种类

自然疗法范围广泛，内容丰富，特别注重对亚健康人或患者的生活调节。现就其作用于人体的方式分为三大类：

1.应用各种自然因素直接作用于人体，获得相应的效果。例如，空气疗法、光疗法、温泉疗法、泥土疗法、热沙疗法、芳香疗法等。

2.通过人体局部或全身的运动，达到健身防病、治病的功效。例如，吞津疗法、叩齿疗法、散步疗法、体操疗法等。

3.选用某种自然因素或自然方式，在医生操作和控制下作用于人体。

（1）作用于人体局部。例如，针灸、推拿、按摩、刮痧、足浴等。

（2）作用于人体全身。例如，饮食疗法、营养疗法、饮水疗法、补氧疗法、药浴疗法、断食排毒疗法等。

（3）作用于人体心理精神层面。例如，睡眠疗法、心理疗法、笑疗法等。

（二）自然疗法的内容

以下就某些常用的自然疗法做一简单介绍。

1.营养疗法

营养疗法即让患者按一定的食谱进食或补充某些营养素，从而使饮食成为治疗的手段。营养疗法是自然疗法的基础，自然疗法医师在临床实践中首先采用这一疗法治疗患者。越来越多的研究证明，粗加工食品和补充营养素就可以达到保健和治疗某些疾病的目的。采用营养疗法可以有效地治疗痤疮、关节炎、哮喘、动脉粥样硬化、抑郁症、2型糖尿病、湿疹、痛风、高血压、经前期综合征及溃疡性结肠炎等病症。

2.植物疗法

植物疗法是用植物作为药物防病治病的疗法，也可以称为草药疗法，这一疗法日益受到人们的重视。现代自然疗法医师在使用植物药治病时，不仅依据该植物在传统医学中的传统药性，而且还要掌握它的现代药理学作用及其作用机理，这样使得该疗法更加科学化、现代化。许多自然疗法医师所使用的已不是未加工的植物原生药材，而是从植物中提取出来的有效成分。

3.排泄疗法

排泄疗法包括放血疗法、拔罐疗法、

泻法、灌肠法、发汗法、水蛭吸血法等。

4. 顺势疗法

顺势疗法是使用可以诱发健康人体产生某种疾病的药物来治疗患有该疾病的病人。这一疗法的基本原则是：大剂量的药物可以诱发疾病，但该药物在小剂量时，却可治疗该疾病。顺势疗法所使用的药物可以是植物药、矿物药和化学品。

5. 针灸疗法

针灸疗法源于中医。它通过针刺、艾灸、按摩、激光、电刺激等方式刺激机体的穴位，从而促进机体的"气"在经络中循环、流动。传统的中医针灸疗法在诊治疾病中须在阴阳、五行、经络穴位、辨证论治等中医理论指导下进行。

6. 水疗法

水疗法是应用热水、冷水、蒸汽等各种形式的水来保健或防治疾病。水疗法中的具体方法有坐浴、灌洗、温泉浴、旋流温水浴、桑拿浴、淋浴、敷泥、足浴、热敷及灌肠等。水疗法自古以来就是世界上许多民族传统医学中的治疗方法之一。

7. 物理疗法

物理疗法就是应用物理的方法来治疗疾病。它包括超声波疗法、透热法、电磁技术疗法、保健体操、按摩、关节活动法等，水疗法也属物理疗法范畴。

8. 心理咨询及生活方式的调整

对患者的心理咨询和生活方式的调整是自然疗法必不可少的组成部分。自然疗法医师必须具有一定的心理学知识，在问诊中能从患者语言、动作等表现中了解患者的心理状态和其他方面的异常问题，然后采取诸如催眠、心理暗示、咨询指导、家庭治疗等技术，针对患者所存在的问题进行有的放矢的治疗。

9. 其他

根据自然疗法的指导原则，近来国外又相继发展了色彩疗法、水果疗法、森林疗法、园艺疗法、音乐疗法、"五分钟笑"疗法等。这些疗法均是采用对人体无任何毒副作用但又能防病治病的非药物疗法。

五、自然疗法的特色

（一）自然疗法的优点

自然疗法不同于现代医学疗法，它是以健康为核心，激发人体固有的自愈能力，动员机体自身的力量战胜疾病，重点强调维持身体健康和预防疾病的方法。而现代医学是以疾病为中心的对抗疗法，重点放在如何缓解症状，治疗疾病。因此，两种医疗体系在学术思想和技术手段上迥然不同。

自然疗法的优点如下：

1. 针对人体细胞病因治其本。

2. 非药物治疗系统，无毒副作用。

3. 调节人体基本结构和功能单位细胞，具有整体性。

4. 结合药物治疗，达到"标本兼治"，康复疾病。

5. 防治结合，多病同治，效率高。

所以，自然疗法越来越受到亚健康和慢性病人的欢迎和青睐。

（二）自然疗法是人类亚健康和慢性病的康复之道

据 WHO 一项全球性调查结果表明，全世界有 70%～75% 的人处于亚健康状态。进入 21 世纪，"现代病"严重威胁人类健康。多年来的实践证明，现代医疗在各种"现代病"面前显得苍白无力，"现代病"已不是常规"吃药、打针、开刀"所能解决的。由于现代医疗忽略了"现代病"的真正病因，忽略了人体与生俱来的"自然自愈"本能，引导人们走入"有病必须吃药"的误区，现在许多病人发现，自己药越吃越多，"现代病"却未见减少，甚至有所增加。

1997年WHO提出，要大力发展自然医学，推广各种自然疗法。近来，现代自然医学的观念正逐渐被人们接受。人体天生有一个自然康复系统，当你得了病，人体可通过多种防御功能对付各种致病因素的侵袭。这是人之自然本能，医生是帮助你的本能，激发和提高"自然自愈能力"，达到强身健体、治病目的。

国内外大量自然疗法的实践证明，很多"现代病"如高血压、糖尿病、癌症等，通过综合性的自然疗法，都取得了单用西药无法达到的效果。

近年来，随着分子生物学、微电子技术、量子技术日新月异的发展，以及大量新技术、新理论在非药物绿色疗法行业的创新应用，使绿色疗法的应用效果发生了质的飞跃，非药物绿色疗法正逐渐成为人们追求健康的世界新潮流。

（三）自然疗法的优势

1. 简便、自然、安全、有效、省钱。

2. 一听就懂、一学就会、一做就灵。

3. 实际、实用、实效。

4. 自然疗法不受时间、地点、环境的限制，随时随地都能做，灵活方便，无须特殊条件和设备。

5. 自然疗法既能养生保健，又能调理疾病，还能延年益寿。

6. 自然疗法对常见病、多发病，以及临床400多种的病症及疑难杂症都有意想不到的效果。

7. 有美容、美发、美肤和减肥的效果。

8. 它不是针对病症，而是针对人的机体功能进行的从心到身、从头到脚、从外到内的全面调整。

9. 它不是治，而是调养，因此它的效果是稳定的、长期的，着眼于解决根本问题。

10. 自然疗法不是针对疾病的简单的一招一式，而是一个系统，一个完整的、科学的、实用有效的系统。

11. 以传统的医学理论为基础，有发掘、有发现、有发展，具有超前意识和前瞻性。

12. 卫生健康的三大基石，即提高健康理念，学习健康知识，掌握具体的方法和措施，真正做到让每个人把健康掌握在自己手中。

13. 通过对自然疗法的学习，听健康讲座，学习具体的方法，自己在家中操作实践，这叫三结合。

14. 自然疗法提倡的是综合疗法，推行的是自然方式，实施的是整体调整、局部加强的方针。

15. 健康自然疗法分为软件和硬件，即包括传统的，或是世界医学前沿的理论和产品。

16. 自然疗法体现了传统医学的两大特点：整体观念和辨证施治。提倡每个人逐步建立适合自己情况的一套体系。

17. 讲医术，讲医道。正像"道法自然，防病为先"，把与疾病做斗争的战场设在身体外，而不是等疾病侵入人体内造成痛苦，再与它做斗争。

第二章 日常饮食疗法

第一节 均衡膳食保健康

一、均衡膳食的意义

膳食必须符合个体生长发育和生理状况等特点，含有人体所需的各种营养成分，含量适当，全面满足身体需要，维持正常生理功能，促进生长发育和健康，这种膳食称为"均衡膳食"。美国农业部指南建议每天所需谷类、蔬菜、水果的量大大增加，而奶制品及肉类的需求量则大为减少，其内容如下：

谷物类和精制的、添加营养的谷类制品，如面包、麦片、米饭等：1天6～11份，1份相当于1片面包或半杯大米。

蔬菜类，如深色绿叶蔬菜、黄色或橘色蔬菜：1天3～5份，1份相当于4片大蔬菜叶子或180毫升蔬菜汁。

水果类，如柑橘类或其他含丰富维生素的水果：1天2～4份，1份相当于1个中等大小的水果或180毫升新鲜果汁。

乳制品类，如牛奶、奶酪、酸奶及其他制品：1天2～3份，1份相当于1杯酸奶或牛奶，或30克奶酪。

肉类，如牛肉、仔牛肉、猪肉、羊肉、鱼肉、鸡肉、动物肝脏、蛋类、肉类代用食品：1天2～3份，1份相当于90～120克动物蛋白（大致相当于一副纸牌那么大），或1/4杯坚果。

其他：脂肪、油、糖尽量节制使用。

依美国国家研究委员会所定的推荐量，大约1天能够供给1200卡的热量。但是，"人份"量的多寡还要视个人的年龄、体重、需要的能量不同而做适度的调整，必须符合个体生长发育和生理状况等特点，含有人体所需要的各种营养成分且含量适当，全面满足身体需要，能维持正常生理功能，促进生长发育和健康，这种膳食被称为"均衡膳食"。

二、如何做到均衡膳食

（一）保持合理营养

《黄帝内经》提出了"五谷为养、五畜为益、五果为助、五菜为充"的饮食原则，这与现代营养学的理论是一致的，《中国居民平衡膳食宝塔》和《中国居民膳食指南》告诉我们，在食物多样化的前提下，日常饮食应以谷类为主，宝塔中粮食所占的比例最高，排在第一层（自下而上），每天300～500克，主要提供能量且提供一半以上的蛋白质。同时，在配餐中应注意粗细搭配，因为吃细粮不吃粗粮会损失营养素，并牢记"安谷则昌、绝谷则亡"的道理；宝塔中的第二层是蔬菜与水果，建议每日食用新鲜蔬菜400～500克，新鲜水果100～200克，以提高食物中矿物质、维生素和膳食纤维的含量，并且注意选择各种深颜色，尤其是深绿色的蔬菜，并且蔬菜水果不可相互代替，因为水果营养浓度总体上来讲不如蔬菜，但是水果的适口性好，糖分及有机酸成分含量比蔬菜要高一些，各有优势，因此，蔬菜水果都要吃；宝塔第三层是鱼、虾、禽、畜、蛋类，建议禽畜肉类每日摄取量为 50 ~ 100 克，鱼虾类每日为 50 克，蛋类 25 ~ 50 克，并且注意多选择鱼类，因为鱼类为优质蛋白，而且脂肪含量相对较低；宝塔第四层为奶及奶制品、豆类及豆制品，每日最好摄入奶及奶制品 100 克，以补充膳食中钙的不足，豆及豆制品每日 50 克，可提供丰富的维生素 B_1 及铁、锌等矿物元素，并牢记"食可一日无肉，不可一日无豆""青菜豆腐保平安"的古训；宝塔第五层为油脂类及其他调味品，每日摄取植物油不超过 25 克，食盐控制在每日 6 克以下。

（二）科学搭配食物

根据营养平衡理论，科学搭配食物，按比例分配到一日三餐中。要改变现实生活中动物蛋白多、海鲜多、高脂肪、少蔬菜、少主食的饮食结构。平衡就是健康，每日膳食中选用的品种要达到五大类、十八种以上，其中三种以上粮食类食物，包括米、面、杂粮等；三种以上的动物性食品，包括肉、蛋、鱼、禽、乳类；六种以上的蔬菜，包括根、茎、叶、花、果实和菌类、藻类；两种以上的大豆及制品，包括豆腐、豆腐皮、腐竹；两种食用植物油脂；两种水果，其中包括坚果类。粮食供能占全日总供能量的 55% ~ 65%，蛋白质占 10% ~ 15%，脂肪占 20% ~ 30%，将以上食物科学搭配，按早餐占 30%、午餐占 40%、晚餐占 30% 的比例分配到一日三餐中。

综上所述，要改变动物蛋白多、海鲜多、高脂肪、少蔬菜、少主食的饮食结构，做到膳食平衡，以降低"文明病"的发生率。美国从 1968 年普及营养知识、改善食物结构以来，已经取得明显成效，心脏病发病率下降了 25%，糖尿病发病率下降了 50%。因此，通过改善饮食结构降低多种疾病的发病率是完全可能的。

（三）饮食多样有节制

遵守食疗原则有利于人体健康和疾病的防治。与此相反，若不遵守食疗原则就不利于这种目的，甚至有害。现将有关注意事项分述如下：

合理膳食首先要求人们饮食要多样化。中医以五味描述各种食物及其特点，也认为各种食物的摄取不能有偏；如果长期偏食，就会影响正常生理状态，甚至发生疾病。如《黄帝内经》说："味过于酸，肝气以津，脾气乃绝；味过于咸，大骨以劳，短肌，心气抑；味过于甘，心气喘满，色黑，肾气不衡；味过于苦，脾气不濡，胃气乃厚；味过于辛，筋脉沮弛，精神乃央。"又说："多食咸，则脉凝泣而变色；多食苦，则皮槁而毛拔；多食辛，则脉急而爪枯……"都反复说明了这一问题。

合理膳食也要求人们膳食的粗细、荤素要搭配、协调，尤其不能吃含饱和脂肪酸过多的动物性膳食。因为对大多数人来说，过多的饱和脂肪酸会增高血中胆固醇的含量，导致动脉粥样硬化，诱发冠心病。古代中医也指出"膏粱厚味"足以致病。

生活中人们确有偏食辛辣者，有偏食煎炒、油腻者，有嗜醇酒者；儿童多偏爱零食、肉食，这些对健康都是不利的。在口味的偏爱中，过多食入较甜或较咸的食物都是有害的。甜食主要是糖类或含糖的食物，由于龋齿的发病率与食糖多少呈正相关，故要少吃糖和甜食保护牙齿；并且高糖食物会增高血糖浓度，糖代谢能力差的人群易发展为糖尿病。咸食是盐和含盐的食物，盐含钠和氯。由于高血压的发病率与钠的摄入呈正相关，故食盐不宜多吃。为了预防高血压，每人每天吃盐以不超过 6 克为宜。高血压病人尤以限制吃盐为好。

至于饮用高度白酒若无节制，会使食欲下降、饮食减少，以致营养缺乏，严重的还会产生酒精性肝硬化。因此，应少饮或不饮酒，尤其是高度酒。孕妇、儿童则均忌饮酒。

此外，《黄帝内经》指出："饮食者，热无灼灼，寒无沧沧。"《金匮要略》也说："服食节其冷热。"说明既不能过食生冷、瓜果，也不能食温度过高、辛温燥热的食物。因为前者易损伤脾胃阳气，引起少食、腹泻、腹痛，或妇女月经不调等；后者易致肠胃积热、伤阴劫液，引起口渴咽干、胃脘灼热或腹痛、便秘，也是诱发食管癌的重要因素。

（四）饮食有节有度

饮食有节或饥饱适当都是指饮食要适度，不能过少也不能过多。它是保证合理膳食的重要内容之一。一般来说，当食欲得到满足时，热量需要即可以满足，表示人体健康的标准之一的体重也可以维持正常。进食过少会引起消瘦，进食过多会引起肥胖，无疑都是不好的。

我国古代对饮食过多给人带来的损害十分注意。《黄帝内经》说，饮食"勿使过之，伤其正也"。首先是"饮食自倍，肠胃乃伤"，其次则可引起某些疾病。对于饮食营养过于丰富造成的严重后果，《寿世保元》指出："恣口腹之欲，极滋味之美，穷饮食之乐，虽肌体充腴，容色悦泽，而酷烈之气内蚀脏腑，精神虚矣！"

对于如何掌握好饮食有节，《饮膳正要》说得好："善养性者，先饥而食，食勿令饱；先渴而饮，饮勿令过。食欲数而少，

不欲顿而多。"这样的原则至今也是十分可行的。

第二节　食疗原理

食疗又称食治，是在中医理论指导下，利用食物的特性来调节机体功能，使其获得健康或愈疾防病的一种方法。通常认为，食物是为人体提供生长发育和健康生存所需的各种营养素的可食性物质，也就是说，食物最主要的是营养作用。

其实不然，中医很早就认识到食物不仅能营养，而且还能疗疾祛病。如近代医家张锡纯在《医学衷中参西录》中曾指出，食物"病人服之，不但疗病，并可充饥"。

一、食疗的意义

食疗是中国人的传统自然疗法，食疗文化源远流长，通过饮食能达到调理身体，强壮体魄的目的，是一种长远的养生行为。以前的人通过食疗调理身体，现今的人通过食疗减肥、护肤、护发，是一种健康的养生之道。

更经典的说法是：食物是治愈人类最好的药品，食疗就是用食物代替药物而使疾病得到治疗、使细胞恢复功能、使人体恢复健康的疗法。高级均衡营养素能增强细胞营养代谢功能，使细胞获得强大的能量；同时能激活细胞健康免疫基因，使细胞免疫活性增加、免疫细胞的数量成倍增加，能使免疫细胞有能力释放大量的特异性免疫球蛋白，直接杀死侵入细胞的细菌病毒，直接中和清除被细胞吸收的有毒物质；强壮的免疫细胞可直接吞噬病死的细胞和代谢废物，帮助功能低下的细胞恢复功能，以达到治疗疾病的目的。有医学之父之称的希波克拉底说过："药物治疗不如

食物治疗，食物是人类治病的最好药品。"他相信天赋人体的自然免疫力是疾病真正的终结者。

"药食同源"是中华原创医学之中对人类最有价值的贡献之一。五谷杂粮，偏性较小，因而性"中"，这是中华原创医学选择食疗品最主要的标准。这个标准是建立在"以人为本"的基础上，而不是建立在以实验动物"检验"的客观基础上。在这个标准里，食品和药品并没有明确的界线。食品中略离开"中"时就会偏凉（例如绿豆）或偏温（例如豆豉）。如果偏离"中"较远时，就是"寒"与"热"，如果明显远离"中"的就是"药"了，这就是寒药或者热药的来历。

"寒者热之，热者寒之"，这是中医的治疗原则，得了热病应该用凉药，如果热得不那么厉害，就不一定用药了，用性偏凉食品（例如前述的绿豆）调节就可以了；反之亦然，这就是我们常说的"食疗"。食疗和药膳并非同一概念。前者使用食品进行调理，而后者则是将通常归入"药"范围的材料做成可口的食品，比如"当归生姜羊肉汤"，既是药，但又是美味佳肴，对于身体虚羸，冬天手脚常冰凉者而言是再合适不过的选择了。

如果是极寒或者极热之物，就叫作"毒"了。比如同是豆类的"巴豆"，普通人只要误食一粒就会水泻不止，因为它性极热，常用于治疗极寒的病人。因此，无论食品、药物甚至"毒"药都是同源的，因为目的是相同的：就是将偏离正常状态的自组织能力恢复到常态。

西方医学则不然。凡药就不能是食品，食品则不准说疗效，至于"毒"就更加另类了。需要再次强调的是，中医是"以人为本"，而不是以实验动物为"本"。如果以通常西医动物模型去检测"巴豆"的毒

性，结果相反，实验鼠吃下巴豆不仅不腹泻，而且会越来越发福。所以"以鼠为本"的所谓"客观"标准，并非万全。

两种不同医学体系的目标不同：西医治人的病，而中医是治得了病之人，各有自己的价值评估体系。本来两种体系可以互补，可以互相尊重，然而今日之医学，西医价值评估体系"在朝"，中医"在野"，从而导致"药食同源"这一宝贵财富因此被质疑、摒弃，以至于被误用。比如一度十分流行的"绿豆能治糖尿病"的说法。糖尿病由于患者众多，以及现代医学认定的"终身服药性"而使患者备受困扰，因此，该说法一出现便引起了广泛关注，最后因漏洞百出而引出一场有关食疗的"信任危机"和"养生危机"。先不论绿豆是否能治糖尿病，这种说法的一个非常矛盾之处就是，糖尿病的标准是由西医制定的，而绿豆作为食疗材料是从中医的角度去解决问题，这两者是不同体系的，不在一条线上，因此，该说法就出现了漏洞，不能自圆其说。

饮食疗法具有以下几大突出的优点：

1. 长期使用药物治病往往会产生各种不良反应和依赖性，而且还可能对人体的健康造成影响；而食疗相对安全有效，毒副作用小。

2. 食疗使用的都是我们日常生活中常见的食物，价格低廉，让我们在日常用餐中便可达到调理的目的，这是昂贵的化学药品所无法比拟的。

3. 以食物为药还具有无痛苦的优点，让人们在享受美食的过程中祛除病痛，避免了打针、吃药，甚至手术之苦。

有此几大药物无法可比的优点，我们又怎能不以食物为药、以食疗治病呢？当然，食疗确实是对防病治病有很好的功效，有不同于药物治疗的优点，但不等于食疗

能包治百病，也不能完全代替药物治疗。如果病情急重，或者应用食疗后疾病不减轻，应该请医生指导。

二、食疗的历史渊源

原始人类在与自然界斗争的过程中，逐渐发现了有些动植物既可充饥，又可保健疗疾，积累了很多宝贵的经验。随着社会的进步，人们认识并开始利用火。《礼含文嘉》中记载："燧人氏钻木取火，炮生为熟，令人无腹疾，有异于禽兽。"可见火的发现是人类饮食营养养生保健的一次进步，具有深远的意义。

随着陶器的出现和使用，食物的炮制不仅限于"火匕燔肉"和"石上燔谷"，烹调方法日益多样化，食物的味道也更加可口。此时期还出现了酒，在《吕氏春秋》中就已有"仪狄作酒"的记载，但最初只限于粮食作物和果实自然发酵而成的酒，此后又出现了复合成分的食用酒和药用酒。

商代的大臣伊尹改革了烹饪器具，并发明了羹和汤液等食品，开创了煮食和去渣喝汤的饮食方法。公元前5世纪的周代，出现了专门掌管饮食营养保健的"食医"。此后，醋、酱、糖、豆腐等调料及食品也相继出现。

战国时期的《黄帝内经》是我国现存的第一部医学理论专著，《素问·五常政大论》主张："大毒治病，十去其六；常毒治病，十去其七；小毒治病，十去其八；无毒治病，十去其九。谷肉果菜，食养尽之，无使过之，伤其正也。"书中高度评价了食疗养生的作用，也是食疗养生理论的重大进步。

东汉名医张仲景治疗外感病时服桂枝汤后要"啜热稀粥一升余，以助药力"，在服药期间还应禁忌生冷、黏腻、辛辣等食物，可见其对饮食养生及其辅助治疗作用

的重视。

隋唐时期有很多食疗专著、专篇问世，如孙思邈的《备急千金要方》卷二十四专论食治，他主张"为医者，当晓病源，知其所犯，以食治治之，食疗不愈，然后命药"，体现了"以人为本"的原则。此后《食疗本草》《食性本草》等专著都系统记载了一些食物药及药膳方。宋代的《圣济总录》中专设食治一门，介绍各种疾病的食疗方法。宋代陈直著有《养老奉亲书》，专门论述老年人的卫生保健问题，重点谈论了饮食营养保健的重要作用。元代饮膳太医忽思慧编撰的《饮膳正要》一书，继承食、养、医结合的传统，对健康人的饮食做了很多的论述，堪称我国第一部营养学专著。明代李时珍的《本草纲目》收载了谷物、蔬菜、水果类药物300余种，动物类药物400余种，皆可供食疗使用。此外，卢和的《食物本草》、王孟英的《随息居饮食谱》及费伯雄的《费氏食养三种》等著作的出现，使食疗养生学得到了全面的发展。

中华食疗文化源远流长，是中华民族优秀传统文化中的重要组成部分。中华食疗文化在现今科技高度发达的时代仍不失她的光彩，对现代人，尤其是受现代"文明病"及生活方式病侵害的人群是一门必修的大智慧课。现代人具有一定的食疗文化修养，对建立科学合理的生活方式，形成科学的养生保健医疗行为，提高身、心、德健康水平都非常重要。

在注重文化和品位的时代，中华食疗文化一定能得到发扬光大，有食疗文化修养的人会越来越多，追求健康饮食将成为一种潮流，这就必然会促进餐饮业朝健康餐饮方向发展。中国餐饮业正处于一个转型时期，餐饮企业应抓住这一发展时机，率先把自己的企业打造成健康餐饮企业，

这样既能提高企业的市场竞争力，又能弘扬中华食疗文化，增强中国的软实力，造福全人类。

三、辨体质施食疗

体质是由先天遗传和后天获得所形成的，人类个体在形态结构和功能活动方面所固有的、相对稳定的特性，与心理性格具有相关性。个体体质的不同，表现为在生理状态下对外界刺激的反应和适应上的某些差异性，以及发病过程中对某些致病因子的易感性和疾病发展的倾向性。所以，对体质的研究有助于分析疾病的发生和演变，为诊断和治疗疾病提供依据。

根据目前的研究总结，人们的体质大致可分九种，分述如下：

（一）平和质（A型）

总体特征： 阴阳气血调和，以体态适中、面色红润、精力充沛等为主要特征。

形体特征： 体形匀称健壮。

常见表现： 面色、肤色润泽，头发稠密有光泽，目光有神，鼻色明润，嗅觉通利，唇色红润，不易疲劳，精力充沛，耐受寒热，睡眠良好，胃纳佳，二便正常，舌色淡红，苔薄白，脉和缓有力。

心理特征： 性格随和开朗。

发病倾向： 平素患病较少。

对外界环境适应能力： 对自然环境和社会环境适应能力较强。

（二）气虚质（B型）

总体特征： 元气不足，以疲乏、气短、自汗等气虚表现为主要特征。

形体特征： 肌肉松软不实。

常见表现： 平素语音低弱，气短懒言，容易疲乏，精神不振，易出汗，舌淡红，舌边有齿痕，脉弱。

心理特征： 性格内向，不喜冒险。

发病倾向： 易患感冒、内脏下垂等病；病后康复缓慢。

对外界环境适应能力： 不耐受风、寒、暑、湿邪。

（三）阳虚质（C型）

总体特征： 阳气不足，以畏寒怕冷、手足不温等虚寒表现为主要特征。

形体特征： 肌肉松软不实。

常见表现： 平素畏寒，手足不温，喜热饮食，精神不振，舌淡胖嫩，脉沉迟。

心理特征： 性格多沉静、内向。

发病倾向： 易患痰饮、肿胀、泄泻等病；感邪易从寒化。

对外界环境适应能力： 耐夏不耐冬；易感风、寒、湿邪。

（四）阴虚质（D型）

总体特征： 阴液亏少，以口燥咽干、手足心热等虚热表现为主要特征。

形体特征： 体形偏瘦。

常见表现： 手足心热，口燥咽干，鼻微干，喜冷饮，大便干燥，舌红少津，脉细数。

心理特征： 性情急躁，外向好动，活泼。

发病倾向： 易患虚劳、失精、不寐等病；感邪易从热化。

对外界环境适应能力： 耐冬不耐夏；不耐受暑、热、燥邪。

（五）痰湿质（E型）

总体特征： 痰湿凝聚，以形体肥胖、腹部肥满、口黏苔腻等痰湿表现为主要特征。

形体特征： 体形肥胖，腹部肥满松软。

常见表现： 面部皮肤油脂较多，多汗且黏，胸闷，痰多，口黏腻或甜，喜食肥甘甜黏，苔腻，脉滑。

心理特征： 性格偏温和、稳重，多善于忍耐。

发病倾向： 易患消渴、中风、胸痹等病。

对外界环境适应能力：对梅雨季节及湿重环境适应能力差。

（六）湿热质（F型）

总体特征：湿热内蕴，以面垢油光、口苦、苔黄腻等湿热表现为主要特征。

形体特征：形体中等或偏瘦。

常见表现：面垢油光，易生痤疮，口苦口干，身重困倦，大便黏滞不畅或燥结，小便短黄；男性易阴囊潮湿，女性易带下增多，舌质偏红，苔黄腻，脉滑数。

心理特征：容易心烦急躁。

发病倾向：易患疮疖、黄疸、热淋等病。

对外界环境适应能力：对夏末秋初湿热气候、湿重或气温偏高环境较难适应。

（七）血瘀质（G型）

总体特征：血行不畅，以肤色晦暗、舌质紫暗等血瘀表现为主要特征。

形体特征：胖瘦均见。

常见表现：肤色晦暗，色素沉着，容易出现瘀斑，口唇暗淡，舌暗或有瘀点，舌下络脉暗黯或增粗，脉涩。

心理特征：易烦躁，健忘。

发病倾向：易患癥瘕及痛证、血证等。

对外界环境适应能力：不耐受寒邪。

（八）气郁质（H型）

总体特征：气机郁滞，以神情抑郁、忧虑脆弱等气郁表现为主要特征。

形体特征：形体瘦者为多。

常见表现：神情抑郁，情感脆弱，烦闷不乐，舌淡红，苔薄白，脉弦。

心理特征：性格内向，情绪不稳定，敏感多虑。

发病倾向：易患脏躁、梅核气、百合病及郁证等。

对外界环境适应能力：对精神刺激适应能力较差；不适应阴雨天气。

（九）特禀质（I型）

总体特征：先天失常，以生理缺陷、过敏反应等为主要特征。

形体特征：过敏体质者一般无特殊形体；先天禀赋异常者或有畸形，或有生理缺陷。

常见表现：过敏体质者常见哮喘、风团、咽痒、鼻塞、喷嚏等；患遗传性疾病者有垂直遗传、先天性、家族性特征；患胎传性疾病者具有母体影响胎儿个体生长发育及相关疾病特征。

心理特征：随禀质不同情况各异。

发病倾向：过敏体质者易患哮喘、荨麻疹、花粉症及药物过敏等；遗传性疾病如血友病、先天愚型等；胎传性疾病如五迟（立迟、行迟、发迟、齿迟和语迟）、五软（头软、项软、手足软、肌肉软、口软）、解颅、胎惊等。

对外界环境适应能力：适应能力差，如过敏体质者对易致过敏季节适应能力差，易引发宿疾。

对九种体质的区分有利于更多的人更好地明辨自己的体质形态，并对证地进行有效的食疗。九种体质是从中医的辨证基础上发展而来的，但它还不完善。人是复杂的整体，不仅仅是一种体质能够描述的，比如阳虚的人同样会出现气虚、气郁等症状。遵从中医的辨证施治达到健康养生的目的，这也提醒大家：食疗是一种中国精髓的文化，不是一般人能够掌握的，请慎重，更不要道听途说，跟着所谓的"专家"跑。如今创建中国自己特色的食疗体系或者文化机构及服务体系是当务之急。

四、食疗分类

（一）糊类

糊类是通过物理手段，将食物打碎成糊状，并加工成熟，可供人们直接食用的类型。例如：黑米糊在加工过程中保留了黑米中含有的粗蛋白质、粗脂肪、糖类、粗灰分、锰、锌、铜等，如果工艺先进，还可以保留黑米中特有的维生素 C、花青素、胡萝卜素及强心苷等特殊成分，具有益气补血的作用，这对于那些先天性贫血的孩子来说无疑是最大的帮助。长期食用黑米糊作为营养早餐从而调节身体发育，无疑是一种很好的方式。

（二）粥类

粥，即用米加水煮制而成，如加入药物同煮便称作药粥，亦可将适量药汁兑入粥中供病人服用，它包括了食疗与药疗的双重效果。如干姜是中医用于温中散寒的药物，但无补养作用，只适用于里寒之证；粳米或糯米可以健脾益气，却没有散寒力量。若用干姜与米合煮粥服用，就成为具有温补脾胃，治疗脾胃虚寒的食治良方。又如用糯米煮成粥，在煎煮时加入适量葱、姜，煮熟后兑入一小杯醋，既能治疗感冒，又能防感冒。谷米煮粥，加入药物，特别是补益性的药物，可以当作正常早餐或点心食用，既可充饥，又作食治。粥类食品简便易行，在古今食疗中用得最多。

（三）羹类

羹又称汤，它是以肉、蛋、奶、海味等为主体原料，制成的较稠厚的汤液。可作为正餐，亦可作为佐餐食用。如百合银耳羹，用百合 50 克，银耳 25 克，冰糖 50 克，先将百合、莲子、银耳加水煮熟，用文火煨至汤汁稍黏，再加入冰糖，冷后即可食用。具有安神健脑之功，每晚睡前服，治失眠、多梦、焦虑、健忘。

（四）茶类

茶又可称"代茶饮"，是指含有茶叶或不含茶叶的药物，经粉碎混合而成的粗末制品（有些药物不经粉碎亦可），一般不用峻猛或过苦的药材。药茶用开水沏后或加水煮后，即可像日常饮茶一样频频饮之。如治疗风寒感冒的姜糖茶，即由生姜、红糖组成；又如菊花茶，即以中药菊花用水沏后频服，可治头晕、目眩，具有清热、明目之功。

（五）酒类

酒亦可称"药酒"，即用中药与酒相结合的一种液体剂型，可用浸泡法或酿制法制备。中医认为，酒能通血脉，祛寒气，行药势。常用的药酒有枸杞酒、人参酒、鹿茸酒、健美酒等，但这种药酒的缺点是不能饮酒的人或肝肾功能差的人不宜用。

第三节 丰富的饮食疗法

一、最流行的十种食疗方法

现如今，人们越来越崇尚健康天然的治疗方法，比如通过饮食来治疗疾病。下面是世界上最流行的十种食疗方法，长期坚持定会有用。

（一）红茶防治流感

日本科学家用比一般红茶浓度淡的红茶液在病毒感染区浸泡 5 秒，该病毒就会失去感染力。为此，研究人员提出：在流感高发季节，人们常饮红茶或坚持用红茶水漱口可以预防流感。

（二）维生素 B_6 防治糖尿病

法国、意大利及日本均有报道，维生素 B_6 低于正常值的糖尿病患者，每日供给 100 毫克维生素 B_6，6 周后四肢麻木及疼痛等症状会减轻或消失。平时多吃糙米、面粉、蛋类、白菜、干酵母等富含维生素 B_6 的食物，同样对防治糖尿病有效。

（三）牛奶防治支气管炎

美国学者最近的一项调查统计发现，吸烟者患慢性支气管炎的人有 31.7% 是从来不喝牛奶的，而每天喝牛奶的吸烟者中患支气管炎的人却低于 20%，可能是由于牛奶可保护支气管和支气管壁，使之减少发炎的危险。

（四）蜂王浆防治关节炎

英国科学家对 200 名关节炎患者进行研究后得出一个新结论：每天服用一次蜂王浆的关节炎患者，其疼痛减轻程度高达 50%，关节灵活度也改善了 17%。

（五）橘汁防治尿道感染

美国妇产科医生研究认为，易患尿道感染的人，每天喝 300 毫升的橘汁，有助于防治尿道感染，其效果比单纯饮水要好。

（六）南瓜子防治前列腺疾病

美国研究人员发表的一篇科研论文指出，每天坚持吃一把南瓜子（50 克左右），可治疗前列腺肥大，明显改善第三期病情。因为南瓜子中的活性成分可消除前列腺初期的肿胀，同时还有预防前列腺癌的作用。

（七）淀粉类食物防治肠癌

英国剑桥大学的研究表明，澳大利亚结肠癌发生率是中国的 4 倍，其主要原因就是澳大利亚人摄入的淀粉较少。专家们指出，香蕉、土豆、豌豆等富含淀粉类食物中的丁酸盐能直接抑制大肠细菌繁殖，是癌细胞生长的强效抑制物质。

（八）菠菜防治老年性黄斑变性

美国哈佛大学最近的一项研究表明，每周吃 2～4 次菠菜，可降低老年性黄斑变性的危险。据称，菠菜保护视力的关键是叶黄素，此化合物也存在于深色绿叶蔬菜中。

（九）常吃苦瓜好处多

苦瓜清暑祛热，明目解毒，养血益气，对热病烦渴、中暑、痢疾、目赤、痈肿、丹毒、恶疮等有食疗作用。此外，常食还能降低血糖、增强机体免疫力，使皮肤细嫩柔滑。

（十）黑蒜是风靡世界的健康食品

据美国、日本科学家研究，黑蒜富含氨基酸，其中包括人体必需的十八种氨基酸，对癌症、糖尿病等有很好的预防和补充医疗作用。

二、神奇的水果食疗

（一）各种水果的功效

1. 香蕉

吃香蕉能使人保持快乐心情，能帮助内心软弱、多愁善感的人驱散悲观、烦躁的情绪，保持平和、快乐的心情。这主要是因为它能增加大脑中使人愉悦的 5- 羟色胺的含量。抑郁症患者脑中 5- 羟色胺的含量就比常人要少。

香蕉性凉，可降压、去燥火，因而畏寒体弱和脾胃虚弱的人不适宜。

2. 草莓

吃草莓能培养耐心。它属于低矮草茎植物，生长过程中易受污染，因此，吃之前要经过耐心清洗：先摘掉叶子，在流水下冲洗，随后用盐水浸泡 5～10 分钟，最后再用凉开水浸泡 1～2 分钟。之后，才可以将这粒营养丰富的"活维生素丸"吃下。

3. 葡萄

葡萄特别适合懒惰的人吃，因为最健康的吃法是不剥皮、不吐籽。葡萄皮和葡萄籽比葡萄肉更有营养。红葡萄酒之所以比白葡萄酒拥有更好的保健功效，就是因为它连皮一起酿造。而法国波尔多大学的专研人员也发现，葡萄籽中含量丰富的增强免疫、延缓衰老物质——低聚原花青素复合物（oligomeric proanthocyanidin complexes, opc）进入人体后有 85% 被吸收利用。尽管有丰富的营养，但是皮和核还是不要多吃为妙，它们很难消化，也容易胀气。

4. 梨

梨是令人生机勃勃、精力十足的水果。

它水分充足，富含维生素 A、B 族维生素、维生素 C、维生素 D、维生素 E 和微量元素碘，能维持细胞组织的健康状态，帮助器官排毒、净化，还能软化血管，促使血液将更多的钙质运送到骨骼。但吃梨时一定要细嚼慢咽才能较好地吸收。梨富有维生素和水分，但性寒，食之过多则伤阳气，身体阳虚、畏寒肢冷、脾胃虚弱者及产妇不宜多吃或者最好不吃。

5. 柚子

柚子是保证人体健康，使心血管系统健康运转的水果。它含有的果胶能降低低密度脂蛋白，减轻动脉血管壁的损伤，维护血管功能，预防动脉硬化和冠心病。研究者还发现吃 8 只柚子能明显促进运动中受伤的组织器官恢复健康。

柚子有"天然水果罐头"之称，味甘、酸，性寒，含有非常丰富的蛋白质、有机酸、维生素，以及钙、磷、镁、钠等人体必需的元素，具有理气化痰、健胃养胃、清肠通便、润肺补血等功效。

6. 苹果

每天吃少量的苹果就能预防多种疾病，因为其中含量丰富的天然抗氧化剂，能够有效消除自由基，降低癌症发生率。苹果富含纤维物质，可降低心脏病发病率，还可以减肥。另外，还有补心润肺、生津解毒、益气和胃、醒酒平肝的功效。但是由于果糖和果酸较多，对牙齿有较强的腐蚀作用，吃后最好及时漱口刷牙。

7. 西红柿

西红柿乃是特具番茄红素的超级食物，可抑制体内自由基的产生，防止细胞病变，并且富含柠檬酸与苹果酸，能清热解毒，保肝利尿，对改善宿醉十分有效。

8. 柠檬

柠檬含有"黄酮类"，可杀灭多种病原菌，并且富含柠檬酸及柠檬油精，有助于增加肝脏的酵素含量，加速分解致癌的化学物质，清除积存于肝脏内的杂质与毒素。

9. 西瓜

西瓜饱含水分与果糖、多种维生素、矿物质及氨基酸，除了改善中暑发烧、汗多口渴、小便量少、尿色深黄外，有口腔炎、便血、酒精中毒者均适宜多吃，疗效显著。

10. 阳桃

阳桃具有清热解毒、生津利尿的功效，适用于风热咳嗽、牙痛、口腔溃疡、尿道结石、酒精中毒、小便不利等症，尤其对正进行放射治疗的癌症病人，多吃阳桃有防护黏膜损伤的疗效，但肾功能异常者千万不可吃。

11. 猕猴桃

猕猴桃营养丰富，不但可补充人体营养，还可防止致癌物质亚硝胺在体内生成，另外还有降低胆固醇及甘油三酯的作用。猕猴桃含有蛋白质、脂肪、糖、钙、磷、铁、镁、钠、钾及硫等，还含有胡萝卜素。另外它还具有药用价值，适用于消化不良、食欲不振、呕吐及维生素缺乏等症。但其性寒，易伤脾阳而引起腹泻，故不宜多食。脾胃虚寒者应慎食，先兆流产、月经过多和尿频者忌食。

12. 荔枝

荔枝有生津、益智、益气养颜的作用，常吃补脾益肝，悦颜，生血，养心神，常食荔枝可使人面色红润，身体健康。

13. 桑椹

桑椹分为黑、白两种，均可食用。味甘性寒，可补肝益肾，滋阴养血，黑发明目。

14. 龙眼

龙眼肉味甘，可开胃益脾，养血安神，补虚长智，除虫毒等。

15. 菠萝

菠萝的果肉中含有一种独特的酶，能分解食物中的蛋白质。因此，若是吃了大量肉类菜肴后，再嚼上几片鲜菠萝，对消化吸收很有帮助。

16. 榴梿

榴梿含有丰富的蛋白质和脂类，对机体有很好的补养作用，是良好的果品类营养来源。榴梿有特殊的气味，不同的人感受不同，有的人认为其臭如猫屎，有的人认为香气馥郁。榴梿的这种气味有开胃、促进食欲之功效，其中的膳食纤维还能促进肠蠕动。其补益价值相当高，有滋养强身的功用，可治心腹冷痛、胃痛及皮肤病，用它来炖鸡汤，又香又鲜甜，对体弱、体寒的人最滋补，一汤见效。

17. 火龙果

火龙果营养丰富，功用独特，对人体健康有绝佳的功效。它含有一般植物少有的植物性白蛋白及花青素、丰富的维生素和水溶性膳食纤维。白蛋白是具黏性、胶质性的物质，对重金属中毒具有解毒的功效。

18. 桃子

桃子性温，味甘酸，能消暑止渴，清热润肺，有"肺之果"之称，适宜肺病患者食用。桃子果实营养丰富，尤其铁的含量较丰富，是缺铁性贫血患者的理想食疗佳果。此外，桃子含钾多，含钠少，适宜水肿患者食用。炎夏食桃，可养阴生津，润肠燥。

19. 山楂

山楂含有丰富的维生素C、多种人体必需氨基酸和多种有机酸，铁、钙含量为各类水果之冠，还含有黄酮类物质。营养丰富，有重要的药用价值，自古以来，就成为健脾开胃、消食化滞、活血化痰的良药。

20. 橘子

橘子味甘酸，性平。有理气润肺、醒酒止痢的功效。橘子可以化湿祛痰，解毒止咳，治疗腰痛、乳痈等症。

21. 荸荠

荸荠有"冬春佳果"之称，富有维生素和水分，营养丰富、甘美爽口，有清热生津、化痰利咽的功效。

22. 甘蔗

甘蔗含糖量十分丰富，而且极易被人体吸收利用。此外还含有多量的铁、钙、磷、锰、锌等人体必需的元素，其中铁的含量特别多。其富有纤维，反复咀嚼就像用牙刷刷牙一样。由于甘蔗性寒，脾胃虚寒、胃腹寒痛者不宜食用。

（二）注意事项

1. 不可暴饮暴食

任何一种水果吃太多，无论体质再好，身体都会受不了。举例如下：

（1）虽然我们常说"每日一苹果，医生远离我"，但吃过量会伤脾胃。

（2）杏过量食用会上火，诱发暗疮。

（3）瓜果类由于水分多，吃多了会冲淡胃液，引起消化不良、腹痛、腹泻。

（4）荔枝、龙眼、榴梿吃多都容易上火、燥热。

均衡饮食不仅要注意"质"，更重要的是在乎"量"，所以吃时记得用脑，仔细考虑是否适合自己。

2. 不宜多吃的水果

（1）柿子：含有大量的鞣酸、柿胶粉，单宁收敛力强，故便秘患者不宜多吃。另外，空腹吃柿子或吃蟹后食柿子，易生柿石。因此，胃炎、胃酸过多、脾胃虚寒等病人，以及在空腹、劳累后最好不食或少食柿子。

（2）苹果：含有大量的糖类和钾盐，摄入过多不利于心、肾保健。患有冠心病、心肌梗死、肾病、糖尿病的人，不宜多吃。

（3）香蕉：性凉，含钾盐多，患有慢性肾炎、高血压、水肿症不可多吃，尤应慎吃。由于香蕉含糖量大，糖尿病人亦不宜多吃。

（4）西瓜：肉质寒凉，年迈体虚者多吃易发生腹痛或腹泻。心力衰竭者和水肿严重的病人也不宜多吃。

（5）柑橘：性平，味甘、酸，胃、肠、肾、肺功能弱的老人不可多吃，以免诱发腹痛、腰膝酸软等症状。橘子吃多了还容易引起口角生疮、目赤肿毒、诱发痔疮。

（6）荔枝：连续大量地食用，会使人脸色苍白，产生头晕、心慌、冒冷汗、打呵欠、乏力等症状，这是由于荔枝引起外源性低血糖反应所致，医学上称之为"荔枝病"。

（7）榴梿：由于它性质热而滞，相当燥热，故不适合燥火重的年轻人吃；牢记肾脏或心脏有疾病者少食榴梿为妙。

（三）水果食疗方

1. 苹果食疗方

（1）轻度腹泻：将苹果 500 克去皮及核后切碎，连同熟山药 50 克，用果汁机打成汁，每日服用 4 次。

（2）慢性胃炎：苹果 200 克，鲜青木瓜 50 克，各自去皮，与鲜奶 100 克同时放入果汁机打成汁，三餐饭后饮用，有帮助消化的作用，效果良好。

（3）贫血：苹果 200 克，去壳鲜花生 100 克，葡萄 50 克，洗净后打成汁，每日服用 3 次。该方对于补血的作用极其明显，同时能消除疲劳，恢复体力，对于预防老化、增强记忆力亦有意想不到的效果。

2. 梨食疗方

（1）百日咳、慢性咽喉炎、支气管炎、肺结核

方一：梨 1 个，将梨心挖去，装入麻

黄 4 克，放入碗中蒸熟，去麻黄，食梨饮汁，1 日 2 次。

方二：梨 1 个，挖去心，装入川贝末 3 克，蒸熟食之。

方三：梨 100 克，核桃仁、冰糖 20 克，一并捣烂，加适量的水煮成汁，每日 3 次，连服数日。

（2）慢性消化不良：梨挖去心，放入丁香 10 枚蒸熟，去丁香食梨。此法有健胃、降逆、生津的功效，对于反胃、呕吐、恶心有明显的效果。

（3）咳嗽：取梨 2 个，洗净连皮切碎，加米 150 克，煮成粥后加入冰糖，除能治疗咳嗽外，还可治肺热、口干、喉痛和鼻燥等症。

3. 葡萄食疗方

（1）贫血、头晕心悸、四肢无力：以鲜葡萄 200 克打汁去渣后服用即可；每日饮用 30 毫升的葡萄酒，也有良好的改善作用。

（2）慢性肝炎、黄疸、关节炎、风湿痛：以葡萄根 80 克，煎水服用，每日 1 剂。

（3）细菌性痢疾：以鲜葡萄及生姜榨汁 25 毫升混合，再加入以沸水冲泡之绿茶 100 毫升，并添入一些蜂蜜，趁热顿服即可发挥效用。

4. 香蕉食疗方

（1）燥热咳嗽：香蕉 1～2 个，冰糖适量，将香蕉去皮，加冰糖隔水炖后服用，每日 1～2 次，连服数日。

（2）老年性便秘：香蕉、菠菜各 250 克，粳米 100 克。先将粳米和菠菜洗净，一同下锅煮粥，待米开花时加入香蕉，稍煮即成，每日 1 剂，分 2～3 次食用，连服 3 日。

（3）眩晕：香蕉 200 克，绿茶 0.5 克，食盐 0.3 克，蜂蜜 25 克，将以上 4 味原料

共置于大碗中，搅拌后加开水300毫升，泡5分钟，代茶饮，每日1次。

5. 菠萝食疗方

（1）气管炎：菠萝肉120克，蜂蜜30克，将以上两味原料入锅，加适量水，然后用文火煎汁。吃菠萝肉，饮汁，每日2次。

（2）支气管炎：菠萝肉120克，蜂蜜30克，枇杷30克，先将枇杷洗净，然后与菠萝肉、蜂蜜一起入锅，加水煎汤，饮汤。

（3）小便不利：菠萝若干，去皮、切块、入锅，加适量的水，煮熟即成，每次食用25克。

6. 西瓜食疗方

（1）咽喉痛、咽喉炎、扁桃体炎：西瓜皮20克，加水600毫升煎至300毫升，当茶饮用。

（2）高血压：西瓜皮30克，决明子10克，煎水代茶饮。

（3）脚气、水肿、腹水：西瓜皮、冬瓜皮、赤小豆各20克，煎水服用。

人们都吃水果，不仅为满足口味，更重要的是从中吸取营养，促进身体健康。因此，从营养角度考虑，吃水果要合适、适量、适时，这样才能使之发挥有益健康的功效。

三、饮食宜忌

（一）低盐饮食

可以说，低盐饮食是绝大多数的肾脏疾病患者饮食治疗的基础。低盐饮食严格讲就是限制钠的摄入，因此所有含钠高的食物都应限制。高钠食物主要有两大类：一是食盐、味精、酱油、酱等调味品；二是各种盐腌制食品，如各式脯菜、咸菜、腊肉、腊鱼、板鸭、香肠、红肠等。低盐饮食每日食盐量应控制在2～3克（中号牙膏盖为1克）或酱油10～15毫升，禁用第二类食物。味精的含钠量是食盐的一半，也必须注意限量使用。此外，各种面制食品中一般也含有一定量的钠（小苏打），因此也应限量食用。由于各种天然新鲜食物的含钠量都很低，因而只要注意限制调味品的使用，即少用盐、味精和酱油，低盐饮食是不难做到的。此外，中药"秋石"和市售低钠盐都可以用来增加咸味。但是，它们的主要成分是氯化钾，因此应当咨询医师，在少尿或无尿、肾功能衰竭晚期时应慎用或不用，以免导致高钾血症。低盐饮食主要适用于有肾病综合征、高血压和少尿的肾脏病患者，是临床上最常用的肾脏病饮食。但是，以肾小管损害为主的肾脏病患者一般不能采用低盐饮食，因为这些患者可能会发生钠丢失过多，导致低钠血症和血容量不足等问题出现。故此时应注意补充钠，宜进食高钠食物。

（二）药物与食物间的配伍禁忌

1. 一般用发汗药应禁生冷，调理脾胃药禁油腻，消肿理气药禁豆类，止咳平喘药禁鱼腥，止泻药禁瓜果。

具体禁忌主要包括：猪肉反乌梅、桔梗、黄连、百合、苍术；羊肉反半夏、石菖蒲，忌铜、朱砂；狗肉反商陆，忌杏仁；鲫鱼反厚朴，忌麦冬；猪血忌地黄、何首乌；猪心忌吴茱萸；鲤鱼忌朱砂；雀肉忌白术、李子；葱忌常山、地黄、何首乌、蜜；蒜忌地黄、何首乌；萝卜忌地黄、何首乌；醋忌茯苓；土茯苓、威灵仙忌茶等。

2. 古人对食物与食物的配伍也有一些忌讳，其道理虽不充分，但在药膳应用中可做参考。

这些禁忌是：猪肉忌荞麦、鸽肉、鲫鱼、黄豆；羊肉忌醋；狗肉忌蒜；鲫鱼忌芥菜、猪肝；猪血忌黄豆；猪肝忌荞麦、豆酱、鲤鱼肠子、鱼肉；鲤鱼忌狗肉；龟肉忌苋菜、酒、果；鳝鱼忌狗肉、狗血；

雀肉忌猪肝；鸭蛋忌桑椹、李子；鸡肉忌芥末、糯米、李子；鳖肉忌猪肉、兔肉、鸭肉、苋菜、鸡蛋等，这些禁忌的应用主要是宜使人气滞、生风、生疮、发病等。

（三）四季饮食宜忌

四时调食，即顺应自然界四时之变化，适当调节自己的饮食。这种四时调食的观点是建立在中医养生学整体观念基础上的。饮食是人体与外界联系的一个方面，所以在饮食方面也应该适应自然界四时气候的变化，而做相应的调整。

春三月，人体肝气当令，所以饮食宜减酸益甘，以免肝气生发太过，特别是素体肝阳偏亢者，春季最易复发，因此，除了注意饮食调节外，最好以药物预防，可用甘味食物养脾气。

夏三月，气候暑热，人体消化功能下降，故宜吃清淡、宜消化的食物，特别要注意多吃些营养丰富的蔬菜、水果等。夏天出汗较多，津液相对亏少，故适量饮用"绿豆汤"等冷饮，以补充水分，清热解暑。但冷饮不宜过量，否则有害无益。我国人民自古就有饮茶解暑的习惯，现代研究证明，茶叶除含有粗纤维、胶质、叶绿素外，还含有生物碱、黄酮类、鞣质、维生素、麦角甾醇、挥发油，以及少量的烟酸、维生素 B_1、叶酸、蛋白质、矿物质等。饮茶能提神醒脑，解除疲劳，增强记忆力。因此，夏季饮茶解暑要比冷饮效果更好。

秋三月是肠胃道疾病的好发季节，此时尤应注意饮食卫生，以防"病从口入"。此外，立秋之后，不可贪吃冷饮凉食，以免损伤脾胃。

冬三月，阴盛阳衰，是身体虚弱者进补的较好时机。冬季进补的关键是食补，补益之品甚多，可因人而宜。气虚者，表现乏力、气短、头晕、出虚汗等症时，可用人参炖鸡汤；血虚者，表现面色萎黄、头晕眼花、手足麻木时，可以多吃红枣、龙眼肉、动物的血和肝脏；阴虚者可吃团鱼、乌龟和淡菜等；阳虚者可进补牛羊肉及狗肉等温中补虚、和血暖身的食品。

（四）不要滥用药物食品

近些年来，"药物食品"流行起来。这些"药物食品"一旦滥用，危害很大，它能使人体正常的生理活动遭到破坏，甚至致病，如"人参软糖""鹿茸软糖""人参奶粉""人参饼干"等。人参有促进性腺激素分泌的作用，鹿茸一般用来治疗阳痿，儿童如随意食用这类所谓"药物食品"，会使儿童早熟，出现长胡须、长阴毛等性早熟现象。还有些"药物食品"（如一些饮料）含有咖啡因等兴奋物质，如大量食用，会干扰人体的生物节律，有害健康。还有的人自制"药物食品"，如有人认为甘草是有益无害的良药，加上其甜味很可口，于是便把甘草泡水当茶饮。这是十分危险的。这种"甘草茶"服久了会产生类似肾上腺皮质激素样的不良反应，使血钠排出减少，影响钙质吸收，导致高血钠、缺钙性抽搐。更有甚者，久服甘草可导致肾上腺皮质功能减退。一旦出现肾上腺皮质功能减退，问题就比较麻烦了，有的患者就需要终身服用泼尼松之类的肾上腺皮质激素才能维持生命。

（五）辨清宜忌

在进行食疗的过程中，辨清食物对不同的人的宜忌十分重要。比如吃鱼，许多人认为人人皆宜，其实不是如此。鱼所含的鱼油主要是二十碳五烯酸，具有抑制血小板凝集的作用，对防治冠心病和脑血栓形成大有益处，可是因其降低了血小板的凝聚性，可引起各种自发性出血，包括脑出血。有研究表明：因纽特人以鱼为主食，他们几乎没有人患冠心病和脑血栓，但脑出血却成了他们重要的死亡原因。所以，有脑出血倾向或已经有过脑出血史的人，就不宜盲目大量进食鱼类。

四、虚证补益

（一）虚证辨识

中医所论述的虚证，可分阳虚、阴虚、血虚、气虚。那么该如何分辨这些虚证呢？这对中医专业人士来说不是很难辨别的问题，但对多数患者来说却很茫然，聂文涛先生总结为："阴虚发热，阳虚怕冷，血虚发燥，气虚无力。"这四句话虽然不能涵盖辨证的全部，但确实令很多人理解了不同的虚证。具体介绍如下：

1. 阳虚证

表现为怕冷，口不易渴或喜热饮，咳清稀的泡沫样痰，常吐清水，大便稀或常腹泻，常腹痛不适，但用手按压腹部痛可减轻，或热敷腹部腹痛可好转，小便清长，手足不温或很凉，面色苍白，精神萎靡不振等。舌苔白厚，舌质淡嫩，脉象沉迟、无力、虚弱。白天不热也容易出汗，口中常淡而无味等。

2. 阴虚证

自觉内部有热，手心、足心、心口都感觉热，咽干口燥，饮水多，有时午后烦热，晚上醒后出汗（盗汗），大便干结，尿黄短，面部颧红，精神烦躁不安，坐卧不宁，常失眠，唇红干裂。舌红少苔，舌干裂，舌质嫩红，脉细数无力等。

3. 血虚证

由于心脾功能差，易失血、缺血、贫血而出现血虚。表现为头晕，乏力，心悸，心烦，视物模糊，面色苍白，口唇淡白，少言懒语，精神差，舌淡白，脉弱。

4. 气虚证

是指人体正气不足、机体抗邪能力减低、生理功能减低而出现神疲乏力、心悸气短、自汗、盗汗，全身虚弱、元气不足、阳痿、遗精、早泄、月经不调、脱发、胃口不好、消化不良等。可分肾气虚、脾气虚、肺气虚、心气虚，又常和血虚或阳虚同时出现，但又各有其特点。

（二）食疗误区

1. 盲目进补，补错方向

有些人自觉身体虚亏，便常用补益药如人参酒、黄芪怀山羹、参芪精之类来进补，以为有益无害，不料这类东西对阴虚的人（颧红如妆、惊悸不安、低热、盗汗、口渴、舌红少苔、失眠多梦）来说是不可用的，用了反而消耗阴津，使症状更加重。上述诸补益食疗制剂对气虚的人很有作用，这类人动则气喘，头昏自汗、大便稀薄，内脏下垂（胃下垂、肾下垂、子宫下垂、脱肛），用上述补益药就对症了。再如，有些老年慢性支气管炎患者，大都出现肺阴虚的症状（咳嗽无痰或痰少而稠，有时咯血，潮热盗汗，手足心热，口干咽燥），如用了偏于甘温的红参，反而使病情加重，应该用西洋参、沙参以益气养阴清热，对于此类阴虚咳嗽，用鲜地黄粥、蜜饯百合来服用，是有益的。所以，必须对证进补。

2. 补益过头

老年人大多消化力弱，脾胃虚弱，此时如用了多量的龙眼肉、熟地黄、阿胶之类滋腻之品，将使脾胃消化能力减弱，饭量减少，出现腹胀、腹泻等症状。所以滋腻太过，也是进补中常易出现的错误。如老年人如确实阴虚，要用熟地黄、阿胶之类，也应小量，不宜过于滋腻，服用适量冰糖黄精汤、一品怀山之类也是良好的选择。另外，鹿茸确能补精助阳，是著名补阳药，如骤用大量，就会了现鼻子流血、眼红、头晕等上火症状。所以要掌握一个度，从小量开始。

3. 想当然进补

有些人认为维生素是补品，多用无妨。

人体在维生素 A 缺乏时可得眼干燥症及夜盲，维生素 D 缺乏时可导致佝偻病，而鱼肝油含维生素 A 及维生素 D，有人认为多用鱼肝油就可预防两种维生素的缺乏。但实际上从食物中摄取维生素 A 已足够生理需要，只有在得了慢性肝炎、胰腺炎、腹泻时才会出现维生素 A 的缺乏。此时，一方面应针对病因进行治疗，一方面适当补充维生素 A 即可。如果长期盲目大量服用维生素 A 可致中毒，出现头痛、恶心、呕吐，毛发脱落，皮肤瘙痒等。如果长期盲目大量应用维生素 D，可致低热、烦躁、厌食、肝肿大、肾损害、骨骼硬化等。其他的维生素类药品，也不宜想当然地用来作为补药，如长期大量服用维生素 C，可致肾、输尿管、膀胱结石；大量盲目应用维生素 B_1 可致头痛、烦躁、心律失常、浮肿和神经衰弱等。

五、病中饮食宜忌

（一）妊娠产后饮食

妊娠、产后因孕育胎儿或哺乳等特殊生理情况，因此要选用适宜的饮食而避忌不适宜的饮食。总体来说，孕妇的饮食要从谷物粮食、动物性食物中获得足够的热量，饮食要多样化，并根据妊娠不同阶段拟定饮食。如早期出现孕吐，饮食要投其所好，少吃多餐。2～3 个月孕吐消失后应多食富含蛋白质的动物性食物、大豆与干果，富含维生素、纤维素的蔬菜、水果。忌食过咸、含钠多的饮食，如咸鱼、腊肉。妊娠后期有水肿等情况时，饮食宜清淡，要少吃盐，宜食有健脾利湿功能的鲤鱼、鲫鱼、赤小豆、薏苡仁；同时还应食含铁、钙丰富的动物肝脏、肉松、豆制品。此期由于胎儿逐渐长大，影响脾胃运化，故应少食芋子、番薯、蚕豆、豌豆等易引起腹胀的食物。此外，妊娠期因脏腑经络之血皆注于冲任以养胎，机体相对处于阴血偏虚、阳气偏盛的状态，所以一般都应忌食辛辣刺激和温燥的饮食，如姜、辣椒、桂皮、酒、羊肉、狗肉等。

产后因产时的体力消耗与出血，产妇处于虚弱状态，又有哺乳的需要，因此应多食富含脂肪、蛋白质和能补养气血的饮食，如动物性饮食、豆类、干果，或在膳食中添加黄芪、党参、当归、大枣等。产后大便困难者，可多食蔬菜、芝麻、胡桃仁等。食量要根据产妇的胃口逐渐增加，饮食要容易消化。勿食生冷、坚硬和过于肥腻味厚的食物，以免损伤胃气。

（二）病中饮食宜忌

早在汉代的《金匮要略》中就说："所食之味，有与病相宜，有与身为害，若得宜则益体，害则成疾。"表明疾病时对饮食应有所选择，由于疾病和证候的不同，饮食宜忌也不一样。如脾胃虚寒，腹泻腹痛者，宜食易消化、能补脾温中的饮食，如含山药、莲子、大枣、砂仁、胡椒之类的饮食；忌食寒凉的生冷瓜果和滋腻的饮食，如棒冰、冷饮、西瓜、糯米饭、海参、肥肉。阴虚内热，发热心烦、口渴者，宜食能养阴清热的饮食，如含西瓜、西红柿、芹菜、莲子心、麦冬之类的饮食；忌食温燥、辛烈刺激的饮食，如姜、辣椒、羊肉、浓茶、酒、咖啡。糖尿病人宜食有助于降糖的饮食，如含山药、麦冬、甜菊叶、黄芪之类的饮食；忌食精制糖及其制品。一般来说，患病期间，都宜食性质温和、易消化、营养合理的饮食，忌食坚硬、黏滞、腥臭和过于油腻的饮食。

在疾病初愈，食欲刚好转时宜以糜粥调养，不可骤进日常饭菜或肉食之类厚味的饮食，以免难于消化，脾胃受累，甚至病难痊愈或疾病复发，尤其是胃肠道疾病较为常见。

（三）脂肪肝食疗

假如只是饮食过度引起的脂肪肝，肝功能正常，一般不会发展成肝硬化，但有近一半的脂肪肝与酒精相关。饮酒可使肥胖者脂肪肝的发生率增加一倍，而肥胖则使饮酒者脂肪肝的发生率增加两倍。专家指出，现代人们摄取太多的糖类、酒或淀粉类食物，使大量的糖分转化为脂肪贮存在肝内，再加上过多食用高脂肪食物，致使肝脏雪上加霜。因此，无论预防或治疗脂肪肝，合理膳食都是首要前提。要做到以下几点：

1. 每日三餐膳食要调配合理，做到粗细搭配，营养平衡，优先保证优质蛋白质食物及新鲜绿叶蔬菜。足量的蛋白质能提高肝细胞内载脂蛋白的水平，有效清除肝内脂肪。

2. 主食不可太精太细，应适量多吃一些粗粮，如燕麦、玉米、甘薯、豆制品等。这些食物中含有极丰富的亚油酸、钙、硒、卵磷脂、维生素 E 和较多的纤维素，可降低血清胆固醇、甘油三酯，中和体内因过多食用肉食和蛋类所产生的过多的酸，保持人体酸碱平衡，并可将肠道内过多的脂肪、糖、毒素排出体外，起到降脂作用。

3. 保证摄入充足的蔬菜、水果，以保证体内的维生素与膳食纤维需求。

4. 尽量避免大量、频繁地饮酒；少吃或不吃煎炸等油类含量高的食物；胆固醇含量高的食品也宜限制。

（四）冬天吃羊肉

冬天吃羊肉汤，既滋补又暖和，是许多朋友的最爱。但有关专家指出，吃羊肉时有一些禁忌需要注意。

羊肉可益气补虚，补血助阳，促进血液循环，增强御寒能力。不过，羊肉属大热之品，因此凡有发热、牙痛、口舌生疮、咳吐黄痰等上火症状的人都不宜食用。患有肝病、高血压、急性肠炎或其他感染性疾病的病人，或者在发热期间的患者也不宜食用。如果在烹制时放个山楂或加一些萝卜、绿豆，炒制时放葱、姜、孜然等佐料可以去除膻味。

专家特别提示：

1. 吃涮羊肉时不可为了贪图肉嫩而不涮透。由于羊肉中往往夹杂着病菌和寄生虫，因此吃涮羊肉时要选经过质检的羊肉片，并且涮至熟透。

2. 羊肉大热，醋性甘温，与酒性相近，两物同煮，易生火动血。因此羊肉汤中不宜加醋，平素心脏功能不良及血液病患者应特别注意。

3.《本草纲目》记载："羊肉以铜器煮之：男子损阳，女子暴下物；性之异如此，不可不知。"这其中的道理是：铜遇酸或碱并在高热状态下，均可起化学变化而生成铜盐。羊肉为高蛋白食物，两者共煮时，会产生某些有毒物质，危害人体健康。

4. 肝炎病人过多食用羊肉，可加重肝脏负担，导致发病。

5. 吃羊肉后马上喝茶，容易发生便秘。

6. 羊肉温热而助阳，一次不要吃得太多，最好同时吃些白菜、粉丝等。

六、某些疾病的食疗方法

食疗乃是用食物来完善自我健康的一种健康管理方法。

（一）甲状腺肿瘤食疗方

1. 大蒜枸杞饮

配方：生大蒜 1000 克，枸杞茎叶 150 克，柠檬汁 100 克，38 度白酒 1800 毫升，果糖 3000 克，柠檬香精 50 毫升，苹果酸 50 克，清水 6500 毫升。

制法：将大蒜置蒸锅中蒸 15 ～ 20 分钟，除去蒜臭。然后加入白酒、枸杞茎叶、柠檬叶，搅匀后在 20 ～ 25℃室温放置 10 ～ 15 天。浸泡后离心分离，将浸出液置蒸馏瓶中，于 60 ～ 80℃蒸馏，挥发除去酒精，并过滤馏出液。在滤液中加入果糖、柠檬香精、苹果酸、清水，混匀后再进行过滤，滤液即成大蒜枸杞饮料。

功效：消坚解毒，滋阴补精。本膳适用于甲状腺恶性肿瘤见阴虚毒热者。由于大蒜有阻断亚硝胺作用，枸杞又富含微量元素锗，故常饮本品，也可预防肿瘤。

2. 花参三七汤

配方：花旗参 7 克，三七 20 克，怀山药 25 克，枸杞子 28 克，龙眼肉 20 克，猪瘦肉 300 克，清水 4 大碗，食盐、胡椒适量。

制法：将花旗参等中药放入布袋扎紧，和肉放在一起，加入清水，先大火后小火，煮 2 小时，加入食盐、胡椒即可。捞除布袋，吃肉喝汤，每次一小碗，每天 1 次。

功效：活血益气，生血养阴。本膳适用于甲状腺恶性肿瘤气虚血瘀型的患者。一般可见有全身乏力、头晕目眩、形体消瘦、舌质青紫等。

3. 胖大海大枣核桃蜜

配方：胖大海 1 个，大枣 3 ～ 5 枚，核桃仁 10 个，蜂蜜适量。

制法：胖大海加水浸泡发起后去核，大枣去核，然后与核桃仁一起浸入蜜中，调匀，用杵捣烂。每天早晨空腹喝一汤勺，连服 2 ～ 3 个月为一疗程。

功效：清咽解毒，润肺化痰。本药膳主要适用于甲状腺肿瘤偏于阳性体征者。

4. 夏枯草清凉茶

配方：白茅根 20 克，夏枯草 10 克，白菊花 6 克，生甘草 6 克，淡竹叶 10 克，冰糖适量。

制法：先将以上中药浸入 10 碗水中约 10 分钟，然后小火煮至 1 小时，过滤，滤液加入冰糖调味即可。每次 1 碗，每天

2 次。

功效：清热养阴，明目散结。本膳主要适用于甲状腺恶性肿瘤合并囊肿者。

5. 黑豆海参老鸭汤

配方：黑豆 60 克，海参 60 克，老鸭 1 只。

制法：海参用清水反复浸泡 1 天洗净（或再用少许食用碱水煮沸海参，后再用清水浸泡），老鸭杀后去内脏，切成块，加水与黑豆、海参炖烂，加盐调味服食。

功效：适用甲状腺恶性肿瘤体虚者。

（二）肺热咳嗽食疗方

草莓柠檬梨汁

配方：鲜草莓汁、柠檬汁、生梨汁各 50 克，蜂蜜 15 克。

制法：将上 4 味混合调匀，分两次服之。

功效：适用于肺热咳嗽。

（三）胃病食疗方

1. 牛奶粥

配方：大米 100 克，牛奶 500 克。

制法：大米淘洗干净，加水旺火烧开后，改用小火煮成粥时，倒入牛奶搅匀，继续用小火熬煮 40 ～ 50 分钟即成。可直接食用，也可根据口味加糖或盐。

功效：补益气津，养胃生肌。适合气阴不足，即有气短、乏力、口干、内热的胃病患者，也适用于上消化道出血患者。

2. 双鱼汤

配方：花胶 100 克，鲜鱼腥草 100 克。

制法：花胶用水泡半天，切成细丝，加入 1500 毫升水，旺火烧开后，改小火熬煮约 50 分钟，再加鲜鱼腥草滚 10 分钟即可，调味后食花胶饮汤。

功效：清胃生肌止痛。适用于胃热患者，即经常感觉胃里有灼烧感，及因热而引起上消化道出血的患者。

3. 胡椒羊肚汤

配方：新鲜羊肚一个，白胡椒 15 克。

制法：将胡椒打碎，放入洗净的羊肚内，用线扎紧羊肚切口，放入砂锅内，用慢火煮至烂软，汤中放入少许芫荽调味，将羊肚捞起，弃肚内胡椒，食肚肉饮汤。

功效：温中健脾，和胃止痛。适用于胃寒患者，如经常因为吃凉的食物而腹泻的患者。

4. 养胃佛手粥

配方：佛手柑 10 ～ 15 克，粳米 50 ～ 100 克，冰糖适量。

制法：将佛手柑煎汤去渣，再加入粳米、冰糖同煮为粥。

功效：适用于肝郁、胃胀的患者。

5. 虫草百合鸭肉汤

配方：冬虫夏草 3 克，百合 25 克，鸭肉 100 克。

制法：先将鸭肉炖 30 分钟，然后加入冬虫夏草、百合，再炖 20 分钟，调味后饮汤并食虫草和鸭肉。

功效：健脾养胃，润肺补肾。适用于脾胃虚弱、肺肾不足、元气亏虚的患者。

（四）早泄食疗方

1. 椰子糯米蒸鸡饭

配方：椰子肉、糯米、鸡肉各适量。

制法：将椰子肉切成小块，加糯米、鸡肉适量，置有盖的瓦盅内，隔水蒸至熟。当饭吃，每日 1 次。

功效：补脾，益心，摄精。适用于早泄、阳痿伴四肢乏力、食欲不振的患者。

2. 山药茯苓包子

配方：山药粉 100 克，茯苓粉 100 克，面粉 200 克，白糖 300 克，猪油、青丝、红丝适量。

制法：将山药粉、茯苓粉置大碗中，加冷水适量浸成糊状，移火上蒸 30 分钟，取出调面粉和好，发酵调碱制成软面，再以白糖、猪油、青红丝（或果脯）作馅，包成包子，蒸熟。每日 1 餐，当早点吃。

功效：益脾，补心，涩精。适用于食少纳呆、消渴、遗尿、遗精、早泄的患者。

3. 芡实茯苓粥

配方：芡实 15 克，茯苓 10 克，大米适量。

制法：将芡实、茯苓捣碎，加水适量，煎至软烂时再加入淘净的大米，继续煮烂成粥。1 日分数顿食用，连吃数日。

功效：补脾益气。适用于小便不利、尿液混浊、阳痿、早泄的患者。

4. 腐竹白果粥

配方：白果 9 ～ 12 克，腐竹 45 ～ 80 克，白米适量。

制法：将白果去壳和心，与腐竹、白米置锅中加水适量，煮粥。每日 1 次，当早点吃。

功效：补肾益肺。适用于早泄、遗尿、小便频数、白带过多、肺虚咳喘的患者。

（五）高血压食疗方

1. 路丁茶：用开水沏后或加水煮后，象日常饮茶一样饮之。

2. 玉米须：将玉米须晒干，洗净加水煎，每日饮 3 次。

3. 猪胆汁绿豆粉：将绿豆粉拌入猪胆汁内，晒干，研成细末。每服 10 克，每日 2 次。

（六）尿频食疗方

1. 糯米适量，做成糯米糕，用温酒送下。如果是不能饮酒的患者，用温开水送下。如果是晚间服食，要等到觉得腹内空虚的时候，才能入睡。

2. 柿叶 10 克，白糖适量，加水煎成汤剂，每日 3 次饮服。

3. 将生山芋 250 克，小豆嫩叶 500 克榨成汁，加入葱、姜、蒜等佐料煮熟，每天都可以食用。

（七）肾结石食疗方

1. 核桃黄芪蜜

配方：核桃 1000 克，黄芪 60 克，石韦 30 克，鸡内金 30 克，金钱草 250 克，蜂蜜 250 克。

制法：核桃去壳取仁，另将 500 克精盐倒入铁锅中炒热，再倒入核桃仁翻炒，炒至皮呈嫩黄色离火，继续翻炒，待凉后筛去精盐，冷却后再脱出一部分核桃衣。将黄芪、石韦、鸡内金、金钱草洗净，倒入大砂锅中，中火煎约 40 分钟，滤出药液，加水复煎，合并两次药液，倒入盆中，加入蜂蜜，然后加入核桃仁，拌均匀，加盖不让水蒸气进入，用武火隔水蒸 2 小时，离火。以后每隔 3 天再蒸一次，每次约蒸 30 分钟，蒸的次数越多越好。日服 1 次，细嚼慢咽 10 克核桃仁，并饮 10 克药汁，用温开水送服。

功效：补肾化石，扶正祛邪。

2. 核桃仁粥

配方：核桃仁 50 克，粳米适量。

制作：先将核桃仁洗净捣碎，与淘洗干净的粳米一同入锅，加水 500 克，先用武火烧开，再转用文火熬成稀粥，温热食用，早晚各服一次。

功效：具有养脾胃，补肾固精，消石通淋的功效。适用于肺肾两虚，气短喘嗽，腰膝酸痛，腿脚无力的泌尿系统结石患者。

注意：凡痰热咳嗽、溏便腹泻者均不宜服用。

（八）牛皮癣的食疗

1. 车前子薏苡仁粥

配方：车前子 15 克，蚕沙 9 克，薏苡仁 30 克，白糖适量。

制法：将车前子和蚕沙分别装入棉布袋内，扎紧袋口放入锅内，参加适量的水烧开后煎煮半小时。取出布袋，在汁液中加入薏苡仁煮成粥，再加适量白糖调匀即可食用。每天进食 1 次，10 天为 1 个疗程。

功效：清热解毒，祛风利湿，是常见的牛皮癣食疗方法。

2. 桂枝薏苡仁粥

配方：桂枝、牛膝各 9 克，杜仲 18 克，薏苡仁 30 克，白糖适量。

制法：将桂枝、牛膝、杜仲放入锅内，加适量的水烧开后煎煮半小时。去渣取汁，加薏苡仁煮成粥，再加白糖适量调匀即可食用。每天食用 1 次，10 天为 1 个疗法。

功效：清热解毒，活血通络，祛风利湿，可有效缓解牛皮癣症状。

3. 当归羊肉汤

配方：羊肉 60 克，当归 9 克，菟丝子 15 克，仙茅 18 克。

制法：将菟丝子用纱布袋装好扎紧袋口，同当归、仙茅一同放入锅中，加水烧开半小时，去渣取汁，于汁中加入切碎的羊肉煮成汤，再加适量的调味品便可食用。每天吃 1 次，7～10 天为 1 个疗程。

功效：祛风燥湿。

4. 生槐花粥

配方：槐花、土茯苓各 30 克，粳米 60 克，红糖适量。

制法：办法是将槐花、土茯苓放入锅内，加适量的水烧开后煎煮半小时，去渣取汁，再加粳米煮成粥，放入适量红糖调匀便可食用。每天如此进食 1 次，10 天为 1 个疗程。

功效：清热凉血，祛风止痒，能有效缓解牛皮癣的症状。

（九）盆腔炎食疗方

1. 土茯苓猪肉汤

配方：土茯苓 50 克，芡实 30 克，金樱子 15 克，石菖蒲 12 克，猪瘦肉 100 克。

制法：清水适量，慢火煲汤，加食盐调味，饮汤食肉。

功效：健脾补肾，解毒祛湿，适用于

慢性盆腔炎、阴道炎、宫颈炎的患者。其中土茯苓为百合科植物光叶菝葜的块状根茎，性味甘、淡、平，能健脾、解毒、利湿。芡实，又名鸡头实，性味甘、涩、平，归脾、肾经，能补脾祛湿，益肾固精，涩能收敛，可治白带过多。《本草纲目》认为其能"止渴益肾，治小便不禁，遗精白浊带下"。金樱子味酸、甘、涩，性平，能固精补益。芡实与金樱子组方又名水陆二仙丹，乃古代治遗精白浊，妇女肾气不摄之白带妙方。石菖蒲味辛、苦，性温，善"舒心气，畅心神，怡心情，益心志"，清芬之气，利气化浊，祛邪疗带。故以上4种药组成的食疗方，性味平和，不寒不燥，对防治慢性盆腔炎颇为恰当。

2. 苦菜莱菔汤

配方：苦菜 100 克，金银花 20 克，蒲公英 25 克，青萝卜 200 克（切片）。

制法：上 4 味同煎煮，去药后吃萝卜喝汤，每日 1 次。

功效：清热解毒。适用于湿热瘀毒型盆腔炎，表现为发热，下腹胀痛，小腹两侧疼痛拒按，带下色黄量多，舌质红、苔黄，脉滑数。另外，金银花对多种细菌如葡萄球菌、链球菌、肺炎双球菌、大肠杆菌、绿脓杆菌及皮肤真菌均有不同程度的抑制作用。

3. 银花冬瓜仁蜜汤

配方：冬瓜仁 20 克，金银花 20 克，黄连 2 克，蜂蜜 50 克。

用法：先煎金银花，去渣取汁，用药汁煎冬瓜仁 15 分钟后入黄连、蜂蜜即可。每日 1 剂，连服 1 周。

功效：清热解毒。适用于湿热瘀毒型盆腔炎，表现为下腹及小腹两侧疼痛拒按，微发热，自汗，带下色黄量多，舌红苔黄。

4. 青皮红花茶

配方：青皮 10 克，红花 10 克。

制法：青皮晾干后切成丝，与红花同入砂锅，加水浸泡 30 分钟，煎煮 30 分钟，用洁净纱布过滤，去渣，取汁即成。当茶频频饮用，或早晚 2 次分服。

功效：理气活血。适用于气滞血瘀型盆腔炎，表现为下腹部及小腹两侧疼痛如针刺，腰骶酸痛，舌有紫气，脉弦。

5. 荔枝核蜜饮

配方：荔枝核 30 克，蜂蜜 20 克。

制法：荔枝核敲碎后放入砂锅，加水浸泡片刻，煎煮 30 分钟，去渣取汁，趁温热调入蜂蜜，拌和均匀即可，早晚分 2 次服。

功效：理气，利湿，止痛。适用于各类慢性盆腔炎，下腹及小腹两侧疼痛不舒，心情抑郁，带下量多。

七、食疗歌诀

（一）食疗三字经

食生梨，化痰好。葱姜汤，治感冒。
富含碘，海带妙。熬绿豆，解毒巧。
乳汁少，猪蹄要。吃菌菇，肿瘤消。
食番茄，容颜俏。美葡萄，人不老。
生乌发，食核桃。想减肥，黄瓜好。
肠胃炎，大蒜妙。食冬瓜，能利尿。
通脉络，紫茄好。排毒素，白菜俏。
吃菜花，癌症少。食橘皮，黏痰消。
胆固醇，啤酒妙。食禽蛋，记事牢。
口生津，乌梅巧。抑癌症，猕猴桃。
润肺药，蜂蜜好。食银耳，防衰老。

（二）食疗歌

歌诀一

生梨饭后化痰好，苹果消食营养高。
盐醋防毒能消炎，韭菜补肾暖膝腰。
草莓滋血养容颜，健身益寿吃鲜桃。
胡椒抑制肠胃炎，常吃菜花癌症少。
柑橘消食化痰好，抑制癌菌猕猴桃。
土豆和胃减体肥，绿豆解毒最为妙。

龙眼补脑又养心，健胃补脾吃红枣。
红薯益气健脾胃，山药滋养补肾腰。
生津安魂数乌椒，润肺乌发食核桃。
木耳抗癌素中荤，蘑菇抑制癌细胞。
紫苏祛风通经络，莲藕除烦解酒妙。
海带含碘消瘀结，茶汁常饮病恙消。
番茄补血养容颜，芹菜能降血压高。
牛奶豆汁增精气，禽蛋益智营养好。
萝卜化痰消胀气，冬瓜消肿又利尿。
鱼虾猪蹄补乳汁，动物肝脏明目好。
白菜利尿排毒素，黄瓜减肥有成效。

歌诀二

花花果果皆是宝，养生保健不可少。
杏花味苦可温补，桃花润肤美容貌。
槐花味美滋脾胃，梨花化痰又润燥。
丁香花治气管炎，参花泡茶能醒脑。
润肺止咳百合花，合欢花儿助睡觉。
消炎解毒金银花，菊花止晕明目好。
祛暑清热食荷花，桂花暖胃寒湿消。
黄瓜美容抗衰老，冬瓜减肥有高招。
西瓜解暑又生津，萝卜治喘胀气消。
清心养肺食百合，梨能化痰止咳噪。
腹泻痢疾吃石榴，核桃乌发益智高。
平喘化痰常吃桔，葡萄悦色年更少。
番茄补血又美容，润肺通便吃香蕉。
苹果滋心又健脾，祛寒化湿食胡椒。
板栗强筋又健骨，抗癌高手猕猴桃。
龙眼健身补中气，补血养胃常用枣。
柿子清热解毒素，山楂消积散瘀妙。
莲藕滋阴又止血，荸荠凉血解毒高。
劝君注意常食疗，必定少向医院跑。

八、食疗"享瘦"

根据"药食同源"的基本理论，以食疗为依据，并结合现代减肥的基本原理，采用具有减肥功效的纯天然食材进行科学搭配，制成日常膳食，通过食疗的方式，从控食、限热、抑糖、排毒、溶脂等五个环节入手，让减肥更安全、更健康，持续不反弹。

五谷杂粮是最好的食疗减肥基础食物，也是最全面的能量来源。调查显示成年人每天摄入一定量的谷物，就有利于预防相关慢性病和肥胖的发生。对于各种各样的五谷杂粮，合理的搭配可以把其中的营养效用发挥得淋漓尽致。五谷杂粮含有泛酸，可释放食物的能量，是脂肪代谢的重要成分；B族维生素则可帮助热量燃烧；而五谷杂粮皆富含膳食纤维，能增加肠胃动力，促进肠胃蠕动及消化液分泌，可以在胃肠内限制糖分与脂肪物质的吸收，还可加强体内废物排出，有效增加饱腹感，进而减少热量的摄入，所以有益于减肥；镁则可协助糖类和脂肪的代谢作用，这些营养素都是减肥的秘密武器。

第四节　神奇的断食疗法

一、断食的起源

断食又称禁食，伊斯兰教称之为"斋戒"，是排出身体毒素和促进健康的最快途径。伊斯兰教制定的"斋戒"既是一种养生之道，也是一种陶冶情操、历练自我意志的方式。禁食是已知的清除整个身体细胞和组织中沉积毒物的最有效的方法。身体的天然净化和痊愈力在你禁食期间得到增强。老化的疾病细胞被清除。新的健康细胞生长并取而代之。身体就这样重新恢复活力。什么也不吃，可能是你为自己做的最健康的事情。

禁食是人类最古老的治疗方法。古埃及、古希腊的医书中都曾提及禁食，医学之父希波克拉底就认为禁食是一种获得良好健康的手段。几乎每一种文化都曾利用禁食来促进身心健康。在伊斯兰教的斋月期间，穆斯林们从每天的日出到日落这段时间内禁止一切饮食，以净化他们的心灵。

禁食使人从无数的病痛中恢复过来，强化了身体的净化力和免疫力，因此正常饮食时无法处理的病症可以得到消除。

当然，值得一提的是，穆斯林斋戒的主要目的是为了表达对真主的无限喜爱、敬畏和服从，以及对世界上所有苦难同胞的同情、怜悯和关爱。至于斋戒对健康的裨益，则是斋戒者的另一收获。流传至今，世界上各教各派的信徒为了要促进身心健康、提升灵性，大家年年月月，都有定期和不定期的断食。

中国古人长生不老法中，有一种"洗髓"修炼法，便是由禁食1天、2天开始，而后3天、4天等，渐渐增加到28天，达到"伐毛洗髓、脱胎换骨"的目的。某家畜试验所，以生长18个月大的、产蛋能力退化的纯种来亨鸡864只进行实验，证明来亨鸡在产蛋12～14个月体能老化而逐渐失去产蛋能力之后，可停供饲料及饮水10天，于恢复供料供水40天之后，发现老母鸡中75%已经重新回春，再度生蛋。这大规模的试验，说明了断食对生命有返老还童的功效。

过去的科学家，都认为遗传左右寿命。现在此种理论，已为美国营养学教授马凯博士近年所做的一系列实验推翻。著名的马凯模范实验，证实老鼠每逢禁食两天，不易生病且寿命延长一倍。加州大学"老化"研究中心华福特教授经历三十年的动物实验之后，现在自己也每周禁食两天，相信人类亦可经由断食，而获致良好的健康，并且延长寿命。

二、百病之源与终极排毒法

家中的垃圾，日久不消除，便会因腐化而生出许多病菌来危害人体。同样，人体中的垃圾如不随日排除净尽，也会令人头昏脑涨，腹满胃滞。要想治病，首先要把宿便清除。但宿便却不是灌肠或服食泻药可以清除净尽，唯有施行断食，做一次全身的"大扫除"，彻底"清仓"，才能收效。断食一星期，宿便就会被完全排出。当肠胃清扫干净之后，则不但增加了肠胃的吸收力，且使消化系统工作效率提高，营养吸收也跟着旺盛起来。如此一来，疾病自然痊愈，身体也日趋强壮。

引起疾病的微生物有细菌和病毒等。我们知道生物生存的条件是空气、食物、水。而禁食治疗法，正是断绝病菌的食物补给。菌的体积微小，要用显微镜放大万倍以上才能看见。因此，其生命力要比人体的生命力脆弱万千倍。例如昔日令人谈之色变的肺结核菌，如果在太阳光下暴晒，十分钟内便会完全死亡。同样的病菌寄生在人体内，如果断绝它的补给，五六天中也都会全部饿死。

今日医学界与微生物所进行的战斗，已不如三十多年前抗生素刚问世时那么乐观，一种微生物刚刚受到遏制，另一种突变的病原体便又取而代之。真是"野火烧不尽，春风吹又生"。唯一而又彻底的办法，便只有断绝食源，将它饿死。

断食疗法便是在一定的时间中，停止一切营养补给，使体内的病细胞无法生存。而后由体液将这些崩溃的病细胞和体内的其他毒素一同排泄出来。同时，依靠人体本身自然疗愈的治病作用，制造出新生的细胞，进而改造身心健康，彻底清洁消化系统。一般人只能吸收食物中营养分的35%，但断食后的人则可达85%，对胃肠病患者大有裨益。

三、断食的功效

（一）身体层面

1. 开发生命的潜能，祛病强身

一般而言，在一定时间内，断食越久，效果越好。断食后，由于脂肪消耗、体重减轻，因而减少了心脏的负荷，消除了血管内脂肪阻塞的情况，血液因而得以在体内通行无阻，便可治疗冠心病、高血压、动脉硬化，以及血液循环不良所引起的种种毛病。消化不良、胃酸过多、消化道溃疡、胆结石、习惯性便秘或痢疾等消化系统疾病，都能因腹内垃圾的清除，而收到不药自愈的效果。换言之，消化道清洁，便能彻底清除腐败细胞，而大量吸收营养，重建细胞组织，可以改变体质。譬如对体质虚弱、营养不良、常常感冒的人群，各种慢性皮肤病、过敏性疾病、低血压、痔疮、夜尿症等，都有很好的疗效。

2. 加速新陈代谢

人体在断食期间，会促进各种激素的分泌，使得器官组织代谢加速，因而对糖尿病、中风、肾脏病、关节炎、肥胖症、消瘦症等有疗效，并且令断食者无论在心理上或生理上都可年轻 5 ～ 10 岁。

3. 增强抗病能力

断食能增加人体对细菌病毒的抵抗力，并且可以缩短种种急性病的治疗时间，使身体较易恢复健康。例如：感冒通过一两天的断食便可治好。又如淋巴结炎、支气管炎、慢性鼻窦炎、扁桃腺炎等，皆因身体抵抗力增强而速愈。

4. 排毒

断食能够彻底地排泄毒素，故对各种中毒都有效，譬如酒精中毒、重金属中毒、工业用溶剂中毒与各种药物中毒等。而且可以毫不困难地戒除烟、酒等不良嗜好。

5. 预防癌症

每 1 ～ 4 个月断食 1 周，能预防癌症。因断食能消灭病细胞，排除废物，洗涤内脏，使人的身体从内部强壮起来，从而减少癌症的发生。

6. 对神经内分泌的调节

断食对于神经系统的毛病如中风、神经痛、神经麻痹、头痛、癫痫等，都可以迅速而确实地减轻或治愈，对自主神经系统及内分泌也有调节作用。

（二）心理、精神层面

断食对于精神病、神经衰弱、神经官能症、失眠症、性功能障碍、记忆力减退、注意力不集中等，均有改善效果，因而可以增加学习与工作的能力。性格不成熟、意志不坚的人，会变得成熟稳重、坚定果决，且能增加勇气，保持冷静，恢复其自信心。还可使人思想灵敏、心智超脱，能够区别事物的轻重，判断价值的高低，启发人生智慧。使人心灵升华、淡泊名利。追求性灵生活，达到天人合一的境界。

从以上各方面看来，断食真可说是人体身、心、灵三方面的大革命了。它能彻底改造人体，使人祛病强身，掌握得好也没有不良反应，是十分理想的健康长寿方法。

第三章 传统药膳食疗

药膳发源于我国传统的饮食和中医食疗文化，是在中医学、烹饪学和营养学理论指导下，严格按药膳配方，将中药与某些具有药用价值的食物相配，采用我国独特的饮食烹调技术和现代科学方法制作而成的，具有一定色、香、味、形的美味食品。简言之，药膳即药材与食材相配而成的美食。它是中国传统的医学知识与烹调经验相结合的产物，它"寓医于食"，既将药物作为食物，又将食物赋以药用，药借食力，食助药威，二者相辅相成，相得益彰；既具有较高的营养价值，又可防病治病、保健强身、延年益寿。这是中医传统特色，故而单独列为一章。

第一节 药膳渊源

一、发展简史

药膳是中医学的一个重要组成部分，是中华民族历经数千年不断探索、积累而逐渐形成的独具特色的一门临床实用学科，是中华民族祖先遗留下来的宝贵文化遗产。

几千年来，中国传统医学就十分重视饮食调养与健康长寿的辩证关系，它包括食疗（即用饮食调理达到养生防病治病作用），以及药膳（即用食物与药物配伍制成膳食达到养生防治疾病的作用）。本文所提

到的药膳即包括食疗内容。中医学在长期的医疗实践中积累了宝贵的药膳食疗保健经验，形成了独特的理论体系，因而药膳学是中医学的重要组成部分。积极推行中医药膳食疗保健，不仅为中国人民的健康长寿做出了重要贡献，而且对于促进世界卫生保健医学的发展，也具有深远意义。

现代药膳的发展是在总结古人经验的基础上，得以进一步完善，其运用更加符合中医理论的发展，并注意吸取现代科学理论的研究和应用，具备其理论化、科学化的发展方向。其发展特点更具有多样化：

其一，总结应用前人的经验而不泥于古，以中医理论为指导，从中医的阴阳五行、脏腑理论、中药药性及配伍等理论为指导来配制用膳，长期以来，已形成了一套较为系统的理论体系。如遵循中药药性的归经理论，强调"酸入肝、苦入心、甘入脾、辛入肺、咸入肾"，提倡辨证用药，因人施膳，因时施膳。

其二，注重中药与饮食相结合，药膳除了具有鲜明的中医特色外，还具有食品的一般特点，强调色、香、味、形，注重营养价值，因此一份好的药膳，应是既对人体的养生防病具有积极作用，对人体具有良好的营养作用，又要激起人们的食欲，给人以余味无穷的魅力。

其三，现代药膳的技术操作与特殊应

用上，也"八仙过海，各显其能"，由于药膳是一种特殊的食品，故在烹制方法上也有其特点，除了一般的食品烹制方法外，还要根据中药炮制理论来进行原料的处理。如成都同会堂的荷叶凤脯、虫草汽锅鸡，广春堂的银杏鸡丁，吉林的参茸熊掌、爆人参山鸡片等，都各具其特色而驰名。

综观 1949 年以来有关药膳、食疗专著的出版面世，种类已达 50 余种，较具影响的当属人民卫生出版社于 1993 年出版的《中华临床药膳食疗学》，还有如科学技术文献出版社出版的《中华药膳防治疾病系列丛书》等，为弘扬中国药膳饮食文化，都做了大量工作，为推动养生药膳医疗保健事业做出了积极贡献。尤其近十余年来，在人类回归自然的呼声下，药膳这种寓治养于食的天然食品，备受青睐，药膳餐馆如雨后春笋般纷纷面世，各种提高性和普及性的药膳书籍不断付梓，专门的药膳机构成立，药膳已开始由中国走向世界，药膳正在向工业化、现代化发展。

二、发展阶段

根据史实与现存资料，药膳的源流可分成以下几个阶段。

（一）起源

人类的祖先为了生存需要，不得不在自然界到处觅食。久而久之，也就发现了某些动物、植物不但可以作为食物充饥，而且具有药用价值。在人类社会的原始阶段，人们还没有能力把食物与药物分开。这种把食物与药物合二而一的现象就形成了药膳的源头和雏形。也许正是基于这样一种情况，中国的传统医学才说"药食同源"。

现代考古学家已发现不少原始时代的药性食物，现代民族学研究者也发现一些处在原始时代的民族会制作具有药物作用的食品。这些都证明药膳确实可以被认为起源于人类的原始时代。当然，这种原始的药膳雏形，还不能说是真正的药膳，那时的人们还不是自觉地利用食物的药性。真正的药膳只能出现在人类已经有了丰富的药物知识和积累了丰富的烹饪经验之后的文明时代。

那么真正意义的药膳在中国究竟起源于何时，又是如何发展演变的呢？中国自文字出现以后，甲骨文与金文中就已经有了药字与膳字。而将药字与膳字联起来使用，形成药膳这个词，则最早见于《后汉书·列女传》。其中有"母恻隐自然，亲调药膳，恩情笃密"这样的字句，证明至少在一千多年以前，中国已出现药膳其名。而在药膳一词出现之前，中国的古代典籍中，已出现了有关制作和应用药膳的记载。

1. 蒙昧时期

（1）《孟子》上说："食、色，性也。"是说人类的本能。"民以食为天"这是一句古话，则指人类为了生存、繁衍后代，就必须"填饱肚子"的重要性，以维持身体新陈代谢的需要。

（2）原始人最重要的一件事就是觅食。当时的食物，完全依赖于大自然的赐予，吃的食物种类很多，也就不可避免地会误食不合适的食物而引起不良反应。《韩非子·五蠹》说过："上古之世……民食果蓏蚌蛤，腥臊恶臭而伤害腹胃，民多疾病。"《淮南子·修务训》也说："古者，民茹草饮水，采树木之实，食蠃蟥之肉，时多疾病毒伤之害。"说明了远古时期的先民，确实曾受到有害饮食所致疾病的折磨和困扰。

（3）经过长期的生活实践，人们逐渐认识到哪些食物有益可以进食，哪些有害而不宜食用。《淮南子·修务训》说是："神农……尝百草之滋味，水泉之甘苦，令民知所避就，当此之时，一日而遇七十毒。"

生动地说明了先民在寻找食物过程中，避开有毒的，摄取无毒食物的情况。同时，人们发现有许多种类的食物可以解除疾病所带来的痛苦，有些食物吃后具有强身健体的作用。于是，许多既可果腹，又可疗疾的食物被人们所重视，这就是中医学中"药食同源"的理论依据。换言之，人类在发现食物的同时，也就包含了食疗药膳的出现。所谓"药食同源"，也可理解为源于同一发现过程。

（4）原始人从利用自然野火到人工制造火（燧人钻木取火），由于"火上燔肉，石上燔谷"，使人获得更丰富的营养，使食品更符合卫生要求，提高了人体素质和增强了抗病能力，对于人类保健具有积极的意义，并且在人类进化过程中意义更为重大。

以上人们对食物的选择和加工，以及保证身体健康所采取的一些措施，都是生活中不自觉的行动，根本没有食疗药膳的概念，所以称为蒙昧时期。尽管处于蒙昧状态，却是艰难而漫长的一步，是人类发展史上重要的一步。

2. 萌芽时期

据文献记载，中国药膳食疗保健起源可以追溯到夏禹时代。此时已有多种烹调方法，如商代伊尹制汤液，他的烹调技术高明，担任汤王的厨师。

从甲骨文记载看，有禾、麦、黍、稷、稻等多种粮食作物，已能大量酿酒。在商汤之前新石器时代龙山文化遗址中，已发现有陶制的酒器。酒是饮料，并具有明显的医疗作用，后人认为它有"邪气时至，服之万全"的作用。由于它是有机溶剂，能溶解出更多的有效成分，可以加入药物做成药酒，后来又发展出麻醉剂。在食疗烹调中也经常用酒。

相传仪狄曾作酒献给夏禹品尝以健体。《诗经·国风》所谓"为此春酒，以介寿眉"，是说酒有延缓衰老、益寿强身的作用。至商代，伊尹制汤液，着《汤液经》，以烹调之法疗疾。

《吕氏春秋·览》载有："阳朴之姜，招摇之桂。"姜和桂都是辛温之品，有抵御风寒的作用，又是烹调中常用的调味品。以此烹调成汤液，既是食品，又可是汤药，说明商代已有朴素的饮食疗法，这已经具有食疗药膳的雏形了。

周代，人们对饮食已经相当讲究。尤其在统治阶级中已经建立与饮食有关的制度与官职。《周礼·天官》所载的四种医中，食医居于疾医、疡医、兽医之首。食医的职责是"掌和王之六食、六欲、六膳、百馐、百酱、八珍之齐"。可见当时已经明确了饮食与健康的密切关系。

春秋末期的教育家孔子，对饮食卫生提出了具体要求，如《论语·乡党》中有"食不厌精，脍不厌细，食馇而餲，鱼馁而肉败，不食；色恶，不食"等提法，都是从保健的目的出发的。通过讲究饮食，以防止疾病的发生，保健食疗的目的是明确而自觉的心理和行为，说明食疗药膳已经进入到萌芽阶段。

《周礼》中记载了"食医"。食医主要掌理调配周天子的"六食""六饮""六膳""百馐""百酱"的滋味、温凉和分量。食医所从事的工作与现代营养医生的工作类似，同时书中还涉及了其他一些有关食疗的内容。《周礼·天官》中还记载了疾医主张用"五味、五谷、五药养其病"。疡医则主张"以酸养骨，以辛养筋，以咸养脉，以苦养气，以甘养肉，以滑养窍"等。这些主张已经是很成熟的食疗原则。这些记载表明，中国早在西周时代就有了丰富的药膳知识，并出现了从事药膳制作和应用的专职人员。

成书于战国时期的《黄帝内经》载有"凡欲诊病，必问饮食居处""治病必求其本""药以祛之，食以随之"。并说"人以五谷为本""天食人以五气，地食人以五味""五味入口，藏于肠胃""毒药攻邪，五谷为养，五果为助，五畜为益，五蔬为充，气味合而服之，以补精益气"。

与《黄帝内经》成书时间相近的《山海经》中也提到了一些食物的药用价值："栉木之实，食之不老。"上述医籍的记载，说明在先秦时期中国的食疗理论已具雏形。《黄帝内经》中共有 13 首方剂，其中有 8 首属于药食并用的方剂，说明这时药膳的制作与应用也较成熟。

（二）奠基时期

经过长期实践所积累的经验，使食疗药膳的知识逐渐向理论阶段过渡。到了战国时期，终于有了有关食疗的理论，标志着食疗的飞跃发展。代表性的著作有以下几种：

1.《黄帝内经》

书中提出系统的食疗学理论，对中国的食养、食疗和药膳的实践产生了深远的影响。

（1）饮食营养的重要作用：若饮食合宜，则可健康，"是故谨和五味，骨正筋柔，气血以流，腠理以密，如实则筋骨以精。谨道如法，长有天命"。《灵枢·五味》首先提出饮食对于人体健康的重要意义："谷始入于胃，其精微者，先出于胃之两焦，以溉五脏，别出两行营卫之道。"《灵枢·营卫生会》说："人受气于谷，谷入于胃，以传于肺，五脏六腑皆以受气。"说明饮食营养对人体健康重要意义。在病理情况下，即使借助药物治疗时，也要注重饮食以调治疾病，这是这一时期提出的食疗原则。

（2）使用药物治疗疾病，要适可而止，使用药物不可过分，以免身体受损，当用饮食方法调理使之痊愈。正如《素问·脏气法时论》所说："五谷为养，五果为助，五畜为益，五菜为充，气味合而服之，以补益精气。"就是要求将多种动植物食物互相配合，综合运用，取长补短，从而充分发挥饮食营养对人体的积极作用，最终达到治愈疾病的目的。

（3）食物的性味：中药的性味理论对于食疗药膳有着重要的指导作用，《黄帝内经》指出食物也有四性、五味。四性即寒、热、温、凉；五味是酸、苦、甘、辛、咸。在五味中，"辛甘发散为阳，酸苦涌泄为阴，咸味涌泄为阴，淡味渗泄为阳"。食物也分为阴阳两大类，根据不同性质的疾病，选用不同性质的食物，有针对性地进行调养治疗。按治病的要求，选择不同味道的食物，把食物当作药物对待。

（4）五味对五脏各有所偏：在五行学说的积极引导下，先民发现食物与药物一样，对人体内脏各有所偏。《素问·至真要大论》说："夫五味入胃，各归所喜，故酸先入肝，苦先入心，甘先入脾，辛先入肺，咸先入肾。"这说明不同性味的食物对不同内脏的亲和力，在调治内脏疾病应有所区别。《黄帝内经》根据五行生克的理论分析内脏疾患，利用不同性味饮食调治复杂的疾病。

在这一阶段，根据上述的食疗理论，人们把食物的宜忌进行分类。如《素问·脏气法时论》所说："肝色青，宜食甘，粳米、牛肉、枣、葵皆甘。心色赤，宜食酸，小豆、犬肉、李、韭皆酸。肺色白，宜食苦，麦、羊肉、杏、薤皆苦。脾色黄，宜食咸，大豆、豕肉、栗、藿皆咸。肾色黑，宜食辛，黄黍、鸡肉、桃、葱皆辛。"这是五脏患病时所宜进食的谷肉果蔬。同时《黄帝内经》又明确指出多种病证的食物禁忌，如《灵枢·五味论》指出："五味入于口也，各有所走，各有所病。酸走筋，多食之令人癃；咸走血，多食之令人渴；辛走气，多食之令人洞心；苦走骨，多食之令人变呕；甘走肉，多食之令人悗心"《素问·五脏生成》并指出过食五味之害为："多食咸，则脉泣而变色；多食苦，则皮槁而毛拔；多食辛，则筋急而爪枯；多食酸，则肉胝䐜而唇揭；多食甘，则骨痛而发落。"尽管这些说法含有机械套用五行生克学说之嫌，但原则上指出任何食物都有气味的偏胜，如过食偏嗜都不利于身体健康的哲理，这的确是一条应该遵循的食疗原则。1973年湖南长沙马王堆三号汉墓出土的古医学帛书，相传是战国前的医学著作，书中谈到了饮料保健的方法，特别强调了酒和韭的延年益寿和滋补强身的作用，其中云"酒者，五谷之精气也，其入中散流，其入理也，彻而周"，韭"春三月食之，疴疾不昌"。

2.《神农本草经》

成书于汉代的《神农本草经》是中国现存最早的一部药物学专著，共收载药物365种，其中大枣、人参、枸杞子、五味子、地黄、薏苡仁、茯苓、沙参、生姜、当归、杏仁、乌梅、核桃、莲子、龙眼肉、百合等，都是具有药性的食物，常作为配制药膳的原料。载米谷、菜蔬、虫鱼、禽、肉等药用食物50种左右，如酸枣、橘柚、葡萄、海蛤、赤小豆、粟米、蟹、杏仁、桃仁等，并记载了这些药物有"轻身延年"的功效。说明当时对于一些食物的药用价值已经给予重视和肯定。至于药膳之提出大抵在东汉时期已有记载，如《后汉书·列女传》中有"母恻隐自然，亲调药膳，恩情笃密"家庭药膳的记载，可谓"药膳"一词之肇端，下之以往，多有沿用。

3.《伤寒杂病论》

东汉著名医学家张仲景《伤寒杂病论》中不乏食疗药膳的有关内容，在治疗上除了用药，还采用了大量的饮食调养方法来配合，如白虎汤、桃花汤、竹叶石膏汤、瓜蒂散、十枣汤、甘麦大枣汤等。在食疗方面张仲景不仅发展了《黄帝内经》的理论，突出了饮食的调养及预防作用，开创了药物与食物相结合治疗重病、急症的先例，而且记载了食疗的禁忌及应注意的饮食卫生。其中的《金匮要略》部分著有"食禁"专篇，并在各篇中列举了治少阴咽痛的猪肤汤和治产后腹痛的当归生姜羊肉汤，以及桂枝汤、百合鸡子黄汤等，这些食疗方至今还被临床所用。张仲景所说："所食之味，有与病相宜，有与身为害，若得宜则益体，害则成疾。"他对食物疗法在治疗过程中的重要作用，已经说得相当明确。

汉代以前虽有较丰富的药膳知识，但仍不系统，为中国药膳食疗学的理论奠基时期，对于食疗药膳学的发展，具有重要影响与指导作用。

（三）形成时期

晋唐时期为药膳食疗学的形成阶段，这时的药膳理论有了长足的发展，出现了一些专门的著述。晋代葛洪的《肘后备急方》、北魏崔浩的《食经》、梁代刘休的《食方》等著述对中国药膳理论的发展起到了承前启后的作用。

魏晋以来，食疗在一些医药著作中有充分反映。东晋著名医家葛洪著有《肘后备急方》，载有很多食疗方剂，如梨汁治嗽；小豆与白鸡炖汁、青雄鸭煮汁治疗水肿病；小豆汁治疗肿从脚起入腹；用豆豉与酒治疗脚气病，指出"欲预防不必待时，便与酒煮豉服之"，即把食疗应用到预防疾病方面。

南北朝时期，陶弘景著有《本草经集注》，是中国药物学发展史上的第二个里程碑，其中记载大量的药用食物，诸如蟹、鱼、猪、麦、枣、豆、海藻、昆布、苦瓜、葱、姜等日常食物及较罕用的食物达百余种，并较深入地提出食物的禁忌和食品卫生。

唐代名医孙思邈在其所著的《备急千金要方》中设有"食治"专篇，至此食疗已开始成为专门学科。书中共收载药用食物 164 种，其中果实类 29 种，菜蔬类 50 种，谷米类 27 种，鸟兽类 40 种，详述了每种食物的性味、毒性、治疗作用、归经、宜忌、服法等。孙思邈还指出"食能排邪而安脏腑，悦神爽志以资血气"，并认为"若能用食平疴适情遣疾者，可谓良工，长年饵老之奇法，极养生之术也，夫为医者，当需先洞晓病源，知其所犯，以食治之，食疗不愈，然后命药"。他把食疗药膳作为治病疗疾的首选对策，可见他对食疗的重视，也把食疗学提到相当高的地位。

孙思邈的弟子孟诜集前人之大成编成了中国现存最早的一部以食疗命名的药物学专著《食疗本草》，共收集药用食物 227 种（包括动物、植物和矿物），详细记载了食物的性味、产地、鉴别、保健功效，过食、偏食后的不良反应，以及其独特的加工、烹调方法。每种药之下，列有该食物组成的方剂及其治疗适应病证。

唐代另一重要著作《外台秘要》中也有许多食疗药膳方剂，书中关于食物禁忌叙述尤其详细，对大多数病症下的治疗都列出明确的禁忌，包括忌食生冷、油腻、荤腥、酒等。这些都是通过长期实践所取得的宝贵经验。

另外，唐代医学家咎殷编著的《食医心鉴》、南唐陈士良的《食性本草》都将食疗、药膳作为专门的学科进行了详细的论述。

（四）全面发展时期

宋元时期为食疗药膳学的全面发展时期。

北宋王朝几位统治者，对医学的发展颇为重视，采取了一些积极的措施，如成立整理医著的"校正医书局"及药学机构"太平惠民和剂局"等。北宋官修的几部大型方书中，食疗作为一门独立专科，得到了足够的重视，如《太平圣惠方》及《圣济总录》两部书中，都专设"食治门"，即食疗学的专篇，能够治疗多种病症，包括中风、骨蒸痨热、三消、霍乱、耳聋、五淋、脾胃虚弱、痢疾等。《太平圣惠方》中药膳方剂以粥品最多（如豉粥、杏仁粥、黑豆粥、鲤鱼粥、薏苡仁粥等），成为食治门中的主流，此外还有羹、饼、茶等剂型。《圣济总录》中有酒、饼、面、饮、散等不同形式且制作方法也较详细。

元代的饮膳太医忽思慧所著《饮膳正要》是中国最早的一部营养学专著，它超越了药膳食疗的旧概念，从营养的观点出发，强调正常人应加强饮食卫生，营养调摄以预防疾病。他在书中强调："夫安乐之道，在乎保养……故善养性者，先饥而食，食勿令饱，先渴而饮，饮勿令过，食欲数而少，不欲顿而多。"在此书三卷内容中，首列"聚珍异馔"，作为正常人调摄，强身健体的滋补食品。他在中医药发展史上首先从养生预防的观点出发，提出食物营养的要求，介绍了多种日常饮食的制作，包括汤类 16 种、粉类 6 种、面类 8 种、羹类 4 种、粥类 4 种。治疗各门类疾病的方剂也很多，如桃仁粥，用桃仁三两去尖皮，研碎，取汁和粳米煮粥，治疗咳嗽胸满喘急；黑牛髓煎，用黑牛髓半斤，生地黄汁半斤，白沙蜜半斤共熬为膏，治疗肾虚弱、骨伤败、瘦弱无力等，都是典型的药膳。其他如香圆煎、枸杞茶、荔枝膏等都是简便易行的食疗方剂。末卷还把 203 种食品分为米谷、兽、禽、鱼、果、菜和料物 7 类，介绍其性味及疗效。《饮膳正要》是中医食疗药膳学发展史上的一个里程碑，基本上反映了当时中国食疗药膳总的水平。它不仅标志着中国食疗药膳的成熟和高度发展水平，同时它还有两个突出的特点：一是主要反映北方地区的饮食习惯，比较符合北方居民的需要；二是民族特色十分突出，即为了当时统治阶级蒙古贵族的需要，书中收入很多民族食物，如果品中的八担仁、必思答；料物有马思苔吉、回回青等。

此外，还有吴瑞的《日用本草》，娄居中的《食治通说》，郑樵的《食鉴》等，都从不同侧面论述了食疗与药膳，并提高到相当的高度来对待。

（五）成熟时期

明清时期是中医食疗药膳学进入更加完善的阶段，几乎所有关于本草的著作都注意到了本草与食疗学的关系，对于药膳的烹调和制作也达到了极高的水平，且大多符合营养学的要求。

明代的医学巨著《本草纲目》为中医食疗提供了丰富的资料，仅谷、菜、果 3 部就收有 300 多种，其中专门列有饮食禁忌、服药与饮食的禁忌等。朱橚的《救荒本草》记载了可供荒年救饥食用的植物 414 种，并将其详细描图，讲述其产地、名称、性味及烹调方法。

明清代时期食疗药膳专著达 30 种以上，其中有的是重点论述本草的，如沈李龙《食物本草会纂》、卢和《食物本草》、宁原《食鉴本草》，还有从饮食调理、药膳制作的观点出发撰成的食疗营养学专著，其中较为著名的如贾铭《饮食须知》、宋公玉《饮食书》、袁牧《随园食单》、王孟英的《随息居饮食谱》等，有的至今在临证中仍有较大的实用价值，是中医宝贵遗产中的珍品。

这一时期对食疗药膳的制作方法也有新的发展，如徐春甫《古今医统》90 卷中，载有各类饮食如茶、酒、醋、酱油、酱、菜蔬、肉、鲜果、酪酥、蜜饯等的制作法，多符合营养学的要求。

明清时期对特殊疾病及年老者的食疗药膳尤为重视，其中较有名的是高濂的《遵生八笺》，对适合老年人的饮食记载极为详尽，如粥类 38 种，汤类共 32 种。清代曹慈山的《老老恒言》尤其提倡老年人应用药膳防病养生，对老年人食粥论述最详，提出"粥能益人，老年尤宜"，并将药粥分为三品，上品"气味轻清，香美适口"，中品"少逊"，下品"重浊"，主张"老年有竟日食粥，不汁顿，饥即食，亦能体强健，亨大寿"。书中提出上品粥 36 种，如莲米粥、芡实粥、杏仁粥、胡桃粥、枸杞叶粥等；中品粥 27 种，如茯苓粥、赤小豆粥、大枣粥、龙眼粥；下品粥 37 种，如地黄粥、羊肝粥等，都是后世常用于老年滋补，健脾益肾及一般虚弱的药粥。

此阶段的食疗学还有一个突出特点，就是提倡素食的思想得到进一步发展，受到重视。《黄帝内经》中载有："膏粱之变，足生大疔。"人们早已注意到偏嗜偏食，尤其是高脂的危害，过食油腻已经引起医家们的注意和关注，因而明清时期强调素食的著作相应增多，如黄云鹄所著的《粥谱》、曹庭栋的《老老恒言》均重视素食，这对于食疗养生学的发展均有帮助。卢和的《食物本草》还指出"五谷乃天生养人之物""诸菜皆地产阴物，所以养阴，固宜食之……蔬有疏通之义焉，食之，则肠胃宜畅无壅滞之患"，这些思想不仅使食疗学、营养学思想得到深化，也大大推进了养生学的发展。

中国药膳起远古至现今，源远流长；自宫廷到民间，广为传播。据有的学者统计，自汉初到明末，有关药膳的著作已有300多部。而今有关食疗药膳的著作更是层出不穷，应用空前广泛，以至于出现了一些专门的药膳餐馆。在人们的生活中，药膳也得到了空前的普及，并在国外也享有盛誉，备受青睐。药膳是中国传统饮食和传统医学的重要内容，今天，它已成为一门独具特色的科学、艺术和文化走进千家万户，传遍世界各地。

第二节　药膳的功效与分类

一、药膳特点及功效

（一）药膳特点

1. 辨证施食

辨证施食的原则即在运用药膳时，首先要全面分析患者的体质、健康状况、患病性质、季节时令、地理环境等多方面情况，判断其基本证型，然后再确定相应的食疗原则，给予适当的药膳治疗。如慢性胃炎患者，若证属胃寒者，宜服良附粥；证属胃阴虚者，则服玉石梅楂饮等。

2. 防治兼宜

药膳既可治病，又可强身防病，这是有别于药物治疗的特点之一。

3. 服食方便

由于中药汤剂多有苦味，故民间有"良药苦口"之说，有些人特别是儿童多畏其苦而拒绝服药。而药膳使用的多为药食两用之品，由药物、食物和调料三部分组成，既保持了药物的疗效且有食品的色、香、味等特性；即使加入了部分药材，由于注意了药物性味的选择，并通过与食物的调配及精细的烹调，仍可制成美味可口

的药膳，故谓"良药可口，服食方便"。

（二）药膳功效

1. 强身防病

药膳既可治病，又可强身防病，这是有别于药物治疗的特点之一。药膳尽管是平和之品，但其防治疾病和健身养生的效果却是比较显著的。如山东中医药大学根据古代食疗和清宫保健经验研制而成的"八珍食品"，含有山药、莲子、山楂等8种食用中药，幼儿食用30天后食欲增加者占97%，生长发育也有所改善。

2. 治疗疾病

（1）以药膳为主治疗疾病：某些疾病或疾病中的某个阶段可以用药膳或食物为主加以治疗。例如《金匮要略》中的甘麦大枣汤用以治妇人脏躁，就是以食疗方为主治病的实例。

（2）药食结合以治疗疾病：《黄帝内经》提出"药以祛之，食以随之"，食物疗法是综合疗法中一种重要的、不可缺少的方法。古代医家主张在病邪炽盛阶段依靠药物，一旦病邪已衰，在用药治疗的同时，饮食营养亦须及时供给，以恢复正气，增强患者抗病能力。金元四大家张从正主张攻邪居先，食养善后，这是典型的药食结合。

（3）辨证施膳治疗疾病：辨证施膳是从辨证论治发展而来的。它是根据食性理论，以食物的四气、五味、归经等与人体的生理密切相关的理论和经验为指导，针对病人的证候，根据"五味相调，性味相连"的原则，以及"寒者热之，热者寒之，虚者补之，实者泻之"的法则，应用相关的食物和药膳治疗调养病人，以达到祛病康复的目的。病人的膳食基本上分成温补、清补、平补、专病食谱四大类。

3. 养生保健

（1）滋补品：在中药药材中可供作为滋补类食疗药膳之品的达500种之多，约

为全部中药药材的 1/10，其中由中国卫生主管部门颁布的有 70 多种，最常用的有：人参、黄芪、山药、白术、天麻、茯苓、甘草、当归、何首乌、黄精、核桃、大枣、薏苡仁、莲子、枸杞子、银耳、龙眼肉等。古代诸如《十药神书》中的大枣人参汤具有益气补血，助阳润肠等作用。这些丰富多彩的特殊滋补品和药膳是中国的特色食品。

（2）具有多种保健作用的药膳佳肴：食药结合制成的具有多种保健作用的菜肴、点心、小吃很多，不胜枚举；药膳保健饮料有汤、饮、浆、茶、露、汁，如枸杞茶、玉磨茶、参杞酒等。这些都是加工方法独特，具有多种保健作用的药膳食品。

以下列举一些具有养阴活血作用的药膳：

【沙参山楂粥】

功效：益气养阴活血，健脾养胃，清心安神。

材料：沙参、山药、莲子、生山楂均 20 克，糖适量，粳米 50 克。

制作：先将山药切成小片，与莲子、生山楂、沙参一起泡透后，再加入其他材料，加水用火煮沸后，再用小火熬成粥。

【山楂薏苡仁粥】

功效：清热活血，祛湿解暑。

材料：生山楂 30 克，绿豆 50 克，薏苡仁 30 克，白米 100 克，冰糖适量。

制作：把生山楂、绿豆、薏苡仁、白米洗净，煮粥，待熟后再加入冰糖，拌匀即可食用。

【活血祛湿消暑汤】

功效：清热活血，祛暑利湿。

材料：生山楂、月季花、白扁豆、赤小豆、生熟薏苡仁、紫苏叶、佛手各等分，适量。

制作：将材料加入锅内，加开水 10 碗慢火煲约 2 小时即可。

二、药膳分类

（一）按形态分

1. 流体类

（1）汁类：由新鲜并含有丰富汁液的植物果实、茎、叶和块根，经捣烂、压榨后所得到的汁液，制作时常用鲜品。

热病后烦渴——西瓜汁、雪梨汁

噎膈饮食难，气阴两虚——五汁饮

血热出血——鲜荷叶汁

（2）饮类：将作为药膳原料的药物或食物经粉碎加工制成粗末，以沸水冲泡即可。制作特点是不用煎煮，省时方便，有时可加入茶叶一起冲泡而制成茶饮。

急性肠胃病——姜茶饮

风寒感冒——姜糖饮

（3）汤类：将用来做药膳的药物或食物经过一定的炮制加工，放入锅内，加清水用文火煎煮，取汁而成。这是药膳中应用最广泛的一种剂型。食用汤液多是一煎而成，所煮的食料亦可食用。

神经衰弱，病后体虚——葱枣汤

肾虚腰痛疼痛，骨软——地黄田鸡汤

消化道出血——双荷汤

（4）酒类：将药物加入一定量的白酒，经过一定时间的浸泡而成。

风湿病——虎骨酒（狗骨代）

补肾助阳——鹿茸酒

（5）羹类：以肉、蛋、奶或海产品等为主要原料加入药材而制成的较为稠厚的汤液。

补肾益气，散寒止痛——羊肉羹

壮元阳，强筋骨——什锦鹿茸羹

2. 半流体类

（1）膏类：亦称"膏滋"。将药材和食物加水一同煎煮，去渣，浓缩后加糖或炼蜜制成的半流体状的稠膏。具有滋补润燥之功，适用于久病体虚、病后调养、养生保健者长期调制服用。

　　补髓填精——羊肉膏

　　须发早白或脱发——乌发蜜膏

　　（2）粥类：是以大米、小米、秫米、大麦、小麦等富于淀粉性的粮食，加入一些具有保健和医疗作用的食物或药物，在加入水一同煮熬而成半液体的食品。中医历来就有"糜粥自养"之说，故尤其适用于年老体弱、病后、产后等脾胃虚弱之人。

　　清肝热，降血压——芹菜粥

　　健脾，开胃，止泻——鲜藕粥

　　（3）糊类：由富含淀粉的食料细粉，或配以可药食两用的药材，经炒、炙、蒸、煮等处理水解加工后制成的干燥品。内含糊精和糖类成分较多，开水冲调成糊状即可食用。

　　补肾乌发——黑芝麻糊

　　润肺止咳——杏仁粉

　　3. 固体类

　　（1）饭食类：是以稻米、糯米、小麦粉等为基本材料，加入具有补益且性味平和的药物制成的米饭和面食类食品，分为米饭、糕、卷、饼等种类。

　　益脾胃，涩精气——山药茯苓包子

　　健脾利湿——芸豆卷

　　益气养血——参枣米饭

　　（2）糖果类：以糖为原料，加入药粉或药汁，兑水熬制成固态或半固态的食品。

　　健脾和胃，祛痰止咳——姜汁糖

　　清热，润肺，化痰——柿霜糖

　　（3）粉散类：是将作为药膳的中药细粉加入米粉或面粉之中，用温水冲开即可食用。

　　补中益气——山药糯米粉

　　醒脾和胃，理气止呕——砂仁藕粉

　　（二）按制作方法分

　　1. 炖类：此类药膳是将药物和食物同时下锅，加水适量置于武火上，烧沸去浮沫，再置文火上炖烂而制成的。

　　2. 焖类：此类药膳是将药物和食物同时放入锅内，加适量的调味品和汤汁，盖紧锅盖，用文火焖熟的。

　　3. 煨类：此类药膳是将药物与食物置于文火上或余热的柴草灰内，进行煨制而成。

　　4. 蒸类：此类药膳是将药膳原料和调料拌好，装入碗中，置蒸笼内，用蒸气蒸熟的。

　　5. 煮类：此类药膳是将药物与食物放在锅内，加入水和调料，置武火上烧沸，再用文火煮熟的。

　　6. 熬类：此类药膳是将药物与食物倒入锅内，加入水和调料，置武火上烧沸，再用文火烧至汁稠、味浓、粑烂的。

　　7. 炒类：此类药膳是先用武火将油锅烧熟，再下油，然后下药膳原料炒熟的。

　　8. 熘类：这是一种与炒相似的药膳，主要区别是须放淀粉勾芡。

　　9. 卤类：此类药膳是将药膳原料加工后，放入卤汁中，用文火逐步加热烹制，使其渗透卤汁而制成的。

　　10. 烧类：此类药膳是将食物经煸、煎等方法处理后，再调味、调色，然后加入药物、汤汁，用武火烧滚，文火焖至卤汁稠浓而制成的。

　　11. 炸类：此类药膳是将药膳原料放入油锅中炸熟而成的。

　　（三）按功用分

　　1. 养生保健延寿类

　　（1）补益气血药膳：适用于平素体虚或病后气血亏虚之人，如十全大补汤、八珍糕等。

　　（2）调补阴阳药膳：适用于机体阴阳失衡之人，如具有补阴作用的桑椹膏、补阳作用的冬虫夏草鸭等。

（3）调理五脏药膳：适用于心、肝、脾、肺、肾五脏虚弱、功能低下之人，用酸、苦、甘、辛、咸来补养肝、心、脾、肺、肾五脏，如健脾膏、补肾膏。

（4）益智药膳：适用于老年智力低下，以及各种原因所导致的记忆力减退之人，如酸枣仁粥、柏子仁炖猪心等。

（5）明目药膳：适用于视力低下、视物昏花之人，如黄连羊肝丸、决明子鸡肝汤等。

（6）聪耳药膳：适用于老年耳聋、耳鸣，以及各种原因所导致的听力减退之人，如磁石粥、清肝聪耳李实脯等。

（7）延年益寿药膳：适用于老年平素调养，强身健体，养生防病之人，如清宫寿桃丸、茯苓夹饼等。

2. 美容美发类

（1）增白祛斑药膳：适用于皮肤上有黑点、黑斑、色素沉着之人，如白芷茯苓粥等，以美容增白。

（2）润肤美颜药膳：适用于老年皮肤老化、松弛，面色无华之人，具有美容抗衰功效，如沙苑甲鱼汤、笋烧海参等。

（3）减肥药膳：适用于肥胖之人，如荷叶减肥茶、参芪鸡丝冬瓜汤、绿茶、柠檬茶等。

（4）乌发生发药膳：适用于脱发、白发及头发稀少之人，如黑芝麻山药米糕、《积善堂秘方》中的乌发蜜膏等。

（5）固齿药膳：适用于老年体虚、牙齿松动、掉牙之人，如滋肾固齿八宝鸭、金髓煎等。

3. 祛邪治病类

（1）解表药膳：具有发汗、解肌透邪的功效，适用于外感病的初期，如葱豉汤、香薷饮等。

（2）清热药膳：具有清热解毒、生津止渴的功效，适用于机体热毒内蕴或余热未清之证，如白虎汤、清暑益气汤等。

（3）祛寒药膳：具有温阳散寒的功效，适用于机体外寒入侵或虚寒内生的病证，如当归生姜羊肉汤、五加皮酒等。

（4）消导药膳：具有健脾开胃、消食化积的功效，适用于消化不良、食积内停，腹胀等症，如山楂糕、五香槟榔等。

（5）通便药膳：具有润肠通便的功效，适用于大便干燥之症，如麻仁润肠丸、蜂蜜香油汤等。

（6）利水药膳：具有利水祛湿、通利小便的功效，适用于尿少浮肿、小便不利等症，如赤小豆鲤鱼汤、茯苓包子等。

（7）活血药膳：具有活血化瘀、消肿止痛之功，适用于瘀血内停、跌打损伤等症，如益母草膏、当归鸡等。

（8）理气药膳：具有行气，理气止痛的功效，适用于肝气郁结、胀痛不舒，以及气滞血瘀等证，如陈皮饮、佛手酒等。

（9）祛痰药膳：具有祛痰止咳之功，适用于咳嗽痰多、喉中痰鸣等症，如梨膏糖、瓜蒌饼等。

（10）止咳药膳：具有宣肺止咳之功，适用于咳嗽等症，如川贝蒸白梨、糖橘饼等。

（11）平喘药膳：具有止咳平喘之功，适用于哮喘等症，如丝瓜花蜜饮、柿霜糖等。

（12）息风药膳：具有平肝、息风定惊之功，适用于肝经风热或虚风内动之症，如菊花茶、天麻鱼头等。

（13）安神药膳：具有养血补心，镇静安神的功效，适用于失眠多梦、心悸怔忡等症，如柏仁粥、酸枣仁汤等。

（14）排毒药膳：具有调节机体状况，改善机体功能，排出体内毒素的作用，适用于机体不适、痤疮等平素火毒易盛之症，如黄芪苏麻粥、鲜笋拌芹菜等。

4. 按滋补形式分

（1）平补：指用甘平和缓的补益方药治疗体虚久病、病势发展较慢者，是一种缓补法。

（2）清补：清补是专指夏天的补养，它指选用具有一定祛暑生津功效的饮食，以补充人体的消耗。

（3）温补：用温性补益药治疗虚寒证的方法。

（4）峻补：用强力补益药治疗气血大虚或阴阳暴脱的方法。因极度虚弱和危重证候时非大剂峻猛补药不足以挽救垂危，故以此命名。

第三节　药膳应用原则

一、应用原则

药膳具有保健养生，治病防病等多方面的作用，在应用时应遵循一定的原则。药物是祛病救疾的，见效快，重在治病；药膳多用以养身防病，见效慢，重在养与防。药膳在保健、养生、康复中有很重要的地位，但药膳不能代替药物疗法。各有所长，各有不足，应视具体人与病情而选定合适之法，不可滥用。

（一）因证用膳

中医讲辨证施治，药膳的应用也应在辨证的基础上选料配伍，如血虚的病人多选用补血的大枣、花生，阴虚的病人多使用枸杞子、百合、麦冬等。只有因证用料，才能发挥药膳的保健作用。

（二）因时而异

中医认为，人与日月相应，人体脏腑气血的运行，和自然界的气候变化密切相关。"用寒远寒，用热远热"，意思是说在采用性质寒凉的药物时，应避开寒冷的冬天；而采用性质温热的药物时，应避开炎热的夏天。这一观点同样适用于药膳。

（三）因人用膳

人的体质、年龄不同，用药膳时也应有所差异，小儿体质娇嫩，选择原料不宜大寒大热；老人多肝肾不足，用药不宜温燥；孕妇恐动胎气，不宜用活血化瘀之品。这都是在药膳中应注意的。

（四）因地而异

不同的地区，气候条件、生活习惯有一定差异，人体生理活动和病理变化亦有不同，有的地处潮湿，饮食多温燥辛辣；有的地处寒冷，饮食多热而滋腻；而南方的广东饮食多清凉甘淡等。在应用药膳选料时也要遵循同样的道理。

二、注意事项

1. 运用食疗法时，应注意食物与药物的配伍禁忌，如黄连、甘草、乌梅、桔梗忌猪肉，鳖肉忌薄荷、苋菜，鸡肉忌黄鳝，蜜忌葱，天门冬忌鲤鱼，白术忌大蒜、桃、李，人参忌萝卜等。

2. 由高血压、冠心病及严重心、肝、肾脏疾病引起水肿者，在配制药膳时应少放盐，宜清淡。

3. 对体质肥胖，患有动脉粥样硬化性疾病患者，宜服低脂肪（尤其是动物脂肪）食物的药膳。

4. 糖尿病患者慎用或不用以淀粉类或糖类烹调的药膳。

5. 食疗中药的性味，应用药膳还应注意食疗中药的五味与五脏的关系。一般说来，辛入肺，甘入脾，苦入心，酸入肝，咸入肾。只有根据性味合理选用药膳，才能达到滋补身体、防治疾病的目的。

6. 选料与加工，药膳所用的中药材和食物都应认真精选，为保证药膳疗效，还应对药材与食物进行必要的加工处理。

7.烹调技巧，优良的药膳必须讲究烹调技巧。药膳除应具备一般饮食的色、香、味、形外，还要尽可能保留其营养、有效成分，以更好地发挥治疗作用。

8.中药在熬制时一定要注意用具，不要使用铁制品。

9.无论药膳用于何种用途，一定要适量，如若过多可能会导致不良反应或反作用。

三、配伍禁忌

（一）服药食忌

1.药物与食物配伍禁忌

药物与食物配伍禁忌是古人的经验，后人多遵从。其中有些虽无科学证明，但在没有得出可靠的结论以前还应参考传统说法，以慎重为宜。主要包括：猪肉反乌梅、桔梗、黄连、胡黄连、百合、苍术；猪血忌地黄、何首乌、蜜；猪心忌吴茱萸；羊肉反半夏、石菖蒲，忌铜、朱砂；狗肉反商陆，忌杏仁；鲫鱼反厚朴，忌麦冬；鲤鱼忌朱砂；雀肉忌白术；鸭蛋忌桑椹、萝卜、蒜忌地黄、何首乌；醋忌茯苓。

2.食物与食物的配伍禁忌

食物与食物的配伍也有一些忌讳。其道理虽不充分，但是在药膳应用中仍宜慎重从事，把它们作为重要参考。这些禁忌是：猪肉忌荞麦、黄豆、鲤鱼、鲫鱼、鸽肉；猪肝忌荞麦、豆酱、鲤鱼肠子、鱼肉；猪血忌黄豆；羊肉忌醋；狗肉忌蒜；鲫鱼忌芥菜、猪肝；鲤鱼忌狗肉；鳝鱼忌狗肉、狗血；鸭蛋忌李子；雀肉忌猪肝、李子；鸡肉忌芥末、糯米、李子；龟肉忌苋菜、酒、果；鳖肉忌猪肉、兔肉、鸭肉、苋菜、鸡蛋。

3.药膳的药物配伍禁忌

药膳的药物配伍禁忌，遵循中药本草学理论，一般参考"十八反"和"十九畏"。

"十八反"的具体内容是：甘草反甘遂、大戟、海藻、芫花；乌头反贝母、瓜蒌、半夏、白蔹、白及；藜芦反人参、沙参、丹参、玄参、苦参、细辛、芍药。

"十九畏"的具体内容是：硫黄畏朴硝，水银畏砒霜，狼毒畏密陀僧，巴豆畏牵牛，丁香畏郁金，川乌、草乌畏犀角，牙硝畏三棱，官桂畏赤石脂，人参畏五灵脂。

（二）病人忌口

1.某种病忌某类食物

肝病忌辛辣；心病忌咸；水肿忌盐、硬固、油煎、生冷等食物；骨病忌酸甘；胆病忌油腻；寒病忌瓜果；疮疖、癫痫、过敏病人忌食发物；头晕、失眠兴奋、刺激性食物等。

2.某类病忌某种食物

凡证见阴虚内热、痰火内盛、津液耗伤的病人，忌食姜、椒、羊肉等温燥发热饮食；凡外感未除、喉疾、目疾、疮疡、痧痘之后，当忌食芥、蒜、蟹、鸡蛋等动气之品；凡属湿热内盛之人，当忌食饴糖、猪肉、酪酥、米酒等助湿生热之饮食；凡中寒脾虚、大病、产后之人，西瓜、李子、田螺、蟹、蚌等积冷损阳之饮食当忌之；凡各种失血之人、患痔疮者、孕妇等忌食慈菇、胡椒等动血之饮食，妊娠禁用破血通经、剧毒、催吐及辛热、滑利之品。

3.服药后忌食某些食物

服发汗药忌食醋和生冷食物；服补药忌食用茶叶、萝卜等。忌口之说有些已被证明是有道理的，有些则不合实际，在药膳应用中可资参考。

药膳不能随便乱吃，尤其是想起一个吃一个。其有药理，不根据实际的体质乱吃就可能引起问题。

药膳之引经，其食非食，药非药，望

明辨而用，非食之食，食之误人，非药之药，用之误命。

第四节　烹调与应用

一、烹调原则与方法

1. 烹调原则

药物和食物都具有寒、热、温、凉四气及酸、苦、甘、辛、咸五味的特点，在研究其烹调制作方法时，必须认识到"四气"是药物和食物辨证施膳的依据，"五味"又对人体的脏腑具有针对性的功能。在发挥药膳功能的前提下，同时也要兼顾到滋味的可口。

几乎所有的菜肴原料都可用来烹调药膳，此外还需选用某些药物配合应用。无论哪种形式的药膳，都必须加有调味品，如葱、姜、蒜、胡椒、醋、糖、香油等。

2. 烹调方法

药膳的烹调方法常用的有炖、焖、煨、蒸（包括粉蒸、包蒸、封蒸、扣蒸、清蒸）、煮、熬、炒（包括生炒、熟炒、滑炒、干炒）、卤、炸（包括清炸、干炸、软炸、酥炸、纸包炸）、烧等，但以炖、焖、煨、蒸为主要方法和最佳方法。从烹调原料的质地和性味来看，轻清芳香者，烹调时间宜短，多采用爆炒、清炸、热焯等方法；味厚滋腻之品，烹调时间宜长，采用炖、煨、蒸的方法效果较好。

（1）炖：有隔水炖和不隔水炖之分。隔水炖是加好汤和料封口，把容器放入锅中，武火炖3小时即可；不隔水炖为直接武火煮沸，撇去浮沫，再用文火炖至酥烂。

（2）熬：先在锅内加底油烧热后，放入主料稍炒，再加汤及调味品，后用文火煮烂。

（3）烩：将多种原料用汤和调料混合烹制成的一种汤汁菜。

（4）汆：将汤和水用武火煮沸，投下药料及食料，加入调味料即可。

（5）焖：先在锅内放油，将食物和药物同时放入，炒成半成品，加姜、葱、花椒、汤及调味品，盖锅盖，用文火焖烂。

（6）烧：将原料放入有少量油的锅中加调料煸炒，进行调味调色，待颜色转深放入调味品及汤（或水），用文火烧酥烂后，武火收汤，稍加明油即可。

（7）蒸：就是将食物与药物拌好调料后，放入碗中，利用水蒸气加热烹熟的方法。

（8）煮：将原料放入锅内，加适量汤或水，先用武火烧开，改文火烧熟即可。

（9）卤：先调好白卤或红卤，然后将原料加工，放入卤汁中，用文火煮烂，使渗透卤汁至酥烂。

（10）炸：将油用武火烧至七八成熟，再将原料下锅，注意翻动，防过热烧焦，通常炸至金黄色即可。

二、药膳疗法应用范围

药膳疗法的适用范围甚广，可用于临床各科疾病的辅助治疗，尤以慢性虚损性疾病见长，还可作为保健强身、延年益寿之用。

（一）减肥

1. 药膳冷豆腐

配方：水豆腐适量，何首乌20克，西洋参5克。

制法：将水豆腐用开水滚一下，捞起来沥干水分，然后把何首乌、西洋参和适量的水放在一个大碗里蒸熟，最后将豆腐摆盘后撒上酱汁即可。

功效：这道中药药膳对减肥很有效，可以促进胃肠的蠕动，排出身体里多余的废物，让身体更少地摄入脂肪，这样就能起到减肥的效果了。是一道非常的棒的中药减肥药膳。

2. 花旗参鸡脚汤

配方：花旗参、鸡脚、猪肉、盐各适量。

制法：将花旗参洗净后蒸软，切成片待用，鸡脚和猪肉洗干净后，与所有的材料一起放入锅中煲煮 2 小时，出锅时加点盐即可。

功效：这道中药药膳不仅可以减肥，还能丰胸。鸡脚中含有大量的胶原蛋白，可以补充大量的营养，可以促进人体胃肠蠕动，达到很棒的减肥效果。

（二）痛经

1. 仔鸽 1 只约 300 克，杀后去毛及内脏，洗干净，将红枣 8 枚，当归 10 克，熟地 8 克，川芎 8 克放入鸽体内，加水适量，隔水蒸烂熟，加入红糖即可食用，1 周用1 剂。

2. 乌鸡 1 只约 1000 克，杀后去毛及内脏，洗干净，将黄芪 10 克，党参 10 克，红枣 6 枚，生姜适量放入鸡腹中，加水适量，隔水蒸，先武火，后文火，蒸至烂熟后即可食用。1 周用 1 剂。

药膳有一定效果，但也要注意饮食起居的调摄。

第一，要注意加强青春期的营养，不要因为想保持苗条身材而节食，这对发育中的女孩子是非常有害的。

第二，注意经期卫生，经期注意保暖，避免涉水、淋雨、受凉，注意预防感冒。

第三，保持精神愉快，心情舒畅，不要因为学习或工作而过度劳累。

（三）肝炎

1. 枸杞当归煲鹌鹑蛋

功效：本食疗方对肝血不足型病毒性肝炎尤为适宜。

配方：枸杞子 30 克，当归 30 克，鹌鹑蛋 10 个。

制法：将当归洗净，切片，与拣净的枸杞子、鹌鹑蛋同入砂锅，加水适量，煨煮 30 分钟，取出鹌鹑蛋，去壳后再回入锅中，小火同煨煲 10 分钟，即成。早晚 2 次分服，当日吃完。

2. 首乌枸杞肝片

功效：本食疗方对肝阴不足型病毒性肝炎尤为适宜。

配方：制何首乌 20 克，枸杞子 20 克，猪肝 100 克。

制法：先将制何首乌、枸杞子洗净，放入砂锅，加水浸泡片刻，浓煎 2 次，每次 40 分钟，合并 2 次煎液，回入砂锅，小火浓缩成 50 毫升，配以水发木耳、嫩青菜、葱花、蒜片，加适量料酒、酱油、姜末、精盐、味精、香醋、水淀粉，将猪肝（切片）熘炒成首乌枸杞肝片。佐餐当菜，随意服食，当日吃完。

3. 蒸带鱼女贞子

功效：适合于迁延型肝炎、慢性肝炎者食用，可护肝、改善肝功，消除症状。

配方：鲜带鱼 1 条，女贞子 20 克。

制法：将带鱼洗净，去内脏及头鳃，切成段，放入盘中，入蒸锅蒸熟。蒸熟带鱼的上层之油与女贞子混合，加水再蒸 20 分钟后取汁服用。

4. 板蓝根煨红枣

功效：本食疗方适用于各型病毒性肝炎。

配方：板蓝根 30 克，红枣 20 枚。

制法：先将板蓝根洗净，切片后放入纱布袋，扎口，与洗净的红枣同入砂锅，加水浸泡片刻，中火煨煮 30 分钟，取出药袋即成。早晚 2 次分服。

5. 云芝粉

功效：本食疗方对肝脾不调型病毒性肝炎尤为适宜。

配方：云芝 1000 克。

制法：将干云芝微烘后，研成细末，装入密封防潮的瓶中备用。每日2次，每次15克，用蜂蜜水送服。

6. 香附陈皮茯苓茶

功效：本食疗方对肝脾不调型病毒性肝炎尤为适宜。

配方：炒香附10克，陈皮10克，茯苓30克，山楂20克，红糖20克。

制法：将陈皮、茯苓洗净后，晒干或烘干，切碎，研成细末，备用。炒香附、山楂洗净，切成片，放入纱布袋中，扎口，放入砂锅，加水浸泡片刻，先用大火煮沸。调入陈皮、茯苓粉末，搅和均匀，改用小火煨煮30分钟，取出药袋，调入红糖，小火煨煮至沸即成。早晚2次分服，代茶，频频饮用。

（四）强身健体

参枣芪精粥

配方：人参3克，黄芪10克，黄精5克，红枣（去核）5枚，粳米100克。

制法：将前3味药放入砂锅内，加水适量，煎成汤，去渣取汤，放入淘干净的粳米和红枣。如汤液过少，再加入少量清水，煮成稀粥，加入红糖适量拌匀，即可服用，连服15天以上。

功效：此方有扶正益气之功效。中医认为脾胃为后天之本，气血生化之源。有些人虽然年轻体壮，但因终日忙碌，后天失养，劳倦内伤，身体透支，伤及肺、脾、肾三脏，开始出现精神疲乏，懒言少动，面色无华，尿频难尽，胃口不佳，有时动则气喘不舒。此方适宜于企业老板、成功人士。

（五）健脑益智

虫草山药牛髓汤

配方：冬虫夏草1～2克，山药10克，蜜汁红莲10克，柏子仁10克，牛髓适量。

制法：除冬虫夏草之外，将其他原料一同放入砂锅内，加水适量，煎煮30分钟即可。将冬虫夏草洗干净，放入碗中，加水适量放入蒸锅内隔水蒸20分钟，加入前药液中同服。连服15天以上。

功效：此方有健智、健脑、补心功效。中医认为，人的精神、意识和思维活动，归结于"心"的功能，《黄帝内经》也说："心者，君主之官，神明出焉。"长期从事脑力劳动的人会造成肾精不足，髓海失养，需补心益肾健脑，应选用能够强记忆、增强智力、促进思维的药膳。此方适宜于教师、科研人员和其他脑力劳动者。

（六）美容养颜

青蒿桃花甲鱼汤

配方：青蒿10克，干桃花10克，黄芪10克，甲鱼200克（去壳、内脏，保留骨）。

制法：将前3味放入砂锅内，加水适量，煎汤，去渣留液，再放入甲鱼一同煎煮，如药液过少，再加适量清水，约煎半小时后，温度略低时加入蜂蜜即可，连服15天以上。

功效：此方有滋阴养颜，补血滋润之功，能令女士容颜焕然一新。中医认为，如果气血充盈，人的面色会红润，富有光泽，如果长期熬夜，没有良好的生活规律，就会面色苍白或萎黄，皮肤出现皱纹或色素沉着。有些成功女性平时工作忙，无暇保养，致使血虚不荣、肝肾亏虚或肝气郁滞、瘀血阻络，故应服用滋肾调肝、滋阴养血、理气祛瘀之品，才能使气血充盈，肌肤润泽，精神饱满。此方主要适宜女士。

（七）感冒膳食

1. 感冒初起，可用红糖泡水热服。

2. 伴有发热者，可用葱白、生姜各15克，食盐3克，捣成糊状，用纱布包裹，涂擦前胸、后背、脚心、手心及肘窝、腘窝，然后卧床半小时即会出汗退热。

3. 白菜心250克，白萝卜60克，水煎，加红糖适量，吃菜饮汤，数次即愈。

4. 用橘皮15克，加水250毫升煎煮，白糖适量，趁热饮下。

第四章 营养疗法

第一节 营养学概述

营养学是一门研究机体代谢与食物营养素之间关系的一门学科。通过对营养学的历史、起源、发展、特征、层次等方面的描述，可以知道营养学的发展脉络。营养学对社会、家庭、事业、健康、政策具有深远影响。美国属于分子营养学领域的代表，中国是整体营养学的代表，而日本兼备了两者的特点。21 世纪以来，各类催熟剂的使用使得食物营养素缺乏，国民的营养状况令人担忧，这些都是营养学值得关注的课题。

一、起源

中国的饮食文化、中医文化和养生学是现代营养学的鼻祖。"药食同源"是营养学从治病到预防疾病的发展趋势，《中医基础理论》详细介绍了五大脏腑与自然界五色、五味、四季等紧密联系在一起，人们可以通过简单易学的基础理论延伸到日常生活习惯中，以不按照个人喜好暴饮暴食，严格按照食品的两性（温性、寒性）和个人体质选择适当的食品，达到体内外相对平衡的状态，使身体健康，达到预防疾病的功效。

在 7000 多年前，古老的中国就展开了

营养学的研究，最初的研究是从食物是否有毒开始的，神农尝百草的目的之一也是确定某种食物是否有毒。在 3000 年前，社会安定，对于食物的研究又向前推进了，《黄帝内经》记载了食物营养的核心内容："五谷为养，五果为助，五畜为益，五菜为充，气味和而服之，以补精益气。"就是说，3000 年前的祖宗认为谷米必吃，水果配合吃，肉类增加一下口感就可以了，各种蔬菜作为补充，这些都一起吃，正合适人体需要。总的来说是四份素，一份肉。这是一个非常美妙的比例，符合自然的法则。在 2000 年前的西方医学之父希波克拉低，则提出了：把你的食物当药物，而不是把你的药物当食物。也就是多吃食物少吃药、提前预防疾病为主的医学思想。

大约在 1616 年笛卡尔创立了解析几何，树立了新的思维观点，即通过分解认识事物。营养学界也借鉴了这一思想，把食物从整体进行分解，确定了现代营养学的思想基础。当时的中国出现了李时珍等医学名家，研究了食物本草的寒热属性。《本草纲目》共五十二卷，分十六部、六十类，1578 年著成，代表了中国古代本草学研究的高峰。

1900 年左右，西方营养学界提取出了糖类和其他营养成分，从此出现了六大营养素的研究。1950 年以后，中国也开始对

这六大营养素进行研究。现代营养学的起源就是以 1900 年发现糖类开始，并逐渐成为一门专业的学科。

二、营养学概念

营养学是研究食物与机体的相互作用，以及食物营养成分（包括营养素、非营养素、抗营养素等成分）在机体里分布、运输、消化、代谢等方面的一门学科。

营养学的英语单词 Nutrition 被解释为：①一个生物体吸收，使用食物和液体来保持正常的功能、生长，以及自我维护的有机过程；②食物与健康和疾病的关系的研究；③一种追求营养成分和全部食物的最佳搭配，达到身体的最佳健康状态。

必需营养素包括维生素、无机盐、氨基酸、脂肪酸，以及作为能量来源的某些糖类。

三、营养素

营养素是指食物中能被吸收并用于增进健康的食物基本元素。某些营养素是必需的，因为它们不能被机体合成，因此必须从食物中获得。营养素可分为常量营养素和微量营养素。

（一）宏量营养素

宏量营养素构成膳食的主要部分，为人体提供能量及维持生长、生命活动的必需营养素。糖类、脂肪（包括必需脂肪酸）、蛋白质、无机盐和水均为宏量营养素。进入人体后，糖类被分解为葡萄糖和其他的单糖，脂肪被分解为甘油三酯，蛋白质被分解为氨基酸系列。这些宏量营养素是可以相互转变的能量来源：脂肪产热 9kcal/g，蛋白质、糖类均产热 4kcal/g，必需氨基酸（EAA）是蛋白质的组成成分，必须由膳食供给。在组成蛋白质的 20 种氨基酸中，有 9 种是必需的，即从膳食获得，因为它们不能被机体合成。推荐的每日膳食供给量（RDA）中蛋白质由 3 月龄婴儿 2.2g/kg 降至 5 岁儿童 1.2g/kg，成年人 0.8g/kg。

1. 蛋白质

膳食蛋白质的需要量与人体生长速度呈正相关关系，而一生中不同阶段的生长速度不一样。EAA 的需要量反映了蛋白质的需要量，婴儿 EAA 总需要量为每日 715mg/kg，占其蛋白质总需要量的 32%；10 ～ 12 岁儿童每日需要 231mg/kg，占 20%；成年人每日需要 86mg/kg，占 11%。

不同蛋白质的氨基酸组成差别很大。某种蛋白质的氨基酸组成与动物组织的类似程度决定了该蛋白质的生物价（BV）。鸡蛋蛋白的氨基酸组成与动物组织完全一样，其 BV 为 100。牛奶和肉中的动物蛋白生物价高（大约为 90），而谷类和蔬菜中的蛋白质 BV 低（大约为 40），某些蛋白质如明胶蛋白，由于缺乏色氨酸和缬氨酸，其 BV 为 0。膳食中不同蛋白质的互补性决定了该膳食的总 BV，蛋白质的 RDA 是假定平均混合膳食的 BV 为 70。生物价只是评价蛋白质利用的单纯指标，有学者提出了蛋白质 / 糖类比例系数法，该提法更符合客观实际。

2. 必须脂肪酸

必需脂肪酸（EFA）的需要量相当于脂肪摄入量的 6% ～ 10%（相当于 5 ～ 10g/d）。它们包括 ω-6 脂肪酸——亚油酸（顺式 - 十八碳 -9，12- 二烯酸）、花生四烯酸（顺式 - 二十碳 -5，8，11，14- 四烯酸）以及 ω-3 脂肪酸——亚麻酸（顺式 - 十八碳 -9，12，15- 三烯酸）、EPA 和 DHA，这些必须由膳食供给。植物油提供亚油酸和亚麻酸，海洋鱼油提供 EPA 和 DHA 原料。然而，某些 EFA 可由其他 EFA 合成。例如，机体能够从亚麻酸合成花生四烯酸，亚油酸可以部分地合成 EPA 和 DHA。许多廿碳烯酸类的形成，包括前列腺素、凝血恶烷、前列环素及白三烯等，需要 EFA。ω–3 脂肪酸似乎在降低冠心病危险性方面具有一定作用。所有的 EFA 均为多不饱和脂肪酸（PUFA），但是并非所有的 PUFA 都是 EFA。

3. 膳食纤维

膳食纤维属于不被吸收的糖类，它以多种形式存在（如纤维素、半纤维素、果胶和树胶）。不同的膳食纤维成分以不同的方式起作用，这取决于其结构和溶解性。纤维可以改善胃肠道的运动，有助于预防便秘及憩室病的治疗。可溶性纤维含量高的食物可以减低餐后血糖的升高，有时是糖尿病控制措施的一部分。富含瓜胶和果胶的蔬菜和水果可以通过增强肝脏胆固醇转变为胆酸而减低血浆胆固醇水平。有人认为纤维可以促进大肠内细菌产生的致癌物的排出。流行病学证据强力支持结肠癌与低纤维摄入量有关联，以及膳食纤维在功能性肠病、急性阑尾炎、肥胖、静脉曲张、痔疮的有益作用，但机制仍不清楚。典型的西方膳食中纤维含量低（约每天 12克），这是因为高度精制的面粉摄入量高且水果和蔬菜摄入量低。通常建议吃更多的谷类、蔬菜和水果以使纤维的摄入量每天增加到 30 克。

4. 矿物质

常量矿物元素包括钠、氯、钾、钙、磷、镁和硫，每日人的需要量以克计。

5. 水

水也被认为是一种宏量营养素，因为每消耗 1kcal 能量需要 1 毫升水，或者大约 2500mL/d。

（二）微量营养素

1. 维生素

维生素可分为水溶性和脂溶性两类。水溶性维生素是维生素 C（抗坏血酸）及 8 种 B 族维生素——硫胺素（维生素 B_1）、核黄素（维生素 B_2）、烟酸、吡哆醇（维生素 B_6）、叶酸、钴胺素（维生素 B_{12}）、生物素和泛酸。脂溶性维生素包括视黄醇（维生素 A）、胆钙化醇和麦角钙化醇（维生素 D）、α–生育酚（维生素 E）、叶绿醌和甲萘醌（维生素 K）。仅维生素 A、维生素 E 和维生素 B_{12} 在体内的储存有意义。

2. 微量元素

必需微量元素包括铁、碘、氟、锌、铬、硒、镁、钼和铜。除氟和铬外，这些微量元素均与代谢所需的酶或激素结合。氟与钙形成一种化合物（CaF_2），具有稳定骨骼和牙齿中矿物基质的作用，预防龋齿。除了铁和锌之外，工业化国家中，微量元素缺乏症在临床中不太常见。涉及动物营养的其他微量元素（即铝、砷、硼、钴、镍、硅和矾）尚未被确定为人类所必需。所有微量元素在高浓度时都是有毒的，某些元素（砷、镍和铬）已被当作癌症的病因。在体内，铅、镉、钡和锶是有毒的，但金和银作为牙齿的成分是惰性的。

（三）其他成分

每天人的膳食含有多达 10 万种化学物质，其中仅有 300 种能归为营养素，仅 45 种是必需营养素。很多其他物质是有益的。例如，食品添加剂（如防腐剂、乳化剂、抗氧化剂和稳定剂）可改善食品的生产、加工、贮存及包装。微量成分（如香料、调味品、光化学物及很多其他天然产物）可以改善食物的外观、口味及稳定性。

四、摄入量

适宜膳食的目标是要达到和维持理想的机体组成，并高度发挥体力和智力的潜力。每日必需营养素的膳食需要量，包括能量来源，取决于年龄、性别、身高、体重及代谢和体力活动。国家科学院、国家研究理事会食物和营养委员会及美国农业部定期回顾了有关45种必需营养素人体需要量的科学文献，对维生素和矿物质来说，由于所知甚少，因此估计了安全、适宜的每日膳食摄入量。为了拥有良好的健康，机体组成必须要维持在合理的范围内。这需要平衡能量的摄入与消耗。如果能量摄入超过消耗或消耗减少，体重会增高，导致肥胖症。与此相反，如果能量摄入低于消耗，体重会减轻。标准身高体重和体重指数（BMI）常用于评价机体的理想组成。BMI= 体重（kg）/ 身高的平方（m²）。人体每天摄入大量的食物，都是为了获得足够的营养物质。人体不断从外界摄取食物，经过消化、吸收、代谢和利用食物中身体需要的物质（养分或养料）以维持生命活动的全过程。

第二节　营养疗法

中国营养学会近日公布的一次全国营养调查表明，随着经济的发展和居民收入水平的提高，中国居民的膳食结构及生活方式发生了变化，由于营养过剩或不平衡所致的慢性疾病在增多，中国人维生素和矿物质摄入不足和不均衡的现象普遍存在。其中，我国人群最严重缺乏的营养素有维生素 A、维生素 B$_2$ 和钙，普遍缺乏的有维生素 B$_1$、维生素 B$_6$ 和维生素 C 等。此外，儿童缺锌、妇女缺铁、中老年人缺乏维生素 C 更为严重。我国 5 岁儿童体重不足检出率为 10% ～ 20%，生长迟缓检出率为35%，铁、碘、维生素 A、维生素 D 缺乏等造成的营养性疾病也较多。这种状况将影响儿童的健康和智力发育。

据介绍，脂肪、蛋白质、糖类、维生素、矿物质、水是人类赖以生存的六大营养素。其中维生素和矿物质的缺乏或不平衡，会导致其他营养素不能被人体利用，引发多种疾病，甚至会导致死亡。营养专家指出，保持营养均衡，适量补充维生素和矿物质补充剂是有益的。

一、营养素与人体的关系

1. 蛋白质

蛋白质是维持生命活动必需的物质，具有建造、更新和修复组织细胞的作用，参与合成酶和激素等化合物，有助于增强机体抵抗力，在糖和脂肪不足时，亦能用作能源，供给能量。

2. 糖类（碳水化合物）

糖类的主要功能是供给人体能量，可协助脂肪的利用，糖类中的纤维素可增强肠道功能。

3. 脂肪

人体所需总能量的 10% ～ 40% 由脂肪提供，脂肪中的磷脂和胆固醇是人体细胞的主要成分，脂肪能调节体温，防止热能散失，并能支持和保护内脏。

4. 维生素

维生素正如其名，是维持人体正常生理功能必需的一种化合物，机体只需极少量即可满足需要，但不可缺少。维生素必须经常由食物供给，体内合成量很少。维生素种类很多，如维生素 A、各种 B 族维生素、维生素 C、维生素 D、维生素 E、维生素 PP 等。膳食中缺少某种维生素，就会引起代谢紊乱，出现病理状态。

5. 矿物质

人体内有 50 多种无机盐，约占体重的40%，是人体的重要组成部分。根据无机盐在体内的含量，可分为常量元素和微量元素。常量元素如钙、磷、钾、硫、钠、氯、镁等；微量元素有 14 种是人体必需的，即铁、铜、锌、钴、锰、铬、钼、镍、钒、锡、硅、硒、碘、氟。

6. 水

水为人体含量最多的一种化学物质，新生儿水占体重的 70% ～ 80%，成年人约占 50%～60%。当体内丢失 10% 的水分时，正常生理功能将受到影响，丢失 20% 时，则无法维持生命。水是除氧气外，维持生命最重要的物质。

二、膳食的种类及适应证

膳食分为基本膳食和特殊膳食两大类。

1. 基本膳食

（1）普食：与平时所用膳食无明显差异，必须富有人体所需要的各种营养素，凡对膳食无特殊需要和限制者，均可食用普食。

（2）软食：比普食少含纤维素且制作细软，多用于老年人和消化能力差者。

（3）半流食：食物制成半流体状，含滓量少，易咀嚼和吞咽。适用于发热、手术后、严重消化道疾病和咀嚼不便者。

（4）流食：不含块状物的液体食物，如牛奶、鸡汤、肉汤、鱼汤、菜汤等。适用于高热病人、病情严重及进食困难者。

2. 特殊膳食

（1）高蛋白膳食：适用于营养不良、贫血、结核病、蛋白质需要量增加者。

（2）低蛋白膳食：原则以素食为主，每日蛋白总量限制在 20 ～ 40 克，用于肾功能衰竭者。

（3）高热量膳食：适用于营养不良、病后恢复期者。

（4）低热量膳食：要求每日热量在 1200 ～ 1500 千卡以下，适用于单纯性肥胖病、超重的心脏病人及糖尿病人等。

（5）低脂肪膳食：适用于适用于冠心病、高脂血症、胆囊炎、胆道疾患、肝、胰疾患以及腹泻患者。

（6）高纤维膳食：适用于便秘、肥胖、冠心病、高脂血症、糖尿病等患者。

（7）低纤维膳食：适用于腹泻、肠炎、肛门手术后病人。

（8）低盐、无盐膳食：适用于高血压、心力衰竭、急性肾炎、慢性肾炎、肾功能衰竭，以及各种原因所致的水钠潴留。

第三节　矿物质疗法

矿物质又称无机盐，是人体内无机物的总称。是地壳中自然存在的化合物或天然元素。矿物质和维生素一样，是人体必需的元素，矿物质是无法自身产生、合成的，每天矿物质的摄取量也是基本确定的，但随年龄、性别、身体状况、环境、工作状况等因素有所不同。

一、矿物质在人体生理中的作用

矿物质是除了碳、氢、氮和氧之外，生物必需的化学元素之一，也是构成人体组织、维持正常的生理功能和生化代谢等生命活动的主要元素。它们可以是宏量矿物质（需求相对比较大）或微量矿物质（需求较小）。他们可以自然地存在于食物中，或是以元素或矿物的形式被加入，例如碳酸钙或氯化钠。有部分添加物是自然来源，例如牡蛎壳；有些人通过常规食物以外的东西获得维生素和矿物质的补充，被称为"异食癖"或"食土症"。

适当地吸取一定程度的食用矿物质对于维持身体健康是有必要的。而过量吸取食用矿物质可能会导致直接或间接的病症，这归咎于身体里矿物质程度之间的竞争特性。例如，摄入大量的锌可能会导致铜的不足。

人体重量 96% 是有机物和水分，4% 为无机元素。人体内约有 50 多种矿物质，在这些无机元素中，已发现有20种左右的元素是构成人体组织，维持生理功能、生化代谢所必需的，大致可分为常量元素和微量元素两大类，前者包括钙、磷、钾、钠、氯等，后者包括铁、锌、铜、锰、钴、钼、硒、碘、铬等。但无论哪种元素，和人体所需蛋白质相比，都是非常少量的。

矿物质的主要生理功能有以下几点：

1.构成机体组织的重要成分：钙、磷、镁——骨骼、牙齿。缺乏钙、镁、磷、锰、铜，可能引起骨骼或牙齿不坚固。

2.为多种酶的活化剂、辅助因子或组成成分：钙——凝血酶的活化剂，锌——多种酶的组成成分。

3.某些具有特殊生理功能物质的组成部分：碘——甲状腺素、铁——血红蛋白。

4.维持机体的酸碱平衡及组织细胞渗透压：酸性（氯、硫、磷）和碱性（钾、钠、镁）无机盐适当配合，加上重碳酸盐和蛋白质的缓冲作用，维持着机体的酸碱平衡；无机盐与蛋白质一起维持组织细胞的渗透压；缺乏铁、钠、碘、磷可能会引起疲劳等。

5.维持神经肌肉兴奋性和细胞膜的通透性：钾、钠、钙、镁是维持神经肌肉兴奋性和细胞膜通透性的必要条件。

人体内矿物质不足可能出现许多症状，但矿物质如果摄取过多，容易引起过剩症及中毒，所以一定要注意矿物质的适量摄取。

二、矿物质种类和功能

（一）矿物质种类

不同地理学地区的土壤含有不同种类和数量的矿物质。

1. 常量矿物质

在人类饮食里的常量矿物质元素（每日营养素建议摄取量RDA>200mg/d）分别是：钙（Ca）、氯（Cl）、镁（Mg）、磷（P）、钾（K）、钠（Na）、硫（S）。

2. 微量矿物质

最重要的微量矿物质元素（RDA<200mg/d）分别是：铬（Cr）、钴（Co）、铜（Cu）、氟（F）、碘（I）、铁（Fe）、锰（Mn）、钼（Mo）、硒（Se）、锌（Zn）。

3. 其他矿物质

很多其他矿物质已被建议列为人类必要的营养素，但不是所有元素都被明确地认可为人类必需的营养物，候选者包括：铋（Bi）、硼（B）、镍（Ni）、铷（Rb）、硅（Si）、锶（Sr）、碲（Te）、钛（Ti）、钨（W）、钒（V）。

在以上这些元素中，碘的需求量相比其他微量矿物质为大，因此有时被认为是常量矿物质。而钠一般不被包括在"营养补充品中"，尽管它的需求量很大，因为很多食物都含有钠这矿物。

（二）矿物质食物来源

钙：奶类制品和绿叶类蔬菜。

镁：坚果、大豆和可可。

钠：食用盐、牛奶和菠菜。

钾：豆类、所有五谷和香蕉。

氯：食用盐是氯的主要饮食来源。

硫：肉类、蛋和豆类。

铁：红肉、叶类蔬菜（特别是菠菜）。

很多研究指出，人类能经常受益于矿物质的补充。维生素和矿物质是相互依赖的，需要互相依存在来达到充分的效用；只服用复合维生素剂而没有用矿物质，几乎不比采用一种维生素的同时服用矿物质有效。

（三）矿物质功能与食用注意

1. 钙——骨骼的构成元素

功能：钙是保持心脏健康、止血、神经健康、肌肉收缩以及皮肤、骨骼和牙齿健康的营养素，可减轻肌肉和骨骼的疼痛，保持体内酸碱度的平衡，缓和月经期的腹痛及肌肉抽搐。

摄入不足症状：肌肉痉挛或颤抖、失眠或神经质、关节痛或关节炎、龋齿、高血压。

推荐每日摄入量（recommended daily allowance，RDA）：800 毫克。

最佳每日摄入量（optimum daily allowance，ODA）：1000 毫克。

补充范围：0 ～ 400 毫克。

毒性：某些因素，如维生素 D 摄入量每天超过 625 微克时，会造成钙元素摄入过量的问题，钙摄入过多会影响其他矿物质的吸收，尤其是这些矿物质摄入量较低的时候，可能会引起肾脏、心脏及其他一些软组织的钙化，如肾结石。

最佳食物来源：杏仁、玉米油、南瓜子、煮熟晾干的豆类、卷心菜、小麦。

最佳补充剂：补充钙元素最好的形态是氨基酸螯合钙和柠檬酸钙，它们的吸收率约是碳酸钙的 2.5 倍。

促进因素：钙镁比为 3：2，钙磷比为 2：1 时效果最佳，维生素 D、硼及体育锻炼都可促进钙的有效吸收利用。

抑制因素：激素分泌失衡、酒精、缺乏锻炼、咖啡因、茶、胃酸缺乏、脂肪和磷的过多摄入都会抑制钙的吸收。压力大会引起钙质的流失。

2. 镁

功能：增强骨骼和牙齿强度，有助于肌肉放松从而促进肌肉的健康，对于治疗经前综合征、保护心脏和神经系统健康是很重要的。是产生能量的必需物质，也是体内许多酶的辅基。

摄入不足症状：肌肉颤抖或痉挛、四肢无力、失眠或神经质、高血压、心律不齐、便秘、惊厥或抽搐、多动症、抑郁、精神错乱、缺乏食欲、软组织内钙质沉淀

（如肾结石）。

RDA：300 毫克。

ODA：500 毫克。

补充范围：50 ～ 250 毫克。

毒性：摄入量低于 1000 毫克时没有毒性。

最佳食物来源：麦芽、杏仁、腰果、葡萄干、花生、大蒜、青豆、螃蟹、山核桃。

最佳补充剂：氨基酸螯合镁和柠檬酸镁的吸收率是碳酸镁和硫酸镁的 2 倍。

促进因素：维生素 B_1、维生素 B_6、维生素 C、维生素 D、锌、钙和磷。

抑制因素：乳制品中大量的钙、蛋白质、脂肪、草酸盐（菠菜）、植物酸盐（麦麸和面包）。

3. 钠

功能：保持体内水分平衡，防止脱水；有助于神经活动和肌肉收缩，包括心肌活动；也利于能量产生，同时可将营养物质运送到细胞内。

摄入不足症状：眩晕、低血压、脉搏加快、对事物缺乏兴趣、缺乏食欲、肌肉痉挛、恶心、呕吐、消瘦和头痛。

RDA：2400 毫克。

ODA：2400 毫克。

补充范围：不需要额外补充。

毒性：从加工食品中摄入大量的钠及饮水量少时可能会出现中毒，如水肿、高血压、肾病。

最佳食物来源：泡菜、橄榄、小虾、火腿、芹菜、卷心菜、螃蟹、豆瓣菜、红芸豆。

最佳补充剂：食品中含量丰富，不需要额外补充。

促进因素：维生素 D。

抑制因素：钾和氯化物可中和钠，以保持机体内钠的平衡。

4. 钾

功能：钾可将营养素转入细胞，并将代谢物运出细胞；促进神经和肌肉的健康，维持体液平衡，放松肌肉，有助于胰岛素的分泌及调节血糖、持续产生能量；参与新陈代谢，维护心脏功能，刺激肠道蠕动以排出代谢废物。

摄入不足缺乏症状：心动过速且心律不齐、肌肉无力、手脚发麻和针刺感、易怒、恶心、呕吐、腹泻、腹胀、脂肪团、钾钠比例失衡导致的低血压、思维混乱、神情淡漠。

RDA：2000毫克。

ODA：2000毫克。

补充范围：不需要额外补充。

毒性：摄入含钾高达18克的强心剂可能发生中毒。

最佳食物来源：豆瓣菜、芹菜、小黄瓜、萝卜、白色菜花、南瓜、蜂蜜。

最佳补充剂：葡萄糖酸钾或氯化钾、慢速释放的钾、海藻。

促进因素：镁有助于保持细胞内的钾。

抑制因素：食盐中过量的钠、酒精、糖、利尿剂、缓泻剂、皮质类固醇药物及压力。

5. 铁——氧的携带者

功能：铁是血红蛋白的组成成分；参与氧气和二氧化碳的运载和交换；是酶的构成物质，对能量产生也是必需的。

摄入不足症状：贫血、面色苍白、舌痛、疲劳、无精打采、缺乏食欲、恶心及对寒冷敏感。

RDA：14毫克。

ODA：20毫克。

补充范围：5～15毫克。

毒性：摄入量低于1000毫克时不存在毒性（根据我国营养学会制定的标准，铁的每日最高摄入量为50毫克）。

最佳食物来源：南瓜子、杏仁、腰果、葡萄干、胡桃、猪肉、煮熟晾干的豆、芝麻、山核桃。

最佳补充剂：氨基酸铁的吸收率是硫酸铁及氧化铁的3倍。

促进因素：维生素C、维生素E、钙（但不能摄入过多）、叶酸、磷等可增加铁的吸收。

抑制因素：草酸盐（菠菜）、鞣酸（茶）、植酸盐（麦麸）、磷酸盐（苏打软饮料和食品添加剂）、抗酸剂、锌摄入量过多。

6. 锌——最被注重的元素

功能：锌是体内200多种酶及DNA、RNA的组成成分，是生长发育的必需物质，对于伤口愈合也很重要。可调节来源于睾丸和卵巢等器官的激素的分泌，对有效缓解压力也有帮助，还可促进神经系统和大脑的健康，尤其是对于处于发育的胎儿。对于骨骼和牙齿的形成、头发的生长以及能量的恒定都是有帮助的。

摄入不足症状：味觉和嗅觉不灵敏、至少有两个手指甲出现白斑点、易感染、皮肤伸张纹、痤疮或皮肤分泌油脂多、生育能力低、肤色苍白、抑郁倾向、缺乏食欲。

RDA：15毫克。

ODA：20毫克。

补充范围：5～20毫克。

毒性：锌摄入量多于2克时会导致胃肠不适、呕吐、腹泻、发育迟缓、缺乏食欲、甚至死亡。但也有患者多年来服用相当于膳食摄入量的10倍以上的锌，并未发现不良反应。

最佳食物来源：牡蛎、羔羊肉、山核桃、小虾、青豆、豌豆、蛋黄、全麦谷物、燕麦、花生、杏仁。

最佳补充剂：氨基酸螯合锌、柠檬酸

锌和甲基吡啶锌的效果比硫酸锌和氧化锌好。

促进因素：胃酸、维生素 A、维生素 E 和维生素 B$_6$、镁、钙、磷。

抑制因素：植酸盐（小麦）、草酸盐（菠菜）、钙摄入量过多、铜、蛋白质摄入不足、食糖摄入过多、压力、酒精。

7. 锰——被遗忘的矿物元素

功能：锰有助于骨骼、软骨、组织和神经系统的健康形成，并可激活 20 多种酶（包括抗氧化酶体系）的活性。可稳定血糖，促进 DNA、RNA 的健康，也是生育和红细胞形成、产生胰岛素、减少细胞损害、健全大脑功能的重要营养物质。

摄入不足症状：肌肉抽搐、儿童生长期疼痛、眩晕或平衡感差、痉挛、惊厥、膝盖疼痛及关节痛。缺乏可引起精神分裂症、帕金森氏病和癫痫。

RDA：3.5 毫克。

ODA：10 毫克。

补充范围：1～9 毫克（最高摄入量为 10 毫克）。

毒性：无毒性。

最佳食物来源：豆瓣菜、菠菜、生菜、葡萄、草莓、燕麦、芹菜。

最佳补充剂：氨基酸螯合盐、柠檬酸锰或葡萄糖酸锰。

促进因素：锌、维生素 E、维生素 B$_1$、维生素 C 和维生素 K。

抑制因素：抗生素、酒精、精制食品、钙和磷。

8. 铬——耐量因子

功能：铬是平衡血糖浓度的葡萄糖耐量因子的构建物质，能协助胰岛素发挥生理作用，维持正常糖代谢；可使食欲正常化、减少对食物的渴望，并有延长寿命、保护 DNA 和 RNA 及心脏功能的功效，促进人体生长发育。

摄入不足症状：常冒冷汗、6 小时不进食会感到眩晕或易怒、进食次数多、手部冰凉、需要长时间睡眠否则白天昏昏欲睡、经常口渴、喜欢吃甜食。缺铬会发生动脉硬化、糖尿病、胆固醇增高、心血管病等。

RDA：我国标准为 50 微克。

ODA：125 微克。

补充范围：25～200 微克。

毒性：铬的摄入量标准有益剂量和有害剂量之间的距离非常大。摄入量大于 1000 毫克时会出现中毒，但这个剂量是最高治疗用量水平的 5 倍。

最佳食物来源：面包、牡蛎、土豆、麦芽、青椒、鸡蛋、鸡肉、苹果、黄油、玉米粉、羔羊肉。

最佳补充剂：聚烟酸铬、甲基吡啶铬、啤酒酵母。

促进因素：高质量饮食，体育锻炼。

抑制因素：肥胖、精制的糖和面粉、添加剂、杀虫剂、成品油、加工食品及有毒金属。

9. 钼

功能：钼有助于机体对蛋白质分解产物（如尿酸）的排出。增强牙齿健康，并可减小龋齿的风险。可消除自由基、石化产品以及亚硫酸盐对身体的危害。

摄入不足症状：尚无任何已知的缺乏症状，除非有过量的铜和硫酸盐干扰钼的有效利用；动物缺乏钼元素时会出现呼吸困难和神经错乱的症状。

RDA：尚未制定。

ODA：我国标准，钼的适宜摄入量为 60 微克，最高摄入量为 350 微克。

补充范围：100～1000 微克。

毒性：每天 10～15 毫克的摄入量会引起高尿酸血症，出现类似痛风的症状。

最佳食物来源：西红柿、麦芽、猪肉、羔羊肉、小扁豆和其他豆类。

最佳补充剂：氨基酸螯合钼。

促进因素：含硫氨基酸的蛋白质、糖类、脂肪。

抑制因素：铜和硫酸盐。

10. 磷

功能：磷是骨骼和牙齿的构成物质，是乳汁分泌、肌肉组织构成的必需物质，也是 DNA、RNA 的组成成分；有助于保持机体酸碱的平衡、协助新陈代谢及能量产生。

摄入不足症状：磷缺乏非常少见，因为几乎所有食品中都含有磷。但是，长期使用抗酸剂，或严重的身体应激，如骨折，可能会导致磷缺乏症。症状包括肌肉无力、缺乏食欲、骨骼疼痛、佝偻病及软骨病。

RDA：800 毫克。

ODA：800 毫克。

补充范围：不需要额外补充。

毒性：没有中毒记录，但它过量可能会造成钙缺乏，从而引起神经兴奋和抽搐。

最佳食物来源：所有食物都含有磷。

最佳补充剂：磷酸钙、卵磷脂及磷酸二氢钠。

促进因素：适当的钙磷比、乳糖和维生素 D。

抑制因素：过量的铁、镁、铝。

11. 硒——抗癌矿物元素

功能：硒具有抗氧化性，可保护机体免受自由基和致癌物的侵害。还可减轻炎症反应、增强免疫力从而抵抗感染、促进心脏的健康、增强维生素 E 的作用，是男性生殖系统及新陈代谢的必需物质。

摄入不足症状：癌症家族史、未老先衰、白内障、高血压、反复感染。

RDA：50 微克。

ODA：100 微克。

补充范围：25 ~ 150 微克。

毒性：摄入量低于 750 微克时没有毒

性。摄入量高时会影响头发、指甲和皮肤中蛋白质的正常结构和功能。另外，呼吸中可能会有大蒜味。我国营养学会标准，硒的最高摄入量为 400 微克。

最佳食物来源：牡蛎、蜂蜜、蘑菇、鲱鱼、金枪鱼、卷心菜、牛肝脏、小黄瓜、鳕鱼、鸡肉。

最佳补充剂：硒代甲硫氨酸、硒代半胱氨酸。

促进因素：维生素 E 和维生素 C。

抑制因素：精制的食品和现代技术种植的果蔬含硒量很小，不利于人体吸收到需要的量。

12. 铜——双刃剑

功能：铜在机体内以铜蛋白形式存在，铜具有造血、软化血管、促进细胞生长、强壮骨骼、加速新陈代谢、增强防御功能的作用。铜元素可与其他元素一起辅助神经周围的绝缘性髓鞘的合成。

人体每天需摄入 2 毫克铜。铜和锌互为拮抗物质且有很强的拮抗作用，缺锌可导致铜摄入过量，反之，过量的锌可引起铜的缺乏。所以，摄入不足症状：缺铜能使血液中胆固醇增高，导致冠状动脉粥状硬化，形成冠心病。缺铜能引起白癜风、白发等黑色脱色病，甚至双目失明、贫血等。体内缺铜也有可能导致风湿性关节炎。一些炎症反应所涉及的抗氧化酶中，铜是必要的组成成分，这也可能是铜过多或过少都会使风湿性关节炎加剧的原因。

RDA：2 毫克。

补充范围：不需要额外补充。

毒性：铜既是营养素，又是有毒元素。一般情况下，铜过量比铜缺乏更常见。服用避孕药或采用激素替代疗法也可使体内铜蓄积，而体内铜含量过多可导致精神分裂症、心血管疾病，并增加患风湿性关节炎的可能。（妊娠期妇女体内的铜含量会升高，这可能与孕激素水平增高有关）。

最佳食物来源：由于大部分自来水由铜管输送，所以缺铜是很少见的。

最佳补充剂：锌含量应约为铜含量的10倍（如含锌10毫克，含铜1毫克）。

促进因素：激素。

抑制因素：锌。

13. 碳

二氧化碳是碳酸矿泉水的主要成分。饮用碳酸矿泉水能增进消化液的分泌，促进胃肠蠕动，助消化，增强食欲。还可增强肾脏水分排出，有利尿作用。因此，对治疗消化道肠胃病、胃下垂、十二指肠溃疡、慢性肝炎、便秘、胆结石、肾盂肾炎、卡他性膀胱炎及慢性喉炎、支气管炎等都具有较好疗效。碳是人体必需的宏量元素。

14. 偏硅酸

偏硅酸矿泉水是我国开发利用最多的和最受欢迎的一种水。硅以偏硅酸形式存在于水中，易被人体吸收。硅分布于人体关节软骨和结缔组织中，硅在骨骼钙化过程中具有生理上的作用，促进骨骼生长发育。硅还参与多糖的代谢，是构成一些葡萄糖、氨基多糖、羧酸的主要成分。硅与心血管病有关，据统计显示，含硅量高的地区，冠心病死亡率低，而含硅低的地区，冠心病死亡率高。硅可软化血管，缓解动脉硬化，对甲状腺肿、关节炎、神经功能紊乱和消化系统疾病有防治作用。人体每日需摄入硅3毫克左右。

15. 锶

锶是人体骨骼和牙齿的正常组成部分。锶还与神经、肌肉的兴奋和心血管病有关，锶可强壮骨骼、防治心血管病，促进新陈代谢。人体每日需摄入锶1.9毫克左右。

16. 锂

锂能改善造血功能，提高人体免疫功能。锂对中枢神经活动有调节作用，能镇静、安神，控制神经紊乱。锂可置换替代钠，防治心血管疾病。人体每日需摄入锂0.1毫克左右。

17. 碘

碘是甲状腺激素的重要组成部分。碘具有促进蛋白合成、活化多种酶、调节能量转换、加速生长发育、促进伤口愈合、保持正常新陈代谢的重要生理作用。人体缺碘则导致甲状腺肿大、发育停滞、痴呆等症状。人体每日需摄入碘0.2毫克左右。

18. 溴

溴对人体的中枢神经系统和大脑皮层的高级神经活动有抑制作用和调节作用，可镇静、安神。溴广泛应用于治疗神经官能症、自主神经紊乱、神经痛和失眠等。人体每日需摄入溴7.5毫克左右。

19. 钴

钴是人体内维生素和酶的重要组成部分，其生理作用是刺激造血，参与血红蛋白的合成，促进生长发育。缺钴可导致恶性贫血、心血管病、神经系统疾病和舌、口腔炎等。人体每日需摄入钴0.39毫克左右。

20. 镍

镍参与生物反应，刺激生血功能，使胰岛素增加，血糖降低。缺镍容易得皮炎、支气管炎等。人体每日需摄入镍0.6毫克左右。

21. 钒

钒存在于人体脂肪中，起氧化还原作用，对脂肪代谢有一定作用。钒参与造血，促进生长发育。人体每日需摄入钒0.116毫克左右。钒是某些动物的必需矿物元素，它可能有益于治疗躁狂症和抑郁症。

22. 砷

砷在水中以偏砷酸形式存在，能改善造血功能，有活血、促进组织细胞生长和杀菌作用。砷少量对人体有益，过量有害。

砷在饮用矿泉水限量为 0.05mg/L。

23. 氟

氟是形成坚硬的骨骼和牙齿必不可少的元素，以氟化钙的形式存在，对骨骼和牙齿的健康生长起到重要作用，缺氟可造成龋牙（蛀牙）。人体每日需摄入氟 2.4 毫克左右。

24. 氡

氡是放射性元素镭在退变过程中产生的一种放射性气体，稍溶于水。氡的退变半衰期为 3.8 天，经过 30 天可完全消失。矿泉水中氡含量不高，放射出的射线能量很低，对人体一般不产生危害。氡进入机体通过三种形式发生作用：一是在皮肤上形成放射性活性薄膜，对机体产生刺激作用；二是通过呼吸道进入体内，再经呼吸道排出体外；三是氡穿透皮肤或黏膜进入人体，之后随着血液分布全身，又通过肺部和泌尿系统、消化系统排出体外。氡水在医疗方面广泛应用于浴疗、饮疗和吸入疗法。无论饮用或洗浴，都能促进皮肤血管收缩和扩张，调节心血管功能，改善血液循环，可治疗高血压、冠心病、心肌炎、心血管疾病等。氡对神经系统有调节作用，可镇静止痛和起催眠作用。对周围神经炎、关节炎、坐骨神经痛、神经性皮炎、牛皮癣等有良好疗效。氡对内分泌和机体代谢有促进作用，可治疗糖尿病，改善肝功能，对生殖腺功能有促进和调整作用，延缓衰老，恢复青春。有人称氡泉为"返老还童泉"。

除了上述矿物质元素外，还有一些已知的矿物元素对我们的人体健康也是有很好的作用的。随着科学技术的进步，有可能发现更多对我们人体健康有作用的矿物元素。一些矿物元素的作用已经得到证实，只是尚未广为人所熟知，如硼可以帮助人体利用钙，因此有益于关节炎患者；锗则

可能有抗氧化作用。

三、矿物质主要的治疗作用

矿物质对于人体的治疗作用，涉及临床医疗的方方面面，可用于治疗临床各科的多种疾病。为了医治人体的疾病，保护人体健康，通常采用药物治疗各种疾病。20 世纪 30 年代，研制出成千上万种药物，其中有机化合物占首位，矿物质药物仅占极小部分。而后，矿物质在医药上的运用才渐渐显露出强劲的势头。总的说来，矿物质用于临床治疗，疗效佳，成本低，保存容易，资源广，医患双方均乐于使用。

（一）抗凝血作用

矿物质在抗凝血方面具有重要的作用，其在体内外都能抑制血液的凝固，特别是静脉注射后，其抗凝血作用立即产生，与直接作用的抗凝剂（如肝素）相当，并且具有长效性，能持续 1 天左右。

（二）烧伤治疗

人们早就知道，低浓度的矿物质水溶液有抑菌作用，而且能促进创面愈合，不加深创面，毒副作用小，易清洗，不污染皮肤，是目前较好的烧伤类药。

（三）抗炎杀菌作用

矿物质类消炎药物，可长期使用而不会引起不良反应。汞盐、锌盐是用于体外的抗菌药物，稀土磺胺药作消炎剂，次水杨酸铋用于抗真菌等，铁、锰的菲咯啉配合物对流感病毒的分裂有较强的抑制作用，以上这些都有较好的临床效果。

（四）降血糖作用

矿物质能刺激胰腺细胞分泌胰岛素，抑制肝糖原异生作用关键酶而降血糖，且毒性低，如已知铬与硒等矿物质对胰岛素功能就具有一定的影响。由铬与烟酸以三个特定氨基酸构成"葡萄糖耐量因子"（GTF）对葡萄糖的利用有十分重要的意义，

它能降低血糖，增强胰岛素的作用，改善糖耐量。

（五）抗肿瘤作用

少数矿物质可蓄积在肿瘤细胞中，甚至成为肿瘤细胞核的组成成分，因而能抑制和破坏肿瘤发展，如丙二胺三乙酸锑钠和氨三乙醚锑对肿瘤有明显抑制作用。20世纪 60 年代美国 B. 罗森堡（B.Rosenberg）发现铂化合物可以显著抑制各种动物癌肿细胞，并在临床上用以治疗生殖泌尿系统、头颈部等的癌症，人们还发现有机锡、有机铬亦为非常有效的抗癌药物。

（六）其他方面

用氨基磺酸盐可抑制患者发汗；铁盐和钴盐用于抗贫血；金的硫、碱化合物、铜的水杨酸化合物用于治疗风湿性关节炎，以镇静止痛；锂治狂躁型精神病；部分矿物质如锗等还可以制成防晒化妆品，用于美容保健。

第五章 饮茶疗法

第一节 茶疗简述

一、历史渊源

茶疗始于神农氏，有记载"神农尝百草，日遇七十二毒，得茶而解"，这是中国对茶疗的最早记录。《本草纲目》解释茶的药理作用说："头目不清，热熏上也。以苦泄其热，则上清矣。且茶体轻浮，采摘之时，芽蘗初萌，正得春升之气。味虽苦而气则薄，乃明中之阳，可升可降。"

公元 992 年，由宋代朝廷组织有关名家编著的大型方书《太平圣惠方》正式刊行，其第 97 卷中就有药茶诸方一节，收药茶方剂 8 首。公元 1078 年，由宋代太医局编成的《太平惠民和剂局方》中也有药茶的专篇介绍，其中的"川芎茶调散"一方可称得上是较早出现的成品药茶。宋政和年间撰成的大型方书《圣济总录》中载有大量的民间经验方，也有应用药茶的经验。

由宋代陈直所著，元代邹铉增编的《寿亲养老新书》中载有防治老年病的药茶方二首，为槐茶方跟苍耳茶。元代饮膳太医忽思慧在《饮膳正要》中较为集中地记载了各地多种药茶的制作、功效和主治等。元代沙图穆苏撰著的《瑞竹堂经验方》一书中载有治痰喘病的药茶方。

至明清时期，茶疗之风盛行，药茶的成分、应用范围和制作方法等不断被更新和充实。在这个时代背景下，茶疗第一人刘明甫创建德甫堂中药茶疗铺。

中医中药是中华民族中的一座宝库，食疗是这座宝库中的一顶皇冠，而茶疗恰恰是这顶皇冠上那颗最耀眼的明珠。茶疗将药与茶完美结合，能防疾病，品茶趣，常饮能祛顽疾，强体魄，安心神，润喉肠，降脂减肥，益寿延年。

二、茶品

几千年来，上至皇亲国戚，下至黎民百姓，对茶情有独钟。在我国，茶不仅仅是一种饮品，它作为一种独特的民俗文化形态，对我们的生活、健康、文化都有极大的影响。"三茶六礼"，茶为礼先。其实，茶最早被人类发现并运用时既不是饮品，也不是礼品，而是治病的药品。

（一）产品选择

每个人的健康状况都不一样，因此选择适合自身情况的茶疗产品是最重要的，这样才能达到良好的养生效果。比如高血糖人群，可以选择青钱柳调节血糖；脂肪肝人群，可以选择七叶胆茶，再配上菊花、枸杞子，坚持喝下去可以达到清肝养肝的目的；高血压人群，可以选择杜仲茶来调节血压；慢性咽炎人群，选择莓茶养生是最好的。

1. 草药汤剂

中草药汤剂，作为中医药学的重要组成部分，在医学治疗上具有无可替代的作用，但与茶疗产品相距甚远，茶疗讲究在享受中收获健康，而中草药汤剂不仅煎药繁杂，服用者更要忍受其苦口刺鼻的味道，很多人因此而不愿饮用。

2. 传统茶

绿茶、红茶等传统茶叶虽含有一定的营养成分，但并不能达到治愈具体病症的效果。而且传统茶含有大量茶碱、咖啡因等成分，易让人兴奋失眠，不适合部分易失眠人群饮用。

3. 原生态茶

所谓原生态茶疗，就是茶即是药，药即是茶，这是茶疗的至高境界，冲泡一杯，茶形完美，茶汤透亮，茶香扑鼻，微苦回甘，男女老少皆宜饮用，保健价值极高。

（二）产品辨别

1. 观其形：干茶茶形需紧细、重实、叶片完整无碎渣，以芽叶为主、无梗为上，大小一致。

2. 看其色：干茶色泽光润、颜色匀称，冲泡之后，茶叶鲜绿，茶汤清澈透亮，在阳光下闪闪发光，无杂质。

3. 闻其香：干茶之香芬芳自然，不刺鼻，香味悠久，沁人心脾，给人以清爽之感。

4. 品其道：泡出的茶汤，应香气四溢，满屋生香，茶汤入口润喉回甘，回味悠长，让人感到身心愉悦。

5. 问产地："橘生淮南则为橘，生于淮北则为枳"，好茶最讲究"地道"二字，只有原产地的原植物茶叶加工的茶最为正宗。

6. 看工艺：中药饮片加工工艺可保留原料的有效成分，古茶炮制工艺可促成产品传统茶的形、色、香、道，好的产品需要中药饮片与古茶炮制工艺精制。

（三）产品贮藏

1. 密封避潮：密封性越好，保质期越长，密封的茶叶应放置在阴凉干燥处。

2. 避光存放：光线直射会引起茶质生变，若使用透光容器，不宜放置在阳光直接照射的地方。

3. 不宜高温：温度过高会导致茶叶陈化，将密封好的茶叶放入冰箱内储存最佳。

三、茶疗

茶疗有狭义与广义之分。用茶作疗理之用为狭义茶疗，不管是绿茶还是红茶，茶的疗理功能相当有限，这就延伸出了许许多多以茶作载体名称，以其他植物的根、茎、叶、花等为材料的广义茶疗。

（一）定义

茶疗是根植于中医药文化与茶文化基础之上的一种养生方式，是指单味的茶叶及茶叶中加入适量的中药成分，或不添加茶叶直接使用与茶配伍的复方茶方，通过冲泡茶饮的方式作为养生保健，防病疗疾的一种治疗方法。

《本草纲目》上有记载："诸药为各病之药，茶为万病之药。"古人认为茶有十德：以茶散郁气，以茶驱睡气，以茶养生气，以茶除病气，以茶利礼仁，以茶表敬意，以茶尝滋味，以茶养身体，以茶可行道，以茶可养志。由此可见，以茶疗身心，不仅能治病养生享健康，还能品茶品味品人生。

（二）家庭茶疗法

在《本草拾遗》中有："上通天境，下资人伦，诸药为各病之药，茶为万病之药。"茶叶的化学成分主要为茶色素、茶多酚、咖啡因、维生素、微量元素等。家庭生活中于茶内加入不同营养物质，具有很好的治疗和保健作用，兹介绍10例：

1. 冬凌茶

冬凌草 1 克，用开水冲泡 5 分钟后饮用，每日饭后 1 杯，有清咽利喉，抗菌消炎，护嗓润嗓之功效，能治疗扁桃体炎、咽炎、喉炎等症。

2. 姜茶

茶叶 5 克，生姜 10 片共煎，饭后饮用，有发汗解表，温肺止咳的功效，可治疗流感、伤寒、咳嗽等病症。

3. 蜜茶

茶叶 3 克，开水冲泡，待茶凉后加蜂蜜 3 毫升搅匀，每隔半小时饮服 1 次，有止渴养血，润肺益肾之功效，适用于口干咳无痰、便秘、脾胃不和等症。

4. 醋茶

茶叶 3 克，陈醋 3 毫升，先用开水冲泡茶叶 5 分钟后加醋饮服，每天冲饮 3 次，有和胃止痢，散瘀镇痛之功效。

5. 莲子茶

茶叶 2 克，莲子 10 克，红糖 10 克，将莲子加糖煮烂后冲茶饮用，有健胃益肾之功效。

6. 菊茶

茶叶 2 克，干菊花 2 克，用水冲泡，每日饭后饮用。可清热解毒，清肝明目，镇咳止痛，降脂防衰老。

7. 奶茶

茶叶 2 克，牛奶半杯，白糖 10 克，牛奶和白糖加半杯水煮沸，再放茶叶冲泡，每日饭后饮服。有减肥健胃，化食除胀和提神明目的功效。

8. 柿茶

茶叶 3 克，柿饼 3 个，冰糖 5 克，将柿饼加冰糖煮烂后冲茶饮服，可理气化痰，益脾健胃，肺结核患者饮用最宜。

9. 粥茶

茶叶 6 克，大米 100 克，将茶叶用开水冲泡，滤出茶叶，加米煮成粥饮用，可和胃消积，能治疗胃腹胀闷、消化不良等症。

10. 盐茶

茶叶 3 克，食盐 1 克，用开水冲泡 5 分钟后饮服，每日 4～6 次，可消炎，化痰，降水，适用于感冒咳嗽、牙痛等症。

（三）茶疗功效

1. 开发智慧，调节身心

茶可让你变得更聪明。世界上，中国人的智商名列前茅。我国著名营养学家于若木女士认为，中国人之所以智商较高，与悠久的茶文化有关系。她说："世界各国的华人表现出优秀的品质，中国人较高的智商和茶不无关系，这并不是说他们在国外都喝茶，而是说中华民族的祖先由于茶文化培养了较为发达的智力，并把这种优秀的素质遗传给了后代。"

茶具有调节身心的作用。一人品茶，没有干扰，心更容易静下来，精神更容易集中到茶中来，情感随茶香的飘逸而升华。芬芳的茶香，甘醇的滋味，清澈的汤色，多姿的外形，丰富的色泽，动听的茶名，还有美丽的茶传说，给人以美的遐想，美的享受。邀一知己相对品茶，或推心置腹倾诉衷肠，或心有灵犀一点通无须多言，茶人之间心灵相互沟通，这是人生乐事，有无穷情趣。茶可以清心、静心，增添生活的情趣，提高生活的品位。

2. 增强免疫力

人体具有自身的免疫功能。饮茶能够提高人体白细胞和淋巴细胞的数量和活性，白细胞和淋巴细胞具有杀死入侵人体病原的作用。因此，茶增强了人体的免疫功能。

人体的消化道内含有益菌种和有害种菌，两种菌群数量的消长决定了肠道的健康状况。婴儿时有益菌种占绝对优势，到青年时期这种优势开始下降，到 50 岁以后，这种有益菌种数量有所减少，不利于人体健康。研究表明，茶叶中的有效成分对有益菌种（双歧杆菌）有促进其生长的功效，同时对有害菌种表现出杀菌和制菌的作用。因此，饮茶可以改善人体消化道内的细菌结构，提高肠道的免疫功能。

3. 防辐射

电脑、手机、微波炉、电视机等电子产品，是现代人工作、生活的必需品，给我们的工作、生活带来便利，同时也造成辐射污染，危害人体健康。研究表明，茶叶中的茶多酚类化合物、脂多糖、维生素C和维生素E及部分氨基酸，具有解除及减轻辐射毒性的作用。进一步研究还发现，接受放疗、化疗的癌症患者，体内的白细胞大幅度下降，摄取足够的绿茶提取物后可明显改善。日常生活中，一边看电视，一边饮茶，工作时泡杯茶，品一品，不失为一个简单而有效的防辐射方法。

第二节 药茶疗法

药茶是在茶叶中添加食物或药物制作而成的具一定疗效的特殊的液体饮料。广义的药茶还包括不含茶叶，由食物和药物经冲泡、煎煮、压榨及蒸馏等方法制作而成的代茶饮用品，如汤饮、鲜汁、露剂、乳剂等。

一、发展脉络

茶文化作为我国独特的本土文化，至今已有5000多年的历史，如今饮茶已不仅限于中国，茶叶与咖啡、可可并列成为世界公认的三大饮料。相传茶的发现与使用源于神农氏，有"神农尝百草，一日遇七十二毒，得茶而解之"的记载。

药茶是祖国传统医学宝库中一个重要组成部分，其应用历史非常悠久，历代医书中均有记载，最早记载药茶方剂的是三国时期的张揖所著的《广雅》："荆巴间采茶作饼成米膏出之。若饮，先炙令赤……其饮醒酒。"此方具有配伍、服法与功效，当属于药茶方剂无疑。梁代陶弘景认为"苦茶能轻身换骨"，并提出以天冬等药物也可代茶饮用。唐代的陆羽著有世界上第一部茶书《茶经》，被后人尊为"茶圣"。他在这部书中系统论述了茶的起源、种类、采制技术及烹饮方法等，推动了饮茶知识的传播。孙思邈在《备急千金要方》中载有"竹茹芦根茶"等10首药茶方。王焘在《外台秘要》中载有"代茶新饮方"，详细论述了药茶的制作和饮用方法。陈藏器在《本草拾遗》中给予茶叶很高的评价，认为茶叶"上通天境，下资人伦，诸药为百病之药，茶为万病之药"。

公元992年，由宋代朝廷组织有关名家编著的大型方书《太平圣惠方》正式刊行，其书97卷中就有药茶诸方一节，收药茶方剂8首，公元1078年，由宋代太医局编成的《太平惠民和剂局方》中也有药茶的专篇介绍，其中的"川芎茶调散"一方可称得上是较早出现的成品药茶。宋政和年间撰成的大型方书《圣济总录》中载有大量的民间经验方，也有应用药茶的经验。

公元1307年，元代邹铉增编的《寿亲养老新书》中载有防治老年病的药茶方2首，一是槐茶方，二是苍耳茶。元代饮膳太医忽思慧在《饮膳正要》中较为集中地记载了各地多种药茶的制作、功效和主治等。元代沙图穆苏撰著的《瑞竹堂经验方》一书中载有治痰喘病的药茶方。

明代《普济方》中专设"药茶"篇，载有药茶方8首。李时珍在《本草纲目》中载有多首药茶方，并论述了茶叶的药性、功用等。明代制茶工艺不断改进，日益精良，形成了六大茶类，即绿茶、红茶、黄茶、白茶、青茶、黑茶，这种分类方法一直沿用至今。

至清代时期，茶疗之风盛行，药茶的成分、应用范围和制作方法等不断被更新和充实。从近年编撰出版的《慈禧光绪医方选议》中可以看出，药茶已成为清代宫廷医学的一个组成部分，清宫御医为慈禧和光绪所拟药茶体现了当时的较高水平。据书中记载，慈禧热病咳嗽时曾饮用清热止嗽代茶饮。此外，慈禧太后饮用的药茶还有生津代茶饮、滋胃和中代茶饮、清热理气代茶饮、清热化湿代茶饮、清热养阴代茶饮、清热代茶饮等；光绪皇帝曾经饮用的药茶则有安神代茶饮、利咽代茶饮、平胃代茶饮、和脾代茶饮和清肝聪耳代茶饮等。

近代以来，药茶的保健养生作用日益受到人们的重视，各种降压茶、减肥茶及午时茶的大量涌现，使药茶的种类和作用不断丰富和扩充。

综上所述，药茶由汉代始至今至少已有 2000 年的历史，经过历代医药学家和养生家的应用、发挥和完善，药茶已经成为我国人民防病治病与养生保健的一大特色。现代科学技术的发展使人们更加注重在养生防病的同时还要防止治疗手段和药物本身的毒副作用。而茶中的多种成分均有很好的保健治疗作用，药茶中的茶与药配合使用，更加有助于发挥和加强药物的疗效，有利于药物溶解、吸收。近年来茶疗热方兴未艾，不但历代的药茶方被广泛应用，而且许多新的药茶方也在不断产生和推出。

二、药茶制作方法

（一）茶剂

茶剂是将茶叶和食物、药物混合制作而成的饮料。可以将茶叶等药茶一同放入杯中，冲入沸水，浸泡20～30分钟后饮用，饮后可再加沸水冲泡，冲泡3次为宜；也可将其置于锅中煎煮，去渣取汁，煎煮2～3次，将药汁合并。如清咽茶、大麦茶等。

（二）汤饮

将药物或食物用沸水冲泡或煎煮取汁，其中质地轻薄或具挥发成分的原料不宜久煎，适合冲泡或稍煎即可。这类饮料中一般不含茶叶，但也可代茶饮用。如百合绿豆饮、川贝桑叶饮等。

（三）鲜汁

将汁液丰富的新鲜蔬菜、蔬果等压榨取汁，可添加适量的水稀释之，也可将几种鲜汁合并或兑入药汁一同饮用。如西瓜西红柿汁、甘蔗汁等。

（四）露剂

露剂是将汁液丰富的新鲜的蔬菜、水果或花草等原料放在容器中，经蒸馏加工而成的液体饮料。如金银花露、茉莉花露等。

（五）乳剂

乳剂是以乳制品为主要原料制作而成的液体饮料。如芪乳饮、竹沥羊乳饮等。

三、饮用方法

（一）制备方法

药茶的制备方法主要有泡、煎、调三种。

1.泡

泡就是取花类，或切成薄片、捣碎，或制成粗末的茶方，或袋泡茶、块茶，取适量放置茶杯中，将煮沸的开水沏入，再用盖子盖好，焖15～30分钟，即可饮用，以味淡为度。

2.煎

煎指一部分复方药茶，药味多，茶杯内泡不下，而且有一部分厚味药、滋补药的药味不易泡出，自然降低了茶方药效。

所以，须将复方药茶共制成粗末，用砂锅煎药汁，加水煎2～3次，合并煎液过滤，装入保温瓶中，代茶频频饮用。

3. 调

有的茶药方为药粉，可加入少量的白开水调成糊状服用，如八仙茶等。

（二）茶饮时间

饮用药茶时间的选择，应根据药茶性质和疾病状况而定。如发汗解表用的药茶，宜温饮顿服，不拘时间，病除为止，发汗以微微出汗为度，不可大汗淋漓，以免虚脱；补益药茶宜在饭前服用，使之充分吸收；对胃肠道有刺激性的药茶，应在饭后服用，以减轻对胃肠道的刺激；泻下药茶宜早晨空腹服用，使之充分吸收，并能观察服药后大便的次数、色质等，如泻下次数过多，可食冷粥即止；安神药茶，宜在晚上临睡前服用；防疫药茶，宜掌握流行季节选用；老年保健药茶，治疗慢性病的药茶，应有一定的规律，做到经常化和持久化。

（三）药茶禁忌

临床饮用药茶，为了确保安全有效，除了注意中药的"十九畏""十八反"和妊娠禁忌外，还应注意服药的"忌口"。人生病后吃药要忌口，这是有科学道理的。人在生病后，人体内部发生一系列复杂的病理变化，有些食物对疾病有利，有的食物吃后有不良反应。所以，饮用药茶亦须忌口。如服解表药茶，宜禁生冷、酸食；服止咳平喘药茶，宜禁食鱼虾之类食品；服清热解毒药茶宜禁食油腻辛辣、腥臭食品；服理气消胀药茶，宜禁豆类、白薯等。

另外，饮用药茶，也跟饮用各类茶叶一样，须知下列常识：①少年儿童宜饮淡茶；②青春期性发育旺盛，宜饮绿茶；③女青年经期与更年期女性，情绪烦躁不安，可饮花茶以疏肝解郁，理气调经；④外感风寒饮红茶为好，痢疾患者饮绿茶为好；⑤动脉硬化、冠心病、脑栓塞病人，宜饮铁观音；⑥糖尿病患者饮老树茶，即70年以上老茶树叶为好；⑦消脂减肥宜饮绿茶，高血压患者和预防癌症，以服用绿茶冷饮为佳；⑧老人喝红茶可减轻便秘；⑨体力劳动者宜饮红茶；⑩需安静作文或工作时，宜饮绿茶。

饮药茶，还需弄清"茶忌"：一忌烫茶伤人；二忌冷茶滞寒聚痰；三忌胃寒者饮过量浓茶；四忌哺乳妇女饮浓茶；五忌冠心病者饮过量浓茶；六忌服用阿司匹林后喝茶；七忌茶水服药；八忌空腹饮茶冲淡胃液，妨碍消化；九忌饮过夜茶，伤脾胃，使人消瘦无力；十忌饮用发霉的茶。

四、药茶功能

药茶的治疗作用早在古代就有所认识。如成书于战国时期的《神农本草经》就叙述了茶的药性和作用："茶味苦，饮之使人益思、少卧、轻身、明目。"唐代的《本草拾遗》也记载了"茶久食令人瘦，去人脂"。现今，饮茶的减肥、健美、美容作用已在国内外广为流传。

在《现代医学对茶叶的认识和应用》一节里，列举了茶叶的31种功用：

助消化；提神醒脑；延年益寿；降血脂、减肥；明目；利尿、消肿；抗菌消炎；抗动脉硬化；降血压、防高血压；防治冠心病；抗辐射；安神、镇静、陶冶性情；营养剂；可治糖尿病；美容作用；防治贫血；抗疲劳；醒酒、解酒毒；生浸解渴；防癌、抗癌；益气增力；抗菌止泻；解毒；增加人体的适应力；抗结核病；除异味、消口臭；升高白细胞；抗病毒；保护牙齿；调节体液的酸碱平衡；外用于消炎、抗菌等。

茶叶的好处多多，比如绿茶就已被证

明具有抗癌功效。自从一些人提出"和传统的茶饮料比起来，草药茶更有益健康"之后，这一观点被广泛接受，喝草药茶在英国等国蔚然成风，被誉为"现代茶饮新趋势"。

草药茶的种类很多，比如清凉薄荷草药茶、冰红茶、柠檬茶、甜菊茶、柠檬蜂蜜茶、鲜橙茶、红糖姜茶、冰糖菊花茶、李子茶、甘草茶、珍珠枸杞茶、解酒降脂茶、保肝茶、果汁茶、调味茶、安神催眠茶、冰糖柑橘茶、苹果茶、葡萄茶、香草茶、七叶茶、苦丁茶、杜仲茶、松弛神经的洋甘菊茶、高糖丁香茶、富硒茶、橄榄茶、红枣茶、青草茶，加生姜、甘草和蜂蜜的暖茶，进补的冬虫夏草茶、野草人参活力茶、治疗腹泻的悬钩子叶茶，含七叶胆、榄仁叶、黄芪、红枣、参须的抗癌草药茶，以及含有番泻叶、芦荟的减肥茶等，不胜枚举。

五、药茶的煎服法

药茶除泡服法、调服法之外，比较讲究的就是煎服法。煎茶多用砂锅、瓦罐，而不用金属器皿，因为金属器皿易与茶中某些药物成分发生化合反应，使茶汤变质、变味或产生沉淀物，影响疗效和产生不良反应。

煎茶常用自来水、清洁的河水或井水。煎茶剂多是将茶叶和其他药物食物一起水煎，如防暑茶就是将茶叶和藿香、佩兰等药物一起水煎。

煎茶用水多少，应以水没过茶叶及药物或食物的吸水量，煎茶时间的长短，头煎二煎之不同，而适当增减。一般是头煎多加水，植物药又多又难煎的，所需时间长，水也需多加。先用多量水煎茶叶15～20分钟，然后再加入其他药物或食物同煎，在其他药物或食物快煎好前3～8分

钟，再放入茶叶同煎；有的还需用纱布将药物或食物包起来再与茶叶同煎；有的需单独煎茶叶。

煎茶的火候分"武火"和"文火"，一般是先武火后文火。武火就是猛而不缓的火候，以沸溢为度；文火缓而不猛，以不得沸溢为度。煎滋补药茶，宜用文火。

六、药茶饮用注意事项

（一）恰当药茶

药茶是一种传统的疗法，在使用过程中，必须选用恰当的配方。例如，胃脘痛患者，若胃痛隐隐，泛吐清水，喜温喜按，大便溏薄，舌淡，脉见缓者，属于寒证，应选用温中散寒的艾叶茶；若胃脘疼痛时间长，日久难愈，舌红口干，时有嘈杂感，大便秘结者为胃阴虚，应选用养阴和胃的石斛茶、麦门冬茶；若胃脘胀痛，嗳腐吐酸，呕吐不消化，吐后痛减，苔厚腻者，属食滞中焦，应选用消食导滞的消滞茶、山楂茶。前例说明，药茶方的选择使用是一项重要工作，如果对胃痛不加辨证，寒热虚实不分，就不可能取得相应的效果。辨证准确，用准药茶方，才可能取得显著效果。

（二）适宜的水

为了发挥药茶的功效，必须注意选用适宜的水。就一般而言，泡茶宜用软水、淡水。唐代陆羽《茶经》载："其水用山水上、江水中，井水下。"据专家研究发现，沏茶以泉水最好，它杂质少，水质软。用江、湖、河水，必须经过充分煮沸，使酸性碳酸盐分解、沉淀，使水软化。否则，它可与茶中的茶多酚结合，影响药茶效果。自来水中漂白粉多，可将其贮存过夜或延长煮沸时间。井水一般含钙、磷等矿物质和氧化物质最多，用它煮水泡茶，茶水上会浮现一层薄薄的"彩油"，影响药茶的药

用效果。

（三）喝草药茶要注意护齿

英国《齿科杂志》刊登的一篇报告指出，长期喝草药茶的人要注意保护牙齿，因为草药茶会侵蚀牙齿表面的牙釉质保护层，饮用过量的话，牙齿会受到损害。

众所周知，每一颗牙齿表面都覆盖一层牙釉质（珐琅质），牙釉质是一种非常坚硬的物质，其硬度仅次于金刚石，是人体中最硬的组织，在整个自然界的物质硬度总排名中名列第二。但一物降一物，这自然界第二硬的牙釉质怕酸。釉质被磨耗腐蚀之后，牙本质暴露；暴露面积愈大，酸痛越明显。釉质全部磨损则可发生牙髓疾病或使髓腔闭锁。牙釉质的"天敌"包括橙汁等酸性饮料。

最近，研究人员经过对草药茶的酸度进行测试后发现，这些饮料不是人们想的如此完美。这组研究人员称，他们研究的许多种草药茶的酸性都足以腐蚀牙釉质，其对牙齿的损害度甚至是橙汁的三倍。因此，研究人员希望牙医建议那些牙齿已经受到侵蚀的病人少喝，最好不喝草药茶和水果茶。

第三节　茶疗方

一、辨证选用降血压药茶

高血压病人选用药茶，既要考虑药茶的降压作用，又要注重消除高血压病人的不适症状如头痛、头晕、耳鸣、目赤、视物模糊、肢体麻木等，积极消除这些不适症状，有利于缓解病人的精神紧张状态，使过高的血压平稳下降，从而达到事半功倍之效。

（一）肝阳上亢型

症见头痛、头晕、面红目赤、头重脚轻、手抖肢麻、口苦便秘、苔黄、脉弦，应选用具有平肝潜阳作用的药茶。

1. 菊槐茶

菊花、槐花各 10 克，绿茶 3 克。三味共放茶杯内，冲入沸水，加盖浸泡 10 分钟即可。边饮边加开水，每日 1 剂。有平肝祛风、清火降压的作用，对早期高血压引起的头痛、头晕、目赤肿痛、眼底出血、鼻出血等效果较佳。

2. 二子茶

冰糖、决明子各 50 克，枸杞子 15 克。将决明子略炒香后捣碎，与枸杞子、冰糖共放茶壶中，冲入沸水适量，盖闷 15 分钟代茶频频饮用，每天 1 剂，有益肝滋肾、明目通便的功效，适宜于高血压引起的头晕目眩、双目干涩、视物模糊、大便干结等症状。

3. 夏枯草降压茶

夏枯草 10 克，车前草 12 克。将夏枯草、车前草洗净，放入茶壶中，用沸水冲泡后代茶饮。每日 1 剂，不拘时饮服。能清热平肝，利尿降压，适用于高血压头痛、头晕目眩等症。

4. 决明罗布麻茶

决明子 12 克，罗布麻 10 克。二药以沸水冲泡 15 分钟后即可饮用，每日 1 剂，不拘时代茶频饮。能清热平肝，适用于高血压伴头晕目眩、烦躁不安，属肝阳上亢类型者。

（二）阴虚阳亢型

症见眩晕耳鸣、视物模糊、腰腿酸软无力、面红口干、舌质红苔少、脉洪而数。宜用滋养肝肾，平肝降压类药茶。

1. 枸杞决明茶

枸杞子、决明子各 10 克，菊花 3 克，槐花 6 克。开水冲泡，代茶饮，每日 1 剂。

功能补益肝肾、平肝降压，对高血压属阴虚阳亢者有效。

2. 桑寄生茶

桑寄生 30 克，夏枯草 15 克，水煎代茶饮。方中桑寄生长于补肝肾，强筋骨，夏枯草清肝降压，故此方对高血压因肝肾不足、腰膝酸痛者尤为适宜。

提醒：服用药茶期间应多测血压，以防血压过低引起不适。

二、巧用药茶治乙肝

目前治疗乙型病毒性肝炎（简称乙肝）尚无特效药，如果能正确使用中草药配制的药茶，不仅可以少花钱，还能见效。患者可根据不同乙肝类型，适当选用下列药茶治疗。

（一）保肝降酶药茶

此茶适用于谷丙转氨酶反复升高的慢性乙肝及肝硬化患者。

1. 五味子红枣炖冰糖

五味子 10 ～ 20 克，红枣 5 ～ 10 枚（去核），冰糖适量。加水同炖，去渣饮水。五味子是目前降低转氨酶的有效中药之一，其作用机理可能是：①五味子有助于对损伤的肝细胞的恢复；②能抑制谷丙转氨酶的活力；③对机体整体的调节而发挥降酶作用。具有酸收缓肝、滋养肝肾的功效，适用于肝炎患者转氨酶升高者。

2. 酸枣仁汤

酸枣仁 50 克，白糖适量。将酸枣仁加水 500 毫升，文火煎 1 小时，再加白糖，每日服 1 次，随量饮。适用于急慢性肝炎、转氨酶高、心烦不安患者。

3. 五味木瓜茶

五味子 6 克，木瓜 12 克，煎汤代茶饮。五味子对轻度转氨酶升高患者有一定降酶作用，其性酸温，归肺、肾、心经，有敛肺滋阴、生津敛汗、涩精止泻、宁心安神的作用，特别对阴虚患者效佳。木瓜（药店有售）可增强机体免疫能力，抗病毒，对食少纳呆、食欲不振、消化不良等症状效果最好，其味酸性温，归肝、脾经，有舒筋活络、化湿和胃的作用。如果既有转氨酶升高，又有食欲不振者，两药配伍代茶饮，疗效甚佳。

4. 水飞蓟茶

水飞蓟种子每日 30 克，水煎代茶饮，也可与其他中药配制成蜜丸内服。目前，以水飞蓟为主药的成药有水飞蓟素（西利马林、利胆灵）、益肝灵片。有改善肝功能、降酶及降低胆红素作用。常用于慢性肝炎、肝硬化、脂肪肝、中毒性肝损害等。

5. 垂盆草茶

每日用垂盆草 10 ～ 30 克，水煎代茶饮。垂盆草味甘淡、微酸，性凉，归肝、胆、小肠经，可清热解毒利湿，用于湿热黄疸，小便不利之证，对转氨酶和血清胆红素升高的患者有良好效果，并可使口苦、胃纳不佳、小便黄赤等湿热之证缓解和消除。

（二）保肝退黄药茶

主要适用于血清胆红素升高的慢性乙肝或肝硬化患者。

1. 茵陈栀子茶

茵陈 20 ～ 30 克，栀子 10 克，每日 1 剂，水煎分 3 次服，或煎取药汁代茶饮。研究证实，以茵陈、山栀为主的成药茵栀黄注射液，治疗急慢性黄疸型肝炎有良效。此外，从茵陈中提取的具有利胆退黄作用的成药羟苯乙酮口服药，也有较强的保肝退黄作用。

2. 田基黄茶

每日取田基黄 10 ～ 25 克（鲜品 50 克），水煎代茶饮。田基黄味苦，性平，功能清热解毒，活血消肿，有保肝退黄作用，而且可用于早期肝硬化的治疗。

（三）保肝抗肝硬化药茶

主要适用于肝纤维化指征明显的慢性乙肝或肝硬化患者。

1. 红灵芝茶

红灵芝每次 15～30 克，水煎代茶饮。据研究，灵芝能增进巨噬细胞的吞噬功能，对细胞免疫有促进作用，对改善肝功能有良好疗效。

2. 丹参茶

丹参 15～30 克，水煎服。丹参可使由胶原构成的网状纤维和结缔组织增生、沉积和延伸均受到抑制。对复合因素引起的大白鼠肝硬化模型，丹参不仅能预防实验性肝硬化发生，并且能促使已形成的胶原纤维降解。

3. 小柴胡汤代茶饮

柴胡、半夏、甘草各 6 克，党参 5 克，黄芩 3 克，生姜 3 片，大枣 5 枚。水煎取汁，代茶饮。该方有较好的保肝作用，对肝硬化有控制和逆转作用。

（四）保肝抗病毒药茶

主要适用于乙肝脱氧核糖核酸病毒阳性或乙肝病毒 e 抗原阳性的慢性乙肝或肝硬化患者。中药苦参、白花蛇舌草、山豆根、板蓝根、贯众等，都具有抗乙肝病毒作用，可用药茶方如：

1. 苦参每日 10～20 克，水煎代茶饮。

2. 白花蛇舌草每日 10～30 克，水煎代茶饮。

3. 草药叶下珠每日 15～30 克，水煎代茶饮。

对肝炎病人要护理好，特别要注重饮食调养。患者要保持心情愉快，少生闷气，勿忧郁，忌愤怒，保持外动内静。急性期或慢性活动期应适当卧床休息，急性期过后，适当参加体育锻炼，饮食有节，禁食辛辣、生冷、油腻之物，戒酒。病毒性肝炎患者宜进食高蛋白、低脂肪、高维生素类食物。绝对禁酒，不食含有酒精的饮料、营养品及药物。重型肝炎有肝性脑病时，应低蛋白饮食，肝硬化腹水者给予高蛋白低盐饮食。

三、糖尿病茶疗方

药茶疗法是我国独具特色的治疗方法，是中医药宝库中的一颗璀璨明珠。以下药茶长期饮用，患有轻度或中度糖尿病者能使尿糖减少，对严重者能降低血糖，使各种主要症状减轻。

1. 玉米须积雪草茶

玉米须、积雪草各 20 克。用沸水冲泡，加盖 15 分钟，代茶频饮，具有清热养阴功效，适用于糖尿病。

2. 枸杞子五味子茶

枸杞子、五味子各 15 克。用沸水冲泡，加盖闷 10 分钟。当茶频饮，一般冲泡 3～5 次，每日 1 剂，具有养阴生津功效，用于糖尿病口渴津少。

3. 熟地黑豆茶

熟地黄、黑豆各 30 克。用水煎代茶，当茶频饮。具有补益肝肾、养阴生津的作用，用于糖尿病。

4. 绿豆茶

绿豆适量，煮汁随时饮之，随量饮用吃豆，具有清热生津止渴之效。

5. 玉竹乌梅茶

玉竹、北沙参、石斛、麦冬各 9 克，大乌梅 5 枚。制成粗末，加冰糖适量。沸水冲泡，加盖闷 10 分钟。当茶频饮，一般冲泡 3～5 次，每日 1 剂，具有养阴润燥，生津生渴功效，用于热盛伤津，气阴两虚型烦渴多饮。

6. 花粉茶

天花粉 120 克，制粗末，每日 15～20 克，沸水冲泡，代茶频饮，具有清热、生津、止渴的作用。适用于糖尿病，亦可用于肺燥咯血等。

四、三花减肥茶

据统计，30～39岁是人体发胖的一个高峰期，比率约在33%～36%，这时候人们往往事业有成，晚上应酬增多是发胖的主要因素，而运动量减少也是原因之一。常饮"三花减肥茶"，可减肥且无不良反应。

组成：茉莉花、麦芽、玫瑰花各10克，桂花、丹参各5克。

制法：①将麦芽、丹参放进茶壶中；②加入水1500毫升，以中小火煮15分钟；③再加入茉莉花、玫瑰花、桂花，焖泡10分钟即可。每日1剂，当茶饮用。

五、茶保健三法

1.盐茶

绿茶、食盐各适量，开水冲泡，坚持每日饮用。有消炎、明目、化痰的作用。可治头疼、头晕、目赤肿痛、口角生疮、咽干喉燥、咳嗽痰多等。

2.蜜茶

茶叶适量，用开水冲泡，待温后取茶水加入上好蜂蜜一匙调服，每日中、晚餐后各服1次。有滋肺润肠，调理脾胃，益肾养精的作用。可防治咳嗽、便秘、腹胀、食欲不振、耳鸣、腰膝酸软等。

3.枣茶

红枣10枚，加水煮烂，放入红糖，兑入红茶水后1次服下。有益气补血、健脾和胃的作用，尤宜于婴幼儿和中老年服用。

六、药茶健脾胃

（一）腹泻

1.取金银花10克，黄连5克，甘草、玫瑰花各6克，装入茶杯中，加入沸水300毫升左右，泡1个小时后即可当茶饮服。

在1日内饮完，每日1剂。本药茶有清热解毒、行气止痛、固肠止泻之功。适用于急、慢性肠炎，痢疾、泄泻等。

2.取乌梅6克，防风7克，当归8克，白糖适量。先将乌梅洗净，再与防风、当归、白糖一同放入茶杯中，用沸水冲泡1个小时后，即可当茶饮服。不拘次数，频频饮用，在1日内饮完。本药茶有收敛生津之效，适用于过敏性肠炎所致的泄泻。

（二）纳差

1.柠檬茶

苹果50克，榨汁；红茶3克，沸水冲泡，兑入苹果汁。柠檬1个（洗净切片），取2～3片放入杯中，加白糖，浸泡15分钟，代茶饮。功能醒脾开胃，祛暑生津。用于消化不良、暑热烦渴及冠心病、高血压。

2.萝卜橙汁

白萝卜50克，橙子1个，榨汁，将两汁混合，加白糖搅匀，代茶饮。功能开胃消食，理气化痰。用于食欲不振、食积不化及咳嗽痰多、胸闷不舒。

3.山楂银耳茶

山楂50克（洗净）加水煎煮，煮沸后加水发银耳25克，稍煮凉后，代茶饮。功能健脾和中，开胃消食。用于食欲不振、食积不化及冠心病、高血压。

4.乌梅汁

乌梅100克，榨汁，加水适量稀释后即可饮。功能健脾消食，生津止渴。用于夏季食欲不振、脘腹胀满、咽干口渴。

（三）胃痛

1.绿梅茶

绿萼梅6克，绿茶3克，沸水冲泡，频服。功能疏肝理气，和胃止痛。用于肝气胃痛、牵连两胁、脘胀不舒、不欲饮食。

2.梅花茶

白梅花10克，沸水冲泡，代茶饮。功

能开胃解郁，理气散结。用于肝胃气滞之胃脘疼痛、脘闷嗳气、纳谷不馨及梅核气、瘰疬。

3. 香橼茶

香橼片6克，研粗末，沸水冲泡，代茶饮。能疏肝理气，和胃止痛，用于肝胃气滞之脘腹胀痛、嗳气呕恶、食少纳呆及咳嗽痰多。

4. 陈皮红枣饮

红枣5枚（洗净去核），陈皮10克，加水煎煮取汁，加白糖，代茶饮。能健脾和中，暖胃止痛，用于脾胃虚寒之胃脘隐痛、恶寒喜暖、呕恶便溏。

5. 山楂麦芽饮

山楂15克，炒麦芽10克，加水煎煮取汁，加红糖，代茶饮。能消食化积，和胃止痛，用于食积不化、胃脘胀痛、嗳气厌食、大便酸臭。

（四）呕吐

1. 紫苏叶茶

紫苏叶10克，加水煎煮取汁，代茶饮。能解表散寒，行气止呕，用于脾胃气滞及风寒外感之恶心呕吐、胸闷不舒、发热恶寒、头痛鼻塞，以及进食鱼蟹引起的腹痛、呕吐、泄泻。

2. 竹沥羊乳饮

羊乳200毫升，煮沸后加竹沥汁20毫升，蜂蜜及韭菜汁各10毫升，搅匀饮。能滋阴益胃，降逆止呕，用于胃阴不足之呕吐恶心或干呕时作、口干口渴、心烦失眠。

3. 生姜乌梅饮

乌梅10克，加水煎煮，加生姜汁10毫升，加白糖，代茶饮。能健脾和胃，降逆止呕，用于脾胃虚弱之恶心呕吐、食欲不振、胃寒隐痛及泄痢。

4. 萝卜叶汁

萝卜叶20克，加水煎煮取汁，代茶饮。能消食化积，和胃止呕，用于食积不化之恶心呕吐、脘腹胀痛、不欲饮食。

5. 甘蔗汁

甘蔗200克，榨汁，加水适量饮。能清热生津，降逆止呕，用于热病津伤之反胃呕吐、心烦口渴及干咳痰少、大便燥结，具有清热、去积、消炎、降血脂、减肥等多种功效。

七、红花泡茶防老年病

医学界认为，人体内的活性氧有比氧更强的氧化作用，能生成过氧化物损害细胞膜，从而引发种种与衰老有关的疾病。日本山形县医药专家平松绿从维生素C和绿茶具有的抗氧化作用联想到，红花含有赤色色素和类黄酮，可能有相似的作用。经其研究发现红花能消除人体内的活性氧，可以预防脑梗死和老年痴呆等老年病，可以用来制造预防老年病的食品。

国内专家认为，用红花预防老年病，可每天用红花3～6克，冲泡，代茶饮用。

八、善用药茶治外感

（一）感冒

1. 荆苏姜糖饮

荆芥、紫苏叶、生姜各6克，洗净切细丝，沸水冲泡，加白糖，代茶饮。能疏风散寒，和胃止呕，用于风寒外感之头痛、恶寒、发热，伴有恶心呕吐。

2. 银花薄荷茶

金银花、薄荷叶各5克，绿茶3克，沸水冲泡，凉后饮。能疏风解表，清热解毒，用于风热感冒之头痛目赤、咽喉肿痛。

3. 贯众蓝根茶

贯众、板蓝根各10克，加水煎煮取汁，代茶饮。能清热解毒，清咽利喉，用于风热感冒、流行性感冒、痄腮。

（二）咳嗽

1.雪梨汁

雪梨 2 个（洗净去皮），榨汁，百部、百合各 10 克，加水煎煮，取汁，凉后饮。能清热利肺，止咳化痰，用于支气管炎、百日咳。

2.川贝桑叶饮

川贝母 6 克，桑叶 10 克，加水煎煮取汁，加冰糖溶化后代茶饮。能清热润肺，止咳化痰，用于支气管炎及风热感冒之咳嗽咯痰，或痰少不易咳出。

3.杏仁菊花茶

杏仁、菊花各 10 克，加水煎煮取汁，代茶饮。能清热润肺，疏风止咳，用于干咳痰少、发热、头痛。

（三）咽痛

1.大海瓜子饮

胖大海 2 枚，生冬瓜子 15 克，加水煎煮取汁，代茶饮。能清咽利喉，消肿通便，用于咽干口渴、咽喉肿痛及便秘。

2.白萝卜汁

白萝卜 200 克，榨汁，加冰糖，代茶饮。能清热利咽，生津止渴，用于热病咽干口渴。

3.参梅饮

人参 3 克，切片；乌梅 10 克，沸水冲泡，加白糖，代茶饮。能益气养阴，生津止渴，用于咽干口燥、烦渴欲饮、神疲乏力。

4.玉石饮

玉竹、石斛各 15 克，沸水冲泡，代茶饮。能清热养阴，益胃生津，用于咽干咽痛、声音嘶哑、口干口苦。

（四）暑热

1.金银花露

鲜金银花 200 克，经蒸馏后收集蒸馏液即可饮用。能清热解毒，消暑止渴，用于暑热口渴、热毒疮疖。

2.苦瓜茶

苦瓜 50 克，榨汁；绿茶 3 克，沸水冲泡，凉后兑入苦瓜汁饮用。能清热解毒，消暑除烦，用于暑热烦渴、暑湿泄泻、小便不利。

3.百合绿豆饮

百合干 15 克，绿豆 20 克，加水煎煮，再加白糖煮熟，代茶频服。能清热消暑，清心除烦，用于暑热口渴、心烦失眠、小便不利。

4.双叶茶

鲜荷叶 15 克，鲜竹叶 10 克，切碎，加绿茶 3 克，沸水冲泡，频饮。能清热解暑，利尿除烦，用于暑热烦渴、小便不利、口舌生疮。

5.西瓜西红柿汁

西瓜、西红柿各 200 克，榨汁，加白糖搅匀，代茶饮。能清热解暑，凉血利尿，用于暑热口渴、食欲不振、小便不利、大便秘结。

九、其他常用药茶

1.将 5 种具有利尿、清热、解毒、除脂功效的植物混合，它们分别是加工过的枸骨叶冬青、香芹、茴香、芦笋和野芹菜，每样取 30 克，加入 1 升水，沸煮 10 分钟，再过 10 分钟即可倒出饮用，每天可喝 3～4 杯。

2.取 60 克加工过的枸骨叶冬青（它具有良好的利尿、解毒功效），加入 1 升水，沸煮 10 分钟，再过 20 分钟后滗出，每日喝 2～3 杯。此药茶可预先煮好备用，但不要重复加热，以免破坏疗效。这种药茶富含钾、钙、镁等矿物质，没有任何不良反应。

3.荨麻是一种利肝、利胆、利肾的植物，它富含矿物质及维生素 C。取它的 25 克叶子及 25 克根茎，加入 1 升水，沸煮

2 ～ 3 分钟，再过 20 分钟后滗出。每天可多喝几次。

4.球果紫堇是一种具有利尿、滋补功能的植物，而朝鲜蓟有调节肝功能的奇效，两者结合能促进胆汁分泌，从而有效地去除脂肪。将 10 克全枝球果紫堇和 10 克朝鲜蓟叶子混合在一起，加入 1 升水，沸煮 10 分钟，再过 20 分钟后滗出，每天喝 2 ～ 3 杯。

5.海藻植物因富含碘，而对甲状腺病患者十分有益。可用海藻加水沸煮 10 分钟，再过 10 分钟后滗出，每天喝 2 ～ 3 杯。不过，要注意的是，每天最多不要超过 4 杯，以免适得其反。

6.取一把葡萄树叶和黑茶藨子树叶，加 1 升水，沸煮 5 分钟，再过 3 分钟后滗出，每天喝 2 ～ 3 杯。此茶具有较强的增强体力的功效。

7.茴香是我们所熟悉的，它味似甘草，具有理气和助消化的功效。因此，饭后喝上一杯茴香茶颇有益处。制作方法十分简便，只要将 30 克茴香加 1 升水，沸煮 5 分钟，再过 10 分钟后滗出即可。

8.蜜蜂花属植物具有很强的提神醒脑作用，而黑茶藨子富含天然维生素 C，将这两种植物混合制成药茶，具有抗疲劳的效果。

第四节　五谷杂粮养生茶

一、麵糊茶

（一）鹰嘴豆酱泥

中东美食——霍姆斯酱（hummus），又名鹰嘴豆酱，是阿拉伯餐厅里必不可少的一道菜。而这种不需要太多加工、少油少糖、营养丰富的东西，已经挤进了最流行的健康食品行列。不论是涂抹在面包上，或者用蔬菜蘸食都很美味。很多阿拉伯人用皮塔饼蘸着鹰嘴豆泥吃，是一顿最常见的饭餐。豆泥的味道酸中带咸、醇和甘香，用来配香味的主食会增加出很多与众不同的味道。

霍姆斯酱的制作步骤：

1.鹰嘴豆加水浸泡 12 小时以上，泡发至 2 倍大，洗净。

2.把鹰嘴豆、酸奶、芝麻酱、盐、胡椒、孜然加入破壁机桶，挤入半个柠檬的柠檬汁和 600 克水。

3.选择米糊程序，边加热边搅拌，直至拌煮成泥。

4.欧芹切碎，红辣椒切片。

5.倒出做好的酱，用勺子旋转压出造型。

6.装饰上煮熟的鹰嘴豆和红辣椒，撒上欧芹碎，淋上 2 勺橄榄油。

7.撒上甜椒粉和孜然粉，即可享用。

（二）回回油茶

回族的油茶携带方便，易于贮存，卫生安全，使用方便，经济实惠。当回族群众出门远行时，都会背上油茶，是出门经商、旅游的方便食品。过去，回族群众出门最发愁的是吃饭难。在遥远的旅途中，无论是赶脚，还是坐车，吃饭极不方便。特别是到南方沿海各大城市，因回族人口少，有时跑一天还找不到一个清真饭馆。为了适应这种经常出门的需要，回族便养成吃油茶的习惯。

油茶，回族俗称"肉面子"。制作方法比较简单，先准备好优等粉面及羊肉碎末或牛骨髓油。炒时，锅里先放适量香油，将肉或油下锅炒八成熟，再放入面粉、五仁、盐和香料，用小火将面炒到颜色由白变黄即可。食时，在碗内或缸子内放一两左右油茶，然后用滚烫的开水冲一下即可。

回族的油茶，色黄味香，冲后碗内没有疙瘩，一般可保存 2～3 个月不变质，即使在炎热的夏天也不会发霉。回族不仅出门带油茶，平时吃早餐时有的也吃油茶，有的回族在斋月封斋时来不及做饭或怕麻烦时，就用油茶代替。现将油茶的制作方法介绍如下：

【主要原料】面粉、牛骨髓油、杏仁、花生仁、胡桃仁、松子仁、芝麻。

【辅料】盐、五香粉。

【做法】

1. 准备好食材，面粉、五仁、黑芝麻、盐、五香粉。

2. 待锅加热以后，放入牛骨髓油化开，再放入面粉，不停地翻炒。火量自己控制，不要让面焦了。不停地让面粉翻滚，使受热更均匀。

3. 翻炒到微微变色，加入五仁继续翻炒，之后加入黑芝麻。

4. 取出放凉备用，饮用时可加一点盐，不用太多。冲水喝的时候也可以加糖或蜜。

5. 放一勺面茶在碗中，用热水冲泡，不停地搅拌，直至搅匀，即可食用，老人小孩最宜。

（三）糊糊

糊糊是百姓饭桌上常见的饮食，虽难登大雅之堂，但还是饱含着岁月的痕迹，或渗透着过往的味道。糊糊不能用来招待客人，只能自己吃和家人吃。只要看到饭桌上有糊糊，就知道今天无人来打扰，从而就弥漫出一种微小、却真真切切的温馨和浪漫。糊糊，像音符衔接的小曲，像彩线编织的手绢。通过养生专家们的解读，更加让人钟爱，同时也打开了我们的眼界：

1. 糊糊食材

糊糊的主料是谷类和豆类，谷类包括小麦、小米、玉米、荞麦、薏苡仁、黑米、燕麦等；豆类包括大豆、小豆、黑豆、红豆、绿豆等。配料就更多了，如坚果，包括黑白芝麻、花生、核桃、枣粉等；蔬菜包括紫薯、山药、南瓜、小白菜、菠菜等；菌类有蘑菇、木耳、银耳等；也可以加肉末、皮蛋、牛奶等，甚至还有很多发烧友，选用药材配制：枸杞子、阿胶、莲子、百合、杏仁、何首乌、党参、当归、葛根等。可谓种类繁多，万紫千红。

2. 各类谷物功效

（1）核桃、莲子、怀山药、糙米、小麦、小米、高粱、白芝麻：提高免疫力，促进大脑发育，增强肠胃消化吸收功能。

（2）黑芝麻、薏苡仁、莲子、怀山药、燕麦、黑米、糙米、黑豆、小麦：补充每日所需植物蛋白、矿物质、微量元素，平衡膳食，促进健康。

（3）核桃、南瓜子、黑芝麻、枸杞子、怀山药、黑米、黑豆、粳米、黄豆、糙米：滋阴补肾。

（4）黑米、黄豆、糙米、红米、燕麦、玉米、花生、黑芝麻：通便排毒。

（5）小米、莲子、芡实、小麦、糙米、黄豆、燕麦、黑芝麻：养心安神。

（6）核桃、黄豆、糙米、小米、燕麦、荞麦、小麦、玉米、花生、黑芝麻：补脑益智。

（7）薏苡仁、芡实、玉米、小麦、糙米、黄豆、荞麦、小米、花生、黑芝麻：健脾开胃。

（8）薏苡仁、绿豆、芡实、红豆、黄豆、黑豆、小米、小麦、黑芝麻：清热祛湿。

3. 糊糊的种类

糊糊的种类，或者叫糊糊的搭配。食材的多样化，主料和配料的相互搭配，就构成了好多种类的糊糊，且每种都能独具特色。

看糊糊的名字，就大致知道糊糊的构

成或搭配。如按主料命名的单一糊糊，玉米糊、薏苡仁糊；与配料混合的红豆薏苡仁糊、豆浆燕麦糊等；再如，某某紫薯山药糊、核桃枣粉某某糊、玉米某某牛奶糊、某某枸杞银耳某某糊等，你在家里没事，可列出几十、儿百种来。

4. 糊糊食疗原则

（1）热性体质特征：身常发热，喜欢吃冰凉的食物或饮料；脾气较差且容易心情烦躁；经常便秘或有粪便干燥现象，尿液较少且赤黄；喜欢喝水，但仍觉口干舌燥；舌苔偏红且有厚厚的舌苔；满脸通红，面红耳赤。建议多食大麦、小麦、荞麦、绿豆、薏苡仁等。

（2）实性体质特征：身强力壮，肌肉有力；活动量大，声音洪亮，有精神；脾气较差，心情容易烦躁；小便呈黄色，量不多，且有便秘现象；舌苔厚重，有时会口干口臭；对气候适应能力强，不喜欢厚重衣物；呼吸气粗，容易腹胀；抵抗疾病的能力较强，常常觉得闷热、烦躁不安、失眠。建议多食薏苡仁、绿豆、茯苓、茨实、莲子等。

（3）寒性体质特征：怕冷、怕吹风且手脚冰凉；喜欢喝热饮、吃热食；脸色苍白，唇色淡；不常喝水，但也不觉得口渴；常有腹泻，且经常小便，但颜色淡；常感到精神虚弱且易疲倦；舌头颜色呈淡红色；女性的月经常迟来，多血块。建议多食燕麦、红豆、黑米、核桃、杏仁、红枣、枸杞子、何首乌等。

（4）虚性体质特征：精神萎靡不振，说话有气无力，身体久病且虚弱；舌质嫩，且苔少甚至无苔，脉象细而无力。建议多食红豆、糙米、黑米、芝麻、核桃、红枣、枸杞子等。

5. 糊糊养生

在养生节目里，在养生书架上，经常听到或看到关于糊糊养生的内容。根据添加的食材性质，可配伍出很多有食疗作用的糊糊。诸如明目清肝、健脾养胃、养心安神、益肾健脑、生津益气、补血养颜、强心乌发等，如果你搭配不好，就得学点养生知识。比如，糖尿病患者不建议吃"细粮"糊糊，怕血糖升高过快。其实以杂粮为主的糊糊，很安全。

（1）按功效分类

安神助眠方：莲子、茨实、红枣、黑芝麻。

健脾开胃方：怀山药、荞麦、红枣、薏苡仁。

通便排毒方：燕麦、荞麦、怀山药、黑芝麻、糙米、葛根。

补脑益智方：黑芝麻、核桃、南瓜子、银杏。

肾虚补肾方：枸杞子、黑豆、何首乌、茨实、南瓜子、核桃、黑芝麻。

清热祛湿方：茯苓、薏苡仁、莲子

清火利尿方：薏苡仁、怀山药、茯苓、茨实、黑芝麻、榛子、红莲子、燕麦。

益气健脾方：糙米、红莲子、燕麦、茯苓、枸杞子、核桃、黄豆。

镇静催眠方：酸枣仁、核桃、芝麻、莲子、黑米、怀山药、燕麦。

养肝明目食疗配方：枸杞子、黑米、怀山药、绿豆、黑芝麻、核桃、胡萝卜粉。

润肺止咳方：黑芝麻、莲子、怀山药、杏仁、核桃、荞麦、百合。

儿童营养方：怀山药、核桃、黑芝麻、麦芽、山楂、莲子。

八宝粉：山楂、腰果、糙米、黑芝麻、黑米、燕麦、红枣、怀山药（开胃健脾、宝宝配方）。

（2）按颜色分类

红色食材：红豆、枸杞子、大枣（喜欢甜食的亲可加冰糖一起打制）。

黑色食材：黑米、黑豆、黑芝麻。

黄色食材：小米、南瓜。

紫色食材：紫薯。

6. 糊糊做法

糊糊的做法大体上分两种，一种是粉料用凉水调开，倒入沸水冲成糊；另一种是米料放入打糊机中，打碎煮开成糊。配料先放还是后放，要看配料的性质，和做饭做菜的道理相通，比如蔬菜要切碎、后放等。

豆浆机打制的配方可以参考以下几种：

（1）红豆、枸杞子、大枣、糯米（喜欢甜食的可加冰糖一起打制）。

（2）黑米、黑豆、黑芝麻、糯米、冰糖，一同打制。

（3）小米、南瓜、冰糖，一同打制。

（4）紫薯、薏苡仁、大米、糯米、冰糖，一同打制。

糊糊富含优质植物蛋白和钙，健脾开胃，帮助消化，易于吸收，营养均衡，微酸适口，可增进食欲。

二、五谷杂粮养生茶

五谷杂粮是营养丰富的食物，五谷杂粮养生茶是一种由单种或者多种五谷杂粮研磨成粉，或其他茶叶一起浸泡，具有多种养生功效。

（一）活血补身茶

经期后期或经量少时，可饮用此茶饮作为呵护虚弱身体之用。

配方：黑豆100克，苏木10克，红糖适量，水700毫升。

制法：黑豆以水略洗，沥干备用。锅中加入黑豆、苏木及水，炖煮至黑豆熟透后，捞除苏木及黑豆。再加入红糖，搅至溶化后即可饮用。

功效：黑豆是防老抗衰黑武士，对防老抗衰、治腰膝疼痛及乌发、补肾有十分

卓越的功效；营养价值与黄豆相当，药用价值却高于黄豆，是豆类家族的明星！

饮用宜忌：有嘌呤含量高与质地较硬、不易消化的特性。尿酸高或有痛风症状者，消化功能差的人，不宜食用过多。

（二）补血养生茶

面有菜色的人，天天喝一杯此茶，半个月后还你一脸好气色。

配方：绿豆、红枣各30克，红糖适量，水500毫升。

制法：将绿豆、红枣洗净，沥干后和水一起入锅中；以大火煮滚后转小火，煮至豆烂后，调入红糖拌匀，滤渣取汁后即可饮用。

功效：绿豆是清凉解渴绿尖兵，药用历史悠久的绿豆，其清热消暑、利尿与明目降压、润喉止渴的作用，对消除中暑、食物中毒与小便不利等症有益。

饮用宜忌：绿豆性凉，脾胃虚寒与有腹泻的患者不宜食用；也因容易导致胀气，所以消化不良者宜适量食用。

（三）消炎明目茶

想要消除因急性结膜炎所带来的兔宝宝眼，就用这款茶饮来轻松解决吧！

配方：黄豆30克，桑叶15克，水700毫升。

制法：将桑叶、黄豆洗净沥干，和水同入锅中，先以大火煮至沸后，再转小火慢慢熬，至软烂即可离火，滤渣取汁后即可饮用。

功效：黄豆是植物中的"肉类"。黄豆中的卵磷脂与多种维生素对人体有益，可改善心血管疾病与妇女性更年期症状、老年痴呆症等；而其因富含蛋白质，更被誉为"农地里长出来的肉类"！

饮用宜忌：黄豆含较高嘌呤，故痛风或尿酸过高都不宜大量食用，若痛风发作时应忌食，且黄豆较不易消化应避免过量

食用。其中含有胃蛋白酶抑制剂，会引起恶心、呕吐、腹泻，煮熟后再食用较好。

（四）益肝解毒茶

餐前饮用一杯香甜的红豆花生茶饮，可有清热解毒、缓和慢性肝炎的效用！

配方：红豆50克，带皮花生25克，红枣、红糖各15克，水700毫升。

制法：将红豆、带皮花生洗净、沥干，红枣洗净以温开水浸泡约10分钟后备用。锅中加入水，红豆及带皮花生，以小火炖煮一个半小时。再加入红枣、红糖拌匀，再炖30分钟后，即可滤渣取汁，倒入杯中饮用。

功效：红豆是利尿补血红骑士，能利尿消肿，常被用来作为减肥食材；加上补血的卓越功效，除了对妇女经期有益，更可让气色盈润，让你不擦腮红也漂亮！

饮用宜忌：红豆药性平缓，要治疗水肿应长期食用才可看见效果；也因有利尿作用，所以尿多之人应适量食用。若想使水肿与利尿的效果更加显，则应用较细长的药用赤小豆。

（五）消斑补脏茶

每天喝这道茶，可使雀斑变淡，并滋润肝肺，让你从内到外，近乎完美。

配方：黑芝麻、核桃仁各30克，牛奶、豆浆各200毫升，蜂蜜适量。

制法：将黑芝麻和核桃仁略洗、沥干后，放入研钵磨成细末；牛奶、豆浆放入锅中煮热。将磨好的细末加入牛奶豆浆中混匀，再拌入蜂蜜调匀后，即可饮用。

功效：芝麻是美肤抗衰小斗士。芝麻依种子颜色可分为白芝麻、黑芝麻、金芝麻（黄褐色）等品种，但效果皆大同小异：小小身躯中所含的多种不饱和脂肪酸、维生素E与卵磷脂，都可在人体中发挥大大的功效。

饮用宜忌：因性燥热，所以有燥热性咳嗽、喉咙肿痛，或皮肤痒、牙痛、肠胃炎的患者都不宜食用。

（六）脾胃保健茶

该道茶饮具有健脾胃的效果，适合食欲不振、脾胃虚弱的现代人饮用。

配方：松子2颗，花生5颗，核桃3颗，乌龙茶2克，热开水250毫升。

制法：将松子、花生、核桃洗净，沥干备用；花生炒熟后去皮；壶中放入乌龙茶，以热水略洗，去杂质后倒除水分备用。研钵中入炒熟花生、核桃、松子，将之研磨成细末。将研磨好的细末加入装有乌龙茶的壶中，注入热开水，静置2分钟即可装杯饮用。

功效：松子是长生不老妙药，自古就被称为"仙人之果"。其滋养、长寿、美肤的作用为大家所传颂；近代也因发现其含有丰富植物性蛋白质、脂肪及维生素E，可抗老、防癌、增强身体抵抗力，而更受到世人喜爱。

饮用宜忌：因松子热量高，故欲减重的人宜避免，而有腹泻或咳嗽的患者也不宜食用。《本草从新》也指出，脾虚便溏、肾亏者不宜食本品。

（七）补中益气茶

有食欲欠佳与体气虚弱等症状出现时，可以用这道茶饮用调养身体。

配方：薏苡仁25克，黄芪10克，生姜6克，党参、红枣各5克，水500毫升。

制法：将薏苡仁、生姜、红枣洗净。锅中放入薏苡仁、黄芪、生姜干炒至黄后，入研钵磨碎备用。保温壶中加入所有茶材与沸水，焖泡约5～10分钟后，滤除茶渣即可饮用。

功效：薏苡仁是美白降压好伙伴。原产于东南亚、并有多种功效的薏苡仁，有降低血糖、利尿、消肿与治疗风湿病及神经痛的效果，并能改善肌肤粗糙、使肌肤柔嫩，是利于女性保养的食材。

饮用宜忌：薏苡仁有抑制受精卵生成与兴奋子宫的作用，所以孕妇应尽量避免食用。本品缓和，宜长期服才可见效果。

（八）解热缓咳茶

一杯暖暖香香的杏仁茶，为你缓和感冒时所产生的喉干与流鼻涕等不适症状。

配方：杏仁、桑叶、菊花各 10 克，白砂糖适量，开水 500 毫升。

制法：将杏仁、桑叶、菊花略洗，沥干备用。锅中加入水煮开，放入洗好的茶材，续滚后，加入白砂糖调匀，过滤后即可饮用。

功效：杏仁是滋补平喘良药，有甜苦之分。苦杏仁需咨询过医师后作为药用，甜杏仁则作为食材，但皆有润肠通便、滋补、平喘、润肺的作用。平时不妨经常食

用，可让皮肤柔嫩光泽！

饮用宜忌：为避免肥胖现象产生，不宜过量食用。

（九）传统柚子养生茶

柚子养生茶制法如下：

1. 先把柚子最上端四分之一处的皮割断。

2. 把这个盖子一样的柚子皮取下来，保持完好。

3. 把余下的柚子皮捏松软，把柚子瓤整体取出来。这个需要手劲大一点。柚子瓤整体取出来，依然是可以吃的美味水果。

4. 将茶叶装入柚子壳中，越紧实越好。

5. 把盖子封好，还原成一个完整的柚子。

6. 捆绑很关键，先横竖十字捆绑，再左右米字捆绑，捆成一个八瓣南瓜形状。

第六章　盐疗与醋疗

第一节　盐　疗

一、盐疗起源

早在二战期间，德国城市恩内佩塔尔的居民便将克鲁特盐洞当作防空洞。神奇的是，他们发现每次袭击时，在里面待着的人很少咳嗽，而且呼吸更畅顺了。后来经证实，当时利用盐洞作防空洞的许多患哮喘、慢性支气管炎和其他呼吸道疾病的人都被治愈了，而健康者的免疫力得到加强，不再感冒了。欧洲人很早就将特别诊所设在盐洞中，以减轻病人的呼吸问题，这种疗法被称作"洞穴治疗"。

以色列人也推出了一种用盐来治疗呼吸道疾病的方法，接受治疗的患者们普遍感到病情有所缓解。以色列人凯斯滕巴姆的儿子在出生后不久就频频感染上呼吸道疾病。为此，他带着孩子看了不少医生，也尝试了多种疗法，但效果却不怎么明显。最后，他想到了古老的"盐疗"。所谓"盐疗"，就是让患者呆在一间用盐建成的房屋中。由于盐可以吸收空气中的水分，而在干燥环境下，盐块还会分解成颗粒极小的盐粒，患者在这种环境下，通过呼吸可以缓解因哮喘和过敏等引发的呼吸困难的症状。由于儿子接受治疗后感觉效果不错，

凯斯滕巴姆决定将"盐疗"引入以色列国内，如今凯斯滕巴姆的"盐疗"诊所共有15座用巨型盐块搭建的房间，一般患者只要每周来到这里做2次治疗就可以了。盐疗诊所的开办受到了人们的普遍欢迎。

二、盐疗机理与功用

（一）盐疗机理

盐洞疗法是利用盐石和来自死海、喜马拉雅及其他地方的盐来帮助病人改善呼吸、加速身体康复、增强营养吸收和保健。盐洞内包含硒、碘、钙、钾、镁，许多来自世界各地的天然盐中也含有许多微量元素。盐洞的目的就是获得并保持一种理想的微气候，这种微气候环境温度、湿度、离子成分稳定，富含对人体有益的微量元素。如果把有支气管疾病，哮喘等疾病的患者关在一个用盐盖的房子里待上1小时左右，就能够缓解等病状，效果很明显。1周2次能清肺化痰等。

经加热的矿物盐对人体有极大的益处，可以有效改善室内空气质量，带给我们洁净的空气和健康的呼吸，能有效改善哮喘等呼吸系统疾病，改善情绪波动、抑郁、慢性疲劳，缓解精神紧张状况等。通过埋盐、盐袋热敷来软化皮肤角质层，深层清洁肌肤，祛除多余油脂和老化的角质层，促进皮肤新陈代谢。盐疗还可以对皮肤起到消炎、杀菌、快速治愈小伤口的作用，

令肌肤柔滑细嫩。对于风湿性关节炎患者，可使其血液中硒、锌的浓度有所降低，减少疼痛，缓解病情。

（二）盐疗功用

1. 消除疼痛和寒凉

在入浴之际，将自然盐涂抹在有寒冷和疼痛感的关节处，然后进行充分的按摩。除了每晚入浴时之外，每日早上也可固定做一次盐按摩。半个月后会开始有所好转。

2. 美容减肥新时尚

用沐浴盐沐浴已成为世界美容的最新时尚，因为沐浴盐具有消除疲劳和美容的功能。使用时也非常简单：在浴缸内的热水中加进一些沐浴盐，就能达到满意的美容护肤效果。有盐疗功能的汗蒸房也可让您在不知不觉中调节体内酸碱平衡，美容养颜，减肥排毒，改善肌肤环境等。让您如临森林、瀑布般清新惬意。

3. 放松精神加减压

是否觉得因为忙碌的工作，而累到有点腰酸背痛？是否觉得这段时间股市的大起大落，搞得人的神经紧绷？那么，就来体会盐疗，可以有效舒缓您的情绪，缓解疲劳。

三、适用群体与场所

（一）适用群体

盐疗屋的适用群体非常广泛，它可以适用于不同年龄段的顾客，即使是儿童和孕妇也可以使用。使用盐疗屋能让运动员和重体力负荷的人得到很好的恢复，一个疗程需要 45 ～ 50 分钟。在治疗过程中，顾客躺在沙发上，听着节奏缓慢的音乐，四周是暗淡的灯光，这些因素对人们的精神有很大的帮助，能让人感觉到全身充满了新的能量，慢慢安静下来，拥有一个好心情，同时还能降低血压，深化和减缓呼吸，集中注意力，延缓皮肤的衰老，抚平皱纹。

（二）适用场所

开设一间独立的盐疗屋可以选择门面、购物中心、地下商场、旅游场地、居民小区等地，可以为人们提供这种养生服务，为儿童提供活动场所，为众多患有呼吸系统疾病并希望得到疗养的朋友提供场所。

在桑拿馆、沐浴场馆、会员俱乐部的部分休息场所建成盐屋，增加整体多样性，提高会馆的档次和设点。

美容院、足浴馆建设成盐屋，让客人在按摩、美容的同时进行呼吸、疗养。

在瑜伽馆等健身场所铺设这样的盐屋，更利于呼吸系统的通畅。

医院、诊疗所可设置盐屋儿童活动区，让孩子游玩的同时进行呼吸疗养。

第二节 食盐应用

人类离不开盐，食盐是日常生活中不可缺少的一种物品。人类身体功能不健全就会生病，这是由于体内的新陈代谢作用异常，免疫力减退之故，而调控这些作用的重要物质之一正是食盐。

食盐可分解食物，并促使体内的废物排泄出体外，动物的血液中都含有盐分，它的功能是使血液获得净化，并且可促进各个组织的正常活动；但若摄取盐分不当，新陈代谢作用就会异常而产生各种疾病，可见食盐对我们人体的重要性；此外，盐分能溶解血管壁上的污秽物质，并具有防止血管硬化的作用，还能防止血管老化。

盐分为海盐、赤盐、井盐、岩盐等类，对于诸病症均具有治疗效果。佛教医学里也有用食盐作为药物的记述。有一次，一位僧侣患了感冒，师父利用盐使其发汗，让那位僧侣服用赤盐（人造盐，也就是现在的食盐）和白盐（自然盐）而治愈了感冒。

关于盐的效用，在印度医学书籍上曾有这样的记载：岩盐能增进食欲，帮助消化，具有强精作用，对眼睛亦有益处；煮沸后的黑色盐很细，也具有香味，能增进食欲，可作为一种健胃剂，并能去痰；掺杂岩盐的黑色盐有刺激性，能促进消化，消除疼痛。所有的食盐都能增进食欲，促进养分的吸收。

当便秘时，在清晨起床后饮用 2 茶杯淡盐水即有疗效；因感冒而为鼻塞所苦时，可用微温的食盐洗净鼻子，如此即可使呼吸通畅，所以说食盐的药效是很广泛的。

一、食盐疗法

食盐疗法是指用食盐治疗疾病的一种方法。食盐含有复杂的化学成分，如氟、钠、碘、硼、氯、硫酸钠、磷酸盐等 30 余种，具有医疗作用。

（一）内服法

内服法是成人每天服 3 次，每次 3 克，开水化服，水量约为 300 毫升，勿使太咸，儿童酌减。

（二）外用法

1. 局部湿热敷法

应用大小厚薄适宜的棉垫蘸 1% 食盐热溶液，敷于患处或相应部位，棉垫上再放一热水袋持续加温，每次敷 30 ~ 60 分钟，每天 2 次。

2. 局部热浴法

如病变在手足部，可用 1% 食盐溶液浸泡。每次 15 ~ 30 分钟，每天 2 次。

3. 热浴法

患者身体病变多处或病变面积较大时，可用 1% 食盐溶液行热水浴，温度以 36 ~ 38℃为宜，隔天热浴 1 次。

二、食盐疗法的应用

我们在日常生活中可以运用的食盐疗法有以下几种：

1. 治疗割伤——准备一小汤匙食盐，再注入一茶杯的清水，搅匀使食盐溶解，用此食盐水冲洗伤口，具有消毒的效果，且能防止化脓现象，并能早日愈合。

2. 治疗流行性腮腺炎——用食盐水漱口即能感到舒适。

3. 治疗虚弱体质——将鱼骨（哪一种鱼都可以）在锅里炒至褐色，磨成粉末（可在捣药用的瓷碗里捣碎）加进芝麻盐，撒在米饭上，每餐食用即能使身体强壮。

4. 治疗神经痛、风湿病、皮肤病——把盐草包投入浴水里再行入浴即有疗效，这是因为在盐草包里所含有的苦汁成分溶解于浴水中而有效果，或在入浴时使用粗盐亦可治疗。

5. 治疗子宫内膜炎——患慢性子宫内膜炎时，可将盐炒热用布包起，置于下腹部使其温暖即可。

6. 治疗月经不调——将芝麻盐磨碎，掺入茶叶中饮用即有效果；在预计月经来潮的两三天前，1 天大约饮用 5 ~ 6 次，效果更显著。

7. 治疗白带——将少量的盐炒热后投入热水中，用此种盐水洗净患部即可。

8. 蛀牙——用盐水漱口，或者是将一碗米饭加入少量的盐搅匀后，沾点水涂于宣纸上，贴在蛀牙的那一边脸颊上，待宣纸干燥后取下来再换一块，反复的替换大约 3 ~ 4 次即能止痛。

9. 治疗慢性鼻炎——可用鼻子吸入盐水清洗鼻腔，再将盐水由口中吐出来，即有治疗的效果，或者可取 1% 的食盐，溶入温水中饮用也有治疗效果。

10. 治疗结膜炎——将茶叶煎煮的浓汁

大约 200 毫升，撒下 1/2 茶匙的食盐，用此种盐茶来洗眼，多洗几次即有治疗效果。

11. 治疗夜尿症——饮用 1 克的食盐泡的盐水，即有治疗的效果。

12. 治疗头痛——在茶叶里加入少量的食盐，待冷至微温时，利用橡皮管以盐茶洗净鼻内，如此即能止痛。

13. 治疗呕吐——将盐炒热后用布袋包起来，置于胃部使其温暖，或是将一小汤匙的食盐溶入 200 毫升的温水中，每次饮用少量也有效果。

14. 治疗痔疮——将一小汤匙的食盐投入 200 毫升的水中搅拌，待其溶解后，在早晨空腹时饮用，若能每天不间断地实行，将能使大便的排泄通畅，痔疮能早日治愈。

15. 治疗胃痉挛——饮用大量的盐水，让胃中的东西全部吐出来，而后绝食一天，从第二天开始摄取米汤即可。

16. 治疗心口疼痛——将芝麻盐投入茶叶中饮用即有治疗效果。

17. 治疗胃弛缓——将盐炒热后，趁热装入布袋里，置于胃部使其温暖即有治疗效果，能使血液循环通畅，消化功能活跃。

三、药盐作用

（一）引药下行，增强疗效

盐咸寒入肾，主沉降，可以增强药物入肾治下之功，如陈皮"治下焦，盐水炒"，同样的药物还有黄芪、附子、薏苡仁、黄柏等。一般的补肾药盐制后能增强补肝肾的作用，如杜仲"补腰肾，盐水炒"，同样的药物还有巴戟天、韭菜子等。

部分药物盐制后能增强疗疝止痛的功效，如吴茱萸"治疝，盐水炒"，同样的药物还有小茴香、橘核、荔枝核等。

部分药物盐制后可增强固精缩尿的功效，如益智仁"盐炒，止小便频数"。

（二）增强滋阴降火作用

盐咸寒属阴，可增强药物清热滋阴的功效，如知母益肾滋阴，"盐水炒泻肾火"，同样的药物还有黄柏等。

（三）缓和药物辛燥之性

盐咸寒属阴，可缓和某些药物的燥性，如补骨脂"性大燥，一法用盐水浸一日，取出晒干，再同盐炒过用"，同样的药物还有益智仁等。

（四）使药物便于粉碎

如云母，"时珍曰：道书言盐汤煮云母可为粉。又云：云母一斤，盐一斗渍之，铜器中蒸一日，臼中捣成粉。又云：云母一斤，白盐一升，同捣细，入重布袋之，沃令盐味尽，悬高处风吹，自然成粉"，盐制云母的目的为便于粉碎；又如吴茱萸"使盐水洗一百转，自然无涎"，盐制的目的是利用高渗作用洗去黏液质。

（五）产地加工，便于防腐

利用盐的防腐、高渗、电解质等理化特性处理药物，使之利于贮存。从清代开始，附子用胆巴水浸泡防腐，如《本草问答》云："四川彰明县采制附子，必用盐腌。"肉苁蓉采用盐腌亦为了便于防腐保存。

（六）其他作用

盐制后能够遏制药物的某些偏性和不良反应，如白垩用盐水水飞"免结涩人肠也"。

四、禁忌证与注意事项

1. 部分病人在治疗开始的 2 ~ 7 天，有的疼痛加重，出现反跳。但于 7 ~ 12 天后，疼痛可逐渐减轻或者消失。

2. 由于盐对胃肠黏膜刺激，有人服后可有食欲亢进，食量增加等。

3. 少数病人在盐疗法施治过程中，可出现肢体异常感，如蚁走感、沉重感、患处奇痒感等。

4.个别病人可有皮疹，但不久即可退去。

5.少数人服用盐后，手掌及足趾有脱皮现象，个别人还可有脱发，但不严重。

6.有的人经盐治疗后，发生腹泻、软便，但坚持服下去，大便就会转为正常。

7.高血压及肾病患者，谨慎使用此疗法。

第三节　醋　疗

醋疗是用食醋进行保健、美容的一种保养疗法。食醋是众所周知的家庭常用的一种调味品，而且还是一种对身体健康有益，具有多种美容作用的佳品。醋中含有醋酸、乳酸、氨基酸、甘油和醛类化合物。

一、食用量及使用方法

如果你在洗澡时，在温热的水中加入少量的食用醋，洗浴后会觉得格外的凉爽舒适。皮肤粗糙的人，用醋与甘油以 5：1 的比例调匀，然后经常搽脸部、四肢皮肤，会使皮肤变得光洁细嫩，皱纹减少。此外，在洗脸时，水中加一汤匙食醋洗脸，然后再用清水洗净，也有美容效果。

蜂蜜中含有大量能被人体吸收的氨基酸、酶及糖类等滋补物质，若与食醋并用，会相得益彰。每日三餐，若能将一些食物蘸醋或拌醋吃下，并在上午十时和下午四时，以蜂蜜二匙冲水一杯服下，一段时间后，你的皮肤会变得柔嫩润滑，皱纹减少。

二、功效

对人体的皮肤有柔和的刺激作用，能促使血管扩张，营养供应充足，使皮肤长得丰润饱满，并能杀死皮肤上的一些细菌，治疗疥癣。

科学研究表明，陈醋含有人体所需的酶、乳酸、氨基酸等化合物，这些成分对人体皮肤有柔和的刺激作用，能使小血管扩张，促进皮肤血液循环，并能杀死皮肤上的一些细菌，抑制和降低人体衰老过程中氧化自由基的形成，使皮肤光润。中国古代医学就有用醋入药的记载，载有"生发、美容、降压、减肥"的功效。

三、临床应用

醋疗在民间有悠久历史，中医认为，食醋性温，味酸苦，具有开胃消食，散瘀消肿，收敛止泻、杀虫等功效。食醋疗法，是指用醋治疗疾病的一种方法。醋，不仅是调味品，而且还可以治疗和预防多种疾病。民间广泛应用，疗效较好。把醋倒入铁盘或饭盒盖中，放于炉火上，通过加热蒸发，称加热蒸发法。亦可将其口服、含漱，或外涂、外敷。

1.呃逆：用食醋 2 汤匙加白糖 1 汤匙，待糖溶解后慢慢饮下，呃逆即止。

2.足跟骨刺：用醋 500 毫升，与威灵仙粉 150 克，煎沸，熏洗足跟，每天数次，连用 1 周为 1 疗程，常可立见功效。

3.皮肤病：取醋涂于患处，每天数次。醋中加入土槿皮治疗各种手足癣，有明显疗效。醋具有抑制真菌生长的作用，常用于各种皮肤真菌感染的治疗。

4.牙痛：用陈醋 50 毫升，花椒 100 克，煎后含漱，可治疗龋齿牙痛。无龋齿者有防龋作用。

5.消除疲劳：在浴池的水中加入适量食醋，洗浴后可解除疲劳。

6.助消化：醋性温和而味酸、无毒，具有下气消食，除胃气，治心腹气痛、产后血晕、痰结、痹证、黄疸、痈肿、口舌生疮、损伤瘀血等。醋在治疗诸多疾病功效中，尤以开胃著称。醋有很强的助消化功能，食欲不振、口淡无味者，饮数口醋以后，可顿觉口内清爽，胃脘舒适。

7.防食物中毒：凉拌菜中加入食醋，除调味外，尚可杀死某些细菌，特别是海产品中的嗜盐菌。海蜇皮中常含有嗜盐菌，人吃了这种海蜇皮后，可引起嗜盐菌食物中毒。吃海蜇皮前如经2%醋溶液浸泡，10分钟后就可杀死嗜盐菌。有人试验，把嗜盐菌放入食醋中，仅1～3分钟就会死亡。

四、禁忌证与注意事项

（一）不适宜人群

醋作为一种皮肤剥脱剂，对皮肤有一定的刺激性。而人的皮肤性质不同，有干性、油性、敏感性等区别，因此做醋疗美容也要因人而异，美容时间的长短应有区别。如果在美容过程中有痛、痒等刺激感，应立即停止。任何美容方法都不可能适用于所有的人。现在日本有一种能检测人皮肤性质的仪器，一般人在做美容前，都用这种仪器确定自己的皮肤是否适合某种美容方法，这种对美容的慎重态度值得我们借鉴。

（二）注意事项

若有严重消化道溃疡者，不宜用醋口服治疗时。

小儿皮肤细嫩，如用醋外涂驱虫时，一定要加水稀释，防止醋的浓度太高，损伤皮肤。

第四节 果醋疗法

果醋是以水果，包括棠梨、山楂、桑椹、葡萄、柿子、杏、柑橘、猕猴桃、苹果、西瓜等，或果品加工下脚料为主要原料，利用现代生物技术酿制而成的一种营养丰富、风味优良的酸味调味品。它兼有水果和食醋的营养保健功能，是集营养、保健、食疗等功能为一体的新型饮品。

一、果醋的功能

科学研究发现，果醋具有多种功能。果醋能促进身体的新陈代谢，调节酸碱平衡，消除疲劳，含有十种以上的有机酸和人体所需的多种氨基酸。醋的种类不同，有机酸的含量也各不相同。醋酸等有机酸有助于人体三羧酸循环的正常进行，从而使有氧代谢顺畅，有利于清除沉积的乳酸，起到消除疲劳的作用。经过长时间劳动和剧烈运动后，人体内会产生大量乳酸，使人感觉疲劳，如在此时补充果醋，能促进代谢功能恢复，从而消除疲劳。另外，果醋中含有的钾、锌等多种矿物元素在体内代谢后会生成碱性物质，能防止血液酸化，达到调节酸碱平衡的目的。

不同品种的果醋还有不同的功效，例如苹果醋、柿子醋可以降三高、软化血管，山楂醋可以消肉积、益智，红枣醋补气血，桑椹醋乌发补肾，玫瑰花醋疏肝解郁，洋槐花醋保肝等，还有很多品种的花果醋都是健康的有机饮品。

（一）降低胆固醇

经常食醋是降低胆固醇的一种有效方法，因为醋中富含烟酸和维生素，它们均是胆固醇的克星，能促进胆固醇经肠道随粪便排出，使血浆和组织中胆固醇含量减少。研究证实，心血管病患者每天服用20毫升果醋，6个月后胆固醇平均降低9.5%，中性脂肪减少11.3%，血液黏度亦有所下降。

（二）提高免疫力

果醋具有防癌抗癌作用，果醋中含有丰富的维生素、氨基酸和氧，能在体内与钙质合成醋酸钙，增强钙质的吸收。果醋中还含有丰富的维生素C，维生素C是一种强大的抗氧化剂，能防止细胞癌变和细胞衰老，还可阻止强致癌物亚硝胺在体内的合成，促使亚硝胺的分解，使亚硝胺在体内的含量下降，保护机体免受侵害，防止胃癌、食道癌等癌症的发生。

（三）促进血液循环、降压

山楂等果醋中含有可促进心血管扩张、冠状动脉血流量增加、产生降压效果的三萜类物质和黄酮成分，对高血压、高脂血症、脑血栓、动脉硬化等多种疾病有防治作用。

（四）抗菌消炎、防治感冒

醋酸有极强的抗菌作用，可杀灭多种细菌。常吃点醋，可以少生病。此外，醋对腮腺炎、体癣、灰指（趾）甲、胆道蛔虫、毒虫叮咬、腰腿酸痛等症都有一定的疗效。

（五）开发智力

果醋有开发智力的作用，果醋中的挥发性物质及氨基酸等具有刺激大脑神经中枢的作用，可以开发智力。

（六）美容护肤、延缓衰老

过氧化脂质的增多是导致皮肤细胞衰老的主要因素，经常食用果醋能抑制和降低人体衰老过程中过氧化脂质的形成，使机体内过氧化脂质水平下降，延缓衰老。另外，果醋中所含有的有机酸、甘油和醛类物质可以平衡皮肤的pH值，控制油脂分泌，扩张血管，加快皮肤血液循环，有益于清除沉积物，使皮肤光润。实践证明，经常食用果醋，能使皮肤光洁细嫩，皱纹减少，容颜滋润洁白。

（七）减肥

长期饮用果醋具有减肥功效。果醋中含有丰富的氨基酸，不但可以加速糖类和蛋白质的新陈代谢，而且还可以促进体内脂肪分解，使人体内过多的脂肪燃烧，防止堆积。

20世纪90年代，在美国、法国等国家的市场上，醋饮料曾经一度受到时尚女性的追捧。以苹果、葡萄、山楂等为原料生产的果醋饮料迎合了现代都市人绿色、健康的消费理念，也同时满足了现代都市女性保健、美容的需求。

二、品种与作用

（一）苹果醋

1. 制作方法

糯米醋300克，苹果300克，蜂蜜60克。将苹果洗净削皮后，切块放入广口瓶内，并将醋和蜂蜜加入摇匀。密封置于阴凉处，一周后即可开封，取汁加入三倍开水即可饮用。

2. 健康功效

（1）保健作用：苹果醋含有果胶、维生素、矿物质及酵素，其酸性成分能疏通软化血管，杀灭病菌，增强人体的免疫力，改善消化系统，有助排出关节、血管及内脏器官的毒素，调节内分泌，具有明显降低血脂和排毒保健功能，对痛风也有一定的疗效。

（2）护肤作用：醋里的大量维生素、抗氧化剂能促进新陈代谢，美白杀菌，淡化黑色素，迅速消除老化角质，补充肌肤养分及水分，活血化瘀，缩小粗糙毛孔，抗氧化，防止色斑生成，美白嫩肤，可令皮肤更光滑细腻。适用于粗糙、日晒严重、油性发黄、色素沉淀等肌肤。

（3）美容塑体：苹果醋有助于消化，可使人体内过多的脂肪转化为体能消耗，使身体最有效地吸收营养、分解脂肪和糖分等，故能控制和调节体重，在对身体有利的情况下进行塑身，两周内就会起到明显的效果。

（4）消除疲劳：苹果醋中所含的丰富

有机酸，可以促进人体内糖代谢，使肌肉中的疲劳物质——乳酸和丙酮等被分解，从而消除疲劳。

（5）预防感冒：苹果醋中含有大量的氨基酸、醋酸等丰富的营养物质，可提高肝脏的解毒和新陈代谢能力，提高身体的免疫力，因此对伤风感冒有一定的预防作用，还能缓解咽喉疼痛不适。

（6）抗衰老：苹果醋中含有的抗氧化物质可以抑制人体中过氧化物的形成，缓解细胞的衰老，有很好的抗衰老作用。

（7）醒酒：苹果醋能解酒、保肝、防醉，酒前一杯可以抑制酒精的吸收，酒后一杯可以解酒防醉，让您迅速恢复清醒的头脑。

（二）柿子醋

柿子醋能降低人体血糖、降低高血压，对儿童也特别适宜，老人喝甚至可以起到延缓衰老的作用。柿子醋还有美容养颜的功效，醋疗对人的皮肤有柔和刺激作用，它能使小血管扩张，增加皮肤血液循环，并能杀死皮肤表面的细菌，使皮肤细嫩、美白、红润有光泽。柿子醋中含有大量醋酸及乳酸、琥珀酸、葡萄酸、苹果酸、氨基酸，经常饮用，可以有效地维持人体内pH 值的平衡，从而起到防癌抗癌的作用。

（三）葡萄醋

制作方法：香醋适量，大串葡萄，蜂蜜适量。葡萄洗净去皮、去籽后放入榨汁机中榨汁，将滤得的果汁倒入杯中，加入香醋，蜂蜜调匀即可饮用。

健康功效：能够减少肠内不良细菌数量，帮助有益细菌繁殖，消除皮肤色斑。此外，葡萄醋内的多糖、钾离子能降低体内酸性，从内缓解疲劳，增强体力。

（四）酸梅醋

制作方法：谷物醋1000 克，梅子1000克，冰糖1000 克。将梅子充分洗净后，用布一颗颗擦干；按先梅子后冰糖的顺序置入广口瓶中，然后缓缓地注入谷物醋。密封置于阴凉处一个月后，便可以饮用。梅子也可以做成腌梅食用。

健康功效：起到减肥、调和酸性体质的作用，坚持饮用可以加速新陈代谢，有效地将体内的毒素排出。帮助消化，改善便秘，预防老化。

（五）香蕉果醋

制作方法：香蕉100 克，去皮后切成薄片；红糖100 克，苹果醋200 克，将三样东西放在一个碗里，然后放入微波炉，功率400 瓦加热30 秒，取出来后把里面的红糖搅匀使之溶化，倒入一个不透光的玻璃瓶内，放置在无阳光直射的地方14 天。

其他用处：做好的果醋可以直接兑水喝，也可以用来凉拌沙拉。最简单的是用西红柿一个，甜椒1/4 个，200 克熟的玉米粒，加入三汤匙果醋就是美味又减肥的色拉了。

（六）柠檬醋

制作方法：白醋200 克，柠檬500 克，冰糖250 克。将柠檬洗净晾干，切片，取玻璃罐，放入柠檬片后加入白醋，密封60天即成。

健康功效：柠檬醋能防止牙龈红肿出血，还可以有效地压制黑斑、雀斑的生长。长期饮用柠檬醋还可以增强抵抗力，让皮肤更加白皙透嫩。

（七）草莓醋

制作方法：谷物醋1000 克，熟透的草莓1000 克，冰糖1000 克。将草莓充分洗净后除蒂部，将草莓和冰糖依次置入广口瓶中，然后缓缓地注入谷物醋。密封置于阴凉处一周后，便可饮用。

健康功效：长期坚持饮用草莓醋可以改善慢性疲劳，缓解肩膀酸痛，还会对便秘有很好的疗效。或许你不知道吧，草莓醋对于抑制青春痘、面疱、雀斑的生长也有很好的帮助。

（八）苏打醋

制作方法：糯米醋 60 克，冰汽水 300克，如果口味需要还可以加入蜂蜜少许。在糯米醋中加入汽水，然后倒入蜂蜜，现冲现饮。

健康功效：苏打醋不但非常好喝，并且有清热解渴，减肥去脂，补充维生素的作用。它可以有效地调节体内酸碱值，增强身体活力，防止身体老化。

（九）玫瑰醋

制作方法：白醋 1 瓶，玫瑰花 20～30朵。将上述材料混合后放在玻璃瓶内，盖紧盖子放置 7 天左右就可以了。醋可以加水直接喝，也可以和蜂蜜混合之后喝，口感酸酸甜甜的很不错。

健康功效：气味清香，是帮助新陈代谢，调节生理功能，缓解生理不顺等不适现象，更有养颜美容的神奇效果，让你轻松拥有粉嫩好气色。

（十）果冻醋

制作方法：将 50 克果冻粉和若干冰糖中加入 250 毫升水，以小火煮溶，边煮边缓缓调匀。将糯米醋徐徐加入拌匀，然后倒入盛有葡萄和椰果果肉的模具中待冷却凝结，冰镇后即可食用。

健康功效：食用果冻醋能够有效促进血液循环、消除疲劳、增强体力，酸甜的口味更能够开胃助消化。

（十一）猕猴桃醋

制作方法：将 1 个猕猴桃去皮，取果肉后，和 1 瓶陈醋、若干冰糖一起放进玻璃罐中密封，待冰糖溶化后即可饮用。

健康功效：富含维生素 A、维生素 C及纤维质的猕猴桃醋，能有效促进人体的新陈代谢，并能防止吃肉后消化不良，营养过剩而导致的发胖。

（十二）菊花醋

制作方法：菊花 50 克，米醋 1000 克，冰糖 300 克。一层菊花一层冰糖放在密封的玻璃瓶中，将米醋倒入，七天后可饮用。

健康功效：具有养肝明目，祛火清肝的作用；对于消炎祛湿，解除头痛昏眩，降低胆固醇与消脂减肥也有非常明显的功效。

（十三）酸奶醋

制作方法：糯米醋、酸奶、蜂蜜若干，数量按自己口味确定。在酸奶中缓缓倒入糯米醋，一边倒一边搅拌。在和醋混合调成稠糊状时，加入蜂蜜调至自己喜爱的甜度即可。

健康功效：酸奶富含牛奶中的蛋白质和钙质，有助于骨骼成长。加入糯米醋后，会进一步利于骨骼吸收钙质。

（十四）樱桃醋

樱桃醋对长期使用电脑的人有保护视力的作用。樱桃里含有丰富的维生素 A 和铁，有助视力的恢复和增加大脑血流量的作用。维生素 A 含量比苹果、葡萄等高出4～5 倍；铁含量也比苹果等水果高出很多，对血红素的提高有很大的帮助。

（十五）西红柿醋

制作方法：红透的西红柿 1000 克（不要选择太大的），清醋 1500 毫升，冰糖少许（约 20 克，也可以选择不加），玻璃罐一个（选择干净、干燥的）。将西红柿洗干净后擦干表面水分，切开后放入玻璃罐中，加入清醋、冰糖，在罐口平铺一张塑料纸密封一周即可。

健康功效：西红柿醋能美体、抗氧化、帮助消化，还可以抑制癌细胞。含丰富的维生素 A、维生素 C、矿物质、叶酸，虽未经煮熟，但经浸泡清醋后，番茄红素一样可以发挥效果。

三、饮用功效

（一）易感冒，晨起喝醋

果醋能提高机体免疫力。果醋中含有丰富的维生素和氨基酸，能在体内与钙质合成醋酸钙，增强钙质的吸收，让身体更加强壮起来，增加身体的抵抗力。醋酸有抗菌消炎的作用，可以预防感冒。对于容易感冒的人来说，可以在早饭后出门前喝一瓶果醋，抵御早晨上班路上的寒冷，尤其是在冬天，可以把果醋加热来喝，这样对胃没有什么刺激，也让醋的消毒杀菌效果更好一些。

（二）下午喝果醋除疲劳

对于上班族来说，果醋是能够消除疲劳的最佳饮品。一般来说，果醋中含有十种以上的有机酸和人体所需的多种氨基酸。醋的种类不同，有机酸的含量也各不相同。它们使有氧代谢顺畅，有利于清除沉积的乳酸，起到消除疲劳的作用。经过长时间劳动和剧烈运动后，人体内会产生大量乳酸，人就会感觉特别疲劳，如果在此时喝上一小瓶果醋，能促进代谢功能恢复，从而消除疲劳。通常下午3点左右的时间，是一天中最容易疲劳的一个时段，在此时喝250毫升果醋，有非常好的解乏效果。

（三）夜晚喝果醋美容

夜晚的时候往往是油脂分泌最旺盛的时刻，尤其是过氧化脂的分泌，在夜晚尤其增多，这也是导致皮肤细胞衰老的主要因素。此外，在晚间的时候多数状态下皮肤的pH值失衡，血液循环不畅，往往有皮肤紧绷或者是干涩的情况。晚上临睡前喝一些果醋会缓解这种情况。果醋中所含有的有机酸、甘油和醛类物质可以平衡皮肤的pH值，控制油脂分泌，扩张血管，加快皮肤血液循环，有益于清除沉积物，使皮肤光润。果醋中含有丰富的氨基酸，可以

促进体内脂肪分解，还能起到减肥的作用。值得注意的是，果醋酸性较大，容易腐蚀牙齿，所以喝完后要漱口，半个小时后才能刷牙。其他美容方法如下：

1. 减轻皱纹

晚上洗脸后，取1勺果醋、3勺水混合，用棉球蘸饱，在脸上有皱纹的地方轻轻涂擦，再以手指肚轻轻按摩一下，洗净即可。这种方法可帮助消除脸部细小的皱纹。

2. 柔嫩肌肤

先洗净脸部和双手，然后浸入加入果醋的温水中洗脸和手，5分钟后换用清水洗净，长期这样做，可让皮肤光洁、细腻。水中加入的果醋量宜少，以水不变色为准。

3. 祛斑褪斑

用果醋捣入中药白术适量调和，密封浸泡一星期。每天洗脸后，擦拭面部长斑的地方，日久可令雀斑逐渐消除、隐退。

4. 驱除倦容

用于盆浴，在温水中加入1～2汤匙果醋，洗澡后不仅能去除皮肤老化的角质层，而且消除疲劳，焕发精神，面部也显得很红润。

5. 抑制头屑

有些女孩子头皮屑多，各种去屑洗发液都不管用。可在每晚睡觉前，用1∶1的果醋和清水在头皮屑生长处涂湿，轻轻揉搓发根部，10分钟以后，用清水洗净。这样做可以抑制头皮屑过多生成，并可以最终根治。用加入果醋的温水洗发也有效果。

6. 黑发亮发

有些女孩子头发枯干没有光泽，用了滋润洗发液也不见效，可在每次以中性洗发液洗发后，再用兑入少量果醋的温水漂洗头发，20分钟后用清水冲洗。慢慢地，头发会变得柔软光泽、乌黑亮丽。

（四）饭桌上别少了果醋

果醋中的酸性物质可溶解食物中的营

养物质，促进人体对食物中钙、磷等营养物质的吸收。果醋中的醋酸还可以增加胃肠蠕动的速度，促进消化液的分泌，提高胃液浓度，从而促进消化，减少食物转化成脂肪的机会。

（五）果醋醒酒效果好

饮酒前后喝果醋，可使酒精在体内分解代谢速度加快，增加胃液分泌，扩张血管，利于血液循环，提高肝脏的代谢能力，促进酒精从体内迅速排出。喝醉了以后可以直接喝一瓶200毫升的凉果醋，酒醉情况可以得到缓解，也可以用果醋泡白萝卜，食用后解酒效果更好。

四、注意事项与不适宜人群

（一）注意事项

1. 避免空腹喝醋

空腹最好不要喝醋，以免刺激产生过多胃酸，伤害胃壁。建议在餐与餐之间或饭后一小时再喝，这样比较不会刺激肠胃，还能顺便帮助消化。

2. 趁鲜饮毕保持活性

天然酿造的原醋最好在要喝以前才加水稀释，稀释后如果不能一次喝完则应放进冰箱冷藏，并趁新鲜尽早喝完，以保持活性及疗效。

3. 骨质疏松者注意

中年以上妇女、老年人等骨质疏松者，少量喝醋可以加强钙质的吸收，但不宜天天饮醋，过量食醋反而会妨碍钙质的正常代谢，以致骨质疏松更严重。

（二）不适宜人群

第一类：胃酸过多的人或胃溃疡患者。因为果醋含有微量"酸"，空腹时大量饮用，对胃黏膜产生的刺激作用较强，容易引起胃痛等不适。

第二类：痛风患者。因果醋为酸性饮料，不利于血尿酸的排泄。

第三类：糖尿病患者。因为一般的果醋含糖量都比较高，弄不好会因为摄入大量的糖而影响血糖。

第四类：正在服用某些西药者不宜喝果醋。因为醋酸能改变人体内局部环境的酸碱度，从而使某些药物不能发挥作用。

第七章　蜜蜂疗法

第一节　蜂针疗法

蜂针疗法，属我国中医蜂疗的一种。人类利用蜜蜂蜇器官为针具，循经络皮部和穴位施行不同手法的针刺，以防治疾病的方法称为蜂针疗法。蜂针既给人体经络穴位以机械刺激，同时自动注入皮内适量的蜂针液，具有独特的药理作用，针后继发局部潮红充血，以兼具温灸效应。可见它是针、药、灸相互结合的复合型刺灸法。蜂针疗法对下述疾病疗效显著：风湿病、类风湿关节炎、免疫力低下、过敏性鼻炎、子宫肌瘤、各类神经痛、颈椎病、骨质增生等。蜂针的疗程根据病种和病情的轻重程度有所差异。

一、治疗效果

（一）蜂针的反应

初次接受蜂针的患者，在治疗点或身体某些部位产生红、肿、痒和淋巴结肿大等现象，这是蜂针（毒）温经通络的正常效应，无须用药处理，在治疗的过程中会逐步减少和消失。蜂针反应的大小，并不是衡量某一人适不适应蜂针疗法的指标和依据，它是蜂疗医生掌握间隔时间和蜂针用量的依据。

（二）蜂针的疗效

蜂针疗法的特点是：对人体安全、没有毒副作用。国际蜂疗权威大师米仓温先生把蜂毒加入蜂蜜中饮用，发现蜂针（毒）还有强壮强精的效果。加此孕妇接受少量蜂针，可以助长胎儿发育健全。

（三）蜂针的疗程

根据病种和病情的轻重程度，疗程稍有差异一般每项天治疗1次，10次为1疗程，1～2疗程可以痊愈，但如类风湿、神经官能症、支气管哮喘等顽固性病种，需治疗20次才能达到1疗程，严重的病例需3～5个疗程才能康复。

（四）蜂疗的禁忌

过敏体质者、10岁以下的幼童、脑创伤者、荨麻疹者不宜采用蜂针疗法。蜂针治疗期间严禁饮酒，食螺、蚌、虾等食物和服用含虫类的药物，以免引起严重的过敏反应。

二、手法操作

实施蜂针疗法时，首先注意检查患部压痛点（即阿是穴），选定穴位后，患者可取坐、卧、站等体位（以舒适为度），然后用75%的医用酒精消毒选定穴位部位，再用镊子夹住蜜蜂中部，使其尾针对准选定穴位，当蜜蜂尾针接触到人体后，即可自行刺入穴位并脱离蜂体，尾针刺入人体特定穴位后，便释放出蜂毒，并逐步扩散到患部病灶、经络及血液之中，有效地发挥药理作用。3～5分钟后，可用镊子夹去尾针，再度用75%的酒精消毒一次。术后在该穴上轻柔按压，可增强治疗效果。每天施术1次，每次3～5分钟，每3天施术1次。轻度损伤施术1～3次可痊愈，严重损伤及年久关节痹痛则需要施术10～20次不等。

三、治疗方法

（一）适用部位

颈椎关节、肩关节、肘关节、指间关节、腰椎关节、髋关节、膝关节、趾间关节周围软组织拉伤、扭伤、撞伤、痹痛，以及人体各部位损伤（除七窍和生殖器外）均适用。

（二）选穴

无论何处损伤，都可以选用阿是穴。

颈椎关节：风池、大椎。

肩关节：肩贞、天宗。

肘关节：曲池、曲泽、少海。

腰椎关节：腰眼、腰俞。

髋关节：环跳、阿是穴。

踝关节：解溪、昆仑、照海。

第二节　蜂蜜疗法

蜂蜜是蜜蜂科昆虫中华蜜蜂、意大利蜜蜂从开花植物的花中采得的花蜜，并在蜂巢中酿制而成，又称食蜜、蜜、白蜜、蜜糖、沙蜜、蜂糖。蜜蜂从植物的花中采取含水量约为80%的花蜜或分泌物，存入自己第二个胃中，在体内转化酶的作用下经过30分钟的发酵，回到蜂巢中吐出，蜂巢内温度经常保持在35℃左右，经过一段时间，水分蒸发，成为水分含量少于20%的蜂蜜，存贮到巢洞中，并用蜂蜡密封。

蜂蜜的成分除了葡萄糖、果糖之外，还含有各种维生素、矿物质和氨基酸。1千克的蜂蜜含有2940卡的热量。蜂蜜是糖的过饱和溶液，低温时会产生结晶，生成结晶的是葡萄糖，不产生结晶的部分主要是果糖。

我国大部分地区均产蜂蜜，古代多采用野蜂蜜，野蜂酿蜜于高山岩石间者，有石蜜、崖蜜之称。现在则都是人工养蜂酿蜜，春、夏、秋季均可采收，一般需加水稀释，加热并趁热过滤，滤液浓缩至一定比重。生用，或以小火熬炼至滴水成珠时用。

一、主要功效

（一）药用功效

1. 蜂蜜能改善血液循环，促进心、脑和血管功能，因此经常服用对于心脑血管病人很有好处。

2. 蜂蜜对肝脏有保护作用，能促使肝细胞再生，对脂肪肝的形成有一定的抑制作用。

3. 食用蜂蜜能迅速补充体力，消除疲劳，增强对疾病的抵抗力。

4. 蜂蜜还有杀菌的作用，经常食用蜂蜜，不仅对牙齿无妨碍，还能在口腔内起到杀菌消毒的作用。

5. 蜂蜜能治疗中度的皮肤损害，特别是烫伤，将蜂蜜当作皮肤伤口敷料时，细菌无法生长。

6. 失眠的人在每天睡觉前口服1汤匙蜂蜜（加入1杯温开水内），可以帮助尽快进入梦乡。

7. 蜂蜜还可以润肠通便（只要是天然成熟的真正蜂蜜都有润肠通便的效果）。

8. 抗氧化。蜂蜜中含有数量惊人的抗氧化剂，能清除体内的自由基，达到抗癌、防衰老的作用。

9. 经常喝蜂蜜能化痰和缓解咳嗽。1～6

岁的患儿（1 岁前最好不要喝蜂蜜），可在睡前 30 分钟喂半茶匙蜂蜜；6 岁以上患儿及成人可在睡前喝两茶匙蜂蜜。用蜂蜜治咳嗽其主要的功能是补中、润燥、止痛、解毒和止咳，临床上常用于脘腹虚痛、肺燥干咳、肠燥便秘等患者的治疗。

（二）食用功效

1. 护肤美容

冬季皮肤干燥，可用少许蜂蜜调水后涂于皮肤，可防止干裂，可用蜂蜜代替防裂膏。

2. 抗菌消炎，促进组织再生

优质蜂蜜在室温下放置数年不会腐败，表明其防腐作用极强。实验证实，蜂蜜对链球菌、葡萄球菌、白喉杆菌等革兰阳性菌有较强的抑制作用。

用法：在处理伤口时，将蜂蜜涂于患处，可减少渗出、减轻疼痛，促进伤口愈合，防止感染。

3. 促进消化

研究证明，蜂蜜对胃肠功能有调节作用，可使胃酸分泌正常。动物实验证实，蜂蜜有增强肠蠕动的作用，可显著缩短排便时间。

用法：蜂蜜对结肠炎、习惯性便秘有良好功效且无任何不良反应。蜂蜜可使胃痛及胃烧灼感消失，红细胞及血红蛋白数值增高。患胃、十二指肠溃疡的人，常服用蜂蜜，也有辅助治疗作用。

4. 提高免疫力

蜂蜜中含有的多种酶和矿物质，发生协同作用后，可以提高人体免疫力。实验研究证明，用蜂蜜饲喂小鼠，可以提高小鼠的免疫功能。

用法：国外常用蜂蜜治疗感冒、咽喉炎，方法是用一杯水加 2 匙蜂蜜和 1/4 匙鲜柠檬汁，每天服用 3 ～ 4 杯。

5. 保护心血管

蜂蜜有扩张冠状动脉和营养心肌的作用，能改善心肌功能，对血压有调节作用。

用法：患心血管疾病者，每天服用 50 ～ 140 克蜂蜜，1 ～ 2 个月内病情可以改善。高血压者，每天早晚各饮一杯蜂蜜水，也有益健康。动脉硬化者常吃蜂蜜，有保护血管和降血压的作用。

二、蜂蜜种类

（一）按品种分类

冬蜜：调理肠胃，养气润肺。

桂花蜜：消肿止血，润喉通肠。

龙眼蜜：补脑益智，增强记忆。

柑橘蜜：生津止渴，润肺开胃。

荆条蜜：益气补血，散寒，清头目。

山花蜜：养肝，治便秘。

桉树蜜：抗菌消炎，预防流行性感冒，治疗喉咙发炎。

洋槐蜜：清热解毒，养颜补气。

枣花蜜：补血安神，健脾养胃。

益母草蜜：调经美白，日常保健。

椴树蜜：清热利尿，养肝明目。

（二）按功效分类

美容养颜：洋槐蜜。

祛火：黄连蜜、枇杷蜜、荆条蜜、紫云英蜜、槐花蜜、夏枯草蜜。

益肺：枸杞蜜、柑橘蜜、枇杷蜜。

益胃：桂花蜜、五味子蜜、枣花蜜、柑橘蜜、芝麻蜜。

防治失眠：荆条蜜、龙眼蜜、五味子蜜、枣花蜜。

三、食用禁忌

据了解，饭前食用蜂蜜可能抑制胃酸的分泌；对于有肠胃疾病的患者，则应该根据病情确定食用时间，才能发挥蜂蜜的食疗作用，此类人群应咨询医生后再进行

食用。

蜂蜜宜用温水冲调。冬天，很多市民不喜欢冷食，包括喝水也喜欢热气腾腾的。当然喝蜂蜜切忌用开水，而是要以温水冲调，把开水晾到温热的时候，在水中加入蜂蜜，甜淡可以由自己喜欢进行调制。

一岁以前的小婴儿不要喝蜂蜜，他们的胃肠道功能较弱，蜂蜜可能对其有刺激作用，因此应避免。

蜂蜜不能和葱一起吃。蜂蜜的营养成分比较复杂，与葱蜜同食后，蜂蜜中的有机酸、酶类遇上葱中的含硫氨基酸等，会发生有害的生化反应，或产生有毒物质，刺激胃肠道而导致腹泻。

蜂蜜不能与豆腐、韭菜同食。因为豆腐性寒，能清热散血，与蜂蜜同食易导致腹泻；而韭菜则含有丰富的维生素 C，容易被蜂蜜中的矿物质铜、铁等离子氧化而失去作用。

蜂蜜不能和莴苣一起吃，二者同食不利肠胃，易致腹泻。

蜂蜜和鲫鱼同食会中毒，可用黑豆、甘草解毒。

蜂蜜和豆浆不宜一起冲吃，豆浆蛋白质比牛奶还高，而蜂蜜主要含有葡萄糖和果糖，还含有少量有机酸，两者冲兑时，有机酸与蛋白质结合产生变性沉淀，不能被人体吸收。

四、蜂蜜食疗方

蜂蜜是由蜜蜂采集植物蜜腺分泌的汁液经充分酿造而成，是一种营养丰富的天然滋养食品，也是最常用的滋补品之一，蜂蜜的成分除了葡萄糖、果糖之外还含有各种维生素、矿物质、氨基酸。下面介绍几种蜂蜜食疗法：

（一）蜂蜜萝卜

取鲜白萝卜洗净，切丁，放入沸水中煮沸捞出，控干水分，晾晒半日，然后锅中加蜂蜜 150 克，用小火煮沸调匀，晾凉后服食。适用于消化不良、反胃、呕吐、咳嗽等。

（二）蜂蜜鲜藕汁

取鲜藕适量，洗净，切片，压取汁液，按 1 杯鲜藕汁加蜂蜜 1 汤匙的比例调匀服食，每日 2～3 次。适用于热病烦渴、中暑口渴等。

（三）鲜百合蜂蜜

用鲜百合 50 克，蜂蜜 1～2 匙。将百合放碗中，加蜂蜜拌和，上屉蒸熟。睡前服，适宜于失眠患者常食。

（四）芹菜蜜汁

用鲜芹菜 100～150 克，蜂蜜适量。将芹菜洗净捣烂绞汁，与蜂蜜同炖温服，每日 1 次，适用于肝炎患者饮用。

（五）蜂蜜首乌丹参汁

取制何首乌、丹参各 15 克，蜂蜜 15 毫升。将制首乌、丹参水煎去渣取汁，调入蜂蜜，每日 1 剂。适用于动脉硬化、高血压者。

（六）蜜糖羹

用蜂蜜 100 毫升，放碗内蒸服。每日 3 次，空腹食用。适用于胃、十二指肠溃疡患者。

（七）蜜奶饮

取蜂蜜 50 毫升，牛奶 50 毫升，黑芝麻 25 克。将黑芝麻捣烂，同蜂蜜、牛奶调和，早晨空腹用温开水冲服。适宜于产后血虚、肠燥便秘、面色萎黄、皮肤不润等症。

（八）蜂蜜核桃肉

用蜂蜜 1000 毫升，核桃肉 1000 克。将核桃肉捣烂，调入蜂蜜，和匀。每次服食 1 匙，每日 2 次，温开水送服。适用于虚喘证。

（九）蜜酥

用蜂蜜适量，酥油 30 克，粳米 50 克。先将粳米加水煮粥，入酥油及蜂蜜，稍煮。适宜于阳虚劳热、肺痨咳嗽、消渴、肌肤枯槁、口疮等。

（十）油煎鸡蛋蘸蜂蜜

鸡蛋 1～2 个，蜂蜜 1～2 匙。油煎鸡蛋，趁热加入蜂蜜，立即进食，连食 2～3 个月。适用于小儿支气管哮喘。

五、蜂蜜美容面膜

（一）蜂蜜黄瓜面膜

取鲜黄瓜汁，加入奶粉、蜂蜜适量，风油精数滴，调匀后涂面，注意避开眼周，20～30 分钟后洗净；或将黄瓜洗净切薄片直接贴于面部，具有润肤、增白、除皱的作用。

（二）蜂蜜珍珠粉面膜

准备一个干净的小瓶子，倒入大半瓶珍珠粉，再缓缓倒入蜂蜜，边倒边搅拌，使蜂蜜和珍珠粉充分混合，注意蜂蜜不要倒得过多，调成糊状即可。使用前，先用温水把脸洗净，然后用小棉签蘸着调好的面膜，均匀地涂在脸上，不要太厚，薄薄一层即可，过 30 分钟后洗掉，可以使面部光滑，有光泽。

（三）红酒蜂蜜面膜

红酒中的葡萄酒酸就是果酸，能够促进角质新陈代谢，淡化色素，让皮肤更白皙光滑；而蜂蜜具有保湿和滋养的功效。将一小杯红酒加 2～3 勺洋槐蜜调至浓稠的状态后，均匀地敷在脸上，八分干后用温水洗净。对酒精过敏的人慎用。

（四）洋槐花蜂蜜甘油面膜

将蜂蜜 1 勺，甘油 1 勺，水 2 勺，充分混合，即成面膜膏，使用时轻轻涂于面部和颈部，形成薄膜，20～25 分钟后小心将面膜去掉即可，这种面膜可用于普通干燥、衰老性皮肤，每周 1～2 次。

（五）蜂蜜西红柿面膜

先将西红柿压烂取汁，加入适量蜂蜜和少许面粉调成膏状，涂于面部保持 20～30 分钟，具有使皮肤滋润、白嫩、柔软的作用。

（六）蜂蜜柠檬面膜

生鸡蛋一个，蜂蜜一小匙，柠檬半个，面粉适量，混合后搅拌成膏状，敷面后入睡，第二天用温水洗净。坚持使用有较显著的美白防晒作用。

第三节　蜂王浆疗法

蜂王浆（royal jelly），又名蜂皇浆、蜂皇乳、蜂王乳、蜂乳，是蜜蜂巢中青年工蜂咽头腺的分泌物，是供给将要变成蜂王的幼虫的食物，也是蜂王终身服用的食物。蜂王浆就像哺乳动物的乳汁并且极具营养价值和免疫功能，而且含有极高的长寿因子，蜜蜂和蜂王在卵期是一样的，孵化后吃三天蜂王浆，以后改为吃蜂蜜和花粉的成为蜜蜂，孵化后一直食用蜂王浆的则成为蜂王，蜜蜂的寿限在 1～6 个月，而蜂王因一直食用蜂王浆，一般能活 5～7 年。蜂王浆的颜色是根据蜜蜂食用花粉的不同而稍有改变，一般分为乳白色和微黄色。

一、理化性质

（一）化学成分

蜂乳（蜂王浆与蜂蜜按比例调配食品，能有效延长王浆活性的保存时间）含有蛋白质、脂肪、糖类、维生素 A、维生素 B_1、维生素 B_2，丰富的叶酸、泛酸及肌醇，还有类似乙酰胆碱样物质，以及多种人体需要的氨基酸和生物激素等。

蜂王浆是一类组分相当复杂的蜂产品，

它随着蜜蜂品种、年龄、季节，所采花粉植物的不同，其化学成分也有所不同。一般来说，其成分为：水分 64.5% ～ 69.5%，粗蛋白 11% ～ 14.5%，糖类 13% ～ 15%，脂类 6.0%，矿物质 0.4% ～ 2%，未确定物质 2.84% ～ 3.0%。

蛋白质约占蜂王浆干物质的 50%，其中 2/3 为清蛋白，1/3 为球蛋白，蜂王浆中的蛋白质有 12 种以上，此外还有许多小肽类。

氨基酸约占蜂王浆干重的 1.8%，人体中所需要的 8 种必需氨基酸，在蜂王浆中都存在，其中脯氨酸含量最高，约占 63%。

蜂王浆含有核酸，其中脱氧核糖核酸（DNA）201 ～ 223 微克 / 克显重，核糖核酸 3.9 ～ 4.9 毫克 / 克显重。

蜂王浆中含有 20% ～ 30%（干重）的糖类，其中大致含果糖 52%，葡萄糖 45%，蔗糖 1%，麦芽糖 1%，龙胆二糖 1%。

蜂王浆含有较多的维生素，尤其是 B 族维生素特别丰富。另外主要有：硫胺素（维生素 B_1）、核黄素（维生素 B_2）、吡哆醇（维生素 B_6）、维生素 B_{12}、烟酸、泛酸、叶酸、生物素、肌醇、维生素 C、维生素 D 等，其中泛酸含量最高。

蜂王浆含有 26 种以上的脂肪酸，已被鉴定的有 12 种，它们是 10- 羟基 -2- 癸烯酸（10-HDA）、癸酸、壬酸、十一烷酸、月桂酸、十四烷酸（肉豆蔻酸）、肉豆蔻脑酸、十六烷酸（棕榈酸）、十八烷酸、棕榈油酸、花生酸和亚油酸等，其中 10- 羟基 -2- 癸烯酸含量在 1.4% 以上，由于自然界中只有蜂王浆中含有这种物质，所以也把它称之为王浆酸。

蜂王浆含有 9 种固醇类化合物，已被鉴定出 3 种，它们是豆固醇、胆固醇和谷固醇。另外还含有矿物质铁、铜、镁、锌、钾、钠等。

（二）理化性质

新鲜蜂王浆为黏稠的浆状物，有光泽感、其颜色呈乳白色、浅黄色或微红色，颜色的差异与工蜂的饲料（主要是花粉）的色素有关。另外工蜂的日龄增加、蜂王浆保存时间过长，以及蜂王浆与空气接触时间过久而被氧化等因素，也会造成蜂王浆颜色加深。

蜂王浆具有一种典型的酚与酸的气味，味道酸、涩，略带辛辣，回味略甜。蜂王浆呈酸性，pH 为 3.9 ～ 4.1，不溶于氯仿；部分溶于水，其余与水形成悬浊液；在酒精中部分溶解，部分沉淀；在浓盐或 NaOH 中全部溶解。

蜂王浆对热极不稳定，在常温下放置 72 小时，新鲜度明显下降，在 130℃ 左右失效。但在低温下很稳定，在 -2℃ 时可保存一年，在 -18℃ 时可保存数年不变。蜂王浆暴露在空气中，会起氧化、水解作用，光对蜂王浆有催化作用，对其醛基、酮基起还原作用。

（三）主要种类

1. 按蜜粉源

通常以什么花期采集的蜂王浆就称什么王浆。例如，在油菜花期所采集的蜂王浆称作油菜浆，刺槐花期采集的蜂王浆称作刺槐浆。同理，还有椴树浆、葵花浆、荆条浆、紫云英浆、杂花浆等。

2. 按色泽

不同蜜粉源花期所生产的蜂王浆，其色泽有较大差异。例如油菜浆为白色，刺槐浆为乳白色，紫云英浆为淡黄色，荞麦浆呈微红色，紫穗槐浆呈紫色等。可通过蜂王浆的颜色，来区分是什么蜜粉源花期生产的。

3. 按生产季节

一般在 5 月中旬以前生产的蜂王浆可归为春浆，5 月中旬以后生产的蜂王浆归为夏、秋浆。春浆乳黄色，是一年中质量最好的蜂王浆，尤其是第一次生产的蜂王浆质量最为上乘，王浆酸含量高。秋浆色略深，含水量比春浆稍低，但质量则比春浆稍次。

4. 按蜂种

根据产浆蜂种的不同将蜂王浆分为中蜂浆和西蜂浆，前者产自中华蜜蜂，后者产自西方蜜蜂。同西蜂浆相比，中蜂浆外观上更为黏稠，呈淡黄色，王浆酸含量略低。中蜂浆产量远低于西蜂浆，市场上出售的绝大部分是西蜂浆。

5. 按照理化指标

按照理化指标分类来确定蜂王浆的等级是比较科学的，蜂王浆中含有自然界独有的 10- 羟基 – △ 2- 癸烯酸（10-HDA），中国出口蜂王浆基本都是按此指标来确定质量和价格的，并被国外客户所公认。根据中国国家标准一等品蜂王浆 10-HAD 指标是大于 1.4%，而 10-HDA 指标大于 2.0 时，是王浆中的极品。

6. 按产量

蜂王浆可分为低产（普通）浆和高产浆。由于蜂王浆为劳动力密集型的产品，产量又很低，一般一群蜜蜂一年只能产王浆 3 ～ 4 千克，因此生产成本很高。有关科研人员经过多年的育种，育出一些工浆产量相对高的蜂种，叫浆蜂，群年产量可达 8 ～ 10 千克。有一些育种场竟育出群年产王浆 13 千克以上，甚至更高的蜂种。根据大量的分析数据，高产浆的质量比低产浆稍差，产量越高，质量越次。

二、主要功效

（一）主要作用

1. 辅助降低血糖

此作用主要因其含有的胰岛素样肽类物质推理得来，胰岛素样肽类是治疗糖尿病的特效药物。实验证明，每天 10 克蜂王浆与灵芝一同食用有治疗糖尿病和失眠的作用。

2. 抗氧化

此作用是蜂王浆被大众普遍肯定的作用，它对细胞的修复及再生具有很强的作用。在蜂王浆中检测出的超氧化物歧化酶（SOD）是抗氧化的主要成分。

3. 降低血脂

蜂王浆含有人体必需的维生素达 10 种以上，能平衡脂肪代谢和糖代谢，可降低肥胖者的血脂和血糖，非常适合肥胖型糖尿病患者。

4. 控制血管扩张，降低血压

这个结论来自于其所含的 10- 羟基 – 癸烯酸（王浆酸）及王浆主要蛋白 -1。

5. 保护肝脏

蜂王浆不仅能够杀灭肝炎病毒，并且能抑制病毒在肝脏细胞内复制。

6. 抗菌消炎

蜂王浆有抗菌和促进伤口愈合的作用。试验也表明，蜂王浆的抗菌谱为大肠杆菌、金黄色葡萄球菌、伤寒杆菌、链球菌、变形杆菌、枯草杆菌、结核杆菌、星状发癣菌和表皮癣菌等。

蜂王浆的抗菌消炎作用与 pH 值有关。当 pH 值为 4.5 时抗菌力最强，pH 为 7 时，抗菌性减弱，pH 为 8 时，抗菌性消失。蜂王浆的 pH 为 3.5 ～ 4.5 之间，因此，在天然的状况下，它的抗菌消炎性最强。

7. 其他

蜂王浆有抗衰老作用和增强性功能作用，同时还有抗辐射、增强记忆力的作用。

（二）十大功效

营养学家认为，蜂王浆是一种可供人类直接服用的高活性成分的超级营养食品。美、英、法、德、意、日等国医药界人士总结出蜂王浆有十大功效：

1. 新鲜的蜂王浆含一定量的乙酰胆碱，能对人体的神经系统起到保健作用。

2. 蜂王浆富含 B 族维生素和优质蛋白质，特别是含杀菌力强的皇浆酸，因而为治癌良药。

3. 蜂王浆有促进造血功能作用，可增加血红蛋白，促进生长，提高抗病力。

4. 蜂王浆内含有泛酸，可改善风湿症和关节痛的症状。

5. 蜂王浆含类胰岛素样肽类，其分子量与牛胰岛素相同，对糖尿病患者的血糖有较好调节功能。

6. 蜂王浆可强化肾上腺皮质功能，调节人体激素，活化间脑细胞，有利于治疗更年期综合征和慢性前列腺炎。

7. 蜂王浆能增强人的基础体力，使人体衰老组织活化，服后食欲好，长精神，气色佳。

8. 蜂王浆所含肽与蛋白质类保健因子，可促进智力发育，因而服用可提高记忆力。

9. 蜂王浆含蛋白质、激素和天然抗生素，涂抹治疗烫伤时能起到防止感染、促进细胞生成、愈后不留疤痕的作用。

10. 蜂王浆含多种无机盐，能促进肝糖原释放，促进代谢，因而可以美容，消除斑纹。蜂王浆还具有良好的调节血脂的功效。

关于蜂王浆的用量，应视不同需要而定，成人营养美容日服 2～5 克，防病保健约 10 克，治疗重病 20 克。

（三）医疗作用

经国内外多年科研和医学临床实践证明，蜂王浆对人类医疗、保健等具有奇特的功效。

1. 改善营养，补充脑力

蜂王浆中含有大量的营养素，经常食用能改善营养不良的状况，治疗食欲不振、消化不良，可使人的体力、脑力得到加强，情绪得到改善。

2. 提高人体免疫力

蜂王浆中含有免疫球蛋白，能明显提高人体免疫力，食用蜂王浆一段时间后，人们明显感到体力充沛，患感冒和其他疾病的概率减少了。

3. 预防治疗心脑血管疾病

长期服用蜂王浆对高脂血症、动脉硬化、心律不齐、糖尿病等疾病患者均有很好的疗效。

4. 治疗贫血

蜂王浆中含有铜、铁等合成血红蛋白的物质，有强壮造血系统，使骨髓造血功能兴奋等作用，临床上已用于辅助治疗贫血等疾病。

5. 消炎止痛，促进伤口愈合

蜂王浆中的 10-HDA，即王浆酸有抗菌、消炎、止痛的作用，可抑制大肠杆菌、化脓球菌、表皮癣菌、结核杆菌等十余种菌生长。医学临床上用王浆和蜂蜜配制成外用纱条，用于烫伤、冻伤、肛科创面，其止痛、消炎、改善创面血循环及营养等效果明显优于凡士林等外用纱条。

6. 预防癌症

实验表明，蜂王浆能抑制癌细胞扩散，使癌细胞发育出现退行性变化，对癌症起到很好的预防作用。

7. 增强消化功能

蜂王浆能增强食欲及吸收能力，对肝脏和肠胃功能均有调节作用。

8. 治疗更年期综合征

更年期是女性必须经历的一个生理阶段，多数人在此期间无明显的症状。但也有些妇女更年期阶段（40～55 岁），心血管系统、神经系统、精神、新陈代谢等方面出现某些症状，统称为更年期综合征。对于病因，通常认为人体到了一定的年龄，卵巢分泌的激素减少，对下丘脑、垂体失去反馈作用，从而出现垂体功能亢进，影响到各种内分泌系统功能失调，引起心血管系统不稳定、新陈代谢障碍、自主神经系统失调等。

（四）药理作用

1. 增强机体抵抗力及促进生长

蜂王浆对小白鼠耐受低气压兼缺氧及耐受高温的能力似有所加强，表现在死亡时间较对照组延长，并能降低自然死亡率，延长游泳持续时间，增加感染葡萄球菌或锥虫小鼠的生存率，延缓牛奶致热家兔的发热时间，使发热持续时间缩短，如与人参合用，亦能减少小鼠在不良条件下（寒冷、低气压兼缺氧、禁食及禁水、四氯化碳中毒）的死亡率。还能使肝脏部分切除的大鼠体重与血清白蛋白增加，血清和肝组织内的转氨酶较对照组低，均提示肝功能情况较佳，病理检查肝细胞再生现象旺盛；但对四氯化碳引起小白鼠的中毒性肝炎不具保护作用（血清转氨酶活性和肝组织的氧耗量与对照组无显著差别）。一侧肾切除及另一侧肾部分切除的大鼠，给予王浆 3～5 周，出现肾组织再生现象。蜂王浆对细胞具有再生作用，主要是新生细胞代替衰老的细胞，增加组织呼吸、耗氧量、促进代谢；能促使大鼠机械夹伤及截断之坐骨神经的再生（病理切片检查），后肢反射活动恢复较快，反应阈值亦较对照组低，受损神经在恢复时，也增强组织代谢过程。能促进大鼠及鸡胚的发育，使低蛋白或缺乏维生素饲育的大鼠发育良好，降低死亡率，但认为小剂量蜂王浆可促进生长，大剂量则抑制生长。

2. 对内分泌的影响

国外报道蜂王浆可使胸腺萎缩，有促肾上腺皮质激素样作用。中国研究否认此项作用；但肾上腺中维生素含量却增加（特别是还原型），即组织氧化现象增强；幼大鼠甲状腺重量增加，血浆及甲状腺中蛋白结合碘也有显著增高，并加强甲硫氧嘧啶抑制的甲状腺之吸碘能力。蜂王浆中含有促性腺激素样物质，使 21 天小鼠卵泡早熟，果蝇产卵量增加，切除睾丸之大鼠的精囊重量有某些增加，但对切除卵巢者影响较小。

3. 对循环系统的影响

蜂王浆中含有两种类似乙酰胆碱样物质，给猫、犬静脉注射后引起血压急速下降，降压曲线与乙酰胆碱相似，1 毫升蜂王浆的降压作用，相当于 1 微克乙酰胆碱，此作用可为阿托品所对抗，而为毒扁豆碱所加强，血清胆碱酯酶可破坏之，对肾上腺素及麻黄碱的升压作用则无影响；每日皮下注射 5mg/kg 的蜂王浆，连续 2 周，对肾型高血压犬无降压作用。青蛙腹壁静脉注射 1.5%～5% 蜂王浆 0.5～1.0 毫升/只，开始心跳幅度比正常小，2～3 分钟后振幅加大，心肌收缩力增强，最后停止于收缩期；以 30mL/kg 给家兔灌肠，能使在体心脏收缩振幅加大，作用持续两小时以上；直接灌注于离体蛙心，使心脏停止跳动，阿托品可对抗之；另有报道对离体蛙心、兔心均为抑制作用，肾上腺素、阿托品不能对抗此抑制现象。临床上用于慢性冠脉功能不全的患者。

4. 对造血器官的影响

蜂王浆可降低小鼠因 6- 巯嘌呤所致的死亡率，延长寿命，并减轻其骨髓抑制作用，口服或注射能增加人红细胞的直径和网织红细胞的血红蛋白，血铁含量显著增加，这是由于刺激了铁的运输所致；大鼠连续皮下注射 10 天可使红细胞、血红蛋白增加，但对白细胞则无影响，并使血小板数目增加。

5. 对血糖的影响

蜂王浆能降低正常大鼠、小鼠及四氧

嘧啶糖尿病之大鼠的血糖，此外还能部分对抗肾上腺素对正常小鼠的升血糖作用。

6. 抗癌作用

蜂王浆的醚溶性部分。10- 羟基 – △ 2- 癸烯酸具有强烈抑制移植性 AKR 白血病、6C3HED 淋巴癌、TA3 乳腺癌及多种腹水型艾氏癌等癌细胞生长的作用，可使患癌的家鼠能够活 1 年，而对照组仅活 21 天，意大利蜂幼虫浆口服或注射，能使艾氏腹水癌鼠寿命延长，腹水出现较迟、癌细胞发育有退行性变化。

7. 抗菌作用

10- 羟基 – △ 2- 癸烯酸对化脓球菌抑制作用较青霉素约小 1/4，对大肠杆菌的抑制作用较金霉素约小 1/5，对金黄色葡萄球菌的抑制作用不及青霉素，并随室温增高而保存时间降低，对革兰氏阳性菌的作用为阴性菌的 2 倍。

8. 其他作用

小白鼠腹腔注射王浆有镇痛作用（热板法）。对兔、大鼠、小鼠的离体肠管可引起强烈的收缩，阿托品可对抗之，对上述动物的离体子宫亦使之收缩，但大剂量则抑制之。

（五）美容作用

蜂王浆中含有 12 种以上蛋白质、20 多种氨基酸、10 多种维生素，尤其 B 族维生素特别丰富，不但是营养滋补品，而且具有显著的美容功效。所含的大量活性物质能激活酶系统，使脂褐素排出体外，降低其含量。而且蜂王浆还具有抗菌、消炎、抗辐射的作用，可预防皮肤感染、发炎及辐射损伤，阻止皮肤黑色素的形成，防止及去除皱纹、护理皮肤，保持皮肤清洁白皙，维护皮肤的柔嫩、美观、健康。

鲜蜂王浆由百种珍稀成分组成，其中大量的氨基酸、维生素和微量元素，能完善人体营养，满足人体需要；丰富高效的活性酶类和有机酸，可协调分泌，平衡机体，从而起到改善睡眠、增强体质、克服疾病的功效。蜂王浆中所含有的抗肿瘤、抗辐射作用的 10- 羟基 – △ 2- 癸烯酸为其在自然界所独有，另含 3% 目前尚未探明的奥秘 "R 物质"，可以起到调节代谢、活化机体的神奇保健作用。

蜂王浆内服后可以强身壮骨，延年益寿，防止衰老，并且可以促进和增强表皮细胞的生命活力，改善细胞的新陈代谢，防止胶原、弹性纤维变性、硬化，滋补皮肤，营养皮肤，使皮肤柔软、富有弹性，使面容滋润，从而推迟和延缓皮肤的老化。

三、临床运用

（一）治疗急性传染性肝炎

口服 1% 王浆蜂蜜（由王浆与蜂蜜调和而成），4 岁以下 5g，5 ～ 10 岁 10g，10 岁以上 20g。每日 1 剂，2 次分服，20 天为 1 个疗程，连服 3 个疗程。治疗 22 例，各种症状在 3 ～ 14 天内明显好转，肝脏在 3 周左右显著缩小，血清转氨酶在 10 天左右下降 40 单位以上或恢复正常，其他各种实验室检查在 9 ～ 18 天内显著好转，对肝功能的改善有良好的作用。但在应用过程中，发现少数病例有嗜酸性细胞绝对数较前增加、室性心律不齐（其中 1 例兼逸搏）、皮疹、腹泻等反应。

（二）治疗慢性期风湿性关节炎

每日服王浆 400 毫克，连服 3 ～ 6 个月。初步观察 28 例，显著进步者（全身情况改善，关节疼痛显著减轻）7 例，进步者（全身情况改善，关节疼痛略减轻）3 例，稳定者（全身情况与治疗前相同，关节疼痛无改善，但无急剧发作）10 例，无效者 8 例。一般在服后第 3 ～ 4 周开始生效，仅少数需在 6 ～ 7 周才发生疗效。服药期间未发现不良反应，间有口干、头痛、大便干燥等，但短期内即自行消失。

（三）应用于神经系统疾病及精神疾病

神经科用蜂王浆治疗 16 例进行性肌营养不良症，每日 300～600 毫升，服半个月至 3 个月以上；其中显著进步 3 例，轻度进步 1 例。精神病科治疗精神分裂症、麻痹性痴呆、更年期抑郁症、神经官能症及精神发育迟缓共 9 例，开始每日服 100 毫升，每 1 周后增加剂量，渐增至每日 800 毫升（每次最多 400 毫升），服药 6～10 周，总量 19200～30600 毫升。结果情况明显活跃者 1 例，精神振作者 2 例，精神发育迟缓较以前听话者 1 例，余 5 例无进步。

四、食用指南

（一）食用方法

蜂王浆食用时间一般是早餐前 30 分钟到 1 小时，晚上入睡前 30 分钟左右食用，早晚各 1 次，常人保健 1 天不得超过 5 克。因为空腹服用吸收力较好，受胃酸的破坏也相应小一些。年老体弱及病状较重者，可适量增加，剂量增大时不会产生不良反应。高血压、高血脂、冠心病等心血管疾病患者，以清晨服用或睡前 2～3 小时服用为宜。

最好将蜂王浆放入舌下含服，慢慢咽下，使人体充分吸收。不可用热开水冲服，否则成分遇热会损失大量营养。如不适应蜂王浆的味道，可用蜂蜜 2 份，鲜蜂王浆 1 份混合后冲服，与蜂蜜、蜂花粉同时食用也行，但最好是单独食用。

蜂王浆冰冻直接舌下含化比解冻后吃的口味要好很多。解冻后的蜂王浆口感特殊，为改善口感和使营养更全面、品质更稳定，可配制成王浆蜜食用。一般 1000 克蜂蜜与 100～200 克蜂王浆混匀，早晚各 1 次，每次 10～20 克，温开水送服（每次服用时最好进行搅拌或晃匀，因蜂王浆比重

小，易上浮），配制的王浆蜜不用时可放在冰箱的冷藏室保存。

需要注意的是，蜂王浆性属热，上火的人或身体火性大的人要注意适量食用。另有关于蜂王浆可导致性早熟报道，但蜂王浆"催熟"蜜蜂的成分并不是性激素，而是一种名叫"Royalactin"的活性蛋白质。新鲜蜂王浆中的这种蛋白质能促进生长激素的分泌，而口服蜂王浆时，这种蛋白质会被消化，无法保持活性，因此不必担心它对人体产生影响。

（二）用量用法

1. 吞服

将蜂王浆拌入蜂蜜中配成口服液，或将蜂王浆与蜂蜜、白酒混合配制成蜂王浆酒，或将蜂王浆在冷冻干燥机中冻成王浆粉，或将蜂王浆拌入绵白糖或白砂糖中，以上产品均可采用吞服的方法，即将蜂王浆制品直接吞下，然后喝点水即可。

2. 含服

苏联学者约里什推荐含服蜂王浆的方法。该方法是用滴管往病人舌下滴蜂王浆溶液，每天 4 次，每次 5 滴，总共剂量为 200 毫克。这种方法使蜂王浆在舌下黏膜直接被吸收，再由血液带到全身各处，因此，蜂王浆用量小而利用率高。此外，也可将蜂王浆制成干粉后压制成片，将王浆片放在舌下含化后吸收。

（三）适宜人群

1. 体质虚弱、多病、衰老的老年人。

2. 想祛斑祛皱、滋润皮肤的女性。

3. 精力不足、容易疲劳的上班族。

4. 体虚的高血压患者。

5. 失眠者。

（四）不宜人群

1. 小孩（16 岁以下）绝对不能吃，往往会出现性早熟。

2. 患有乳腺、卵巢、子宫疾病的患者

不能吃，如乳腺增生、乳腺纤维瘤、乳腺癌、子宫肌瘤、子宫息肉等，否则会加重病情。这些患者体内雌激素水平本来就不稳定，再喝蜂王浆等于火上浇油。

3. 妊娠期女性不能吃。女性怀孕后，体内激素水平会发生变化。此时，雌激素水平较低，孕激素水平较高，喝了蜂王浆后会改变雌激素水平，不仅不利于胎儿的生长发育，还会增加流产或早产的概率。

4. 刚做完手术的人不宜食用。手术后虚不受补，喝蜂王浆易使病人肝阳亢盛、气阻热旺而引起五官出血。

5. 过敏体质者也不适宜。蜂王浆是高蛋白的食物，过敏体质者若随意使用，严重的会诱发过敏性休克。

6. 凡肝阳亢盛及湿热阻滞者，或是发高热、吐血、黄疸性肝病者，均不宜服用蜂王浆。

（五）不良反应

1. 过敏。平时吃海鲜易过敏或经常药物过敏的人服用蜂王浆会诱发过敏反应，因为蜂王浆中含有激素、酶、异体蛋白。

2. 低血压与低血糖。蜂王浆中含有类似乙酰胆碱的物质，而乙酰胆碱有降压、降血糖的作用，平素血压或血糖较低者不宜食用。

3. 肠道功能紊乱。因蜂王浆可引起肠管强烈收缩，诱发肠功能紊乱，导致腹泻、便秘等症。

第四节　蜂胶疗法

蜂胶是蜜蜂从植物芽孢或树干上采集的树脂，将其混入其上腭腺、蜡腺的分泌物加工而成的一种具有芳香气味的胶状固体物。是蜜蜂科动物中华蜜蜂等修补蜂巢所分泌的黄褐色或黑褐色的黏性物质，可入药。其性平，味苦、辛、微甘，有润肤生肌、消炎止痛的功效，可治疗胃溃疡、口腔溃疡、烧烫伤、皮肤裂痛，防辐射等病症。

一、营养成分

蜂胶是一种极为稀少的天然资源，素有"紫色黄金"之称，内含20大类共300余种营养成分。蜂胶的成分中，最具代表性的活性物质是黄酮类化合物中的槲皮素、萜类及有机酸中的咖啡酸苯乙酯。槲皮素是很多中药材的有效成分，具有广泛的生理和药理作用。资料表明，槲皮素有扩张冠状血管、降低血脂、抗血小板凝聚等作用，与阿司匹林有协同作用。可抑制不同状态下的内皮细胞释放内皮素，以降低血管的紧张性，为防止血栓栓塞提供依据。多年来，临床主要用于毛细血管性止血药和辅助降压药。除黄酮类化合物外，蜂胶还有芳香挥发油、烯萜类化合物、有机酸类、黄烷醇类、醇、酚、醛、酮、酯、醚类化合物，酶类及无机盐等，蜂胶犹如一个天然的"药库"。

以下仅介绍几种具有代表性的成分：

（一）黄酮类

黄酮化合物包括黄酮类、黄酮醇类和双氢黄酮类等，约占蜂胶的4.13%。而且5,7- 二羟基 -3,4- 二甲基黄酮和5- 羟基 -4,7- 二甲氧基双氢黄酮是自然界中蜂胶特有的有效成分。黄酮类化合物具有多方面的生理和药理作用，能帮助人体防治多种疾病，使机体各种功能正常化、增强化。蜂胶中的黄酮类化合物，其品种之多、含量之高超过了一般的植物药。对治疗冠心病有效的许多中草药都含有黄酮类化合物，而且具有活血化瘀作用的中药，也多半含有黄酮类化合物。在此介绍蜂胶中的两种很有特色的黄酮类化合物：

1. 槲皮素

槲皮素有扩张冠状血管、降低血脂、降血压、抗血小板聚集等作用，（注：血小板聚集会妨碍血液的流通，以致容易引起冠心病、脑中风等心脑血管疾病。）能止咳、消炎、镇痛、抗病毒。不仅对多种致癌物有抑制作用，而且还能抑制多种癌细胞的生长，比如已有试验表明，对卵巢癌细胞、结肠癌细胞、骨髓癌细胞、白血病细胞、乳腺癌细胞、淋巴瘤细胞的生长，都有抑制作用。换句话说，蜂胶中的槲皮素也有抗肿瘤的作用。

2. 芦丁

芦丁就是芸香苷，有维生素 P 样作用，那就是软化毛细血管、增强毛细血管的通透性，还能降低胆固醇，对防治血管硬化很有帮助。

3. 萜类化合物

此处仅介绍两种萜类化合物：

（1）双萜：具有抗菌和抑癌活性。

（2）三萜：具有多方面的生物活性。

（二）氨基酸

蜂胶中含有微量的氨基酸：组氨酸、赖氨酸、精氨酸、亮氨酸、谷氨酸、异氨酸、半胱氨酸、苏氨酸、酪氨酸、苯丙氨酸、丝氨酸、蛋白氨酸、脯氨酸、天门冬氨酸、甘氨酸、丙氨酸、缬氨酸。

（三）维生素

蜂胶中含有微量的 B 族维生素，包括维生素 B_1（硫胺素）、维生素 B_2（核黄素）、维生素 B_3（维生素 pp，又名烟酸）、维生素 B_6（吡多醇）、维生素 B_7（维生素 H）、维生素 B_{12}（钴胺素），还含有肌醇（包含于复合 B 族维生素制剂中）、维生素 E（生育酚）。

（四）矿物质元素

蜂胶中含有丰富的矿物质，常量元素有：钙、镁、磷、钾、钠、硫、硅、氯、碳、氢、氧、氮等 12 种；微量元素有：锌、硒、锰、钴、钼、氟、铜、铁、铝、锡、钛、锶、铬、镍、钡、金等（注：硒、锰、钴、钼这四种现被称为长寿元素的物质都可在蜂胶中找到）。

（五）有机酸

蜂胶中所含的酸类化合物有咖啡酸、茴香酸、对香豆酸、阿魏酸、异阿魏酸、桂皮酸、3,4- 二甲氧基桂皮酸、苯甲酸、对羟基苯甲酸等。

二、主要功效

（一）医疗价值

蜂胶具有抗菌、美容养颜、促进细胞再生的作用，这就注定了蜂胶在护肤品行业的重要地位，它不但能消灭真菌感染，还能够分解色素、平复皱纹、减缓衰老，加快组织细胞的再生和伤口的愈合，对痤疮遗留下的痘疤痘印也有很好疗效。

近代研究证明，蜂胶所含有的丰富而独特的生物活性物质，使其具有抗菌、消炎、止痒、抗氧化、增强免疫、降血糖、降血脂、抗肿瘤等多种功能，对人体有着广泛的医疗、保健作用，现已成为各国科学研究的热点，并成为新兴的保健品备受推崇。具体的功能简述如下：

1. 抗菌作用

蜂胶能灭菌、杀菌、消毒、抑菌、防霉、防腐，解决了抗生素只对单一微生物起作用的缺陷且没有不良反应，在日常生活中对皮肤病有很好的治疗效果。

2. 抗病毒作用

蜂胶是天然的抗病毒物质，对多种病毒都有很强的抑制和杀灭作用。

3. 抗氧化作用

蜂胶被称为抗氧化剂和自由基清除剂，能够有效清除因肥胖、过度劳累、环境污染、吸烟等不良生活习惯和外界因素产生的过剩活性氧和自由基等废物。

4. 增强免疫力作用

人体的免疫系统容易被病毒侵害，蜂胶能够增强人体免疫力，增强人体抵抗病毒侵害的能力。

5. 抗癌作用

国内外大量的研究表明，蜂胶在抑癌抗癌方面有很好的效果。蜂胶中含有丰富的抗癌物质，研究证明，癌症患者在服用蜂胶后，可缩小癌细胞且能减轻化疗、放疗引起的不良反应。

6. 促进细胞再生作用

蜂胶能够加快组织再生和伤口的愈合。

7. 美容养颜作用

蜂胶能够分解色素、平复皱纹、减缓衰老等，是女性美容佳品。

8. 镇痛作用

蜂胶在麻醉镇痛方面也有很好的效果。

（二）主要作用

1. 抗高血压

患有高血压的患者连续服用富含黄酮类物质及具有非常强抗氧化能力的蜂胶，不仅可以减少过氧化脂质对血管的危害，防止血管硬化，而且还能有效地降低甘油三酯的含量，减少血小板聚集，改善微循环，可以降低过高的血压，防止意外事情的发生。因而，中老年人，特别是高血压、冠心病、动脉硬化病人，常常服用蜂胶，对健康长寿颇有裨益。

2. 抗辐射

它可用于清除辐射产生的自由基、减轻辐射所致造血功能抑制、提高机体抗氧化能力和免疫力、降低辐射致癌危险性，可以安全用于临床，以最大限度地减小辐射事故、职业照射、医疗照射等可能对人体造成的损害。

3. 抗菌作用

（1）广谱抗菌作用：在蜜蜂群居的蜂箱或树穴内适宜的气温和温度并未导致微生物生长，大量繁殖。这是为什么呢？研究证实，是蜂胶起了重要的作用。蜂胶能抑制多种细菌和某些病毒的生长，具有广谱抗生素作用。

（2）抗真菌作用：1975年，中国的房柱等通过试验证明，蜂胶对至少10种癣菌有较强的抑菌作用。同一期间，房柱等试用蜂胶治疗银屑病160例。一般在服食蜂胶2～4个星期后才开始见效。显著疗效大部分在服用蜂胶后两个月左右出现，有效率70%。病程短的疗效较好。

（3）蜂胶能增强某些抗生素的作用：蜂胶不仅能单独使用，对致病细菌、病毒、原虫等有抑制或杀灭作用，而且还能和某些抗生素如青霉素等合用，提高这些抗生素的抗菌力量，延长其抗菌活性。

4. 抗炎镇痛

（1）抗炎作用：英国牛津大学的考尔德博士等进行的试验显示，蜂胶有抗炎作用，而且蜂胶的抗炎作用又比传统药物阿司匹林强。

（2）镇痛作用：1986年，中国的沈胜利等利用某定量的电力刺激法，对60只雄性小鼠进行镇痛实验。在实验中，将小鼠分成蜂胶组和普鲁卡因对照组。蜂胶组的小鼠尾根部用浸入蜂胶提取液的棉花包住。一分钟后，立即拿开棉花，用定量电力刺激各组小鼠尾根部，连续刺激5下，1分钟记录1次，观察小鼠是否产生疼痛的鸣叫。凡一连刺激5下都不产生鸣叫的，表示有镇痛作用。结果表明蜂胶有镇痛作用。

5. 蜂胶有促进组织细胞再生的作用

用蜂胶处理的伤口第二天就显示治疗效果，表现为：底部干燥，创伤面积开始缩小，接着下来的几天，伤口继续缩小，到了第9天，伤口完全愈合。而涂上乙醇及不做任何处理的伤口愈合很慢。当用蜂胶处理的伤口愈合时，其他两个伤口的直径还大于 1 厘米。这一实验也证明了，蜂胶有促进组织细胞再生的作用。

6. 抗胃溃疡

1987 年，中国的张震等用 53 只大白鼠进行了以下的试验：对 53 只大白鼠进行手术，然后用化学物质在大白鼠的胃壁引起溃疡，手术后第二天开始喂药。实验组 28 只，每天喂蜂胶；对照组 25 只，每天喂生理盐水。到了第 14 天，将所有大白鼠处死，观察胃溃疡的情况。结果：蜂胶组大白鼠的胃溃疡愈合率是 82.14%、对照组大白鼠的胃溃疡愈合率是 20%。蜂胶组的愈合率不但明显高于对照组，而且溃疡面积缩小、变浅。

7. 降压降脂，净化血液功能

蜂胶能使心脏收缩力增强，呼吸加深及调整血压，净化血液，调节血脂。能预防动脉血管内胶原纤维增加和肝内胆固醇堆积，对动脉粥样硬化有防治作用，能有效清除血管内壁积存物，抗血栓形成，保护心脑血管，改善心脑血管状态及造血功能。

8. 治疗肝病

（1）蜂胶对于长期喝酒造成的脂肪肝、肝损伤有很强的修复作用，可以有效地预防酒精性肝炎和酒精性肝硬化，预防肝细胞中脂肪的积存，从而对脂肪肝进行有效的预防及治疗。

（2）蜂胶中富含总黄酮、总酚酸、萜烯类物质，如精氨酸、脯氨酸及甲基 3,4-二邻 - 咖啡单宁酸盐等，可以促进细胞再生，防止肝脏纤维化，具有调节转氨酶活性，降低血清转氨酶浓度水平，改善肝细胞生物膜活性与通透性，调节肝细胞氧化代谢功能，抗氧化，稳定和清除过剩自由基，消炎解毒，修复肝组织细胞的病变损伤，防止中性脂肪堆积和肝硬化的发生与发展。

（3）坚持食用蜂胶保健食品的人，由于肝功能的改善，提高了分解转化酒精的能力，酒精耐受力一般都有不同程度的提高，不容易出现醉酒，特别是宿醉现象。

（4）蜂胶具有很强的抗乙肝病毒作用。蜂胶原液中的黄酮类及萜烯类具有广谱抗菌作用和明显的抗肝纤维化作用，不仅能够杀灭肝炎病毒，抑制病毒在肝脏细胞内复制，而且对人体的免疫系统有强化、激活作用。研究表明，蜂胶对多种病毒（包括乙肝病毒）有着很强的抑制和杀灭作用。这是因为蜂胶中富含高良姜素、山奈酚、槲皮素、异戊基阿魏酸盐等杀病毒的有效成分。而且，具有广谱抗菌作用的蜂胶，不仅能够杀灭肝炎病毒，而且能够强化机体免疫能力，使乙肝转阴。

（5）蜂胶能有效提高人体的免疫功能。体液免疫的免疫球蛋白 IgG、IgM 可阻止病毒吸附和穿入易感的正常肝细胞，并增强吞噬或导致对感染了病毒的肝细胞的识别，发挥细胞毒作用，释放出的病毒可被体液免疫和吞噬细胞清除。致敏 TDTH 细胞可释放多种淋巴因子如干扰素和白细胞介素 -2 等，可进入细胞内诱导细胞产生抗病毒蛋白质（酶），阻止病毒在细胞内复制。研究显示，蜂胶具有增强、调节机体免疫功能的作用。

9. 蜂胶与糖尿病

蜂胶降低血糖、预防和治疗糖尿病及其并发症的途径主要有以下几个方面：

（1）蜂胶中的黄酮类和萜烯类物质具有促进外源性葡萄糖合成肝糖原和双向调节血糖的作用，能明显降低血糖。

（2）蜂胶的广谱抗菌作用、促进组织再生作用，也是有效治疗各种感染的主要原因。

（3）蜂胶是一种很强的天然抗氧化剂，能显著提高 SOD 活性，服用蜂胶不仅可以减少自由基对细胞的伤害，还可防治多种并发症。

（4）蜂胶的降血脂作用，改善了血液循环，并有抗氧化、保护血管效果，这是控制糖尿病及一切并发症的重要原因。

（5）蜂胶中的黄酮类、苷类等物质，能增强三磷酸腺苷酶的活性，它是人体能量的重要来源，有供应能量、恢复体力的作用。

（6）蜂胶中的黄酮类物质、多糖物质具有调节肌体代谢，增强免疫能力的作用。因此，是提高肌体抗病力，提高整体素质，防止并发症的重要基础。

（7）蜂胶中含量丰富的微量元素，在糖尿病的防治中也具有作用。

10. 治疗炎症

（1）口腔、咽喉、鼻腔等发炎，通过口服蜂胶得到治愈；耳和脑部的感染、发炎也通过口服蜂胶，在4天到8天内得到治愈。

（2）蜂胶对肾炎、尿道炎、膀胱炎、前列腺炎、阴道炎都有很好的疗效。

（3）对于大多数的肠胃发炎，病情轻者，只需口服少量的蜂胶就能治好。已成顽疾者，则需服用较大量的蜂胶才奏效。

（三）保健功能

1. 营养肌肤，延缓衰老

蜂胶有很好的抗氧化、清除自由基的作用，并有消炎、排毒、改善循环、调节内分泌、促进再生的作用，故可消除粉刺、青春痘，分解色素斑，减少皱纹，延缓衰老，使肌肤重现细腻、光洁、红润。

2. 调节免疫

用蜂胶配合抗原注入小白鼠、大白鼠、豚鼠、家鼠、猪和牛犊体内，能促进其机体的免疫过程。给小公牛注射副伤寒疫苗的同时加用蜂胶，能刺激免疫功能、刺激H-凝集素合成和O-凝集素的增生

效应，增加抗体产量和增加巨噬细胞的活力。蜂胶能强化免疫系统，增强免疫细胞活力，调节机体的特异性和非特异性免疫功能，能明显增强巨噬细胞吞噬能力和自然杀伤细胞活性，增强抗体产量，显著增强细胞免疫功能与体液免疫功能，对胸腺、脾脏及整个免疫系统产生强有力的功能调整，增强人体抗病力与自愈力，使人不生病、少生病。

3. 促进组织再生

动物实验表明，用蜂胶治疗实验性深度烧伤，较一般的药剂治疗愈合时间短，疗效好。蜂胶能加速被损伤的软骨和骨的再生过程，对牙髓损伤有刺激再生作用，促进循环障碍的恢复，刺激牙髓内胶原纤维桥形成。

4. 美容功效

蜂胶中含有的蜂蜡、花粉、树脂、香精油和香膏等营养成分，对皮肤的新陈代谢有着不同的美容作用。例如蜂蜡的主要成分是高级脂肪酸和高级一价醇合成的酯，以及少量的色素和芳香物等，是除皱护肤的美容佳品。食用蜂蜡能降低皮肤最外层死亡角质细胞的粘连性，有助于清除角质细胞，调理肤质，抚平细小的皱纹，改善皮肤的粗糙和干燥状况，还能消除褥疮，使色素斑变浅。

三、临床应用

（一）在外科上的应用

由于蜂胶抗菌消炎作用强，局部止痛快，能促进上皮增生和肉芽生长，减轻疤痕形成程度，改善血液和淋巴循环，所以在治疗慢性下肢溃疡、肛裂等外科疾病上应用较多且效果较好。

（二）在皮肤上的应用

蜂胶制剂可用于治疗鸡眼、带状疱疹、扁平疣、寻常疣、毛囊炎、汗腺炎、晒

斑、射线皮炎、皮裂、湿疹、瘙痒症、神经性皮炎、银屑病、寻常痤疮、斑秃等皮肤病。有医院用蜂胶制剂治疗化脓性皮肤病，治愈率为75%。用蜂胶制剂治疗1000例各种皮炎患者，其中浸润性秃发病疗效率100%，斑秃疗效率为82%；用蜂胶治疗鸡眼治愈率达90%。

（三）在耳、鼻、咽喉科的应用

用蜂胶制剂（油膏剂或滴剂）治疗中耳炎或鼻炎，一般用药3～4次，10～15天可痊愈，个别3～4天可痊愈。另外，用蜂胶浸膏治疗急性和慢性鼻炎、萎缩性鼻炎、鼻窦炎、咽炎、扁桃体炎、上呼吸道炎、外耳炎、中耳炎、听力障碍等都有较好的效果。

（四）在口腔科上的应用

早在20世纪50年代，国外就应用蜂胶软膏成功地治疗了复发性口疮、口腔糜烂、溃疡等口腔疾病。

（五）在内科上的应用

胃及十二指肠溃疡是比较顽固的慢性病，临床实践证明，用蜂胶酊治疗胃及十二指肠溃疡，其中90%以上的患者3～5天就有明显好转，胃酸度趋于正常，胃分泌功能恢复正常。蜂胶片治疗高脂血症有明显的降血脂作用，治疗冠心病也收到良好的效果。

四、使用方法

（一）蜂胶的对症用法

1. 癌症：内服（服量需要增加）。

2. 高脂血症（甘油三酯偏高、胆固醇偏高）：内服（服量需要增加）。

3. 关节炎、风湿病：内服。

4. 感冒、偏头痛：内服。

5. 多种炎症，如喉咙发炎、肠胃发炎，食物污染引起的腹痛、腹泻、膀胱炎、肾炎、阴道炎、鼻炎、支气管炎、前列腺炎：内服。

6. 胃溃疡、十二指肠溃疡：内服（情况严重者，可先咬碎蜂胶吞服，如能同时口服不太稀释的蜂蜜，效果更好）。

7. 多种皮肤病、化脓性伤口、创伤、手术切口、烧伤、牛皮癣：内服、外敷（蜂胶片）。

8. 暗疮（青春痘）：内服、外敷。

9. 淋病：内服、外敷。

（二）药用方法

蜂胶是一种天然的抗生素，因为并不是药物，所以可以放心食用，并且可以一天多次服用，是一种保健的良品，可以在多种情况下使用。建议如果服食请先在嘴里含一口水，在将蜂胶直接滴入口中和口里的水充分混合，这样可以达到最佳效果。

（三）食用讲究

蜂胶对提高人体的免疫力有着非常重要的疗效，但无论服用哪种产品，一定要看好产品说明，正确服用，才能达到最理想的效果。蜂胶是一个天然的小"药库"，可以长期食用，无毒副作用，能预防和治疗疾病，没有抗药性，疗效温和缓慢，安全可靠，长期服用对人体只有好处，没有坏处，它对人体各脏器都有一个全面调节和修复的作用。蜂胶性平无毒，可放心食用。

吃蜂胶要注意一些小细节。对于湿性的蜂胶，可以滴在馒头等主食上一起吃；对于胶囊的蜂胶，早晚各吃1～2粒，温水服下。

（四）制作酒茶食用方法

1. 蜂胶泡酒

配方：蜂胶100克，食用酒精1000毫升，低度白酒4000毫升。

制作与用法：将蜂胶放入冰箱冷冻数小时，取出后立即进行粉碎或用木槌砸碎制成粉末，浸入700毫升酒精中，保持

20℃以上，浸3日以上，每天摇荡2～3次，使之充分溶解，静置1日，提取上清液，过滤除渣；其残渣再用300毫升酒精以同样方法作二次提取，完成后合并二次提取液，用低度优质白酒进行勾兑，稀释至5000毫升，制成含量2%的蜂胶酒。治疗外伤时用之涂抹、清洗患处（只可外用，不可内服）。

作用：具有蜂胶的各种功能，用于强体健身，治病除患。

2. 蜂胶菊茶

材料：杭菊10克，蜂胶10毫升，蜂蜜10毫升，水500毫升。

做法：将杭菊、蜂胶、蜂蜜一起放入杯中，备用。将水500毫升煮至沸腾后，冲入杯中调匀即可饮用。

五、注意事项

人类从很早就开始食用蜂胶这种蜜蜂产品，实践证明它对人体是安全的。在科学高度发展的今天，我们喜欢用量化的概念作为标准来评价一种产品，在毒理实验中，我们以最大浓度（0.4g/mL）和最大体积（0.4mL/10g 体重）蜂胶给100只小鼠进行急性毒性实验，24小时累计给予蜂胶量48g/kg。一周后，小鼠的外观行为正常，大便呈颗粒状，毛发贴身，体重增加，未见死亡发生。证明蜂胶毒性不明显，临床使用安全。

（一）严重过敏体质者慎用或停用

临床应用发现，极少数人对蜂胶过敏，过敏率约为0.3‰。过敏的症状各不相同，一般是局部发痒、灼痛、出现湿疹样皮疹等，停用后症状自行消失。有些人对蜂胶的过敏有一定的潜伏期，有的使用后5～7天左右出现过敏，有的甚至1个月左右。出现过敏时，停止食用即可。内服不必试敏，外用者，使用一周内，每天一滴涂抹患处试敏。对因体外涂抹引起的皮肤红肿发痒及皮炎者，可以用1%～2%碳酸氢钠（小苏打）溶液冲洗发病区，然后用氧化锌糊膏或皮质醇激素（强的松软膏）涂敷，时间不长即可治愈。对内服蜂胶引起呼吸困难、盗汗、恶心等过敏反应者，一般时间不会很长即自愈，过敏反应严重者，到医院进行治疗。如果出现轻微瘙痒、皮肤红疹、患部肿胀，则可服用苯海拉明等脱敏药，过敏现象即可消失。待过敏现象消失后，可转为内服，同样可以收到良好的效果。

（二）孕妇禁服

孕妇食用蜂胶后，会刺激子宫，引起宫缩，干扰胎儿正常的生长发育。

（三）不和茶水一起服用

吃药时一般不能用茶水送服，是因为有些药中的有效成分容易与茶中的鞣酸等物质起反应，有些药含有咖啡因，若用茶水冲服，会使咖啡因的作用过强。实践证明，蜂胶虽可以和茶水一起饮用，但茶水的色、香、味会受到影响，同时蜂胶易粘在杯壁上，造成浪费。

第八章　针灸疗法

针灸是针法和灸法的总称。

针法是指在中医理论的指导下把针具（通常指毫针）按照一定的角度刺入患者体内，运用捻转与提插等针刺手法来对人体特定部位进行刺激，从而达到治疗疾病的目的。刺入点称为人体腧穴，简称穴位。根据最新针灸学教材统计，人体共有361个正经穴位。

灸法是以预制的艾炷或艾草在体表一定的穴位上烧灼、熏熨，利用热的刺激来预防和治疗疾病。通常以艾草最为常用，故而称为艾灸，另有隔药灸、柳条灸、灯芯灸、桑枝灸等方法。如今人们生活中也经常用到的多是艾条灸。

针灸是东方医学的重要组成部分之一，其内容包括针灸理论、腧穴、针灸技术及相关器具，在形成、应用和发展的过程中，具有鲜明的中华民族文化与地域特征，是基于中华民族文化和科学传统产生的宝贵遗产。

2006年，针灸被列入第一批国家级非物质文化遗产名录。

第一节　针灸的历史文化

一、文献记载

针灸 [acupuncture and moxibustion] 是以针刺、艾灸防治疾病的方法。针法是用金属制成的针，刺入人体一定的穴位，运用手法，以调整营卫气血；灸法是用艾绒搓成艾条或艾炷，点燃以温灼穴位的皮肤表面，达到温通经脉、调和气血的目的。针灸是我国医学的宝贵遗产。

【出处】《素问·病能论》："有病颈痈者，或石治之，或针灸治之而皆已。"

【示例】《史记·扁鹊仓公列传》："或不当饮药，或不当针灸。"晋·葛洪《抱朴子·勤求》："被疾病则遽针灸。"唐·吴兢《贞观政要·征伐》："道宗在阵损足，帝亲为针灸。"清·俞正燮《癸巳类稿·持素毕》："宗气营卫，有生之常，针灸之外，汤药至齐。"

二、发展历史

针灸学起源于中国，具有悠久的历史。

传说针刺起源于三皇五帝时期，相传伏羲发明了针刺，他"尝百药而制九针"（西晋医学家皇甫谧记载于《帝王世纪》）"尝草制砭"（南宋罗泌记载于《路史》）。而据古代文献《山海经》和《黄帝内经》有用"石篯"刺破痈肿的记载，以及《孟子》"七年之病，求三年之艾"的说法，再根据如今在我国各地所挖掘出的历史文物来考证，"针灸疗法"的起源就在石器时代。当时人们发生某些病痛或不适的时候，不自觉地用手按摩、捶拍，以至用尖锐的石器按压疼痛不适的部位，而使原有的症状减轻或消失，最早的针具即是砭石，随着古人智慧和社会生产力的不断发展，针具逐渐发展成青铜针、铁针、金针、银针，直到如今用的不锈钢针。

灸法产生于火的发现和使用之后。在用火的过程中，人们发现身体某部位的病痛经火的烧灼、烘烤而得以缓解或解除，继而学会用兽皮或树皮包裹烧热的石块、砂土进行局部热熨，逐步发展以点燃树枝或干草烘烤来治疗疾病。经过长期的摸索，选择了易燃而具有温通经脉作用的艾叶作为灸治的主要材料，于体表局部进行温热刺激，从而使灸法和针刺一样，成为防病治病的重要方法。由于艾叶具有易于燃烧、气味芳香、资源丰富、易于加工贮藏等特点，因而后来成了最主要的灸治原料。

针灸治疗方法是在漫长的历史过程中形成的，其学术思想也随着临床医学经验的积累渐渐完善。1973 年长沙马王堆三号墓出土的医学帛书中有《足臂十一脉灸经》和《阴阳十一脉灸经》，论述了十一条脉的循行分布、病候表现和灸法治疗等，已形成了完整的经络系统。

《黄帝内经》是现存的中医文献中最早而且完整的中医经典著作，已经形成了完整的经络系统，既有十二经脉、十五络脉、十二经筋、十二经别，以及与经脉系统相关的标本、根结、气街、四海等，并对腧穴、针灸方法、针刺适应证和禁忌证等也做了详细的论述，尤其是《灵枢》所记载的针灸理论更为丰富而系统，所以《灵枢》是针灸学术的第一次总结，其主要内容至今仍是针灸学的核心内容，故《灵枢》也被称为《针经》。继《黄帝内经》之后，战国时代的神医扁鹊所著《难经》对针灸学说进行了补充和完善。

晋代医学家皇甫谧潜心钻研《黄帝内经》等著作，撰写成《针灸甲乙经》，书中全面论述了脏腑经络学说，发展并确定了 349 个穴位，并对其位置、主治、操作进行了论述，同时介绍了针灸方法及常见病的治疗，是针灸学术的第二次总结。

唐宋时期，随着经济文化的繁荣昌盛，针灸学术也有很大的发展，唐代医学家孙思邈在其著作《备急千金要方》中绘制了彩色的"明堂三人图"，并提出阿是穴的取法及应用。到了宋代，著名针灸学家王惟一编撰了《铜人腧穴针灸图经》，考证了 354 个腧穴，并将全书刻于石碑上供学习者参抄拓印，他还铸造了 2 具铜人模型，外刻经络腧穴，内置脏腑，作为针灸教学的直观教具和考核针灸医生之用，促进了针灸学术的发展。

元代滑伯仁所者的《十四经发挥》，首次将十二经脉与任、督二脉合称为十四经脉，对后人研究经脉很有裨益。

明代是针灸学术发展的鼎盛时期，名医辈出，针灸理论研究逐渐深化，也出现了大量的针灸专著，如《针灸大全》《针灸聚英》《针灸四书》，特别是杨继洲所著的《针灸大成》，汇集了明以前的针灸著作，总结了临床经验，内容丰富，是后世学习针灸的重要参考书，是针灸学术的第三次总结。

公元 1742 年吴谦等撰《医宗金鉴》，其《医宗金鉴·刺灸心法要诀》不仅继承了历代前贤针灸要旨，并且加以发扬光大，自乾隆十四年以后（公元 1749 年）被定为清太医院医学生必修内容。

清代后期，以道光皇帝为首的封建统治者，以"针刺火灸，究非奉君之所宜"的荒谬理由，悍然下令禁止太医院用针灸治病。

针灸名医李学川于公元 1817 年写出《针灸逢源》，强调辨证取穴、针药并重，并完整地列出了 361 个经穴，其仍为今之针灸学教材所取用。

1840 年鸦片战争后帝国主义入侵中国，加之当时的统治者极力歧视和消灭中医，针灸更加受到了摧残。尽管如此，由于针灸治病深得人心，故在民间仍广为流传。

民国时期政府曾下令废止中医，许多针灸医生为保存和发展针灸学术这一祖国医学文化的瑰宝，成立了针灸学社，编印针灸书刊，开展针灸函授教育等，近代著名针灸学家承淡安先生为振兴针灸学术做出了毕生贡献。在此时期，中国共产党领导下的革命根据地，明确提倡西医学习和应用针灸治病，在延安的白求恩国际和平医院开设针灸门诊，开创了针灸正式进入综合性医院的先河。

中华人民共和国成立以来，十分重视继承发扬祖国医学遗产，制定了中医政策，并采取了一系列措施发展中医事业，使针灸医学得到了前所未有的普及和提高。

50 年代初期，率先成立了卫生部垆的针灸疗法实验所，即中国中医研究院针灸研究所的前身。随之，全国各地相继成立了针灸的研究、医疗、教学机构，从此以后《针灸学》列入了中医院校学生的必修课，绝大多数中医院校开设了针灸专业，针灸人才辈出。

40 多年来，我国在继承的基础上翻印、点校、注释了一大批古代针灸书籍，结合现代医家的临床经验和科研成就，出版了大量的针灸学术专著和论文，还成立了中国针灸学会，学术交流十分活跃，并在针刺镇痛的基础上创立了"针刺麻醉"。

针灸的研究工作也不单纯在于文献的整理，还对其治病的临床疗效进行了系统观察，并对经络理论、针刺镇痛的机制、穴位特异性、刺法灸法的高速功能等，结合现代生理学、解剖学、组织学、生化学、免疫学、分子生物学，以及声、光、电、磁等边缘学科中的新技术进行了实验研究。临床实践证实了针灸对内、外、妇、儿、骨伤、五官等科多种病症的治疗均有较好的效果。

针灸是一门古老而神奇的科学。早在公元 6 世纪，中国的针灸学术便开始传播到国外。在亚洲、西欧、东欧、拉美等已有 120 余个国家和地区应用针灸术为本国人民治病，不少国家还先后成立了针灸学术团体、针灸教育机构和研究机构，著名的巴黎大学医学院就开设有针灸课。

据报道，针灸治疗有效的病种达 307 种，其中效果显著的就有 100 多种。1980 年，联合国世界卫生组织提出了 43 种推荐针灸治疗的适应病症。1987 年，世界针灸学会联合会在北京正式成立，针灸作为世界通行医学的地位在世界医林中得以确立。

2010 年 11 月 16 日中医针灸被列入"人类非物质文化遗产代表作名录"。

第二节　针灸的分类与特点

一、针灸的分类

（一）艾灸法

用艾绒或其他药物放置在体表的穴位部位上烧灼、温熨，借灸火的温和热力及药物的作用，通过经络的传导，起到温通气血，扶正祛邪的作用，达到治疗疾病和预防保健目的的一种外治方法。

艾灸疗法有艾条灸、艾炷灸和温针灸等。艾条灸分温和灸、雀啄灸和熨热灸三种。艾炷灸分直接灸和间接灸两种。温针灸又称针上加灸或针柄灸，即针刺得气后在针柄上套艾条，点燃，使热通过针体传入穴位内。

（二）刺法

刺法包括：三棱针刺法、皮肤针刺法、皮内针刺法、火针刺法、芒针刺法、电针刺法、温针疗法、耳针法、头针法、眼针法、手针法、足针法、腕踝针法、声电波电针法、电火针法、微波针法等。

（三）现代九针

现代九针即师氏新九针（新九针指镵针、磁圆梅针、鍉针、锋勾针、铍针、梅花针、火针、毫针、三棱针九种针具），系山西师怀堂先生在《灵枢》"九针"基础上，历时 40 余年反复临床研究应用、研制、革新后而成，故名曰"新九针"。以下选其中几种进行介绍。

1. 镵针

镵针其柄为不锈钢，长 10 厘米，针体为钼质金属制作，长 4 厘米，直径为 0.3 厘米，钼质针体部分嵌于不锈钢柄内，外形美观，使用顺手。针体的末端延伸为 0.5 厘米长的箭头状锋利针头。

本针是以划割方法在选定的部位使用，先将划割部位及针具消毒，而后以其锋利之刃，根据需要在不同部位（穴位）及反应点上施术，用拇指、食指、中指持钢笔式押持针体，进行皮肤划割，以微出血为度。划割应顺经脉循行走向，划痕长度以 1 厘米长为妥。

该针主要用于外感疾患及割治排脓等，如外感风邪、中风口喎、多种胃肠疾病而表现为口腔内颊黏膜上有白斑或紫斑者，以及皮肤病中的湿疹、脓疱疮等疾患的治疗。

2. 磁圆梅针

磁圆梅针针柄为铝合金所制，既轻便又美观耐用，分两节，两节间由螺旋丝口衔接，前节较细，长 12 厘米，后节较粗，长 10 厘米，针头长 6 厘米，两端针尖嵌有 3000 高斯磁铁，针头一端形如绿豆大圆粒状，名曰磁圆针；另一端形如梅花针头状，名曰磁梅花针，各有其用。

磁圆梅针使用时，以右手紧握针柄，右肘屈曲为 90°，以右腕部之上下活动的力量，循经叩击穴位，每穴反复叩击 5 ～ 10 次，顺经叩打为补法，逆经叩打为泻法。主要用于皮肤病的治疗。

本针循经叩击可通经活络，活血化瘀，具有磁疗、圆针和梅花针循经捶叩三种针治疗的综合作用。可治许多常见疾病，如软组织损伤、肩周炎、胃下垂、动静脉炎、小儿夜尿症、动脉硬化、轻度静脉曲张、蚊虫叮伤、跌损性血肿痛、鹅掌风、神经性皮炎等皮肤病（主要用磁梅花针）。对风湿性、类风湿关节炎，虚劳疾患、神经衰弱、脱肛、子宫脱垂均有疗效。

3. 鍉针

鍉针全长 12 厘米，针柄 9.5 厘米长，针体长 2.5 厘米，均是不锈钢制作，针头大小、形态如黍粒状，直径约 0.3 厘米。

捏持手法同铍针，以拇指、食指、中指持钢笔式姿势紧捏，然后在一定的部位（穴位、刺激点）按压片刻，以形成明显凹坑，有针感为准。

主用于小儿按摩，治疗疳积、吐泻、消化不良，也用于寻找压痛点、疾病反应点、阿是穴，还用于火针点刺前压痕点穴以作标志，亦可用作火鍉针。

4. 锋勾针

锋勾针为不锈钢制成，针长 12 厘米，中间粗而长，两端细而短，针头勾回，呈 110°角，针尖锋利呈三棱形，三个棱皆成锋刃。针之两端勾尖、粗细各异，随病选用。

操作时选准勾刺穴位后以常规消毒，以左手食指、中指押按穴位，并以相反方向用力绷紧所刺皮肤，两指之间保持 1 厘米之宽为宜，右手呈执毛笔式姿势持针，迅速刺入皮下连勾割 3～5 次，以割断肌纤维或出血并发出响声为度，而后用消毒棉球按压穴位片刻。

适用于某些慢性疾患而致局部功能障碍，或顽固疼痛久而不愈，如肩周炎、神经性头痛、腰背肌劳损、腱鞘炎、脑血管病后遗症，胃肠疾病。其他疾病如急性结膜炎、扁桃体炎、急性（或慢性）咽炎、高烧等也同样适用。

（四）其他

其他现代针灸疗法还包括：穴位激光照射法、穴位贴敷法、穴位埋线法、穴位磁疗法、穴位注射法、穴位指针法、穴位电离子透入法、穴位割治法、穴位结扎法。

二、针灸的特点和优点

（一）特点

针灸疗法的特点是治病不靠吃药，只是在病人身体的一定部位用针刺入，达到刺激神经并引起局部反应，或用火的温热刺激烧灼局部，以达到治病的目的。前一种称作针法，后一种称作灸法，统称针灸疗法。

针灸疗法在临床上，按中医的诊疗方法诊断出病因，找出疾病的关键，辨别疾病的性质。然后进行相应的配穴处方，进行治疗。以通经脉，调气血，使阴阳归于相对平衡，使脏腑功能趋于调和，从而达到防治疾病的目的。

（二）优点

1. 有广泛的适应证，可用于内、外、妇、儿、五官等科多种疾病的治疗和预防。

2. 治疗疾病的效果比较迅速和显著，特别是具有良好的兴奋身体功能，提高抗病能力和镇静、镇痛等作用。

3. 操作方法简便易行。

4. 医疗费用经济。

5. 没有或极少不良反应，基本安全可靠，又可以协同其他疗法进行综合治疗。这些也都是它始终受到人民群众欢迎的原因。

第三节　针灸的应用

一、针灸治疗原理

（一）疏通经络

疏通经络的作用就是可使瘀阻的经络通畅而发挥其正常的生理作用，是针灸最基本最直接的治疗的作用。经络"内属于脏腑，外络于肢节"，运行气血是其主要的生理功能之一。经络不通，气血运行受阻，临床表现为疼痛、麻木、肿胀、瘀斑等症状。针灸选择相应的腧穴和针刺手法及三棱针点刺出血等使经络通畅，气血运行正常。

（二）调和阴阳

针灸调和阴阳的作用就是可使机体从阴阳失衡的状态向平衡状态转化，是针灸治疗最终要达到的目的。疾病发生的机理是复杂的，但从总体上可归纳为阴阳失衡。针灸调和阴阳的作用是通过经络阴阳属性、经穴配伍和针刺手法完成的。

（三）扶正祛邪

针灸扶正祛邪的作用就是可以扶助机体正气及祛除病邪。疾病的发生发展及转归的过程，实质上就是正邪相争的过程。针灸治病，就是在于能发挥其扶正祛邪的作用。针灸减肥是通过刺激经络腧穴来调整下丘脑—垂体—肾上腺皮质和交感—肾上腺髓质两大系统功能，加快基础代谢率，从而促进脂肪代谢，产热增加，使积存的脂肪消耗，进而调整、完善、修复人体自身平衡。

二、针灸减肥

（一）针灸减肥原理

针灸减肥通过扶正祛邪，刺激腧穴，调整经络，达到加强脾肾功能，扶助正气，又通过经络的疏通作用祛除停滞于体内的邪气，不仅能取得整体减肥的效果，而且能消除局部脂肪达到局部减肥的目的。

第一，通过针灸减肥能有效调节脂质的代谢过程。肥胖症患者的体中过氧化脂质高于正常值，针灸打通人体减肥要穴后，可以使人体中过氧化脂质含量下降，加速脂肪的新陈代谢，从而达到减肥目的。

第二，可以纠正患者的异常食欲，通过对神经系统的调节，可以抑制胃酸分泌过多，达到不乏力、不饥饿的目的。针灸以后，胃的排空减慢，胃不空了，自然就有饱的感觉，所以不太想吃东西了。

第三，在于有效调节内分泌紊乱。肥胖症患者的内分泌紊乱发生率极高，生了小孩的妇女会发胖，不单是营养过剩，还有生小孩后打破了她的内分泌平衡，引起发胖；女人到了更年期时，内分泌紊乱同样引起发胖。在采用针灸减肥时调节"下丘脑—垂体—肾上腺皮质"和"交感—肾上腺皮质"两个系统，使内分泌紊乱得以纠正，并加速脂肪的新陈代谢，因此达到减肥的目的。

当前减肥方法很多，但针灸减肥有独特的疗效，既安全方便，又无不良反应。针灸减肥不同于药物减肥等，药物作用通常有一定的期限，而针灸减肥是通过调整患者内在功能而发挥内因作用，所以一般不会在针灸减肥治疗停止后很快又发胖。也就是说，针灸减肥一般不反弹。如今，针灸减肥已备受国内外学者所关注，是最有效的一种健康减肥方法。特别是针灸治疗由内分泌失调引起的肥胖、单纯性肥胖等，可迅速减去多余脂肪，收紧皮肤，不松弛、无皱纹，并且有益身体健康。针灸减肥适用于长期减肥无效、药物减肥失败者，具有肥胖患者无须节食、无须大运动量运动、无手术痛苦等优点。

（二）针灸减肥必知

必知第一点：一般局部肥胖都是身体整体肥胖的体现，针灸是专门针对局部肥胖，如果想要针灸调整整体肥胖，就得和运动减肥或者别的减肥方法一起同步，这样才能起到减肥的效果。

必知第二点：在进行针灸减肥的时候中间不要停，最好是每天一次，最少要坚持三个疗程才能起到很好的减肥效果。

必知第三点：针灸减肥配合饮食一起减肥，这样效果会更棒。那么要如何配合呢？就要多食用一些高蛋白和低脂肪的食物，一日三餐不能少，最好是再搭配运动一起，那样就能让你瘦下来。

必知第四点：针灸减肥最合适的年龄段是20～40岁之间，而且不是每个人都适合针灸，有的人针灸减肥不明显，有的人则是长时间坚持才瘦的。中医针灸减肥是一个循序渐进的过程，如果你想一针扎下去就瘦这是不可能的。

必知第五点：在针灸的过程中如果患者出现疼痛、眩晕、恶心的症状，那么就必须要停止针灸以防发生意外；如果在过程中出现厌食、大小便增多、疲劳的反应，这些都属于正常。通过针灸治疗可以促使身体新陈代谢加快，不断消耗掉大量的能量就能减肥。

（三）针灸减肥方案

1.体针

【方案一】

主穴：关元、三阴交。

配穴：依据辨证分型而取。

属脾虚湿滞：内关、水分、天枢、丰

隆、列缺、脾俞。

属湿热内盛：曲池、支沟、大横、四满、内庭、腹结。

属冲任失调：支沟、中注、带脉、血海、肾俞、太溪。

操作：每次主穴必取，然后依据证型酌加配穴3～4个。每次均留针半小时，隔日1次，15次为1个疗程，每次疗程间隔5天。

【方案二】

主穴：天枢、中脘、大横。

配穴：曲池、合谷、膏肓、内庭、三阴交。

操作：天枢、大横接电针仪，然后持续通电15～20分钟，每日或隔日1次，10次为1个疗程。

2. 耳针

耳穴：口、食道、十二指肠、饥点、内分泌、脑、胃。

操作：每次选1～2穴，以双侧耳交替方式扎针，每周耳针贴敷2～3次，10次为1个疗程，而每次疗程间隔5～7天。

3. 芒针

取穴：肩髃透曲池、梁丘透髀关、梁门透归来。

操作：选28号3寸长的芒针备用，每次每穴都要扎针。

4. 艾灸

主穴：阳池、三焦俞。

配穴：地机、命门、三阴交、大椎。

操作：每次选主穴与配穴各一个，隔姜灸。

三、针灸治疗的适用范围

针灸治疗的适应范围很广，举凡内、外、伤、妇、儿、五官、皮肤等各科的许多疾患，大部分都能应用针灸来治疗，世界卫生组织（WHO）也公开宣布针灸对一些疾病确实有帮助。以下列出WHO公布的针灸有效的病症，包括：

过敏性鼻炎、鼻窦炎、感冒、扁桃腺炎，急、慢性喉炎，气管炎、支气管哮喘、急性结膜炎、中心性视网膜炎、近视眼、白内障、牙痛、拔牙后疼痛、牙龈炎，食道、贲门失弛缓症、呃逆、胃下垂、急、慢性胃炎，胃酸增多症，急、慢性十二指肠溃疡（疼缓解），单纯急性十二指肠溃疡，急、慢性结肠炎，急性（慢性）杆菌性痢疾、便秘、腹泻、肠麻痹、头痛、偏头痛、三叉神经痛、面神经麻痹、中风后的轻度瘫痪、周围性神经疾患、小儿脊髓灰质炎后遗症、梅尼埃病、神经性膀胱功能失调、遗尿、肋间神经痛、颈肩综合征、肩凝症、网球肘、坐骨神经痛、腰痛、关节炎、小儿脑瘫。

四、针灸疗法历史与现状

在20世纪70年代，以中国向全世界公布针刺麻醉的研究成果为契机，国际社会掀起了一股渴望了解针灸学和应用针灸治病的热潮，这是一次世界性的针灸热潮。通过对针灸的学习，西方医学界渐渐消除了对针灸的误解，一部分外国人还对其产生了浓厚的兴趣，成为应用、研究与推广针灸的主要力量。

在针灸国际化的进程中，世界卫生组织发挥了重要的推动和引导作用，如在一些国家设立针灸研究培训合作中心，支持并创建世界针灸学会联合会，制定《经络穴位名称国际标准》《针灸临床研究规范》等。如今，在世界各国，已有140多个国家和地区开展针灸医疗，从事针灸行业的人数为20～30万人。

20世纪下半叶，针灸临床的侧重点在于观察与总结针灸的适应证。到了90年代，针灸的临床应用范围已扩大到四个方面，即经络诊断、针刺麻醉、针灸保健、针灸治疗。针灸如今可以治疗的病症达 800 多种，其中 30%～40% 治疗效果显著，一些常见疾病、功能性疾病、慢性病、某些疑难病症与急性病用针灸辅助更见疗效。

由于针灸疗法具有独特的优势，有广泛的适应证，疗效迅速显著，操作方法简便易行，医疗费用经济，极少不良反应，远在唐代，中国针灸就已传播到日本、朝鲜、印度、阿拉伯等国家和地区，并在他国开花结果，繁衍出一些具有异域特色的针灸医学。迄今为止，针灸已经传播到世界 140 多个国家和地区，为保障全人类的生命健康发挥了巨大的作用。

中国古代人民很早以前就采用针灸方法保健强身。在《黄帝内经》中称掌握针灸保健技术的医生为"上工"，《灵枢·逆顺》中云："上工刺其未生者也。"

到了唐代，针灸保健已占有相当位置，如在《备急千金要方》中，就记载了许多应用针灸进行保健的论述。宋代王执中著的《针灸资生经》里，记载了用针灸预防多种疾病，如"频刺风门，泄诸阳热气，背永不发痈疽"等。明代医家亦倡导针灸保健，高武在《针灸聚英》里说："无病而先针灸曰逆。逆，未至而迎之也。"逆，即防病之义。清代潘伟如在《卫生要术》一书中还阐发了针刺的保健作用，他说："人之脏腑、经络、血气、肌肉，日有不慎，外邪干之则病。古之人以针灸为本……所以利关节和气血，使速祛邪，邪去而正自复，正复而病自愈。"

所谓针刺保健，就是用毫针刺激人体一定的穴位，以激发经络之气，使人体新陈代谢旺盛起来，从而起到强壮身体，益寿延年的目的，此种养生方法，就是针刺保健。

针刺保健与针刺治病的方法虽基本相同，但着眼点不同，针刺治病着眼于纠正机体阴阳、气血的偏盛偏衰，而针刺保健则着眼于强壮身体，增进机体代谢能力，旨在养生延寿。也正因为二者的着眼点不同，反映在选穴、用针上亦有一定差异。若用于保健，针刺手法刺激强度宜适中，选穴不宜多，并且要以具有强壮功效的穴位为主。

保健灸法是中国独特的养生方法之一，不仅可用于强身保健，也可用于久病体虚之人的康复。所谓保健灸法，就是在身体某些特定穴位上施灸，以达到和气血、调经络、养脏腑、延年益寿的目的。《医学入门》里说"凡病药之不及，针之不到，必须灸之"，说明灸法可以起到针、药有时不能起到的作用。至于灸法的保健作用，早在《扁鹊心书》中就有明确的记载："人于无病时，常灸关元、气海、命关、中脘……虽未得长生，亦可保百余年寿矣。"

国家非常重视非物质文化遗产的保护，2006 年 5 月 20 日，针灸经国务院批准被列入第一批国家级非物质文化遗产名录。2007 年 6 月 5 日，经国家文化部确定，中国中医科学院的王雪苔和中国针灸学会的贺普仁为该文化遗产项目代表性传承人，并被列入第一批国家级非物质文化遗产项目 226 名代表性传承人名单。

五、针灸的特别用处

针灸不仅可以为人服务也可以针对动物。

为保证牛肉的鲜美，日本人曾创新地给肉牛每日按摩；为让宠物狗身材苗条，日本人会带着宠物狗一起跳桑巴舞。如今，日本人再次创新：为做出世界上最美味的寿司，他们竟给金枪鱼做针灸。

日本大阪的一家公司日前在日本国际海产品展示会上展示了给金枪鱼做针灸的

技术，并已申请了专利。该公司表示，该技术基于"金枪鱼平静死亡时的味道要比不安时死亡的味道更好"的原理。金枪鱼在接受了短暂的针灸治疗后，血液会变得纯净，鱼肉会变得更鲜美。但他们拒绝透露针灸扎入金枪鱼身体的具体部位。该公司目前仅对金枪鱼进行了试验，下一步将对大马哈鱼测试。

进入 21 世纪，随着针灸医疗的不良反应小、消费少等优势被世界各国人民渐渐了解，立法确认、提高临床水平，以及向疑难病症挑战就成了必须解决的问题。立法上，由于各国的承认和联合国的推广，许多国家都已经确立并完善了法律管理，而且对针灸从业人员的考试和资格认证进行了进一步规范；在研究上，用针灸治疗或辅助治疗疑难病症也渐显苗头，如小剂量药物穴位注射治疗萎缩性胃炎，火针治疗慢性骨髓炎，舌针治疗脑性瘫痪、帕金森氏症等。由此可见，针灸这一伟大的医学学科还有更大的潜力值得我们发掘。

六、针灸治疗走向世界

在巴黎参加全欧洲中医药专家联合会 2003 年学术年会的中外专家说，西方医学界已越来越多地了解和承认针灸的功效，针灸已成为中医药被世界接受的突破口。

法国针灸协会主席安德海思博士认为，针灸可以明显减轻患者的症状和痛苦，而西方医学认为减轻患者的症状或痛苦是治疗的重要步骤之一，它对患者的彻底恢复、增强抵抗力等有重要作用，因此针灸率先被西方医学界接受。法国针灸协会现已成为法国政府认可的医疗协会，近几年法国许多医科大学还增设了针灸课程，这是中医打入西方主流医学的重要突破。

全欧洲中医药专家联合会 2003 年轮值主席朱勉生博士说，多年前，中医在西方还是处于边缘的医学学科，许多从事中医研究的专家，资格并不被西方国家政府承认。但这几年西方国立医学院纷纷对中医产生兴趣，一些医学院还成立了中医部，学员毕业后可以拿到证书并开设诊所，不过西方人比较接受的仍然是针灸。他说，由法国执业医生组成的法国针灸协会成为本次学术会议的主办方之一，这说明针灸代表中医，在西方医学界的地位已逐步提高。

出席会议的中国驻法国大使赵进军说，与针灸相比，中药还不为西方所广泛接受，主要原因是中药缺乏规范化和标准化的质量体系。因此，要想让中药的医理药理被西医接受，尚须尽快制定较为详尽的生产规范和标准。

在这次学术会议上，专家们还认为，中医药的国际地位和影响要得到根本改变，有一个厚积薄发的过程，这个过程的长短决定于内外两个因素：内因是，要将传统中医药的优势特色与现代科学技术相结合，实现中医药的现代化；外因是，要不断加深国际社会对中医药的理解和尊重，并将中医药纳入主流医学体系，针灸就是很好的例子。两者中内因比外因更重要。

第四节　针刺疗法

针刺疗法是以中医理论为指导，运用针刺防治疾病的一种方法。针刺疗法具有适应证广、疗效明显、操作方便、经济安全等优点，深受广大群众和患者欢迎。

一、针刺准备

（一）选择针具

针具选择应以具有一定的硬度、弹性和韧性，临床上有金质、银质和不锈钢三种。金质、银质的针，弹性较差，价格昂贵，故较少应用，临床应用一般以不锈钢为多。选针具应根据病人的性别、年龄的长幼、形体的肥瘦、体质的强弱、病情的虚实、病变部位的表里浅深和所取腧穴所在的具体部位，选择长短、粗细适宜的针具。如男性、体壮、形肥且病变部位较深者，可选稍粗稍长的毫针；反之若女性、体弱、形瘦，而病变部位较浅者，就应选用较短、较细的针具。至于根据腧穴的所在具体部位进行选针，一般是皮薄肉少之处和针刺较浅的腧穴，选针宜短而针身宜细；皮厚肉多而针刺宜深的腧穴宜选用针身稍长、稍粗的毫针。临床上选针常以将针刺入腧穴至一定深度，而针身还应露稍在皮肤上为宜。如应刺入 0.5 寸，可选 1 寸的针，应刺入 1 寸时，可选 1.5 ～ 2 寸的针。

（二）选择体位

针刺时患者体位选择是否适当对腧穴的正确定位，针刺的施术操作，留针的持久与否，以及防止晕针、滞针、弯针甚至折针等，都有很大影响。如病重体弱，或精神紧张的病人，采用坐位易使病人感到疲劳，往往易于发生晕针。又如体位选择不当，在针刺施术时，或留针过程中，病人常因移动体位而造成弯针、滞针，甚至发生折针事故。因此根据病情选取腧穴的所在部位，选择适当的体位，既有利于腧穴的正确定位，又便于针灸的施术操作和较长时间的留针而不致疲劳的原则。临床上针刺时常用的体位有如下几种：

1. 仰卧位：适宜于取头、面、胸、腹部腧穴，和上、下肢部分腧穴。

2. 侧卧位：适宜于取身体侧面少阳经腧穴和上、下肢的部分腧穴。

3. 俯卧位：适宜于取头、项、脊背、腰尻部腧穴，和下肢背侧及上肢部分腧穴。

4. 仰靠坐位：适宜于取前头、颜面和颈前等部位的腧穴。

5. 俯伏坐位：适宜于取后头和项背部的腧穴。

6. 侧伏坐位：适宜于取头部的一侧，面颊及耳前后部位的腧穴。

（三）消毒

针刺前必须做好消毒工作，其中包括针具消毒，腧穴部位的消毒和医者手指的消毒。消毒的方法如下：

1. 针具消毒

有条件时，可用汽锅消毒，或用 75% 酒精消毒。后者将针具置于 75% 酒精内，浸泡 30 分钟，取出拭干应用。置针的用具和镊子等，可用 2% 来苏溶液与 1：1000 的升汞溶液浸泡 1 ～ 2 小时后应用。对某些传染病患者用过的针具，必须另行放置，严格消毒后再用。现针具多为一次性用具。

2. 腧穴和医者手指的消毒

在需要针刺的腧穴部位消毒时，用 75% 酒精棉球擦拭即可。在擦拭时应由腧穴部位的中心向四周绕圈擦拭；或先用 25% 碘酒棉球擦拭，然后再用 75% 酒精棉球涂擦消毒。当腧穴消毒后，切忌接触污物，以免被再次污染。

3. 医者手指的消毒

在施术前，医者应先用肥皂水将手洗刷干净，待干后再用 75% 酒精棉球擦拭即可。施术时医者应尽量避免手指直接接触针体，如必须接触针体时，可用消毒干棉球作间隔物，以保持针身无菌。

二、针刺实施

（一）进针

在进行针刺操作时，一般应双手协同操作，紧密配合。左手爪切按压所刺部位或辅助针身，故称左手为"押手"；右手持针操作，主要是以拇指、食指、中指三指挟持针柄，其状如持毛笔，故右手称为"刺手"。刺手的作用，是掌握针具，施行手法操作。进针时，运指力于针尖，而使针刺入皮肤；行针时便于左右捻转，上下提插或弹震刮搓，以及出针时的手法操作。

常用的进针方法有以下几种：

1. 夹持进针法（又称骈指进针法）

夹持进针法是指用左手拇、食二指捏消毒干棉球，夹住针身下端，将针尖固定在所刺腧穴的皮肤表面位置；右手捻动针柄，将针刺入腧穴。此法适用于长针的进针。

2. 舒张进针法

舒张进针法是指用左手拇、食二指将所刺腧穴部位的皮肤向两侧撑开，使皮肤绷紧；右手持针，使针从左手拇、食二指的中间刺人。此法主要用于皮肤松弛部位腧穴。

3. 提捏进针法

提捏进针法是指用左手拇、食二指将针刺腧穴部位的皮肤捏起，右手持针，从捏起的上端将针刺入。此法主要用于皮肉浅薄部位的腧穴进针，如印堂穴等。

（二）留针

将针刺入腧穴行针施术后，使针留置穴内，称为留针。留针的目的是为了加强针刺的作用和便于继续行针施术。一般病症只要针下得气而施以适当的补泻手法后，即可出针或留针 10～20 分钟；但对一些特殊病症，如急性腹痛、破伤风、角弓反张、寒性、顽固性疼痛或痉挛性病证，即可适当延长留针时间，有时留针可达数小时，以便在留针过程中作间歇性行针，以增强、巩固疗效。

（三）出针

在行针施术或留针后即可出针。出针时一般先以左手拇、食指按住针孔周围皮肤，右手持针做轻微捻转，慢慢将针提至皮下，然后将针起出，用消毒干棉球揉按针孔，以防出血。若用除疾、开阖补泻时，则应按各自的具体操作要求，将针起出。出针后病人应休息片刻方可活动，医者应检查针数以防遗漏。

三、针刺遇到的问题、处理方法及注意事项

（一）针灸产生疼痛的原因

1. 进入皮肤时疼痛

因进针不够快速，针尖在进入皮肤时会刺激人体神经末梢的感受器，致使人感到疼痛。原因有二：一是医者手法不到位；二是针具不够锐利，或带有倒刺（如今少见，因多为一次性针具）。

2. 针具进入人体后疼痛

首先，针刺到血管膜壁或肌肉的感觉神经末梢，强烈的刺激致使病人感觉疼痛，此时若减缓刺激，稍作调整，可使病人自觉症状消失。

其次，针刺时，有酸麻重胀等"针感"，而每个人大脑判定疼痛的程度不同，所以造成各种不同的感觉，酸麻重胀，都是疼痛的表现，病人对其承受力不够则引起疼痛保护机制。

3. 针具拔出时疼痛

针具拔出时，经过皮肤引起的疼痛与第 1 条相同。拔出后引起的疼痛，原因有二：一是残留感觉，即针刺后遗感，体质敏感者易有，与人当时状态有关。二是针刺时，因体内毛细血管繁多，时有刺破，造成皮下瘀血或者出血，因此造成疼痛。

4. 心理因素

因疼痛为主观感受，无客观标准衡量，故心理紧张、害怕者易疼，放松、舒缓者不易感到不适。

（二）注意事项

1.过于疲劳、精神高度紧张、饥饿、

暴饮暴食、醉酒后不宜针刺；年老体弱者针刺应尽量采取卧位，取宜穴少，手宜法轻。

2. 怀孕妇女针刺不宜过猛，腹部、腰骶部及能引起子宫收缩的穴位如合谷、三阴交、昆仑、至阴等禁止针灸。

3. 小儿因不配合，一般不留针。婴幼儿囟门部及风府、哑门穴等禁针。

4. 有出血性疾病的患者（如血小板减少性紫癜、血友病等），或常有自发性出血，损伤后不易止血者，不宜针刺。

5. 患有严重的过敏性疾病，以及皮肤感染、溃疡、瘢痕和肿瘤部位不予针刺。

6. 眼区、胸背、肾区、项部、胃溃疡、肠粘连、肠梗阻患者的腹部，尿潴留患者的耻骨联合区针刺时应掌握深度和角度，禁用直刺，防止误伤重要脏器。

7. 大血管走行处及皮下静脉部位的腧穴如须针刺时，则应避开血管，使针刺斜刺入穴位。

8. 对于破伤风、癫痫发作期、躁狂型精神分裂症发作期等患者，针刺时不宜留针。

9. 针刺对某些病症确实有极好的疗效，但并非万能，特别是一些急重病的治疗，应根据情况及时采用综合治疗，才能更有利于病人，也可充分发挥针灸的作用。

总之，在整个治疗过程中，医者对病人认真负责，严肃细心，集中精神等均是预防事故发生的重要环节。

（三）针刺异常情况及处理

在针刺治疗过程中，由于患者心理准备不足等多种原因，可能出现如下异常情况，应及时处理。

1. 晕针

晕针是针刺治疗中较常见的异常情况，主要由于患者心理准备不足，对针刺过度紧张，或者患者在针刺前处于饥饿、劳累等虚弱状态，或患者取姿不舒适，术者针刺手法不熟练等。如患者在针刺或留针过程中突然出现头晕、恶心、心慌、面色苍白、出冷汗等表现，此时应立即停止针刺，起出全部留针，令患者平卧，闭目休息，并饮少量温开水，周围环境应避免嘈杂。若症状较重，则可针刺人中、内关、足三里、素髎等穴，促其恢复。经上述方法处理后如不见效并出现心跳无力、呼吸微弱、脉搏细弱，应采取相应急救措施。

为了防止晕针，针刺前应先与患者交代针刺疗法的作用及可能出现的针感，消除患者的恐惧心理。对于过度饥饿、体质过度虚弱者，应先饮少量水后再行针刺；对于刚从事完重体力劳动者，应令其休息片刻后才针刺。

2. 滞针

在针刺行针及起针时，术者手上对在穴位内的针体有涩滞、牵拉、包裹的感觉称滞针。滞针使针体不易被提插、捻转，不易起针。滞针的主要原因是针刺手法不当，使患者的针刺处发生肌肉强直性收缩，致肌纤维缠裹在针体上。出现滞针后，不要强行行针、起针。应令患者全身放松，并用手按摩针刺部位，使局部肌肉松弛。然后，轻缓向初始行针相反方向捻转，提动针体，缓慢将针起出。

为了防止滞针，针刺前应向患者做好解释工作，不使患者在针刺时产生紧张，并在针刺前将针体擦净，不可使用针体不光滑、甚至有锈斑或者弯曲的毫针。针刺时一旦出现局部肌肉挛缩造成体位移动时，应注意术者手不能离开针柄，此时可用左手按摩针刺部位，缓慢使患者恢复原来体位，轻捻针体同时向外起针，不得留针。另外，在行针时应注意不要大幅度向单方向捻转针体，避免在行针时发生滞针。

3. 弯针

刺在穴位中的针体，于皮下或在皮外发生弯曲，称弯针。在皮外的弯针多是由于留针被其他物体压弯、扭弯。起针时应注意用手或镊子持住弯针曲角以下的针体，缓慢将针起出。发生在皮下的弯针，多在起针时被发现，是由于患者在留针，或行针时变动了体位，或肌肉发生挛缩，致使针刺在关节腔内、骨缝中、两组反向收缩的肌群中的针体发生弯曲。另是由于选穴不准确，手法过重、过猛，使针刺在骨组织上也会发生针尖弯曲或针尖弯成钩状。起针时若发现在皮下的弯针，应先令患者将变动的肢体缓慢恢复到原来进针时姿态，并在针刺穴位旁适当按摩，同时用右手捏住针柄做试探性、小幅度捻转，找到针体弯曲的方向后，顺着针体弯曲的方向起针、若针尖部弯曲，应注意一边小幅度捻转，一边慢慢提针，同时按摩针刺部位，减少疼痛。切忌强行起针，以免钩撕肌肉纤维或发生断针。

为防止弯针，针刺前应先使患者有舒适的体位姿势，全身放松。留针时，针柄上方不要覆盖过重的衣物，不要碰撞针柄，不得变动体位或旋转、屈伸肢体。

4. 断针

针体部分或全部折断在针刺穴位内，称为断针。常见原因是针根部锈蚀，在针刺时折断。如果自针根部折断时，部分针体仍暴露在皮肤外，可立即用手或镊子起出残针。另一个原因是因滞针、弯针处理不当或强行起针，造成部分针体断在皮下或肌肉组织中。此时应令患者肢体放松，不得移动体位，对于皮下断针，可用左手拇指、食指垂直下压针孔旁的软组织，使皮下断针的残端退出针孔外，并右手持镊子捏住断针残端起出断针。若针体折断在较深的部位时，则需借助于 X 光定位，手术取针。

为了防止断针，应注意在针刺前仔细检查针具，对于针柄松动、针根部有锈斑、针体曾有硬性弯曲的针，应及时剔弃不用。针刺时，切忌用力过猛。留针期间患者不应随意变动体位，当发生滞针、弯针时，应及时正确处理。

5. 血肿

出针后，在针刺部位引起皮下出血，皮肤隆起，称皮下血肿。出现皮下血肿时，应先持酒精棉球压按在针孔处的血肿上，轻揉片刻。如血肿不再增大，不需处理，局部皮肤青紫可逐渐消退。如经上述按揉血肿继续增大，可加大按压并冷敷，然后加压包扎，48 小时后局部改为热敷，消散瘀血。

为了防止血肿的发生，针刺前应仔细检查针具，针尖有钩的不能使用。针刺时一定要注意仔细察看皮下血管走行，避开血管再行针刺。

第五节 艾灸疗法

艾灸疗法简称"灸法"或"灸疗"，是运用艾绒或其他药物制成的艾炷或艾条在体表的穴位上烧灼、温熨，借灸火的热力及药物的作用，通过经络的传导，起到温通气血、扶正祛邪的作用，达到防治疾病效果的一种治法，是中医学的重要组成部分。

一、发展历程

艾灸疗法是中医学的重要组成部分，也是传统医学中最古老的医疗方法之一。灸法对百余种疾病有较好的疗效，历史上曾广泛应用于临床，为中华民族的繁荣昌盛做出过巨大贡献。

灸法是随着火的应用而产生的，并在其应用实践中不断发展。灸法究竟是何时由何人发明的，已经无从考察。但是，可以肯定地说，早在春秋战国时期，以艾灸治病就已经很流行了，那么艾灸的出现就应该更早。目前可以看到的艾灸治病的医案不是记录在医书当中，而是记录在史书《左传》中。公元前581年，晋景公得了一场大病，于是请当时的名医，秦国太医令医缓来医治，他在检查晋景公的疾病后说："疾不可为也，在肓之上，膏之下，攻之不可，达之不及，药不至焉，不可为也。"晋朝杜预注解，"攻"指艾灸，"达"指针刺。这段文字是说，医缓认为晋景公的病治不好了，因为病位于"肓之上，膏之下"，既不能艾灸，也不能针刺，吃药也治不了了。这也是成语"病入膏肓"的来历。虽然医缓没治好晋景公的病，但是我们可以看到在战国时期，艾灸就是一种重要的医疗手段了。

以前认为灸法最早见于《黄帝内经》，但是随着不断更新的考古发现，对艾灸的认识也在不断地修正。1973年在我国湖南长沙马王堆发掘了三号汉墓，这是一次颠覆历史的重大考古发现。在出土的众多文物中，发现了3篇记载有关经脉灸法的帛书，是目前见到的《黄帝内经》以前的珍贵医学文献，也把对中医艾灸的认识大大提前了。通过这3篇残缺不全的文字，我们依然能够窥测远古先民以火治病的起源、方法和应用。

艾灸法是一种独立的治疗保健方法，起源于中国原始社会，人们利用火以后，被火灼伤，发现具有治病、疗伤的效果而逐渐产生的。

艾灸法的发明来源于北方。在医学专著中，最早见于《素问·异法方宜论》："北方者，天地所闭藏之域也，其地高陵居，风寒冰冽，其民乐野处而乳食，脏寒生满病，其治宜灸焫，故灸焫者，亦从北方来。"说明灸法的应用，同寒冷的生活环境有密切关系。

在历代的针灸著作中，多数将针刺与艾灸并列论述，不过由于灸法对人体易产生灼伤，故逐渐失传，现在各中医院的针灸科只见针刺而不见艾灸，实属中医的悲哀。近几年由于中医养生文化重新兴起，人们又重视起具有神奇疗效的艾灸疗法。尤其是现代艾灸疗法的出现，从根本上解决了传统的艾灸疗法的燃烧及污染环境，操作不便，易灼伤患者等难题，使中国博大精深的艾灸疗法的普及成为可能。

二、艾灸穴位疗法

（一）灸法

不仅能治病，而且能防病。唐代孙思邈在《备急千金要方》上说："凡人吴蜀地游官，体上常须两三处灸之，勿令疮暂瘥，则瘴疠、瘟疟、毒瓦斯不能着人也。"这是实践经验的总结。近代日本医家有在整个工厂、学校全体施以灸灼，作为一项保健措施，实验结果证明灸法确有增强体质和预防疾病的作用。

针与灸都是在经络穴位上施行的，有其共同之处，两者往往结合使用。但是必须指出，灸法有其自己的独到之处，不能以针代灸。过去国内外有许多名医单用灸法治病，中国和日本都有专门灸师，与针师并列。

以中医经络为基础，运用艾炷在体表的穴位上烧灼、温熨，以达到保健养身、预防的功效，针对产后经络不畅，以及手脚冰凉、痛经、月经不调、胃痛等问题，气色调理（祛面部水肿、眼袋、黑眼圈、色斑）具有通经活络，行气通脉，祛湿逐寒，消肿散结，排毒养颜，防病保健的功效，能改善身体各种亚健康状态。

古人云："针所不为，灸之所宜。"实证、病在表、热盛、阳亢等适宜用针法泄热和解表；而由实转虚、病在里、寒证、阴阳皆虚就不能用针法泄了，当用药剂治疗，药剂所不达，就用艾灸。

（二）艾与灸的作用

艾，是一种中药，为多年生草本，叶似菊，表面深绿色，背面灰色有茸毛。性温芳香，五月采集，叶入药用。以湖北蕲州者为佳，地理位置优越，气候湿润，艾草繁密旺盛，叶厚而绒多，最适宜艾草生长！

艾叶能宣理气血，温中逐冷，除湿开郁，生肌安胎，利阴气，暖子宫，杀蛔虫，能通十二经气血，能回垂绝之元阳。内服用于治宫寒不孕、行经腹痛、崩漏带下；外用能灸治百病，强壮元阳，温通经脉，祛风散寒，舒筋活络，回阳救逆。

通过长期实践，人们在很早以前就知道艾是一种灸用最好的原料。现代研究发现，地球上的植物叶子的脉络唯有艾叶最均匀，早在三千年前，聪明的中国人就发现了艾用作灸的原料最为适宜。

艾用于灸法，其功效确非我们意想所能及的。艾火的温热刺激能直达深部，经久不消，使人发生畅快之感。若以普通火热，则只觉表层灼痛，而无温煦散寒之作用。灸法也和针法一样，能使衰弱之功能旺盛，也能使亢进之功能得到抑制。虚寒者能补，郁结者能散，有病者能治，无病者灸之可以健身延年。

近代对于灸法做过许多科学研究工作，国内外医学资料和临床实践证实：灸法能够活跃脏腑功能，旺盛新陈代谢，产生抗体及增强免疫力，所以长期施行保健灸法，能使人身心舒畅，精力充沛，祛病延年。施灸对于血压、呼吸、脉搏、心率，以及神经、血管功能均有调整作用；能使白细胞、血红蛋白、红细胞、血小板等明显增高，胆固醇降低，血沉沉降速率减慢，凝血时间缩短，对血糖、血钙及整个内分泌系统的功能也有显著的调节作用。

桂金水 1990 年 9 月 4 日在《上海针灸杂志》发表的文章《近十年来灸法的临床和实验研究》中指出：灸法能抗休克，抗感染、抗癌，对心脑血管疾病、桥本甲状腺炎、硬皮病、支气管哮喘、肺结核、乙型肝炎等均有良好的效果。

实验研究证明艾灸可以改变体液免疫功能，同时还能够影响 T 淋巴细胞数目与功能，活跃白细胞、巨噬细胞的吞噬能力。特别是经灸后 T 淋巴细胞高值可以降低，低值可以升高，说明艾灸有双向免疫调节作用。

灸法的特点是既能抑制功能亢进，也能使衰退的功能兴奋而趋向生理的平衡状态，因此灸法对人体是一种良性刺激，对增强体质大有裨益，不论病体、健体都可以使用，尤其对衰弱儿童有促进发育的作用，所以灸法的使用范围是很广泛的。

三、原料及制法

（一）辨别艾条的好坏

艾条质量的优劣决定着治疗效果的好坏，质量好的艾条取决于如下几个条件：生长产地、采摘时间、制作工艺、储藏年限。

1. 生长产地

艾草在我国大部分地域均有生长，如以长江南北来划分可以分为大叶艾和小叶艾。长江以北为大叶艾，这种艾叶厚而宽绒毛多，艾绒纤维粗，产量高，气味芬芳，火力柔和。长江以南的艾为小叶艾，叶小而薄，产量低，烟大火烈，产量低。艾叶制绒，以湖北蕲州者为佳。

2. 采摘时间

艾叶采摘的时节必须在每年端午的前后择艾而采，故人云："端午时节草萋萋，野艾茸茸淡着衣。"这个时节是艾草生长的最旺盛期，有经验的采药人会采取长得像人型的艾叶。或在采艾的前几天将看到的艾草用脚压倒，到采摘的时候只采摘又能站立起来的艾草叶子，这样的艾才具有强大的生命力，用它制成的艾绒治疗的威力才够大。

3. 制作工艺

制绒在整个工序中最为重要，古人多为手工制绒，现代均为机械制绒，这在治疗的效果上有着很大的差异。古人手工制绒首先将上好的艾叶与草木灰兑水搅拌成胶泥状，然后将艾叶泥制成饼状，晒干封存，使用时取出一饼双手反复搓揉，筛去灰梗再反复搓揉即成棉絮状的艾绒，手工制绒有生气，所以过去都用此法。

4. 储藏年限

用艾者当用陈艾，原因主要是通过长时间的储存将其燥气化掉，其灸火就会更柔和舒适。现在市场上三年陈艾不多，多以新陈参半的艾绒做艾条。

5. 鉴别

具备以上这四点后如法制作的艾条，在色、质、味、烟、火上与一般艾条便截然不同了。

色：绒色土黄或金黄，无当年艾的绿色。

质：艾条整体挺拔结实不松软，绒体柔软无枝梗杂质。

味：老艾条的气味芳香，无新艾的青草味。

烟：艾烟淡白不浓烈、不刺鼻，气味香。

火：火力柔和不刚烈，渗透力强，疗效好。

（二）艾绒的制法

明代药物学家李时珍在《本草纲目》里说："凡用艾叶，须用陈久者，治令软细，谓之熟艾，若生艾，灸火则易伤人肌脉。"因此，必须用陈年的艾叶，而且越陈越好。因新艾含挥发油多，燃之不易熄灭，令人灼痛；陈艾则易燃易灭，可以减少灼痛之苦。

艾绒必须预先备制。取陈艾叶经过反复晒杵，筛选干净，除去杂质，令软细如绵，既成为艾绒，方可使用。而艾绒又有两种，以上法炮制者为粗艾绒，一斤可得六七两，适用于一般灸法。如再精细加工，经过数十日晒，筛拣数十次者，一斤只得二三两，变为土黄色者，为细艾绒，可用于直接灸法。现在有机制艾绒成品出售，也是作印泥的原料，用于直接灸法，物美价廉，可以选购。细艾绒用放大镜一看，好像一堆小毛毛虫，干干净净，没有一点杂质。

（三）艾炷形状大小及使用的原则

艾叶经过加工以后，称为艾。艾绒做成一定形状之小团，称为艾炷，艾炷燃烧一枚，称为一壮。

艾炷之形状大小，因用途不同而各异。如用于直接灸，必须用极细之艾绒，一般如麦粒大，做成上尖底平、不紧不松之圆锥形，直接放在穴位上燃烧；用于间接灸法，可以用较粗之艾绒，做成蚕豆大或黄豆大，上尖下平之艾炷，放在姜片、蒜片或药饼上点燃。用于温针灸法则做成既圆又紧、如枣核之大小及形状，缠绕针柄上燃烧；用于艾卷灸，做成既匀又紧，如蜡烛之大小及形状的长条，点燃后温灸之。

每次灸之壮数多少及大小，以病人、病程、病情、病位、补泻、穴位、有无受灸经验，是否要求化脓及气候等条件而定，大致如下：成人体壮、新病、病重病急、实热疼痛、病在脏腑者，用泻法；穴位在腹背四肢、有受灸经验、化脓灸、气候寒冷者艾炷宜多宜大；妇女、儿童、年老体弱、久病、病轻病缓、虚寒麻木、病在四肢头项者，用补法；穴位在头项、手足末梢、无受灸经验、非化脓灸者或在天气炎热时，艾炷宜少宜小。

四、艾灸类别

艾灸疗法的具体操作方法很多，常用者有如下数种。

（一）艾炷灸疗法

艾炷灸施灸时所燃烧的锥形艾团称艾炷。常分直接灸（又分化脓灸和非化脓灸）与间接灸两种。本疗法临床运用广泛，既可保健，亦可治病，尤其适用于虚寒证，如哮喘、胃肠病等。

（二）艾条灸疗法

以艾条于穴位或病变部位上施灸者即艾条灸疗法，操作常分温和灸、雀啄灸、回旋灸等。主要用以治疗寒湿痹痛及其他多种寒性疾患。

（三）药卷灸疗法

药卷灸是在艾绒里掺进药末，用纸把艾绒裹起来成为药卷，点燃其一端而施灸。适应证大致同上两种灸法。

（四）温针疗法

1. 概述

温针疗法是在毫针针刺后，在针尾加置艾炷，点燃后使其热力通过针身传至体内，以防治疾病的一种方法。温针灸是灸法中使用最普通、也是最受病人欢迎的一种疗法。所谓"打伏针"，实际上指的就是温针灸疗法。

明代杨继洲的《针灸大成》对此法叙述较详："其法针穴上，以香白芷作圆饼，套针上，以艾灸之，多以取效……此法行于山野贫贱之人，经络受风寒致病者，或

有效，只是温针通气而已。"由于它疗效卓著，治疗范围广泛，又是防病保健的一大良法，因此，长期来一直为医家和病家所重视，至今仍在民间广为流传应用。热性病（如发热和一切急性感染等）、高血压以及不能留针的病证，如抽搐、痉挛、震颤等均不宜用温针疗法

2. 操作方法

一切准备工作均同毫针针刺疗法。

（1）按照针刺疗法将针进到一定深度，找到感应，施用手法，使病人取得酸麻沉胀的感觉，留针不动。

（2）在针尾装裹如枣核大或小枣子大的艾绒，点火使燃。或用艾卷剪成长约2厘米一段，插入针尾，点火加温。一般温针燃艾可1～3炷，使针下有温热感即可

（3）留针15～20分，然后缓慢起针。

3. 禁忌证

（1）热性病（如发热和一切急性感染等）不宜用温针疗法。

（2）高血压不宜用温针疗法。

（3）凡不能留针的病证，如抽搐、痉挛、震颤等均不宜用温针疗法。

4. 注意事项

（1）针尾上装裹的艾绒，一定要装好，以免燃烧时艾团和火星落下，造成烧伤。

（2）如用银针治疗，装裹的艾团宜小，因银针导热作用强。

（3）点燃艾绒时，应先从下端点燃，这样可使热力直接向下辐射和传导，增强治疗效果。

（4）如有艾火落下，可随即将艾火吹向地下，或直接熄灭。同时嘱咐病人不要变动体位，以免针尾上装裹的艾绒一起落下，加重烧伤，同时也为了防止造成弯针事故。为了防止可能发生的烧伤，可在温针的周围皮肤上垫上橡胶垫或毛巾、衣物等。

（五）隔姜灸疗法

取约2分厚生姜一块，置于选定的穴位上，再将艾炷置姜片上，点燃施灸。艾炷燃尽后，再放置艾炷反复施灸，一般至局部皮肤潮红为止。凡虚寒性疾病皆可以此疗法治之。

此外，与隔姜灸疗法大同小异的尚有"隔蒜灸""铺灸"（以蒜泥铺于穴位上）"隔盐灸""附子灸""隔葱灸""花椒灸""黄土灸""黄蜡灸""硫黄灸""药锭灸""药捻灸"等，主治病证亦相差无几。

（六）灯火灸疗法

以灯芯草蘸香油，点燃，在小儿身上施灸。本疗法主要用于小儿惊风、昏迷等急性病证。

五、操作方法

（一）直接灸

是将大小适宜的艾炷，直接放在皮肤上施灸。若施灸时需将皮肤烧伤化脓，愈后留有瘢痕者，称为瘢痕灸。若不使皮肤烧伤化脓，不留瘢痕者，称为无瘢痕灸。

1. 瘢痕灸

瘢痕灸又名化脓灸，施灸时先将所灸腧穴部位，涂以少量的大蒜汁，以增加黏附性和刺激作用，然后将大小适宜的艾炷置于腧穴上，用火点燃艾炷施灸。每壮艾炷必须燃尽，除去灰烬后，方可继续易炷再灸，待规定壮数灸完为止。施灸时由于火烧灼皮肤，因此可产生剧痛，此时可用手在施灸腧穴周围轻轻拍打，借以缓解疼痛。在正常情况下，灸后1周左右，施灸部位化脓形成灸疮，5～6周左右，灸疮自行痊愈，结痂脱落后而留下瘢痕。临床上常用于治疗哮喘、肺结核、高血压、心脑血管病和瘰疬等慢性疾病。

2. 无瘢痕灸

施灸时先在所灸腧穴部位涂以少量的

凡士林，以使艾炷便于黏附，然后将大小适宜的艾炷，置于腧穴上点燃施灸，当灸炷燃剩五分之二或四分之一而患者感到微有灼痛时，即可易炷再灸。若用麦粒大的艾炷施灸，当患者感到有灼痛时，医者可用镊子柄将艾炷熄灭，然后继续易炷再灸，按规定壮数灸完为止。一般应灸至局部皮肤红晕而不起疱为度。因其皮肤无灼伤，故灸后不化脓，不留瘢痕。一般虚寒性疾患，均可用此法。

（二）间接灸

是用药物将艾炷与施灸腧穴部位的皮肤隔开，进行施灸的方法。如隔姜灸、隔盐灸等。

1. 隔姜灸

是用鲜姜切成直径2～3厘米、厚0.2～0.3厘米的薄片，中间以针刺数孔，然后将姜片置于应灸的腧穴部位或患处，再将艾炷放在姜片上点燃施灸。当艾炷燃尽，再易炷施灸。灸完所规定的壮数，以使皮肤红润而不起疱为度。常用于因寒而致的呕吐、腹痛、腹泻及风寒痹痛等。

2. 隔蒜灸

用鲜大蒜头，切成厚0.2～0.3厘米的薄片，中间以针刺数孔，然后置于应灸腧穴或患处，然后将艾炷放在蒜片上，点燃施灸。待艾炷燃尽，易炷再灸，直至灸完规定的壮数。此法多用于治疗瘰疬、肺结核及初起的肿疡等症。

3. 隔盐灸

用纯净的食盐填敷于脐部，或于盐上再置一薄姜片，上置大艾炷施灸。多用于治疗伤寒阴证或吐泻并作、中风脱证等。

4. 隔附子饼灸

将附子研成粉末，用酒调和做成直径约3厘米、厚约0.8厘米的附子饼，中间以针刺数孔，放在应灸腧穴或患处，上面再放艾炷施灸，直到灸完所规定壮数为止。

多用治疗命门火衰而致的阳痿、早泄或疮疡久溃不敛等症。

（三）艾卷灸

是取纯净细软的艾绒 24 克，平铺在 26 厘米长、20 厘米宽的细草纸上，将其卷成直径约 1.5 厘米圆柱形的艾卷，要求卷紧，外裹以质地柔软疏松而又坚韧的桑皮纸，用胶水或糨糊封口而成。也有每条艾绒中掺入肉桂、干姜、丁香、独活、细辛、白芷、雄黄各等分的细末 6 克，则成为药条。施灸的方法分温和灸和雀啄灸。

1. 温和灸

施灸时将艾条的一端点燃，对准应灸的腧穴部位或患处，约距皮肤 2 ～ 3 厘米，进行熏烤。熏烤使患者局部有温热感而无灼痛为宜，一般每处灸 5 ～ 7 分钟，至皮肤红晕为度。对于昏厥、局部知觉迟钝的患者，医者可将中、食二指分开，置于施灸部位的两侧，这样可以通过医者手指的感觉来测知患者局部的受热程度，以便随时调节施灸的距离和防止烫伤。

2. 雀啄灸

施灸时，将艾条点燃的一端与施灸部位的皮肤并不固定在一定距离，而是像鸟雀啄食一样，一上一下活动地施灸。另外也可均匀地上、下或向左右方向移动或反复地旋转施灸。

（四）温针灸

温针灸是针刺与艾灸结合应用的一种方法，适用于既需要留针而又适宜用艾灸的病症。操作时，将针刺入腧穴得气后，并给予适当补泻手法而留针，继将纯净细软的艾绒捏在针尾上，或用艾条一段长约 2 厘米，插在针柄上，点燃施灸。待艾绒或艾条烧完后，除去灰烬，取出针。

（五）温灸器灸

温灸器灸是用金属特制的一种圆筒灸具，故又称温筒灸。其筒底有尖有平，筒内套有小筒，小筒四周有孔。施灸时，将艾绒或加掺药物，装入温灸器的小筒，点燃后，将温灸器盖扣好，即可置于腧穴或应灸部位进行熨灸，直到所灸部位的皮肤红润为度。有调和气血，温中散寒之用。

六、用量与疗程

（一）疗程

每燃烧一个艾炷为之一壮，每灸一次少则 3 ～ 5 壮，多则可灸数十壮、数百壮。至于施灸的时间长短原则是：灸从久，必须长期施行方能见功，这是针对慢性病而言。一般前三天，每天灸一次，以后间隔一日灸一次，或间隔两日灸一次，可连续灸治一个月、二个月、三个月，甚至半年或一年以上。如果用于保健，则可以每月灸三至五次，终生使用，效果更好。如果是急性病、偶发病，有时只灸一两次，就结束了，以需要而定，不必限制时间和次数。如果是慢性病、顽固性疾病，间日或间隔三、五、七日灸一次均可。要根据具体情况全面考虑，这样和用药的分量一样，无太过不及之弊。

《医学入门》上说："针灸穴治大同，但头面诸阳之会，胸膈二火之地，不宜多灸。背腹阴虚有火者，亦不宜多灸，惟四肢穴位最妙，凡上体及当骨处，针入浅而灸宜少，下肢及肉厚处，针可入深，灸多无害。"这是说：头面及胸膈以上，均不宜多灸；下肢及肉厚处，多灸不妨。在临床上，凡肌肉偏薄之处、骨骼之上，以及大血管和活动关节、皮肤皱纹等部位，均避免直接灸法；凡肌肉肥厚之处，尤其是背部腧穴多灸、常灸无妨。任何灸法均可使用。

（二）用量

至于灸的程度，前人有成熟的经验。如《医宗金鉴》上说："皮不痛者毒浅，灸至知痛为止；皮痛者毒深，灸至不知痛为度。"这是指外科灸疗痈疮毒而言。更具体地说："凡灸诸病，必火足气到，始能求愈。然头与四肢皮肉浅薄，若并灸之，恐肌骨气血难堪，必分日灸之，或隔日灸之，其艾炷宜小，壮数宜少。有病必当灸巨阙、鸠尾二穴者，必不可过三五壮。背腰下皮肉深厚，艾炷宜大，壮数宜多，使火气到，始能去痼冷之疾也。"

以上说法，使我们领会到，灸法既是一种温热刺激，就必须达到一定的温热程度，决不能浮皮潦草，用艾烟熏烤，表热里不热，就算是灸法，结果达不到治疗的目的，还误以为灸法无效，这才真正是"灸不三分，是谓徒冤"（白吃苦头）。古人多主张用直接灸，如《针灸资生经》上说："下经云：凡着艾得灸疮发，所患即瘥，不得疮发，其病不愈。"这是说每灸必须化脓，病才能痊愈。现在我们除有意识地使用化脓灸法以外，一般灸法不要烧伤太重，成为灸疮，只要长期施灸，也同样有效。

总之，一般说直接灸之艾炷，以麦粒大小为适宜，一般成年人，每穴五、七、九壮，小儿灸三五壮，每次取三、五、七穴为标准。临床上可适当伸缩艾炷之大小、穴位及壮数。如用于外科，灸阑尾炎或疔痈初发时，可在合谷、手三里、阑尾等穴，每次灸百壮左右，一日灸二三次，会使炎症消散，促使其化脓，收到意外的效果。

七、艾灸功能

艾灸疗法能健身、防病、治病，在中国已有数千年历史。早在春秋战国时期，人们已经开始广泛使用艾灸法，如《庄子》中有"越人熏之以艾"，《孟子》中也有"七年之病求三年之艾"的记载，历代医学著作中更比比皆是。艾灸能激发、提高机体的免疫功能，增强机体的抗病能力。现介绍几种常用的自我保健艾灸方法，它见

效快，操作方便，相对无药物伤害之忧。

（一）调和气血

气是人的生命之源，血为人的基本物资，气血充足，气机条达，人的生命活动才能正常。艾灸可以补气养血，还可以疏理气机，并且能升提中气，使得气血调和以达到养生保健的目的。

（二）温通经络

经络是气血运行之通路，经络通畅，则利于气血运行，营养物质之输布。寒湿等病邪，侵犯人体后，往往会闭阻经络，导致疾病的发生。艾灸借助其温热肌肤的作用，温暖肌肤经脉，活血通络，以治疗寒凝血滞、经络痹阻所引起的各种病症。

（三）扶正祛邪

正气存内，邪不可干。人的抵抗力强，卫外能力强，疾病则不产生，艾灸通过对某些穴位施灸，如大椎、足三里、气海、关元等，可以培扶人的正气，增强人的防病治病能力，而艾灸不同的穴位和部位可以产生不同的补益作用。无论是调节阴阳、气血，还是温通经络，扶正祛邪，艾灸对人体起到了一个直接的或间接的补益作用，尤其对于虚寒证，所起到的补益作用尤为明显。正是这种温阳补益，调和气血的作用，帮助人们达到防病治病、保健养生的目的。

（四）行气通络

经络分布于人体各部，内连脏腑，外布骨骼、体表肌肉等组织。正常的机体，气血在经络中周流不息，循序运行，如果由于风、寒、暑、湿、燥、火等外因的侵袭，人体或局部气血凝滞，经络受阻，即可出现肿胀疼痛等症状和一系列功能障碍，此时，灸治一定的穴位，可以起到调和气血，疏通经络，平衡功能的作用，临床上可用于疮疡疖肿、冻伤、瘫闭、不孕症、扭挫伤等，尤以外科、伤科应用较多。

（五）扶阳固脱

人生赖阳气为根本，得其所则人寿，失其所则人夭，故阳病则阴盛，阴盛则为寒、为厥，或元气虚陷，脉微欲脱。凡大病危疾，阳气衰微，阴阳离决等症，用大炷重灸，能祛除阴寒，回阳救脱。此为其他穴位刺激疗法所不及。《伤寒论》指出："少阴病吐利，手足逆冷……脉不至者，灸少阴七壮。""下利，手足厥冷，烦躁，灸厥阴，无脉者，灸之。"说明凡出现呕吐、下利、手足厥冷、脉弱等阳气虚脱的重危患者，如用大艾炷重灸关元、神阙等穴，由于艾叶有纯阳的性质，再加上火本属阳，两阳相得，往往可以起到扶阳固脱，回阳救逆，挽救垂危之疾的作用，在临床上常用于中风脱证、急性腹痛吐泻、痢疾等急症的急救。

（六）升阳举陷

由于阳气虚弱不固等原因可致上虚下实，气虚下陷，出现脱肛、阴挺、久泄久痢、崩漏、滑胎等，《灵枢·经脉》云"陷下则灸之"，故气虚下陷，脏器下垂之症多用灸疗。关于陷下一症，脾胃学说创始者李东垣还认为"陷下者，皮毛不任风寒""天地间无他，唯阴阳二者而已，阳在外在上，阴在内在下，今言下陷者，阳气陷入阴气之中，是阴反居其上而复其阳，脉证俱见在外者，则灸之"。因此，灸疗不仅可以起到益气温阳、升阳举陷、安胎固经等作用，对卫阳不固、腠理疏松者，亦有效果。

（七）艾灸美容

对艾灸有了解的人都知道有温阳补气，温经通络，消瘀散结，补中益气的作用。灸关元能最大限度地消耗人体多余脂肪，达到健美之效用。点燃艾条后放入温灸器中产生温热的刺激，配合艾油（或精油渗入）在经络或患处四周，帮助人体全面温通经络，可以起到温补元气，调和气血，润泽肤色的作用。艾灸是驱散疲劳，恢复元气，补充体能，平衡阴阳最有效的手段。总之，灸能散寒，又能清热，表明对机体原来的功能状态起双向调节作用。特别是随着灸增多和临床范围的扩大，这一作用日益为人们所认识。

（八）防病保健

中国古代医家中早就认识到预防疾病的重要性，并提出了"防病于未然""治未病"的学术思想，而艾灸除了有治疗作用外，还有预防疾病和保健的作用，是防病保健的方法之一。《备急千金要方》有"凡入吴蜀地游官，体上常须两三处灸之，勿令疮暂瘥，则瘴疠、瘟疟、毒瓦斯不能着人也"，说明艾灸能预防传染病。《针灸大成》提到灸足三里可以预防中风，民间俗话亦说"若要身体安，三里常不干""三里灸不绝，一切灾病息"。因为灸疗可温阳补虚，所以灸足三里、中脘，可使胃气常盛，而胃为水谷之海，荣卫之所出，五脏六腑，皆受其气，胃气常盛，则气血充盈；命门为人体真火之所在，为人之根本；关元、气海为藏精蓄血之所，艾灸上穴可使人胃气盛，阳气足，精血充，从而加强了身体抵抗力，病邪难犯，达到防病保健之功。现代，灸疗的防病保健作用已成为重要保健方法之一。

八、临床疗效

（一）治疗骨质疏松

症状：主要表现为腰背疼痛、四肢麻木、全身无力、腿抽筋等，严重者可使脊柱缩短而使身材变矮，或出现驼背、骨折等。其中腰背疼痛常沿着脊柱向两侧扩散，仰卧或坐位时疼痛减轻，直立后疼痛加重，弯腰、运动、咳嗽和大便用力都可使疼痛加重。

取穴：关元、气海、脾俞、肾俞、三阴交、足三里。

灸法：采用艾条灸，每穴灸 5～7 分钟，每日 1 次，10 日为 1 个疗程。

（二）延年益寿保健灸

取穴：足三里（位于小腿前外膝眼下 3 寸，胫骨前嵴外侧一横指处）、气海（位于腹正中线，脐下 1.5 寸处）、关元（位于腹正中线，脐下 3 寸处）。

分组：第一组，关元、气海、左侧足三里；第二组，关元、气海、右侧足三里。

灸法：选准穴位后，点燃药用艾条，分别对准第一组穴位，每穴悬灸 10 分钟，以各穴位皮肤潮红色为度。第二天用同样的方法悬灸第二组穴位。如此交替悬灸，连续 3 个月为 1 个疗程。休息 1 周，再继续第 2 个疗程。使用时注意力要集中，艾火与皮肤的距离以受灸者能忍受的最大热度为佳。注意不可灼伤皮肤。

说明：关元、气海、足三里是人体强壮保健要穴，每天艾灸一次，能调整和提高人体免疫功能，增强人的抗病能力。成书于宋代的《扁鹊心书》中说："人于无病时，常灸关元、气海、命门、中脘，虽不得长生，亦可得百年寿。"特别是女士，艾灸此三个穴位后，神清气爽，容光焕发，全身特别是小腹部十分舒畅（此种感觉一般要连续灸半个月后才明显）。

（三）治冻疮

取穴：合谷（位于手背第一、第二掌骨之间，近第二掌骨之中点处）、足三里。

灸法：在冻疮局部先揉按 5 分钟。选准穴位后，点燃药用艾条，对准已发或将发冻疮处，各悬灸 3～5 分钟，以局部皮肤潮红色为度。若冻疮在上肢或耳朵，必须加灸合谷穴 3～5 分钟；若冻疮在下肢，必须加灸足三里穴 3～5 分钟。艾火与皮肤的距离以受灸者能忍受的最大热度为佳。

注意不可灼伤皮肤。用本法连续艾灸 3 天，冻疮不再复发。

（四）治胃痛

取穴：第一组，中脘（位于腹正中线脐上 4 寸处）、足三里。第二组，至阳、肾俞。

灸法：选准穴位后，点燃药用艾条，在穴上各悬灸 10 分钟，以穴位上皮肤潮红色为度，胃痛可立即缓解。使用时要注意力集中，艾火与皮肤的距离以受灸者能忍受的最大热度为佳。注意不可灼伤皮肤。

说明：艾灸足三里穴能使胃痉挛趋于弛缓，胃蠕动强者趋于减弱；又能使胃蠕动弱者立即增强，胃不蠕动者开始蠕动。因此，除胃溃疡出血、穿孔等重症，应及时采取措施或外科治疗外，其他不论什么原因所致的胃痛，包括现代医学中的急、慢性胃炎和胃、十二指肠溃疡，以及胃神经官能症等，若以胃脘疼痛为主者，用本法艾灸，均能立时止痛。

（五）美容

艾灸美容与一般的化妆品美容、手术美容是两个不同的概念。化妆品可以掩饰你的不足，手术可以改造你的结构，可以满足你暂时的虚荣心，但这些都无法给你真正的健康。因为健康使你青春常驻，容光焕发，思维敏捷，反应灵敏，那又是另一种不同层次上的美。有很多女人脸上不光滑洁净，这往往是内分泌失调引起的，实际上还是阳气不足，而不是像一般所说的上火。通过吃药，打针或者锻炼，你或许也可以或多或少地达到你期望的效果，但没有灸疗好。艾灸是驱散疲劳，恢复元气，补充体能，平衡阴阳最有效的手段。

九、适合人群

脸上痘痘成片的女性，往往有严重的带下病，"清热解毒"往往没有任何效果，因为她们的这种热往往是虚热，而不是实热，温阳尚且不逮，何况雪上加霜，所以艾灸是最佳的选择。

脸上长有黄褐斑的女性，往往肝肾亏虚，体质严重偏于酸性，用艾灸治疗，往往会出现意想不到的效果。

虚胖的女性，并不是营养过剩，但营养过剩不过是西医上的一个概念。即使是肥胖的小孩子，也往往并不是营养过剩，而是阳气不足，往往是因为在怀孕期间，父母还有不少的性生活，导致孩子先天不足，肝肾功能失衡，脾脏运化无力。虚胖女性则往往有崩漏暗疾，失血过多。太过肥胖往往是因为脾肾阳虚，太过瘦弱则往往是肝肾不足。

乳头过早地颜色变暗淡，或者乳头凹陷的女性，往往严重肝肾亏虚，冲脉、任脉虚寒，有的甚至还有咳嗽的毛病。这些问题艾灸都有很好的效果。

十、注意事宜

（一）穴位艾灸顺序

古人对于艾灸的顺序，有着明确的论述，就阴阳而言，如《备急千金要方》说："凡灸当先阳后阴，先上后下。"《黄帝明堂灸经》也指出："先灸上，后灸下；先灸少，后灸多。"这是说艾灸的一般顺序是：先灸背部，再灸胸腹部；先灸上部再灸下部，先灸头部再灸四肢；就壮数而言，先灸少而后灸多，即由小逐渐增强；就大小而言，先灸艾炷小者而后灸大者，每壮递增。

（二）最佳灸量

应该根据天时、地理、气候等因素的影响来定灸量，如冬天灸量宜大，才能祛寒通痹，助阳回厥；夏季宜少灸或轻灸，才不会造成上火伤阴。北方风寒凛冽，灸量宜大；南方气候温暖，灸量宜小。

不同的年龄、体质和性别，其阴阳气血的盛衰及对灸的耐受性也是不同的。老年或体弱的人使用保健灸，灸量宜小，但须坚持日久。

在临床上艾灸时，需结合病情，灵活应用，不能拘执不变。关于能否同时艾灸某两个穴位的问题上，一般没有什么限制。

十一、艾灸常见穴位的功效

（一）灸身柱穴

身柱穴属督脉，在项后第三胸椎棘突下。身柱有理肺气，补虚损，宁神志的功效。灸身柱能温补元阳，调和气血，促进青少年的生长发育，现代研究认为，灸身柱可以调节人的神经系统，可以防止神经衰弱、失眠、头痛的发作，可以防止疲劳，促进肌体体力的恢复。灸身柱对小儿的胃肠道疾病，如消化不良、吐乳、泄泻、食欲不振等有防治作用。此外，对精神萎靡、夜啼，呼吸系统的哮喘、气管炎、百日咳、感冒、肺炎等都有防治作用。《养生一言草》载："小儿每月灸身柱、天枢，可保无病。"

（二）灸大椎穴

大椎穴属督脉，在第七颈椎与第一胸椎之间，大椎穴又名百劳穴，是督脉、手足三阳经、阳维脉之会。此穴有解表、疏风、散寒，温阳、通阳、清心、宁神、健脑、消除疲劳、增强体质、强壮全身的作用，现代研究发现艾灸大椎穴，可增加淋巴细胞的数量，提高淋巴细胞的转化率和E玫瑰花环形成率，具有提高机体细胞免疫的功能。艾灸此穴，可用于老年人项背畏寒，用脑过度引起的疲劳、头胀、头晕，伏案或低头过度引起的项强不适、颈椎病，血管紧张性头痛等。大椎穴还有明显的退热作用，艾灸大椎穴，能防治感冒、气管炎、肺炎等上呼吸道感染，还可用于肺气肿、哮喘的防治。

（三）灸中脘穴

中脘穴属任脉，位于腹部正中线，脐上4寸。中脘穴有调补胃气，化湿和中，降逆止呕的作用。《针灸甲乙经》载："胃胀者腹满胃脘痛，鼻闻焦臭妨于食，大便难，中脘主之，亦取章门。"又载："伤忧思气积，中脘主之。"《玉龙歌》说："黄疸四肢无力，中脘、足三里。"实验观察发现，艾灸小白鼠"中脘"穴，能增加单核巨噬细胞的吞噬功能，艾灸中脘穴后能使胃的蠕动增强，幽门立即开放，胃下缘轻度提高，空肠黏膜皱襞增深、肠动力增强。艾灸中脘有利于提高脾胃功能，促进消化吸收和增强人的抵抗力，对于胃脘胀痛、呕吐、呃逆、吞酸、食欲不振等有较好疗效。

（四）灸关元穴

关元属任脉，位于腹部正中线，脐下3寸。该穴为小肠之"募穴"，足三阴经、任脉之会，一身元气之所在，别名"丹田"。《难经·六十六难》集注中，杨玄操说："丹田者，人之根本也，精神之所藏，五气之根元，太子之府也。"中医学认为，关元其部位为真阳所居、化生精气之处。艾灸关元能使清阳上升，浊阴下降，元阳温暖，血液充盈，能培肾固本，补气回阳，通调冲任，理气活血。艾灸关元，能治积冷、男子疝气、梦遗淋浊、女子瘕聚、经产带下，诸虚百损。现代研究发现：艾灸关元可使血流动力学改变，对心肌具有正变力性作用，从而使得每搏做功指数（SWI）和左心室每搏做功指数（LVSWI）稳定增加。艾灸关元还可改变动脉血氧运输量，有增加利用氧的作用，能增加机体代偿能力，防止缺氧加重和延缓休克的发展。艾灸关元可防治遗尿、尿频、癃闭、少腹胀痛、脱肛、疝气、遗精、白浊、阳痿、早泄、月经不调、经闭、痛经、崩漏、恶露不尽、不孕、中风脱证、虚劳羸瘦等。

（五）灸气海穴

气海属任脉，位于腹部正中线，脐下1.5寸。灸气海有延年益寿，养生保健的作用。据《旧唐书》卷一百六十五载，柳公度年八十余，步履轻便，当有人问其养生之术时，他说："吾初无术，但未尝以元气佐喜怒，气海常温耳。"灸气海能生发和培补元气，滋荣百脉，益肾固精，保健强身，解除疲劳等。据《窦材灸法》记载："上消病，日饮水三五升，及心肺壅热，又吃冷物，伤肺肾之气……春灸气海，秋灸关元三百壮，口生津液。"

现代研究认为：艾灸气海穴可防治下腹部疼痛、大便不通、泻痢不止、遗尿、遗精、阳痿、滑精、闭经、崩漏、带下、子宫脱垂、中风脱证、脘腹胀痛、气喘、疝气、失眠、神经衰弱、肠炎等。日本代田文志（现代日本针灸学家）认为用艾灸气海可预防阑尾炎，他认为，为顿挫阑尾炎应灸20～30壮。

（六）灸神阙穴

神阙（肚脐）属任脉，又名脐中。艾灸神阙穴，有温补元气，健运脾胃，固脱复苏之功效。现代研究发现，艾灸实验性关节炎大白鼠的神阙穴，其炎症区坏死程度及细胞浸润明显减轻，隔盐灸正常小白鼠的神阙穴，其杀伤细胞活性在24小时内迅速升高，72小时至120小时复原，若间日连续灸，则活性升高可维持更长的时间。

灸神阙还能治泄泻、便血及病后大便不通。据《窦材灸法》载："肠澼下血，久不止，此饮食冷物损大肠气也，灸神阙穴三百壮；虚劳人及老人与病后大便不通，难服利药，灸神阙一百壮自通。"神阙穴对泄泻、绕脐腹痛、脱肛、中风脱证、角弓反张、产后尿潴留、慢性腹泻、皮肤瘙痒、荨麻疹都有较好的防治作用。

（七）灸足三里穴

足三里属足阳明胃经，位于小腿的前外侧，在犊鼻下3寸距胫骨前缘一横指。足三里是胃经的主要穴位，具有调理脾胃，健运脾阳，温中散寒，补中益气，调和气血，宣通气机，导气下行，补虚强身的作用。《针灸甲乙经》载："五脏六腑之胀，皆取三里，三里者，胀之要穴也。"《外台秘要》载："凡人年三十以上，若不灸三里，令人气上眼暗，所以三里下气也。"《医说》载："若要安，三里莫要干。"《针灸大成》认为若有中风先兆时"便宜急灸三里、绝骨四处，各三壮""春交夏时，夏交秋时，俱宜灸，常令二足（足三里）有灸疮为妙"。《江间式心身锻炼法》载："无病长寿法，每月必有十日灸足三里穴，寿至二百余岁。"现代研究认为艾灸足三里穴能调节高血压初期患者的中枢神经系统，具有降血压的作用，能使纤维蛋白降解产物下降，可以改善血液的黏滞度，并有扩张血管，降低血液凝聚的作用，可以预防脑血管意外的发生。艾灸足三里，还能增强消化吸收能力，改善铜、锌代谢，减少动脉硬化和冠心病的发生。

艾灸足三里，对消化系统的胃肠功能低下、食欲不振、消化吸收不良、急慢性胃炎、口腔及胃溃疡、胃下垂、腹泻、便秘，对心脑血管系统的高血压、低血压、动脉粥样硬化、冠心病、心绞痛、脑血管意外，对呼吸系统的感冒、肺结核，对泌尿生殖系统的尿频、遗尿、小便不通、遗精、阳痿、早泄等也均有防治作用。艾灸足三里还能增强体力，解除疲劳，调节神经，有较强的延缓衰老的作用，是养生保健的重要方法。

（八）灸三阴交穴

三阴交属足太阴脾经，位于小腿内侧，内踝高点上3寸，胫骨内后缘。

三阴交是足三阴经（脾经、肾经、肝经）的交会穴，对肝、脾、肾三脏的疾病有防治作用，具有健脾和胃化湿，疏肝益肾，调经血，主生殖的功能。中医学文献记载，三阴交能主脾胃虚弱、心腹胀满、不思饮食、痹痛身重、四肢不举、腹胀肠鸣、溏泄、小便不利、疝气、梦遗失精、脐下痛不可忍、漏血不止、月水不止等。《外台秘要》集验："灸丈夫梦泄法，灸足内踝上三寸，一名三阴交。二七壮。"《眼科锦囊》载："上睑低垂轻证者，灸三阴交。"

现代医学认为灸三阴交可以防治夜尿增多、小便不利、膀胱炎，急、慢性肾炎、睾丸炎、阳痿、遗精、遗尿、月经不调、经闭崩漏、产后血晕。艾灸三阴交对神经系统的失眠、神经衰弱、心悸，心脑血管方面的冠心病、高血压，消化系统的脾胃虚弱、肠鸣腹胀、泄泻、消化不良、腹痛、便血、便秘等都有防治作用。

十二、反应与禁忌

（一）一般反应

皮肤潮红：艾灸时，由于热力的作用，会使局部的毛细血管扩张，刺激血液流动，所以会出现皮肤潮红的现象。

灸疱：灸疱是灸疮的前一个阶段，多见于化脓灸。

灸疮：灸疮是艾灸的特征性表现，只有有灸疮，疗效才好。灸疮期间也要坚持温和灸，让艾灸效力持续，否则会出现病情反复。

口渴：很多人艾灸之后会口渴，这是正常的。艾灸后可以喝红糖水或温开水，不要喝菊花茶等寒凉性质的饮料，否则会影响艾灸的效果。

灸感传导：施灸部位或远离施灸部位产生其他感觉，例如酸、胀、麻、热、重、痛、冷等。

排病反应：一般没有诱因出现其他脏腑的疾病，或身体疲劳的现象，是体内病邪通过其他出口排出体外的表现。

（二）排毒渠道与反应

1.出汗排毒：就是在艾灸的时候感觉出汗，或灸后出汗，这种现象有可能会持续几天或更久。当有的人出汗一个阶段后，开始起红疹、硬疙瘩，这也是排毒的一种表现。一般继续艾灸，红疹慢慢会下去，硬疙瘩通过边艾灸边按摩的方法，也会慢慢消失，这属于皮肤排毒的一种现象。

2.有些人排尿特别多，这也是从尿道排出毒素的一种表现，此时应该多喝水，这些反应慢慢都会消失的。一般灸后尿频的，多提示肾脏和泌尿系统不是很好；女性提示妇科会有问题。

3.有些人出现拉稀，频繁拉稀，而且拉屎极臭，这也是一种排病气的反应。有这种反应的，一般胃肠有问题，或有肿瘤发生。

4.有的人会有咽喉肿痛，牙痛等，此时多喝水，或煮一点绿豆粥来喝，严重的可以停灸，等这些症状过去后，继续艾灸，可能还会有上述症状发生，一般反复几次后，就没有了上火的症状。

5.有的人初次艾灸的，会有发烧的症状，没有关系，多喝水，可以在督脉和膀胱经刮痧或走罐，都有助于退热，而且降火气。

6.有的人会出现头晕耳鸣、眩晕的反应，遇到这样的反应，可以停下来，休息几日。如果这种反应迟迟不过，在大椎点刺放血或刮痧，这种反应会慢慢消失，有的人会重复这种反应2～3次后，慢慢适应。

7.妇科疾病患者在艾灸的时候，有人会有褐色的分泌物，有的会有水样或脓样的分泌物，这些都是艾灸在帮助调整和消炎，一般过一个阶段，这些分泌物会逐渐减少。如果有肌瘤、积液、囊肿等妇科疾病，在经期的时候，会有腐肉、血块、血水等排出，应该是肌瘤、积液、囊肿的分解。不要害怕，有上述疾病的人建议经期艾灸，给疾病以出路，月经就应该是排出病邪的路径。

8.经过几次艾灸，或一段时间的艾灸后，有的人会表现出肢体冰凉，这是寒气用艾灸后在体表的反应，有的是脏腑内的寒气表现在体表，这种反应在冬天和春天的季节更加严重，有这种反应的，说明身体阳虚得厉害。需要继续艾灸，同时配合患处的刮痧，或按摩等辅助治疗的方式，使寒邪尽快排出。一般到了夏季伏天的时候，这种反应可以消失。但是如果体内寒邪没有排尽，这种反应在其他季节还会有，所以坚持艾灸很重要。

（三）灸后反应

1.感觉疾病加重：这是正邪交战的正常现象，艾灸时若正气不足，而邪气旺盛，就会有各种不适反映出来。当逐渐艾灸，体内慢慢累积了很多正气，这时病邪就会逐渐地被赶出体外了。

2.失眠：初次艾灸后失眠，多会疲乏无力，或嗜睡。但经过一段时间艾灸后，即使睡眠很少，但也不会出现疲乏无力的现象，反而因为艾灸，而显得精力充沛。此时，不要因为睡眠时间的不足而烦恼，也不要刻意用安眠药来凑够睡眠的时间，主要看你自己的精力是否充足。

3.上火：艾灸后出现口干舌燥，会觉得喉咙异常干痛，这是病邪（寒邪）逐渐外发时的必然症状（病邪被驱赶到哪里，哪里就会出现西医所谓的炎症），灸后记得多喝水，不能认为上火而停止艾灸使得前功尽弃。

4.过敏：艾灸后身上出现很多红疹，

此时多以为是过敏。其实，这些表现出来的症状，都是真阳元气驱赶寒邪外出的表现，也是病邪在体表的反应。如果此时停灸，病邪还会入里，侵蚀脏腑。如果此时皮肤表现严重，可以用放血疗法使邪出有门。可以在大椎、足太阳膀胱经的背俞穴还有委中穴放血，给病邪以出处。

5. 精神反应：出现类似抑郁症的现象，这时可找人倾诉或到旷野处大哭或大喊，一定要发泄出来，不要郁闷在心中，免得徒增新疾。

以上艾灸后出现的各种反应，大多提示病邪外出，所以在艾灸期间，一定不要食辛辣刺激性食物，不要过饥过饱，不要房事，要吃清淡的食物，还要保持心情愉悦，多到户外运动或散步，光艾灸不锻炼也是不行的。要每天至少保持30分钟的锻炼，才能达到更好的疗效。

（四）艾灸禁忌

1. 凡暴露在外的部位，如颜面，不要直接灸，以防形成瘢痕，影响美观。

2. 皮薄、肌少、筋肉结聚处，妊娠期妇女的腰骶部、下腹部，男女的乳头、阴部、睾丸等不灸。

3. 关节部位不要直接灸。此外，大血管处、心脏部位不要灸，眼球属颜面部，也不要灸。

4. 身体发炎部位禁灸；手术后在体内埋钢钉或者其他东西的人，不要随便在做过手术的位置艾灸。

5. 极度疲劳、过饥、过饱、酒醉、大汗淋漓、情绪不稳、孕妇、妇女经期忌灸。

6. 脉搏每分钟超过90次以上、传染病、高热、昏迷、抽搐发作期间、身体极度衰竭、形瘦骨立等忌灸。

7. 无自制能力的人如精神病患者或等忌灸。

8. 艾灸后半小时内不要用冷水洗手或洗澡。

9. 艾灸后要喝较平常多量的温开水（绝对不可喝冷水或冰水），有助排泄器官排出体内毒素。

10. 非精制艾绒是不能长期艾灸的，否则会引起其他方面的后遗症，用劣质艾条艾灸对身体的伤害是极难恢复的。比如前阴者，宗筋之所聚，艾绒杂质太多的话，就像用火烤弹簧，筋会变松弛，表现就是起床、起坐无力，阴茎、阴蒂勃起功能障碍。

第九章 放血疗法

第一节 放血疗法概况

放血疗法是使用"三棱针"在人体特定的静脉中放出一定量的血液以治疗疾病一种古老疗法，是在中医基础理论的指导下，通过放血祛除邪气而达到调和气血，平衡阴阳和恢复正气的一种有效治疗手段。此法操作简便，疗效迅速。就现代医学改善血液循环障碍而言，是一种最快速最直接的方法。从中医理论来看，更是行之有效的活血化瘀手段，放血疗法使用得当对人体绝无伤害，又可减免某些中西药对人体的毒副作用，它属于现今提倡的健康天然疗法之一。

一、放血疗法的历史

（一）中国的放血疗法历史

放血疗法的产生可追溯至远古的石器时代。当时，人们在劳动实践中发现用锐利的石块——砭石，在患部砭刺放血，可以治疗某些疾病。砭刺的工具随着科学的发展，产生了金属针，以后又根据医疗实践的需要，出现了专门用作放血治疗的"锋针"。

放血疗法最早的文字记载见于《黄帝内经》，如"刺络者，刺小络之血脉也""菀陈则除之，出恶血也"，并明确地提出刺络放血可以治疗癫狂、头痛、暴喑、热喘、衄血等病证。相传扁鹊砭刺百会穴治愈虢太子"尸厥"，华佗用针刺放血治疗曹操的"头风"症。

唐宋时期，放血疗法已成为中医大法之一。《新唐书》记载：唐代御医用头顶放血法，治愈了唐高宗的"头眩不能视"症；宋代已将该法编入针灸歌诀《玉龙赋》。

金元时期，张子和在《儒门事亲》中的针灸医案，几乎全是针刺放血取效，并认为针刺放血，攻邪最捷。

衍至明清，放血治病已甚为流行，针具发展也很快，三棱针已分为粗、细两种，更适合临床应用。杨继洲《针灸大成》较详细地记载了针刺放血的病案；赵学敏和吴尚先收集了许多放血疗法编入《串雅外编》《理瀹骈文》中。温病大家叶天士善用委中穴出血治疗咽喉疾病。名医喉科专家郑梅涧也善用刺血治疗疾病，都有许多成功的经验。尤其值得称赞的是清代医家郭志邃，他编著的《痧胀玉衡》总结了刺血术在急症、急救方面的应用。

近代，尤其在民间仍广泛地应用放血疗法。

（二）西方的放血疗法历

西方放血疗法的理论基础是来自古希腊的医圣希波克拉底和古罗马医学家盖伦，说人的生命依赖四种体液，血、黏液、黑胆汁和黄胆汁，这四种体液对应空气、水、土和火，和中国的五行非常接近。古希腊人认为血在四种体液中是占主导地位的，盖伦认为血是人体产生的，经常"过剩"，于是就放血。盖伦还把人体皮下的动静脉血管和身体各个内脏器官联系起来，所谓"相表里"，得不同的病，就在"相表里"的血管上开口子放血，例如放右臂静脉的血治疗肝病，放左臂静脉的血治疗脾脏的病。

一直到中世纪，放血的实施者都是教堂的僧侣。直到1163年教皇亚历山大三世才把这个光荣的任务交给了理发师。如今理发馆的招牌，就是那个旋转的红蓝白的筒子，红色是动脉血，蓝色就是静脉血。理发师们发展了一整套的放血操作规程和工具，切割血管的刀片叫"柳叶刀"———如今，英国有本著名的医学杂志就叫《柳叶刀》。

随后，放血疗法被殖民者带到了美洲。美国著名医生瑞师（Benjamin Rush）就是放血疗法的推广者和实践者，也是在《独立宣言》署名者中唯一的医生。当时美国75%的大夫都是他学生，被誉为"宾夕法尼亚的希波克拉底"。1794年到1797年费城流行黄热病，瑞大夫大量采用放血疗法治疗这些患"热病"的病人，他诊所的后院成了血海。这个时候，一位好事的英国记者出现了，他就是威廉·科贝特（William Cobbett）。这位记者翻阅了相关的死亡报告，发现被瑞大夫治过的病人，死亡率明显高于其他病人。于是，Cobbett发表文章说瑞大夫和他的学生们为人类人口的减少做出了突出贡献。瑞大夫一怒之下，于1797年在费城起诉了这位英国"诽谤者"，官司的成败是显而易见的，一方是费城的英雄、著名的大夫，一方是诽谤费城声誉的外国人，法庭宣判瑞大夫获胜，罚这位记者5000美元———法庭的宣判相当于从法律角度声明放血疗法有效。

几乎与此同时，1799年12月13日，华盛顿病了。次日，几个医生给华盛顿放掉了近2500毫升血——约占人体血容量的一半。结果可想而知，华盛顿死于失血性休克。这个时候，人们终于开始质疑放血疗法，有用还是有害？

10年之后，苏格兰军医汉密尔顿（Alexander Hamilton）开始认真研究放血疗法。他把366名患病的士兵平均分成3组，各组的病人所患疾病的严重程度类似，所接受的治疗也一样，唯一不同就是两组病人不放血，一组病人接受传统的放血疗法，结果是不放血的两组分别有2和4个病人死亡，而接受放血疗法的组竟死了35人。可惜，这一重要的发现未能发表。又等了10年，法国人路易（Pierre Louis）发表了他历时7年的临床观察，发现放血疗法明显增加了病人的死亡率。人们对放血疗法的信念开始动摇。尽管如此，人们2000年来的观念很难更改。1833年法国还是进口了4000多万只帮助大夫放血的蚂蟥。

以后的数十年时间，随着反对声音的逐渐加强，不断的科学证据都证明放血疗法对病人的伤害，这个流行了2000多年的疗法才终于退出了历史的舞台。

二、放血疗法的现状

随着医学科学的发展，放血疗法基本已经退出历史舞台。但还有采用少量、局部放血的医学存在，如中医、回医或藏医。现代医学中，利用医用水蛭吸吮肿块附近的瘀血，也还是一种常规的有效的治疗方法。

中医中的放血疗法又叫刺络疗法、刺血疗法、泻血疗法、针刺放血疗法，是用针具或刀具刺破或划破人体特定的穴位和一定的部位，放出少量血液，以治疗疾病的一种方法。这个方法往往也是在各种治疗方法效果不明显的前提下采用的，常常会有峰回路转的功能和作用。通过数千年的医疗实践，为医家临床所习用，疗效也有所提高，特别对于某些急病重症更有抢救及时，收效迅速，无不良反应的特点。

中医放血疗法根据经络学说和针刺原理，用三棱针、粗毫针或小尖刀刺破穴位浅表脉络，放出少量血液，以外泄内蕴之热毒，疏通经脉，调气理血，促邪外出以达到治疗疾病的一种方法，具有消肿止痛，祛风止痒，开窍泄热，镇吐止泻，通经活络，镇定止痛，泄热消肿，急救，解毒，化瘀等功效。一些瘀证和寒证、痹证、痿证、腰痛、坐骨神经痛、头痛、眼病、青少年痤疮、银屑病、湿疹等都可以用这种方法治疗。

普通病情只需放出几毫升的血液就可达到治疗的效果，一些严重的病情，可根据患者实际情况，安全地放出近百毫升的血液，以快速达到治疗患者的目的。

三、放血方法

（一）刺络法

刺络法分点刺、挑刺、丛刺三种刺法。

1. 点刺

点刺有速刺（对准放血处，迅速刺入 1.5～3 毫米，然后迅速退出，放出少量血液或黏液。该法运用较多，大多数部位都宜采用）、缓刺（缓慢刺入静脉 1～2 毫米，缓慢地退出，放出少量血液，适用于腘窝、肘窝、头面部放血）之分。点刺法先在针刺部位上下推按，使血积聚；右手拇、食两指持针柄，中指紧靠针身下端，留出 1～2 分针尖，对准已消毒的穴位迅速刺入 1～2 分，立即出针，轻轻挤压针孔周围，使出血数滴，对重症患者有时可出血数十

滴，血由黑紫变红为止；然后用消毒棉球按压针孔。针刺曲泽、委中穴时，在穴位周围上下推按之后，可先在穴位近心端扎紧止血带或布带，这样静脉暴露得更明显，更容易出血，刺出血后，再将止血带放松。

2. 挑刺

挑刺是针刺入皮肤或静脉后，随即针身倾斜，挑破皮肤或静脉放出血液或黏液，适用于胸、背、耳背静脉等处的放血。挑刺法以左手按压施术部位的两侧，使皮肤固定，右手持针，将腧穴或反应点的表皮挑破出血，如治疗红丝疗，应在红丝近心端尽头处以及红丝之上寸寸挑刺出血。有时需挑破部分纤维组织，然后局部消毒，覆盖敷料。常用于目赤肿痛、痔疮等证的治疗。

3. 丛刺

丛刺是用集束针在一定的部位做叩刺，刺数多、刺入浅，以有血珠渗出为度，适用于扭挫伤、脱发、皮肤病等。同时还经常配合拔罐疗法。散刺法又称围刺法，是在病灶周围点刺出血，主要用于丹毒、痈疮。

（二）划割法

多采用小眉刀等刀具，小眉刀长 7～10 厘米，刀刃长 1 厘米，十分锋利。

持刀法以操作方便为宜，使刀身与划割部位大致垂直，然后进刀划割。适用于口腔内膜、耳背静脉等处的放血。

四、治疗方法

（一）常见病症的放血治疗

1. 头痛、眼病、感冒发烧，取穴大椎、太阳、耳尖。大椎用三棱针点刺 3～5 针，上罐，大约出血 5～10 毫升。太阳穴放血，点刺 2～3 针，上罐，出血大约 2～5 毫升。耳尖，点刺，挤出 5～10 滴血液。

2. 小儿咽痛、发热，可以在少商和商

阳放血。捏住指尖，快速点刺，挤出血液 5
滴左右。

3. 腰痛、坐骨神经痛放血治疗取委中、
腰阳关。委中主要看血络，在血络上点刺，
点刺后上罐，多者出血 50 毫升左右。腰
阳关，点刺 3～5 下，上罐出血 10～20
毫升。

4. 一些瘀证和寒证，如痹证、痿证、
青少年痤疮、银屑病、湿疹等疾病，要在
多处放血，根据不同情况不同对待。一般
放血后，看其效果，有的一次见效，就不
用第二次或第三次，有的一次放血量很大，
那么就要等 10 天或 15 天进行第二次放血，
如果出血量不大，那么就可以三天或一周
放血一次，放血一定要看病人的好转情况
而决定间隔放血的天数。

（二）放血常用穴位与主治

太阳：主治头痛，眼红肿。

上星：主治头痛、目痛、鼻衄、热病。

水沟：主治癫痫、小儿惊风、中风昏
迷、中暑、口眼㖞斜、牙关紧闭、急性腰
扭伤。

龈交：主治齿龈肿痛、痔疮。

内地仓：主治面瘫。

金津、玉液：主治口疮、舌肿、呕吐。

十宣：主治昏迷、癫痫、癔病、乳蛾、
小儿惊风、中暑。

四缝：主治小儿疳积、百日咳。

八邪：主治烦热、目痛、毒蛇咬伤之
手指肿痛。

曲泽：主治烦热、胃痛、呕吐。

少商：主治急性咽喉肿痛、急性扁桃
体肿大、鼻衄、发热、昏迷。

商阳：主治急性咽喉肿痛、齿痛、手
指麻木、昏迷。

委中：主治腹痛、吐泻、腰痛（急性
腰扭伤疗效好）、丹毒。

八风：主治脚气、趾痛、毒蛇咬伤之
足跗肿痛。

五、注意事项

1. 放血前首先给患者做好解释工作，
消除不必要的顾虑。

2. 放血前必须吃东西，待休息平静。

3. 放血针具必须严格消毒，防止感染。

4. 随时关注患者在放血调理过程中的
身体状况反应。

5. 针刺放血时应注意进针不宜过深，
创口不宜过大，以免损伤其他组织。划割
血管时，宜划破即可，切不可割断血管。

6. 放血后二十四小时内不宜冲凉。

7. 体质虚弱、贫血、孕妇、产妇、凝
血机制不良者、晕针晕血者、重大疾病患
者也禁止使用放血疗法。

8. 传染病患者不宜放血。

9. 饥饿、紧张、疲劳、大汗、大泄之
后不宜进行放血治疗。

10. 放血的间隔时间要看出血量，出血
量在 100 毫升左右，可以 10～15 天 1 次；
小于 50 毫升，可以 1 周 1 次；小于 30 毫
升，可以 3～5 天 1 次。如果是家人帮助操
作，方便治疗，可以分期分批治疗。

第二节　刺络拔罐

刺络拔罐（刺血拔罐）疗法系点刺出
血加拔罐的一种治疗方法。

一、刺络拔罐方法

选定治疗部位后，用 75% 酒精棉球消
毒皮肤，先用梅花针、三棱针快速点刺局
部，以皮肤红润稍有渗血为好。将火罐迅
速拔在刺血部位，火罐吸着后，留置时精
心观察出血多少决定拔罐的时间。血少可
时间稍长，血多即刻取罐。一般每次留罐

12分钟。起罐后，用消毒纱布擦净血迹，每次吸出的血不可太多。

二、刺络拔罐禁忌

心力衰竭、恶性肿瘤、活动性肺结核、精神病患者、出血性疾患、孕妇、急性传染病及年老体弱者禁用刺血拔罐疗法。

三、刺络拔罐之污物观察

1. 拔出乌黑血色，血出如墨，则为久病，说明瘀血内停日久，瘀血阻络。

2. 血中夹水，说明有风湿病、肝病。

3. 血液中夹有黏液果冻样物质，说明湿毒郁积，凝滞日久。

4. 出血很淡为炎症、初病；血色紫红说明新伤。

5. 吸出物如洗肉水样说明有严重陈旧性伤。

6. 流出透明性水液，说明水肿。

7. 出现水疱者为湿重。

8. 吸出泡沫样液体，提示有风邪。

9. 吸出血液量多说明病程较长。

10. 吸出血量较少说明病程较短或病位较深。

11. 拔罐后，取罐时手伸进罐内，若顿时感觉有一股热气的，说明湿热重。

12. 出血缓慢，多刺几针仍断续出血者，提示气亏血虚。

13. 出血清淡不易凝结，说明血虚。

14. 血液容易沉淀并很快凝结，说明气虚。

15. 凡白天刺血痛减，而晚上又加重者为瘀血，必须再刺一次，直至减轻。

四、回族民间放血法

（一）眉心放血法

眉心放血回族俗称挑头。医生端坐于患者对侧，用左右两拇指由眉心（印堂穴）由内向外按捋三次，再用拇指、食指揪起眉心，针刺放血。此法适用于风寒感冒、头痛、身痛、前额痛、畏寒等症。

（二）太阳穴放血法

医者用拇指由前额向外捋三次，然后用拇指同食指揪起太阳穴处皮肤，用针刺出血少许。此法适用于感冒头痛、寒热往来、血瘀头痛、高血压头痛等。

（三）腘窝放血法

患者背向医者直立，暴露腘窝部。术者先用手掌击其腘窝，暴露腘窝表浅静脉。在腘窝中线外（相当于委中穴），用针刺出血少许。此法主治风寒感冒、身痛、腰痛及腹痛等症。

（四）肘窝放血法

暴露肘部后，术者由上臂向下捋三次，然后用一物紧束上臂，待肘部血管怒张，在肘部静脉处（相当曲池穴）放血。此法主治风寒感冒、肢体疼痛、身痛等症。

（五）中指放血法

用一根红线紧束患者中指。术者在中指指甲上一韭叶处或指端放血。此法主治风寒感冒、小儿惊风、妇人癔症。

（六）外耳郭放血法

病人背对医者而坐，将耳郭外侧暴露。术者用手固定耳郭，暴露耳郭小静脉，取其上三分之一处，用砭石（或瓷器钝片），轻刺小静脉出血，视其病情轻重以定其放血量。此法主治咽部红肿充血、扁桃体炎、口疮及皮肤疥癣、神经性皮炎等。

（七）内迎香放血法

取一锐利竹签，放入病人鼻翼内0.5厘米处，紧贴鼻翼。术者用食指猛弹鼻翼使其出血少许。此法主治急性结膜炎、咽炎等。

（八）血肿放血法

关节扭伤、跌打损伤等局部血肿，回族民间常用局部放血，配合拔火罐，拔除瘀血，也有用小儿童尿洗以活血。

第三节 三棱针疗法

三棱针疗法是刺破穴位或浅表血络，放出少量血液，本疗法由古代砭石刺络法发展而来。传说最初使用砭石治病的是伏羲氏，晋·皇甫谧《帝王世纪》中提到伏羲氏"尝百草而制九针"。《黄帝内经》所记载的九针中的"锋针"，就是近代三棱针的雏形，"络刺""赞针""豹文刺"等法，都属于刺络放血法的范围。目前临床应用三棱针治疗十分普遍。

一、治疗原理

三棱针疗法对急、热、实、瘀、痛证有很好的疗效。传统认为其治疗机理是通过改善局部气血运行，以达到清热解毒，消肿止痛，通经活络，行瘀导滞，平肝息风，安神定志，醒脑开窍的作用。

现代对刺络的机理研究报道颇为丰富，如有学者认为针刺四缝穴，挤出少量血液放黄色液体，能使血清钙、磷上升，碱性磷酸酶活性降低，有助于小儿骨骼生长发育。又刺四缝可使肠胰蛋白酶、胰淀粉酶与胰脂肪酶增加，胆汁分泌量增加，而有助于食物的消化吸收。有人报道刺络通过微循环的变化能导致身体的应激反应，影响神经体液功能状态，达到抑制变态反应的目的。也有学者认为刺络疗法可以调整机体免疫功能。

本疗法简便、快速、安全有效，具有消炎、消肿、止痛、清热等作用，临床上有确切疗效。

二、针具

三棱针用不锈钢或是紫铜制成，针柄较粗，呈圆柱形，针身呈三棱形，三面有刃，针尖锋利，分为粗细两种。粗针长7～10厘米，针柄直径2毫米，适用于四肢、躯干部位放血。细针长5～7厘米，针柄直径1毫米，适用于头面部及手足部放血。

针具使用前可用高压消毒，也可在75%的酒精内浸泡30分钟。

三、刺法

根据病情及部位的需要，可选用下列各种刺法。

1.点刺法：手持三棱针，对准所要放血的部位或络脉迅速刺入0.05～0.1寸左右，随后迅速退出，以出血为度。出针后不要按闭针孔，让血液流出，并可轻轻挤压穴位，以助排血。随后，以消毒干棉球压住针孔，按揉止血。

2.挑刺法：用三棱针挑破治疗部位的小血管，挤出少量血液。

3.丛刺法：用三棱针集中在一个较小的部位上点刺，使之微微出血。

4.散刺法：用三棱针在病变局部的周围进行点刺，根据病变部位大小，可刺10～20针以上，针刺深浅须依据局部肌肉厚薄、血管深浅而定。由病变外围向中心环形点刺，达到祛瘀生新，舒筋活络的目的。

5.泻血法：以橡皮管结扎于针刺部位上端，令局部静脉充盈，左手拇指按压于被刺部位，到此为下端。局部消毒后，右手持三棱针对准被刺部位的静脉，迅速刺入0.05～0.1寸左右深，即将针迅速退出，使血液流出，亦可轻按静脉上端，以助瘀血排出。

四、强度与疗程

三棱针疗法强度与点刺的深浅、范围

以及出血的多少有关。病情轻的、范围小的、体质差的患者，宜采用浅刺、少刺、微出血的轻刺激。反之，病情重的、范围大的、体质好的患者，应采用深刺、多刺、多出血的强刺激。

疗程也要看出血多少和病情轻重而定。一般浅刺微出血，可每日 2 次或 1 次；如深刺多出血，每周可放血 2～3 次，可每隔 1～2 周放血 1 次。

五、注意事项

1. 有自发性出倾血向者，不宜使用本法。

2. 身体瘦弱、气血亏虚的患者，不宜采用本疗法。

第四节　挑割疗法

在背部或穴位上挑破血眼，然后向内深入，用针挑出一些纤细的皮下纤维样物，称之为挑治疗法。在施治部位或穴位上，用刀切口的治疗方法，称为割治疗法。

一、挑治的操作方法

病人卧位或骑在椅子上，两手扶住靠背椅架，充分暴露背部或施治部位，根据病情选取穴位或挑治点。先在局部用碘酒、酒精消毒，然后用三棱针或大号缝衣针挑破施治点皮肤，随即向内深入，并反复挑出白色纤维样物数十条。此时病人可感到微痛，但一般不会出血过多。挑治后，用碘酒在挑治点消毒，盖上无菌纱布，并贴以胶布固定即可。

与挑治疗法齐名的还有挑痧疗法。所谓"痧"，或称"脾痧"，俗叫"奶痧"，主要表现是腹泻。挑痧疗法专治哺乳期或断奶后婴儿消化不良而致的消瘦、泄泻。挑痧时，先消毒患儿两手的"四缝"穴，即每手除拇指外的近端指间关节正中处，然后用消毒针浅刺，左右手各 4 处，共 8 处。针刺后挤出黄色液体，不可出血。刺后 3 天内暂停洗手，防止针孔感染。一般隔天 1 次，4～5 次即可治愈。

二、割治的操作方法

手掌部位一体表位置：从中指至大陵穴成一直线，自大陵穴向手掌心方向沿直线约 1.5 厘米处，经皮肤常规消毒后开始切口，切口长约 1.5 厘米。

手掌部位二体表位置：自神门穴至无名指与小指间隙方向 1.5 厘米处开始切口，切口斜向食指根部，长约 1.5 厘米。

手掌部位三体表位置：在第二、第三掌骨间隙掌侧，食指与中指指根联合下的 0.5～0.7 厘米处开口，切口长约 1 厘米。

三、禁忌证与注意事项

（一）禁忌证

患有严重心脏病、体质过度虚弱者、孕妇，均不可用本法。

（二）注意事项

1. 挑治或割治前，皮肤及针具都要严格消毒，防止感染或乙型肝炎等病的医源性传播。

2. 挑治时，针尖应在原伤口挑出挑入，不可在伤口上下乱刺。

3. 取重强刺激手法。

4. 保持被挑治和割治部位清洁，挑治和割治后 3～5 天内不要洗澡。

5. 挑治和割治当天应避免重体力劳动，并少吃刺激性食物。

第五节　刺血疗法

刺血疗法是在中医基本理论指导下，通过放血祛除邪气而达到和调气血、平衡阴阳和恢复正气目的的一种有效治疗方法，适用于"病在血络"的各类疾病。

刺血方法主要有络刺、赞刺及豹文刺法，后世又有发展。现代临床刺血，都应在常规消毒后进行，手法宜轻、浅、快、准，深度以 0.1 ～ 0.2 寸为宜。一般出血量以数滴至数毫升为宜，但也有多至 30 ～ 60 毫升者。

一、点刺法

针具可选用三棱针或粗毫针，常有 3 种点刺形式。

（一）直接点刺法

先在针刺部位揉捏推按，使局部充血，然后右手持针，以拇、食二指捏住针柄，中指端紧靠针身下端，留出针尖 0.1 ～ 0.2 寸，对准已消毒过的部位迅速刺入。刺入后立即出针，轻轻挤压针孔周围，使出血数滴，然后以消毒棉球按压针孔即可。此法适于末梢部位，如十二井穴、十宣及耳尖等刺血。

（二）挟持点刺法

此法是将左手拇、食指捏起被针穴处的皮肤和肌肉，右手持针刺入 0.5 ～ 0.1 寸深。退针后捏挤局部，使之出血。常用于攒竹、上星、印堂等穴位的刺血。

（三）结扎点刺法

此法先以橡皮带一根结扎被针部位上端，局部消毒后，左手拇指压在被针部位下端，右手持针对准被刺部位的脉管，刺入后立即退针，使其流出少量血液。待出血停止后，再将带子松开，用消毒棉球按压针孔。

二、散刺法

此法又称"丛刺""围刺"，方法是用三棱针在病灶周围上下左右多点刺之，使其出血。此法较之点刺法面积大且刺针多，多适用于皮肤病和软组织损伤类疾病的治疗，如顽癣、丹毒、局部瘀血等。

三、叩刺法

此法是在散刺基础上的进一步发展，所用针具为皮肤针（梅花针、七星针或皮肤滚刺筒均可）。操作时，以右手握住针柄后端，食指伸直压在针柄中段，利用手腕力量均匀而有节奏地弹刺，叩打一定部位。刺血所要求的刺激强度宜大，以用力叩击至皮肤上出血如珠为度。此法对某些神经性疼痛、皮肤病均有较好的疗效。

四、挑刺法

此法操作时以左手按压施术部位两侧，使皮肤固定，右手持三棱针或粗圆针，将腧穴或反应点挑破出血；或深入皮内，将部分纤维组织挑出或挑断，并挤压出血，然后局部盖上消毒敷料并固定。常用于治疗目赤肿痛、丹毒、乳痈、痔疮等疾病。

五、割点法

此法是以小眉刀或手术刀切割穴位皮肤、黏膜或小静脉，放出适量血液，然后盖以消毒敷料即可。割点切口一般长 0.5 厘米左右，小静脉则以割破 1/3 为度。

六、针罐法

此即针刺用加拔火罐放血的一种治疗方法。多用于躯干及四肢近端能扣住火罐处。操作时，先以三棱针或皮肤针刺局部见血（或不见血），然后再拔火罐。一般留火罐 5～10 分钟，待火罐内吸出一定量的血液后起之。本法适用于病灶范围较大的丹毒、神经性皮炎、扭挫伤等疾病的治疗。

七、火针法

此法又名火针刺，是用特制的粗针烧红后，刺入一定部位治疗疾病的方法。适用于寒痹、疔毒等病。

八、禁忌证与注意事项

（一）禁忌证

临床应用刺血疗法，有宜有忌。因此，必须根据患者的病情、体质以及刺血部位和某些特殊情况，灵活掌握，以防发生意外。刺血禁忌有如下几种：

1. 在临近重要内脏部位，切忌深刺。《素问·刺禁论》指出"脏有要害，不可不察""逆之有咎"，该篇列举了脏腑及脑、脊髓被刺伤后所产生的严重后果，其认识与今之临床观察基本一致，应予足够重视。

2. 动脉和较大的静脉，包括较重的曲张静脉，禁用刺血。直接刺破浅表小血管放血，是刺血的基本方法，但要严格掌握操作手法。刺大血管附近的穴位，亦须谨慎操作，防止误伤血管。近有报道，以三棱针治疗急性乳腺炎误伤肋间动脉而引起大出血，经外科切开结扎才止血。

3. 虚证，尤其是血虚或阴液亏损患者，禁用刺血。《灵枢·血络论》指出："脉气盛而血虚者，刺之则脱气，脱气则仆。"因此，血虚（包括较重的贫血、低血压反常有自发性出血或损伤后出血不止的患者）应禁用刺血，以免犯虚虚之戒。血与汗同源，为津液所化生，故对阴液素亏或汗下太过，亦禁用放血。若确须施用此法，应视病邪与正气盛衰而定，不宜多出血。

4. 孕妇及有习惯性流产史者，禁用刺血。

5. 病人暂时性劳累、饥饱、情绪失常、气血不足等情况时，应避免刺血。

（二）注意事项

应用刺血疗法、应充分考虑患者体质的强弱、气血的盛衰以及疾病的虚实属性、轻重缓急等情况，必须注意如下几点：

1. 详察形神

《灵枢·终始》指出："凡刺之法，必察其形气。"临床刺血时，必须根据患者的体质状态、气质特点及神气盛衰等情况，确定相应的治疗法则。根据人体的高矮、肥瘦、强弱来决定刺血的深浅手法及出血量的多少。根据神气有余、不足，来确定刺血的适应范围和方法。

2. 辨明虚实

《素问·通评虚实论》说："邪气盛则实，精气夺则虚。"虚与实，概括了邪正关系。由于刺血的作用主要是通过决"血实"、除"宛陈"而达到治愈疾病的目的。因此，尤其用于实证、热证。

3. 知其标本

刺血疗法常作为重要的治标方法，而被用于临床。强调治病之法，宜先刺血以缓解其痛苦，再根据疾病的虚实属性，取舍补泻。现代对各种原因所致的高热、昏迷、惊厥等危证，先以刺血泄热开窍以治其标，然后再针对开发病原因而治本。

4. 定其血气

《灵枢·官能》指出："用针之理，必须知形气之所在，左右上下，阴阳表里，血气多少。"因此，必须根据十二经气血的多少及运行情况，来决定刺血及出血量的多少。临上取商阳刺血治疗昏迷、齿痛、咽喉肿痛；取攒竹刺血治疗头痛、目赤肿痛；取委中刺血治疗腰痛、吐泻；以曲泽刺血治疗心痛、烦热、呕吐等，即是以经脉气血多少为依据的。

5. 顺应时令

《素问·诊要经终论》曰："春夏秋冬，各有所刺。"又说："春刺散俞及与分理……夏刺络俞，见血而止。"指出了人与天地相应，与四时相序，故刺血疗疾也因时令而异，是根据四时五行衰旺与脏腑相配的机理，视病人发病经络的经气旺与不旺来决定的。如足太阳脉令人腰痛，应取足太阳经委中穴放血治疗，但春日不可刺出血，因足太阳经为寒水之脏，春日木旺水衰，太阳经气方盛，故不能刺出血；足阳明脉令人腰痛，应取阳明经足三里穴放血治疗，但秋日不可刺出血，因阳明属土，土旺长夏，而秋日金旺土衰，故不可刺血以泻之，余可类推。

第六节　拔罐疗法

拔罐是以罐为工具，利用燃火、抽气等方法产生负压，使之吸附于体表，造成局部瘀血，以达到通经活络，行气活血，消肿止痛，祛风散寒等作用的疗法。拔罐疗法在中国有着悠久的历史，早在成书于西汉时期的帛书《五十二病方》中就有关于"角法"的记载，角法就类似于后世的火罐疗法，直到唐代的《外台秘要》才正式把拔罐当作一种疗法来记述。

里约奥运上，美国游泳名将迈克尔·菲尔普斯身上的拔火罐印记引发了中国网友的关注。这种在中国民间被广泛使用的疗法，获得了外国运动员的认可，确实惊奇。然而事实上，拔罐这种疗法并非中国独有，古希腊、古罗马时代也曾经盛行拔罐疗法；在阿拉伯医学中，拔罐被叫作杯吸；巴比伦医生的日记上就出现了健康神尼努塔或阿达尔手持杯吸术器械的形象。牛角杯、玻璃杯都曾是杯吸的主要工具。19世纪则出现了注射器与吸杯相结合的新式器具。日本、印度也有拔吸式疗法的记载。

一、常用工具

目前常用的罐具种类较多，有竹罐、玻璃罐、抽气罐等。

（一）竹罐

1. 材料与制作

竹罐是采用直径3～5厘米坚固无损的竹子，制成6～8厘米或8～10厘米长的竹管，一端留节作底，另一端作罐口，用刀刮去青皮及内膜，制成形如腰鼓的圆筒，用砂纸磨光，使罐口光滑平整即可。

2. 优点

竹罐取材方便，制作简单，轻便耐用，便于携带，经济实惠，不易破碎；竹罐吸附力大，不仅可以用于肩背等肌肉丰满处，而且应用于腕、踝、足背、手背、肩颈等皮薄肉少的部位，与小口径玻璃罐比较，吸附力具有明显优势；另外，竹罐疗法在应用时可放于煮沸的药液中煎煮后吸拔于腧穴或体表，既可通过负压改善局部血液循化，又可借助药液的渗透起到局部熏蒸作用，形成双重功效，加强治疗作用。

3. 缺点

竹罐易燥裂漏气且不透明，难以观察罐内皮肤反应，故不宜用于刺血拔罐。

（二）玻璃罐

1. 材料与制作

玻璃罐由耐热玻璃加工制成，形如球状，下端开口，小口大肚，按罐口直径及腔大小，分为不同型号。

2. 优点

其优点是罐口光滑，质地透明，便于观察拔罐部位皮肤充血、瘀血程度，从而掌握留罐时间；是目前临床应用最广泛的罐具，特别适用于走罐、闪罐、刺络拔罐及留针拔罐。

3. 缺点

玻璃罐导热快，易烫伤皮肤，容易破损。

（三）抽气罐

1. 材料与制作

抽气罐为一种用有机玻璃或透明的工程树脂材料制成，采用罐顶的活塞来控制抽排空气，利用机械抽气原理使罐体内形成负压，使罐体吸附于选定的部位。

2. 优点

抽气罐不用火、电，排除了安全隐患且不会烫伤皮肤；操作简便，可普遍用于个人和家庭的自我医疗保健，是目前较普及的新型拔罐器。

3. 缺点

其无火罐的温热刺激效应。

二、临床应用

（一）拔罐的应用

1. 留罐

将罐吸附在体表后，使罐子吸拔留置于施术部位，一般留置 5 ～ 10 分钟；多用于风寒湿痹、颈肩腰腿疼痛。

2. 走罐

罐口涂万花油，将罐吸住后，手握罐底，上下来回推拉移动数次，至皮肤潮红；用于面积较大、肌肉丰厚的部位，如腰背；多用于感冒、咳嗽等病症。

3. 闪罐

罐子拔住后，立即起下，反复吸拔多次，至皮肤潮红；多用于面瘫。闪火法操作要点：用镊子夹酒精棉球点燃，在罐内绕一圈再抽出；迅速将罐罩在应拔部位上，即可吸住。

4. 刺络拔罐

先用梅花针或三棱针在局部叩刺或点刺出血，再拔罐，使罐内出血 3 ～ 5 毫升；

多用于痤疮等皮肤疾患。

（二）拔罐注意事项

1. 操作禁忌

拔火罐时切忌火烧罐口，否则会烫伤皮肤；留罐时间不宜超过 20 分钟，否则会损伤皮肤。

2. 部位禁忌

皮肤过敏、溃疡、水肿及心脏、大血管部位，孕妇的腰骶、下腹部，均不宜拔罐。

三、预防保健

（一）咳嗽拔罐疗法

主穴选定喘穴、肺俞穴；风寒咳嗽配风门穴；风热咳嗽配大椎穴。用闪火法拔罐，留罐 8 ～ 10 分钟（年龄较小的小儿罐内负压宜小，负压过大易伤患儿皮肤），小儿也可采用闪罐法，每日 1 次，3 ～ 5 次为 1 个疗程。

（二）颈肩综合征拔罐疗法

患者取俯卧位，医生在酸胀、麻木及疼痛的颈肩部胸锁乳突肌、斜方肌外上缘处皮肤上涂抹适量跌打万花油，将火罐吸附于皮肤上，并于病变部位来回推动火罐，以局部皮肤出现紫红色或紫黑色瘀点为宜。走罐后采用三棱针在瘀点局部点刺，选口径适中的火罐用闪火法在上述部位拔罐，留罐约 10 分钟，每处出血 2 ～ 3 毫升，隔日 1 次，5 次为 1 个疗程。

（三）膝关节炎拔罐疗法

可采用药罐疗法：将羌活、独活、防风、木瓜、桑枝、川断、牛膝、杜仲、艾叶、鸡血藤、川芎、当归各 15 克装入布袋内，加清水煮沸 5 分钟，再把小号竹罐投入药汁内煮 10 分钟，使用时用镊子夹起竹罐直接叩于患侧内、外膝眼及鹤顶穴处，每次 15 分钟，隔日 1 次，10 次为 1 个疗程。

第十章　水湿疗法

第一节　水　疗

水湿疗法（hydrotherapy）是利用不同温度、压力和溶质含量的水，以不同方式作用于人体以防病治病的方法，简称"水疗"。

一、概况

（一）历史

早在古希腊时代，西方医学之父希波克拉底（Hippocrates）就使用温泉做治疗，此外古代中国、日本亦有温泉疗法的记载。

直到18～19世纪，德国水疗之父塞巴斯蒂安·克奈圃（Sebastian Kneipp）等人发表，将水疗作为正式医疗方法。

水疗常用来治疗肌肉、骨骼等方面的疾病，而坊间流行的"SPA"亦为水疗的一种。

水疗对人体的作用主要有温度刺激、机械刺激和化学刺激。

（二）分类

按其使用方法可分浸浴、淋浴、喷射浴、漩水浴、气泡浴等；按其温度可分热水浴（39℃以上）、温水浴（37～38℃）、不感温水浴（34～36℃）、低温水浴（26～33℃）和冷水浴（26℃以下）；按其所含药物可分碳酸浴、松脂浴、盐水浴和淀粉浴等。

（三）功效

水疗的功效有很多，主要有：恒温冷却、肌肉放松、脑细胞再生复活、血液氧气的增加、促进心脏功能、促进血液循环、皮肤漂白、毛孔清洁、清除体臭、去除皮肤老化角质层等。其原理是通过各种水疗设备的交替使用，水中的富氧被吸收，以及水疗对穴位的按摩达到治疗和保健的作用，给人活力，给人健康。

（四）效应

热效应：温热水可促进血液循环、新陈代谢、放松肌肉、软化软组织等。

冷效应：冷水可降低疼痛感、消炎、消水肿等。

浮力：利用水的浮力分担部分体重，较能轻松运动，作为运动的助力。

净水压：消水肿、肌力训练的阻力来源之一。

黏滞性：黏滞性来自于水分子间的吸引力，可视为水中肌力训练的阻力来源之一。水中运动时阻力须与浮力（助力）一起考虑，利用合适的运动技巧视病患需求给予患者浮力或阻力。

机械效应：水会产生旋涡（turbulence），可用来清理开放性伤口之结痂及老旧敷药等。

二、水疗机理

（一）水疗法起治疗作用的基础因素

1. 温度刺激

所用水温多高于或低于人体温度，温热与寒冷刺激可使人体产生性质完全不同的反应，对寒冷刺激的反应迅速、激烈；而对温热刺激的反应则较为缓慢，不强烈。水温与体温之间差距越大反应越强，温度刺激范围越广、面积越大则刺激越强，作用的持续时间在一定时间范围内与反应程度成正比，如寒冷刺激在短时间引起兴奋，长时间后可致麻痹，温度刺激重复应用则反应减弱，因此在水疗时应逐渐增加刺激强度，以维持足够的反应。

2. 机械刺激

水疗中包含多种机械刺激：

（1）静水压力刺激：在普通盆浴时，静水压力为 $40 \sim 60g/cm$。患者洗盆浴时出现胸部、腹部受压迫感，呼吸有某种程度上的困难，患者需用力呼吸来代偿，这就调节了气体的代谢。静水压力影响血液循环，压迫体表的血管和淋巴管，可促使体液回流增加，引起体内的体液再分配。

（2）水流的冲击刺激：淋浴、直喷浴、针状淋浴均产生很大的机械刺激。临床采用 $2 \sim 3$ 个大气压的全向水流冲击人体，此时机械刺激作用占优势，而水温可能较低，但引起明显的血管扩张，并兴奋神经系统。

（3）浮力作用：根据阿基米德原理，浸于水中的物体受到一种向上的浮力（其大小等于物体所排除同体积的水的重量）。基于浮力作用，在水中活动较为省力。人体在水中失去的重量约等于体重的 9/10。对褥疮、烧伤、多发性神经炎患者采用浸浴，可免去身体的压力，同时借助水的浮力可进行水中运动。关节强直患者在水中活动较容易。肌肉痉挛和萎缩者可进行水中体操和按摩等治疗。

3. 化学刺激

淡水浴所用水中包含微量矿物质，如矿物盐类、药物和气体，这些化学性物质的刺激可加强水疗的作用并使得机体获得特殊的治疗作用。

（二）对人体的影响

水疗法对人体各系统都有影响，这些是温度、机械、化学等刺激的结果。

1. 皮肤

皮肤具有丰富的血管和神经末梢。因而皮肤血管的扩张或收缩对体内的血液的分布状况能产生很大的影响，如皮肤毛细血管扩张时可以容纳全身血液的1/3。皮肤上具有大量的脊神经和自主神经的神经末梢，对末梢神经的刺激，可影响中枢神经和内脏器官的功能，达到消炎、退热、镇痛、镇静、催眠、兴奋、发汗、利尿和降低肌肉韧带紧张度、缓解痉挛、促进新陈代谢、改善神经系统调节功能等目的。

2. 心血管

心血管系统的反应取决于水的温度、持续作用时间及刺激强度。全身冷水浴时，初期毛细血管收缩，心搏加速，血压上升，但不久又出现血管扩张、心搏变慢、血压降低，立刻减轻了心脏的负担。因此认为寒冷能提高心肌能力，使心搏变慢，改善心肌营养。

当全身温水浴时（$36 \sim 38℃$），周围血管扩张，脉搏增快，血压下降，体内血液再分配。但若血液再分配改变急剧时，则会出现一些脑血管循环降低的症状，如面色改变、头重、头晕、头痛、耳鸣、眼花等，尤其常见于体弱、贫血或高血压病、有脑充血倾向的患者。故应密切注意患者，尽量避免发生上述症状。

在全身热水浴时（$39℃$以上）血压开始上升，继而下降，然后再上升。先是在高温下血管发生痉挛，继而血管扩张，出现心跳加快，心脏负担加重，健康人和心脏代偿能力良好者，这种表现明显。

3. 肌肉

一般认为短时间冷刺激可提高肌肉的应激能力，增加肌力，减少疲劳；长时间的冷刺激可引起组织内温度降低，肌肉发生强直，造成活动困难；温热作用可以解除肌肉痉挛，提高肌肉工作能力，减轻疲劳，同时在热作用下，血管扩张，血氧增加和代谢过速，有利于肌肉疲劳的消除。

4. 泌尿系统

冷水浴时出汗少，这使排尿量相对增多。在热水浴时，由于大量出汗排尿量减少。在长时间温水浴后血液循环改善，一昼夜内钠盐和尿素的排出量增加。

5. 汗腺

热水浴后汗腺分泌增强，排出大量汗液，损失大量氯化钠，出现身体虚弱，个别患者出汗过多，应补充盐水。随着出汗有害代谢产物和毒素排出增多。这样液体丢失，血液浓缩，组织内的水分进入血管，促进渗出液的吸收。

6. 呼吸系统

瞬间的冷刺激使吸气加深，有时也出现呼吸停止和深呼气，呼吸节律加快加深。热刺激可引起呼吸节律快和表浅，长时间温水浴后呼吸减慢。

7. 身体

全身温水浴能引起体液黏稠度、比重的增加，血红蛋白增加14%，红细胞增加百万以上，白细胞也有增高，氧化过程加速，基础代谢率增高。冷水浴增加脂肪代谢、气体代谢及血液循环、促进营养物质的吸收，可能兴奋神经。民间常用冷水喷洒头和面部以帮助昏迷者苏醒。热水浴（40℃以上）后先有神经兴奋，继而出现全身疲劳、软弱、欲睡。

三、水疗方法

（一）药物浴

在淡水中溶解无机盐类、芳香药类、有刺激性的药物、中草药再进行水浴，可替代天然矿泉水浴，亦可根据需要调节水中成分。

1. 盐水浴

淡水浴中加粗制食盐，配成1%～2%浓度，具有提高代谢和强壮作用，适用于风湿性和类风湿关节炎。35%高浓度盐水浴对银屑病有较好的疗效。

2. 松脂浴

亦称芳香浴，在淡水浴中加入松脂粉剂，浴水呈淡绿色，有芳香气味，多用于温水浴，具有镇静作用，常用于高血压初期、兴奋过程占优势的神经症、多发性神经炎、肌痛等。

3. 碱水浴

在淡水中加入非精制的碳酸氢钠，则称苏打浴。又可同时加入氧化钙、氧化镁。具有软化皮肤角质层和脱脂作用，用于多种皮肤病，对红皮病（剥脱性皮炎）、毛发红糠疹有一定疗效。

4. 中药浴

根据中医辨证施治的方剂制成煎剂加入淡水浴中而成。

（二）气水浴

往淡水中溶解一定浓度的气体。

1. 二氧化碳浴

设备简单，可在家庭中进行。浴时皮肤明显充血发红，血液循环改善，心率变慢，呼吸变慢加深，肺换气功能增强，心脏负担减轻。二氧化碳浴适用于轻度心脏功能不全、早期高血压病、低血压、血管痉挛、雷诺氏病等。动脉硬化、心绞痛、心力衰竭、动脉瘤、肺结核等疾病者禁用。

2. 硫化氢浴

硫化氢可通过无损的皮肤进入人体，能破坏实质细胞产生组织胺等活性物质，可提高单核吞噬细胞系统功能，可增加组织渗透性，减弱血脑屏障功能，对重金属如铝、汞、铋等中毒具解毒作用。硫化氢浴适用于代偿期的心血管系统疾病、慢性铝中毒、闭塞性脉管炎、银屑病、干性湿疹、慢性复发性疖病、慢性溃疡等。肝肾疾病伴功能不全者禁用。硫化氢有剧毒，有臭味，故浴时室内通风设备要良好，严格掌握适应证。

3. 氡浴

氡是镭退变后的直接产物，可溶于水，具有放射性，放射出 α、β、γ 射线。半衰期为 92 小时，故制备的浓缩氡气应当时使用。氡气浴适用于风湿性、感染性或代谢性关节炎，痛风、神经根炎、神经症、慢性血栓性静脉炎、盆腔炎，胃、十二指肠溃疡，慢性湿疹等。活动性肺结核、重症动脉硬化、恶性肿瘤等禁用。

（三）水中运动

在水中进行各种体育锻炼的治疗方法。有水疗和医疗体育的双重治疗作用。适用于肢体运动功能障碍、关节萎缩、肌张力增高的患者，借助于水的浮力，患者在水中可以进行主动运动，如体操、游泳、单杠、双杠、水球等，也可以在医务人员的指导和帮助下进行肢体和关节被动运动和进行水中按摩等。

（四）水下洗肠浴

是一种浸浴和连续洗肠同时进行的治疗方法，须有特别的进行连续性洗肠的装置。患者在浴盆浸浴并洗肠。由于在温水浸浴中腹部肌肉和肠管张力减弱，利于洗肠用水进入肠道深部，除去粪便、黏液、分解和发酵产物，减少炎症刺激，又可反射性地改善肠道的张力，增加胆汁和尿的排泄。适用于肠道功能紊乱、慢性肠炎、慢性胆囊炎、肥胖症、幽门痉挛、荨麻疹等。消化道溃疡、肠狭窄、腹腔粘连、痔核、肾炎、心功能不全、肿瘤、结核及发热等为禁忌证。

四、临床应用

（一）适应证

物理治疗上，常会利用水疗的病患有：非急性期（受伤48小时之后）之软组织问题，如肌肉拉伤、肌肉痉挛、韧带扭伤、疼痛；非急性期之退化性关节炎、类风湿关节炎、关节强直、外伤后功能障碍等；开放性伤口、烧烫伤、大面积瘢痕挛缩；行动不便、肌力不足者，欲进行肌力训练；手术后复健，如骨折等。另外，高血压、血管神经症、胃肠功能紊乱、痛风、神经痛、神经炎和慢性湿疹、瘙痒症、银屑病、手足冰冷、皮肤不好、精力不足、糖尿病、中风后遗症、内分泌失调、各种妇科疾病、亚健康恢复等。

（二）禁忌证

尽管水疗对许多症状都能使用，仍有部分患者不得进行水疗，否则可能会更恶化，如：发烧；恶性肿瘤和恶病质；急性期发炎（受伤48小时之内）；严重高血压、低血压、心脏病、心肾功能代偿不全；严重周围血管病变者，如糖尿病、动脉硬化、静脉血栓、循环不良；对冷热觉过于敏感或不敏感者；大小便失禁；对水惧怕等心理障碍；活动性肺结核、身体极度衰弱和各种出血倾向者。若在水疗过程中出现面色改变，头晕、头重、耳鸣、眼花等症状则应暂停治疗。

（三）水疗方式
1. 油压式

趴在一大块充满弹性的垫子上，背后有均匀的水力进行全身按摩，温暖的水力从脖颈一直向下冲击到脚心，全身的感觉只能用舒服二字形容，平时因为用电脑而比较紧张的背部肌肉也放松了下来。水的温度和力度都可以调节，全程大概半个小时左右。

2. 无水桑拿

在全身涂满具有减肥效果的矿物泥，然后包裹上减肥毯，不一会儿就会出汗。这种无水桑拿可以燃烧脂肪、促进血液循环，可使腹部、腿部的脂肪变柔软。15分钟后可爬出桑拿毯，喝排毒花果茶或水促进体内毒素排出，还可以冲澡使身体放松。

3. 家庭水疗

（1）沐浴按摩去角质纾解紧张、刺激循环：在进行家庭水疗的程序时，建议先营造属于Spa该有的气氛及味道，这可通过灯光、音乐来营造气氛。之后可换穿宽松无拘束的衣服，点上芳香蜡烛、播放音乐，以唤醒视觉、听觉及嗅觉的感受。接着可将脸部彩妆及尘灰洗净，开始洗发、按摩整个头部，纾解紧张情绪、刺激循环、缓和头痛。以沐浴精将身上清洗干净，趁着肌肤仍微湿柔软，使用去角质产品，用指腹或沐浴海绵以打圈的方式按摩全身，去除身上的老旧角质。

（2）泡双脚再浸身敷面膜：先让双脚泡在已经加了精油的浴缸中，使血液从脚底开始循环，然后再将自己沉浸在35～40℃、已经添加沐浴油、精油或澡盐的热水中，缓缓深呼吸，并轻轻搓揉每一寸肌肤，借着嗅觉与触觉的感官刺激松弛细胞。这时可以在脸上擦上保湿面膜，借着蒸气的导入，让养分更深入。

（3）按摩身体，去脂塑身：涂滋养膜护理肌肤，然后可以进行身体的按摩，把双脚抬高，由脚心沿着小腿肚、大腿，朝着心脏方向进行按摩，手臂也可如法炮制，至于腹部则以圆形按摩为主，有去脂塑身

之效，轻松享受泡澡的悠闲。10～15分钟后起身，在身体和头发涂上滋养护理膜，并以棉质沐浴头巾将头发包住，让护理膜更易被吸收。

（4）补充水分再按摩，刺激淋巴排毒素：此时可以喝杯花草茶，补充水分，10～15分钟后，再冲净身上及发上的护理膜。擦干身体，为自己再次做个按摩，不管是手部或是脚部。先涂上按摩油以大动作的手法按摩全身，不但可以促进血液循环，同时也能刺激淋巴系统排除废物。

4. 大肠水疗

"大肠水疗"是当今国际流行的一种排毒保健新法，它利用专业的清肠仪器清除体内毒素，定期对身体进行大扫除。由专业医务人员操作，每次约50分钟，经温水的冲击按摩，改善肠蠕动的情形，客人可由透明的管子看到废物由他的肠内排，整个过程安全有效，无须服用药物。一般情况下，成人经洗肠后能排除废物约5～10磅，使体内积存的过剩糖分和脂肪得以"流失"，并消耗大量体能，促使血液循环加快，使脂肪细胞处于活跃状态，从而促进脂肪分解、溶化，排出体外。

由于都市人进食的食物过于精细、粗纤维不足，再加上白领女性工作压力大，运动不足，所以便秘患者日益增加。肠壁上干结的宿便使肠道分泌黏液减少，影响正常的蠕动，便秘因此不断加重。另外，由于肠道吸收过多的毒素，其他器官还会受到影响。有些女孩子口气不佳的原因，就是呼吸道排出了体内的有害气体。水疗可以减少肠道有害气体硫化氢、氨气以及甲烷的生成和排出。

食物残渣在大肠内经发酵和腐败作用会产生一些致癌物质，由于肉食在消化道停留时间过长，所以大肠与致癌物质接触时间也就相应延长了。为了预防大肠癌的

发生，经常清洁大肠十分必要。

皮肤和皮下的毛细血管及大量的腺体将血液中的代谢物和一些有害物质排出。在排泄过程中皮肤受到损害，从而引发痤疮、色斑等皮肤问题。肠道水疗使有害物质增加从肠道排泄的机会，通过皮肤排泄有害物质的机会减少，这样一来当然对皮肤健康有益。

有些有害物质在血液中通过肝脏解毒，消耗了肝脏解毒酶系统，作用于大脑之后，人就会感到疲劳，同时对免疫系统和人体新陈代谢也有影响。水疗可以清除有害物质，对全身具有保健作用。

清肠治疗时，根据不同的情况辨证施治，配合使用清热解毒、清暑化湿、健脾和胃等中药，治疗后普遍感觉神清气爽，轻松愉快。每年定期做"清肠美容"的完整医疗程序，清除粪便困积之细菌、病毒、寄生虫、毒素所致的慢性病，除了可养颜美容，改善体质，并有预防肠癌等功效，在北美、西欧等发达国家甚为流行。

清肠适应证：预防保健，治疗便秘、腹泻、结肠炎、腹胀、胀气、寄生虫感染、肠无力症、粪石阻塞症、口臭、轻度痔疮等，平衡肠道菌群，还可预防肠癌的发生。

清肠美容作为一种特殊的保健方法，男女皆宜，既可养颜美容，又可治病健身，实为盛夏清暑祛毒的好方法。最后，还要提醒大家，做这类治疗不能贪图便宜，一定要到有相应资质的正规医疗机构，以免发生不必要和意想不到的麻烦。

五、特殊水疗

（一）薄荷浴

薄荷叶有散风清热、止痒的作用，对外感风热、皮肤发痒、咽喉肿痛、眼结膜充血等病症的人特别有效。只要取鲜薄荷200克或干薄荷50克放入锅内，加热煎取药液，倒入浴盆就可。夏季常用此浴法，可预防湿疹、痱子等皮肤病。

（二）芬兰浴

芬兰浴又称桑拿，"桑拿"是芬兰语，原意是指"一个没有窗子的小木屋"，这样的称呼恐怕与桑拿的起源有关。利用对全身反复干蒸冲洗的冷热刺激，使血管反复扩张及收缩，能增强血管弹性、预防血管硬化。对关节炎、腰背肌肉疼痛、支气管炎、神经衰弱等都有一定保健功效。患有心脏病、癫痫、高血压、糖尿病等的病人不宜桑拿。

（三）死海浴

死海漂浮浴能使人体完全脱离地球的引力，轻松地漂浮在水面上，达到全身心的深度放松。漂浮浴的温度控制在与人体体温相近的 34～37℃，使人整个身体感觉不到体内外的边界，也感觉不到身体的重量，犹如太空遨游一般的感觉，使人体产生了失重感。加之养生浴液的成分，还能起到缓解紧张情绪，减缓心跳等作用。

（四）汗蒸浴

汗蒸是一种休闲项目。起源于韩国，历史悠久，深受民众喜爱，是韩国的一大特色。传统的韩式汗蒸是将黄泥和各种石头加温，人或坐或躺，用于祛风、祛寒、暖体活血、温肤靓颜。古代只是贵族或皇室的特权享受，文化渊源深厚。随着韩国文化的流行，汗蒸也紧随韩剧、服装、化妆、美容技术一起进入中国，并且在短短的几年时间内迅速被中国人所认可和接受，并且逐渐成为一种人们所热衷和追捧的休闲保健方式。

（五）花水浴

在阿根廷盛行的"花水浴"，入浴前将花瓣撒于水面，洗浴时用花瓣揉搓面部和躯干，既洁身除垢，杀死细菌，还能细润皮肤，防治皮肤病。

（六）黄土房浴

《本草拾遗》中称黄土为好土，《东医宝鉴》中黄土又被称为好黄土。黄土质地细腻松软营养丰富，在我国西北和华北等地广泛分布。纯天然黄土能迅速消除疲劳，并能缓解皮肤病，过敏性皮炎等皮肤症状，排出化妆所产生的毒素。黄土含有对我们身体有益的各种丰富的酵素和矿物。强大的电磁波吸附功能，防止遭受辐射伤害。发射远红外，促进血液循环及新陈代谢。

（七）火龙浴

火龙浴又称玉石浴，浴池的地面和墙壁皆为玉石铺就而成，它是利用电炉加热玉石产生大量热能和红外线，从而达到舒筋活血、促进新陈代谢的功效。玉石浴可以起到滋养、保养皮肤的作用，经常洗洗玉石浴可以让皮肤更加润泽。

（八）菊花浴

菊花有散风清热、平肝明目的作用。用鲜菊花 500～800 克，加水放入锅内，煎成汁倒入浴盆，晾温就可浴用。它可防治头晕、眼花等症状。

（九）牛奶浴

古埃及最后一位女王，即著名的"埃及艳后"克娄巴特拉，常爱以奶洗浴。就是这种奢华的举动创造出了保持两千年之久的奶浴经验。

在新世纪的今天，市场上流行的以"牛奶"成分配制的洗面奶等营养型天然护肤用品深受女士们的喜爱。大凡用如此护肤奶液，过一段时间后，干燥的皮肤会变得细滑柔软且具有持续湿润感。

（十）泥浆浴

泥浆浴，也叫热矿泥浴，是用泥类物质以其本身固有温度或加热后作为介质，敷在人体某些部位上，将热传至肌体，与其中化学成分、微生物等共同作用而达到健身防病的效果。公元 2 世纪古埃及人就会用尼罗河畔的泥治关节炎；我国晋代医书《肘后备急方》和唐代《备急千金要方》也有泥疗法的记述。国外泥浆浴比较流行，特别是俄罗斯、德国较为普遍，而我国"北有辽宁汤岗子，南有五华汤湖泥"。

（十一）热水浴

热水浴是最常见的一种沐浴方法，可以在浴盆里洗，也可以在花洒下淋，有时还可以去浴池里泡一泡。若有条件，每天临睡前洗个热水浴，对健康十分有利。

热水浴能清洁皮肤，提高其抗病能力。在人的体表约有数百万个汗腺开口，每天从皮肤排泄的汗液达 1000 毫升左右。在剧烈活动或夏季，则出汗量更多。皮肤上还有皮脂腺，经常分泌油脂样物质，与汗液、灰尘混杂在一起，形成污垢。污垢积到一定程度，可堵塞汗腺开口，并促使细菌生长，有时还会引起汗斑、毛囊炎、疖、痈、脓疱疮等皮肤病。用热水沐浴可以清除皮肤上的污垢，使汗腺保持通畅，提高皮肤的代谢功能和抗病能力。清洁的皮肤表面呈酸性反应，能抑制细菌的生长。有人曾做过试验，洗一次热水浴可清除皮肤上数千万甚至上亿个微生物。故热水浴有"消毒的热床"之称。

热水浴能促进代谢，消除疲劳。热水浴能提高神经系统的兴奋性，导致血管扩张，促进血液循环，改善组织和器官的营养状态。同时，还可以降低肌肉张力，解除肌肉痉挛，使肌肉放松，以消除疲劳。血液中的乳酸含量是疲劳的标志，人体在劳动或运动后，血液中的乳酸含量增加，人就会产生疲劳感。洗热水浴可以加快新陈代谢，提高机体分解乳酸的速度。

热水浴还具有治疗功用。临床上可用其来治疗感冒初期、慢性关节炎、骨折愈合后及其他一些慢性疾病。此外，热水浴具有镇静作用，对于睡眠欠佳或经常失眠的人，临睡前洗个澡可促进睡眠，提高睡眠质量。

（十二）岩盘浴

岩盘浴是让入浴者睡在含有多种对人体有益元素的天然矿石板上，加热至42℃，岩盘石所发出的远红外线和高浓度的负离子，使人体皮肤深层大量出汗，能有效排出体内中性脂肪、毒素、降低血脂、减轻关节疼痛、消除疲劳、增加新陈代谢、促进细胞活性化、提高人体的自然治愈力。岩盘浴这种不需要运动、不需要蒸气的排汗方法是很舒适的。特别是对女士而言，想要漂亮、要减肥、要肌肤光滑而富有弹性、要提高新陈代谢，睡岩盘浴是一种非常好、非常舒适的选择。

岩盘浴能改善血液循环，增加血液流量，提高血液的含氧量，促进细胞活性化；改善淋巴液循环，促进汗液分泌，加快排除体内有害毒素，提高人体免疫功能；促进脂肪代谢，排除人体积累过剩的脂肪，降低血脂及胆固醇，达到减肥效果；能改善过敏性皮炎，保持皮肤湿润、光滑细腻，增加弹性；减缓关节、肌肉、神经疼痛，对关节炎、肩周炎、颈椎病、手足寒冷有辅助疗效；能消除疲劳，改善睡眠，减缓自律神经失调症状，释放工作紧张的精神压力；能保持头发光泽滋润，抑制头屑、脱发；还减缓更年期障碍，预防过早衰老。

第二节 药 浴

一、药浴简介

炎炎夏日，暑气逼人，痛痛快快地洗个澡，让人顿感神清气爽。如果在洗浴水中加入风油精，沐浴后浑身凉爽，还防长痱子；或将十滴水加入到水中，浴后双目清明，清新舒适……这是生活中很多家庭常用的药浴法，如在加入中草药的水中洗浴，会使人浑身清爽之余，还有健身之功。如果应用得当，中药浴还有很多祛病强身的功效。

药浴在中医中是外治法之一，即用药液或含有药液水洗浴全身或局部的一种方法，其形式多种多样：全身浴分为"泡浴"和"淋洗浴"，俗称"药水澡"；局部洗浴的又有"烫洗""熏洗""坐浴""足浴"等之称，尤其烫洗最为常用。药浴用药与内服药一样，亦需遵循处方原则，辨病辨证，谨慎选药，同时根据各自的体质、时间、地点、病情等因素，选用不同的方药，各司其属。

煎药和洗浴的具体方法也有讲究：将药物粉碎后用纱布包好（或直接把药物放在锅内加水煎取亦可）。加清水适量，浸泡20分钟，然后再煮30分钟，将药液倒进浴盆内，待温度适度时即可洗浴。在洗浴中，其方法有先熏后浴之熏洗法，也有边擦边浴之擦浴法。

药浴操作简单，廉价无痛苦，只要在医生指导下选对药、按正确的方法使用，相对而言安全可靠，能避免其他给药途径所引起的毒副反应，便于患者实施自我药疗。

二、药浴发展

药浴对人体具有独到功效，自古以来一直受医学界重视，在中国已有几千年的历史。据记载自周朝开始，就流行香汤浴。所谓香汤，就是用中药佩兰煎的药水。其气味芬芳馥郁，有解暑祛湿、醒神爽脑的功效。伟大诗人屈原在《九歌·云中君》里记述："浴兰汤兮沐芳华。"其弟子宋玉在《神女赋》中亦说："沐兰泽，含若芳。"

我国现存最早的医方《五十二病方》

中就有治婴儿癫痫的药浴方。《礼记》中讲"头有疮则沐，身有疡则浴"，《黄帝内经》中有"其受外邪者，渍形以为汗"的记载。可以讲，药浴的历史源远流长，奠基于秦代，发展于汉唐，充实于宋明，成熟于清代。

魏晋、南北朝、隋唐时期，临床医学发展迅速，药浴被广泛应用到临床各科。宋金元时期及明代，药浴的方药不断增多，应用范围逐渐扩大，药浴成为一种常用的治疗方法。元代周达观在《真腊风土记》中记有"国人寻常有病，多是入水浸浴及频频洗头，便自痊可。"可见当时药浴已成为当地医生和百姓常用的一种治病方法。

到了清朝，药浴发展到了鼎盛阶段，清代名医辈出，名著相继刊出。随着《急救广生集》《理瀹骈文》等中医药外治专著的出现，中药药浴疗法已进入比较成熟和完善的阶段。清朝著名外治大师吴尚先还在《外治医说》中将药浴细分为洗、沐、浴、浸、浇、喷等，认为内、外、妇、儿、五官科之疾，皆可用药浴法。

三、药浴作用

药浴作用机理概言之，系药物作用于全身肌表、局部患处，并经吸收，循行经络血脉，内达脏腑，由表及里，因而产生效应。药浴洗浴，可起到疏通经络、活血化瘀、祛风散寒、清热解毒、消肿止痛、调整阴阳、协调脏腑、通行气血、濡养全身等养生功效。现代药理也证实，药浴后能提高血液中某些免疫球蛋白的含量，增强肌肤的弹性和活力。具体而言药浴有以下功效：

1. 疏通全身血脉，打通全身气血经络、脏腑及组织系统等通路。

2. 祛风寒，除湿热，散内毒，通过发汗排除体内毒素。

3. 祛瘀血，生新血。

4. 协调脏腑，通利关节，调理五行，平衡阴阳。

5. 活化细胞，增强免疫力，提高血液中免疫球蛋白的含量。

6. 增强肌肤弹性和活力，美容，抗衰老。

四、药浴种类

目前的市场常见的药浴，按药浴部位分，主要分为三类，包括全身浴、坐浴、足浴；按照地域分，有瑶浴、苗浴、藏浴。

（一）按药浴部位分类

1. 全身浴

对于无禁忌证者可选择全身浴，针对各种亚健康状况效果显著，刚开始泡浴可能会感觉身体不适，但泡过以后却非常舒适。

2. 坐浴

此法针对妇科，增强免疫力，调理月经周期不适。不方便全身泡浴者可以选择坐浴。

3. 足浴

此法适合所有人群，舒筋活络，促进睡眠，缓解精神压力，缓解足部及小腿肌肉关节酸痛，方便易用。

（二）按地域分类

1. 苗浴

苗浴能调节血脂、血糖、血压，舒缓疲劳，护肝养肾，养神醒智，缓解骨质增生、疼痛、静脉曲张，排毒散寒，健脾养心，强筋健骨，增强免疫，活血通络。

2. 藏浴

藏浴可以护肝利胆，调理三高，治疗风湿性、类风湿关节炎及腰腿疼痛，健脾养胃，排毒养颜，滋养卵巢，安神，调理心脑血管疾病。

3. 瑶浴

自古以来，生活在西南大山深处的瑶族人民过着居住条件差，医疗条件相对落后的生活，但他们却酷爱清洁并很少得病，每天劳动后都要洗澡，他们洗澡不同于其他民族只有清水一盆，而是用药水洗，俗称药浴，瑶医则称之为"庞桶药浴"。瑶家到处可见到用杉木做成的高1米，宽0.6米，长0.7米的大木桶，这便是用药水洗澡的"庞桶"，又称为"黄桶"。无论严冬酷暑，瑶人每晚都必须入"庞桶"内浸泡洗身，既洗涤刀耕火种时沾染的炭灰泥迹，又通过温水浸泡解乏，使血脉流通，便于入睡。在冬天浸泡后，更能在料峭的山风中抗御寒冷。

瑶族药浴的药材是采用当地盛产的草药。一次药浴所用的草药，少则几十种，多则上百种。用药因地制宜，功能多种多样，有清热解毒、祛风散寒、舒筋活络、滋补气血等作用。药浴时，常根据不同对象、不同季节或不同疾病选择不同药物。分别捆成小把，放入大锅中煎煮，药液煮沸后半小时左右，趁热倒进高约70厘米，直径80厘米左右的大桶中，加入适量冷水，使水温保持在38℃左右，进行洗浴。规矩是先让小孩洗，然后大人洗。每天全家人都要浸泡一次，每次30分钟左右。

瑶浴主要有排毒养颜、养心安神、治疗妇科炎症、月子调理、舒筋活络、减肥降脂、活血化瘀、驱寒祛湿等作用，长期使用效果显著。

五、药浴材料

1. 要以药浴泡澡减肥，首先可到中药房买以下这些东西：荷叶二两，泽泻一两半，防己二两，柏子仁二两。

2. 要综合调理身体达到通、排、调、补、养的养生效果，有些地区会应用以下这些成分：香茅草、两面针、入地金牛、海白艾草、山白艾草、小艾草、山赞、一支红、小香草、蚊香草、八吹草、紫苏草、紫苏梗、香加叶、木豆叶、竹寄生、过路香、风姜、大蓝姜、山姜、羌活、钩姜、丁香、地花瓜叶、小花瓜叶、花梨格木粉、沉香、鸟不足、入香桂叶、藿香、南香叶、大叶桉叶、路路通、山瓜叶、水虫草、担水桶、山火栋藤、东风桔、谢香、过山风叶、五脂风、三脂风、鸭足叶、柑叶、益母草、山总管、枇杷叶、铡竹叶、白林叶、透骨草、鸡蛋花、篱香叶、夜香花等。

3. 用5000毫升的水，浸泡这些中药材20分钟，泡完后再开火，将药材与5000毫升的水一起煮滚30分钟。再把中药材的渣整个沥掉，剩下热滚滚的药汤，就是我们要拿来泡澡的好东西了。

将珍贵的药汤倒进浴缸后，还要放两件很重要的东西，那就是拍打过的姜母，以及一瓶米酒。因为这两样东西会促进血液循环，帮助你吸收这些中药材。

六、药浴方法

1. 溶解：用十倍于药包（粉）的开水浸泡5～10分钟。

2. 调好水温：根据自己的耐热习惯在39～45℃之间来调整水温，如果首次泡浴没经验，水温就调到夏天39℃、冬天42℃，并且在泡浴过程中适当调整温度。

3. 把溶解好的药包和药水同时到入木桶里以后要用手揉捏药包，把里面的有效成分挤压出来。

4. 首次泡药浴因为没有经验，所以有一些身体反应后就有些害怕，不敢再泡下去，只要在耐受范围之内，鼓励自己多坚持一段时间，最好达到10分钟以上，直到发现有排毒反应后再休息，另外可以采用中间休息2～3次，每次3分钟的方法来缓解身体不适，只要累计泡浴时间达到 20 分钟即可。

5. 根据反应调整水温：不同的人耐受力有很大的差别，所以第一次进水 5 ~ 8 分钟时根据对于水温的感受，及时调整水温，以达到最佳的效果，否则水温高了会感到难以忍受，水温低了又没有效果，直到几次泡浴后对水温的耐受力有了把握，根据经验就可以把温度调整到位，达到满意的效果。

6. 在泡澡的过程里，可以采用按揉等手法，也可以点按相关穴位，这样的按摩动作会加速皮肤吸收这些中药的有效成分，达到更好的药浴效果。

7. 药浴注意事项

（1）饭后 1 小时方可入浴。

（2）浴前 4 小时内没有进食，则一定要准备好牛奶、糖水，或其他流食，以备感到不适时食用。

（3）浸泡药浴前、中、后应适当补充水分。

（4）浸泡场地应注意通风良好，但不可受寒。

（5）起浴后皮肤表面发红，并持续 30 分钟至 1 个小时的发汗均属正常的药效作用，但注意不可蓄意吹风，以免受寒。

（6）泡过药浴以后，在皮肤发红、发热状况没有消退之前，请勿使用任何护肤品和化妆品。

（7）有轻度高、低血压病史，或心脏功能稍差者，应在家人陪伴下泡浴，并注意场地通风，每次浸泡时间不宜太长（3 ~ 6 分钟），如在浸泡过程中感到心跳加快或呼吸过于急促时，应起身于通风良好处稍事休息，待恢复后再次浸泡，一般分两到三次浸泡即可。

（8）部分使用者（尤其是较为肥胖的使用者）浴后皮肤出现轻微刺痛感或出现小丘疹，均属排毒自然现象，可继续使用。

（9）产妇在分娩时如有手术行为，须待拆线后再进行泡浴，若无手术行为，可于产后 7 天开始泡浴

（10）先淋浴、后泡浴，或先洗头和脸再进入木桶泡浴，浴后无须再冲洗，直接擦干即可。

（11）身体虚弱者在浸泡过程中会出现头晕、心跳加快、恶心、全身酸软无力等症状，属于正常现象，随着泡浴对体质的调整，症状会逐渐消失。

（12）体虚、受风寒、湿气重的人群在泡浴后会出现风疹、湿疹、关节疼痛并伴有瘙痒等症状，一般在 2 小时以后逐渐消失，属于好转反应。

七、药浴起效过程

（一）攻

人体躺入泡浴桶后，芳香宜人的药力通过泡浴者皮肤攻入体内，这是药力渗入体内强力做功的过程。在这个过程中皮肤发挥吸收的功能，泡浴者要放松自己，最大可能地让皮肤吸收药力，使药物渗入体内发挥药效。在这个过程中要适当喝些温水，泡浴房间内要有轻微通风，但不可通风过大。

（二）散

药物渗入体内后，以气推血，以血带气，血气加速在全身循环。药物气力进入血液循环和经络系统，通过血液循环和经络的作用，药力开始在全身散开，内达五脏六腑，外通肢体百骸，无所不到。在此过程中，人会感觉心跳加速、胸闷气短、恶心、四肢麻木、身体局部疼痛等，这属于正常反应，若感觉越强烈说明泡浴者身体整体状况存在的不健康问题越多，经过规定次数的泡浴调理之后会感觉越来越正常而没有太大反应，身体也逐步回到本真

的健康状态。药力全身散开的过程同时也是在检测泡浴者身体的真实健康状况的过程。

（三）通

药力开始在全身散开的时候，血液循环会加速，心跳速度一般会达到正常情况的 1.5～2 倍。在此过程中，通过药力的作用会强力打通全身的血脉和经络，同时高速洗刷血管及体内的污浊和毒素。在持续打通的过程中，泡浴者会有四肢麻木无力、身体局部疼痛、头晕、头痛等正常反应。只要是身体有瘀结的部位（有的可能是年幼时落下的病根），在打通的过程中都会疼痛，经过规定的泡浴次数，将瘀结部位的血脉或经络打通修复之后。疼痛自然消失，瘀结部位的病变隐患也彻底消除。这就是中医所讲的"不通则痛，通则不痛"的原理。人的生命延续就在于"通"，通过坚持养生调理，始终保持身体血脉、经络、各个脏腑系统的畅通无阻，是人体无病长寿的核心。

（四）排

在药力完成攻、散、通之后，加速的血液循环所洗刷血管、体内的污浊毒素开始通过发汗、排便排出体外（主要是通过发汗排毒，有时还会流鼻涕、流眼泪）。泡浴者离开浴桶后要喝约 1～2 升温水或茶，为发汗补充水分；然后躺下，躺下时，头和脚均要垫一个至一个半枕头高度的枕头物，使得身体呈"⌣"状弧形，以利于全身气血持续高速循环。躺下后泡浴者的心跳还是保持高速的状态，发汗时血管、体内的污浊毒素借助汗液大量排出。静躺 15 分钟左右，充分发汗排毒。发汗排毒的时候会有一种虚脱的感觉，当心跳正常后，会感觉全身清爽，整个身体异常轻松。

八、保健浴方

（一）护肤美容方

绿豆、百合、冰片各 10 克，滑石、白附子、白芷、白檀香、松香各 30 克。研末入汤温浴，可使容颜白润细腻。

（二）美发美容方

清宫慈禧太后用零陵香 30 克，玫瑰花、辛夷各 15 克，细辛、公丁香、山柰各 10 克，白芷 90 克，檀香 20 克，甘草 12 克。共研细末，用苏合油 10 克拌匀入汤沐头，可预防脱发和白发，使秀发常年乌黑亮泽。

（三）延年保健浴

用枸杞子煎汤浴身，可令人皮肤光泽，百病不生，延年益寿。

九、注意事项

在药浴的过程中应注意以下几个方面的问题：

1. 药浴必须请医师针对病情对证下药，并按照医嘱制作药汤，切勿盲目自行择药。

2. 泡浴前必须先淋浴洁身，以保持药池的卫生。浴后应立即用温清水冲洗干净，拭干皮肤，及时穿衣服。一般而言，热水药浴（39～45℃）适用于风湿性关节炎、风湿性肌痛、类风湿关节炎、各种骨伤后遗症、肥胖及银屑病等；神经过度兴奋、失眠、一般疼痛、消化不良等的药浴温度，以相当于或稍低于体温为宜；25～33℃适用于急性扭挫伤。药浴时，室温不应低于 20℃，局部药浴时，应注意全身保暖，夏季应避风，预防感冒。

3. 初浴时，水位宜在心脏以下，3～5 分钟身体适应后，再慢慢泡至肩位；洗浴时间不可太长，尤其是全身热水浴。由于汗出过多，体液丢失量大；皮肤血管充分扩张，体表血液量增多，造成头部缺血而发生眩晕或晕厥。如一旦发生晕厥，应及时扶出浴盆，平卧在休息室床上，同时给病人喝些白开水或糖水，补充体液与能量。或用冷水洗脚，使下肢血管收缩，头部供血充足。

4. 严重心衰、严重肺功能不全、严重哮喘、严重过敏、心肌梗死、冠心病、主动脉瘤、动脉硬化、高血压患者、有出血倾向者、皮肤大面积创伤者，慎用药浴法或遵医嘱。老年人、儿童慎用水温39℃以上的药浴，而应以接近体温之药液沐浴，并有家人或医护人员陪护且沐浴时间不宜过长。妊娠或经期不宜泡药浴，尤其不宜盆浴及坐浴。

5. 全身泡热药浴易发生晕厥，故浴后要慢慢地从浴盆中起身；泡药浴时出现轻度胸闷、口干等不适，可适当饮水或饮料；若有严重不适，应立即停止药浴。

6. 饭前、饭后半小内不宜进行全身药浴。饭前药浴，由于肠胃空虚，洗浴时出汗过多，易造成虚脱。饭后立即药浴，可造成胃肠或内脏血液减少，血液趋向体表，不利消化，可引起胃肠不适，甚至恶心呕吐。临睡前不宜进行全身热水药浴，以免兴奋后影响睡眠。

第三节　熏洗疗法

熏洗疗法是利用药物煎汤的热蒸气熏蒸患处，待温后以药液淋洗局部的一种治疗方法。它是借助药力和热力，通过皮肤黏膜作用于肌体，促使腠理疏通，脉络调和，气血流畅。药液的淋洗又能使疮口洁净，祛除毒邪，从而达到治疗疾病的目的。本疗法主要是通过温热药液熏蒸洗浴的方法来治疗疾病，有别于熏蒸疗法单纯以药液的热蒸气熏蒸治疗疾病。

本疗法起源甚早。马王堆汉墓出土的《五十二病方》中已载有熏洗方8首。张仲景《金匮要略》曰："蚀于下部则咽干，苦参汤洗之；蚀于肛者，雄黄熏之。"晋代葛洪《肘后备急方》有"渍之""淋洗"的论述。唐代《千金翼方》《外台秘要》中，熏洗疗法已推广应用于痈疽、瘾疹、白疕、丹毒、漆疮、烫伤、冻疮、手足皲裂以及妇科、眼科等疾病。宋代《太平圣惠方》有熏洗方163首，其中眼科24首，阴疮阴部湿疹24首，扭伤骨折11首。金元时期张子和把熏洗疗法列为治病之大法。齐德元《外科精义》着有"溻渍疮肿法"专论："疮肿初生，经一二日不退，即须用汤水淋射之，其在四肢者溻渍之，其在腰腹背者淋射之，稍凉，则急令再换，慎勿冷用。"明代《外科正宗》《证治准绳》《景岳全书》《外科启玄》《奇效神书》等著作中都有所阐述。清代吴尚先将熏洗分为熏法、蒸法、淋法、坐浴和烫熨等法。

一、基本内容

本疗法可分成全身熏洗法和局部熏洗法。局部熏洗法又可细分手部熏洗法、足部熏洗法、眼熏洗法、坐浴熏洗法等。

按病症配制处方，经煎煮后，倒入容器，外罩布单，将患部与容器盖严，进行熏疗，待药液不烫时再进行淋洗、浸渍。若熏洗眼部，可将药液放入保温瓶中，先熏后洗，以消毒棉花蘸药频频热洗患眼，亦可用洗眼杯洗眼。

本疗法一般每日2次，每次20～30分钟。

现代医学研究证明，熏洗时湿润的药液，能加速皮肤对药物的吸收，同时皮肤温度升高，皮肤毛细血管扩张，促进血液和淋巴液的循环，有利于血肿和水肿消散。由于温热的刺激能促进活跃网状内皮系统的吞噬功能，提高新陈代谢等作用。对霉菌、细菌感染引起的疾病，药物熏洗能直接起到抑制与杀灭作用。

二、临床应用

（一）风寒感冒

1. 取麻黄 9 克，桂枝 6 克，生姜 9 克，紫苏 15 克，甘草 3 克，煎汤熏洗头面，得汗而解。

2. 取荆芥 9 克，防风 9 克，白芷 12 克，柴胡 12 克，前胡 12 克，羌活 9 克，独活 9 克，生姜 9 克，煎汤熏洗头面部，先熏后洗，每日 2 次。

3. 取紫苏 30 克，川芎 12 克，花椒 6 克，葱白 6 枚，藿香 12 克，茶叶 9 克，煎汤熏洗头面。

（二）风湿性关节炎

1. 取虎杖、桃树枝、杨柳枝、桑树枝、槐树枝各 250 克，煎煮后倒入桶内，先熏后洗。每日 2 次，每次 30～60 分钟。

2. 取羌活、独活、威灵仙、松树针、狗脊各 60 克，煎煮后趁热熏洗患处。每日 1～2 次，每次 30～60 分钟。

3. 取制川乌、制草乌、透骨草、片姜黄、海桐皮、威灵仙、苏木、五加皮、红花各 15 克，共研粗末，用纱布包后，加水煮沸 20 分钟，趁热熏洗患处。每日 1～2 次，每次 30～60 分钟。

（三）寒冷性多形红斑、冻疮

取甘遂、甘草各 15 克，加水煎煮 30 分钟后，先熏后洗。每日 2 次，14 天为 1 个疗程。

（四）脱发

取侧柏叶 30 克，生山楂 15 克，生首乌 16 克，黑芝麻 16 克，枇杷叶 15 克，加水煎沸 20 分钟，趁热熏洗患部。每日 1～2 次，每次 20 分钟。熏洗后用干毛巾覆盖半小时，避风，10 天为 1 个疗程，可

连续 3 个疗程。

（五）疖肿、毛囊炎

1. 取连翘 15 克，黄柏 15 克，苦参片 15 克，牛膝 15 克，川椒 6 克，煎汤熏洗，用于坐板疮。

2. 取野菊花 15 克，黄芩 5 克，蒲公英 30 克，生甘草 5 克，水煎熏洗，用于发际疮。

3. 取金银花 15 克，蒲公英 15 克，紫花地丁 15 克，苦参 30 克，黄芩 15 克水煎熏洗，每日 3 次，用于脓疱疮。

（六）手足癣

1. 取皂荚 30 克，苦参 15 克，蛇床子 15 克，土槿皮 30 克，大枫子 15 克，凌霄花藤 30 克，煎汤熏洗。

2. 取大枫子 15 克，地肤子 15 克，藿香 15 克，白矾 15 克，野蔷薇根 30 克，煎煮 30 分钟后，加醋半斤，先熏后洗，每次 20 分钟，用于鹅掌风。

3. 取马齿苋 60 克，百部 30 克，黄柏 15 克，川椒 10 克，明矾 10 克，煎煮，先熏后浸 30 分钟，用于足癣。

（七）湿疹皮炎

1. 取苦参片 30 克，白鲜皮 30 克，地肤子 30 克，土茯苓 30 克，蛇床子 30 克，蝉蜕 12 克，黄芩 15 克，蒲公英 15 克，煎汤熏洗，每日 2 次，每次 20 分钟。

2. 取黄柏 15 克，五倍子 30 克，土槿皮 15 克，蛇床子 15 克，苦参片 15 克，枯矾 15 克，煎后熏洗，用于肛门湿疹、肛门瘙痒。

3. 取蛇床子 15 克，黄柏 15 克，川椒 9 克，鹤虱 30 克，百部 15 克，明矾 12 克，煎后熏洗，每日 2 次，每次 20 分钟，用于女阴瘙痒。

4. 取大枫子 15 克，露蜂房 15 克，勾藤 12 克（后下），鹤虱 10 克，土茯苓 20 克，桉树叶 12 克，香樟木 30 克，枯矾 12

克，葎草 12 克，煎汤先熏后洗，每日 2 次，每次 20 分钟，用于皮肤瘙痒症。

（八）肛门疾病

1. 取马齿苋 30 克，石榴皮 15 克，五倍子 15 克，明矾 9 克，煎汤熏洗，先熏后洗。每日 2～3 次，每次 20 分钟。主治内痔便血、脱肛、外痔水肿等。

2. 取生槐花 15 克，生地榆 15 克，蒲黄 15 克，莲蓬壳 30 克，芒硝 15 克，蒲公英 30 克，侧柏叶 15 克，煎汤熏洗。主治内痔便血及嵌顿性痔疮。

3. 取五倍子 30 克，石榴皮 30 克，陈艾 30 克，芒硝 15 克，乌梅 15 克，明矾 12 克，煎煮 20 分钟后熏洗。每日 2 次，每次 20 分钟。主治脱肛、痔疮水肿等肛门疾病。

（九）跌打损伤

1. 取透骨草 30 克，艾叶 16 克，独活 13 克，桂枝 15 克，刘寄奴 15 克，煎汤熏洗。

2. 取当归 12 克，鸡血藤 15 克，石楠藤 13 克，落得打 30 克，乳香 10 克，没药 10 克，独活 15 克，苏木 30 克，煎汤熏洗。

3. 取制川乌 15 克，制草乌 15 克，甘松 30 克，艾叶 30 克，细辛 15 克，海桐皮 15 克，络石藤 30 克，透骨草 30 克，刘寄奴 30 克，五加皮 15 克，煎汤熏洗。

（十）眼科疾病

1. 取菊花 15 克，银花 15 克，蒲公英 30 克，黄芩 15 克，先熏后洗，每日 2 次，主治急性结膜炎。

2. 取桑叶 15 克，菊花 15 克，黄连 10 克，生地 15 克，连翘 15 克，先熏后洗，每日 2 次，主治麦粒肿。

3. 取木贼草 30 克，石决明 30 克，青葙子 15 克，桑叶 15 克，菊花 15 克，桔梗 10 克，薄荷 6 克，先熏后洗。主治沙眼、目眵多及眼痒。

三、注意事项

1. 药物煎煮加水要适量，太多则浓度降低。蒸煮时间据药物性质而定，芳香性药物一般煮沸 10～15 分钟，块状和根茎类药物则须煮沸 30 分钟。

2. 应用时药液温度要适宜，防止烫伤皮肤。

3. 熏洗后要用于毛巾擦干患部，并注意避风和保暖。

4. 妇女经期和妊娠期不宜坐浴和熏洗阴部。

5. 熏洗药不可内服。

本疗法简便易行，适应证广，疗效显著，亦无不良反应，尤其对于皮肤、关节、肛门等疾病，可直接作用于病所，能发挥较好的治疗作用。

第四节　熏蒸疗法

熏蒸疗法，又称"汽浴疗法"，是利用药物加水煮沸后所产生的药蒸汽熏蒸患处，以治疗疾病的一种方法。

马王堆汉墓出土的《五十二病方》已载有用韭和酒煮沸，以其热气熏蒸，治疗伤科疾病。《黄帝内经》记录了用椒、姜、桂和酒煮熏治疗关节肿胀、疼痛、伸屈不利等痹证。在《伤科补要》中则更为详细地记载了熏蒸疗法的具体操作方法："凡宿伤在皮里膜外，虽服行药不能除根，服瓜皮散，次用落得打草、陈小麦、艾叶三味，用河水共煎一锅，滚透，入小口缸内，横板一块，患人坐在板上，再将单被盖身，其汗立至，不可闪开，恐汗即止，病根不清也。"说明陈伤者用熏蒸的方法可以起到疏通气血、活血化瘀、祛风寒湿邪的功效。本疗法素为医家所习用，是一种有效的外治法。

一、基本内容

（一）熏蒸分类

根据熏蒸部位，可分为二类：

1. 全身熏蒸法：是利用药物的蒸汽对全身进行的一种气雾沐浴法，适用于全身性的疾病或用于保健。

2. 局部熏蒸法：是利用药物的蒸汽对患病的某一部位进行熏蒸，促使局部症状缓解，功能康复，适用于局部损伤性疾病或某一特定部位的病症。

（二）熏蒸方法

1. 熏蒸药物的配制

根据中医辨证施治原则，对病症辨证后配制相应的药物。药物不宜过多，以4～8味为宜。

2. 熏蒸设施配备

全身熏蒸法应配备熏蒸室，内置熏蒸器，使药物的气雾能充满熏蒸室，但要注意通风，以调节室内的空气和温度。

局部熏蒸法的要求较为简单，可取盆一只或恒温加热器，放入适量的药物和清水，然后加热至一定温度，患部置盆上的栅格上，使蒸汽直接与患侧机体相接触。亦可制成专用的熏蒸床，局部床板可卸除，其下为配有恒温加热器的药盆，盆内添置水和药后，调节加热器至适宜的温度。患者卧于床上，暴露患部，卸除床板，盖被熏蒸适当时间。

（三）治疗机理

熏蒸疗法是通过热、药的双重作用而取效。热能疏松腠理，开发汗孔，活血通经，松弛痉挛的肌肉；药能对症治疗，疗病除疾，两者配合而用，则事半功倍。

现代科学研究证明，通过热、药的共同作用可以加速血液、淋巴液的循环，促进新陈代谢，加快代谢产物的清除，同时由于热能的作用，促使皮肤、黏膜充血，有利于对药物的吸收，提高体内药浓度，有利于疾病的治疗。

二、临床应用

本疗法应用范围较广，尤以骨伤科疾病为多。

（一）骨伤科疾病

1. 颈、项部疾病

常见有落枕、颈部软组织扭伤、颈椎病等，可选用羌活、独活、防风、川芎、红花、延胡索、苏木等。

2. 肩部疾病

常见有肩关节周围炎、冈上肌腱炎、肩部软组织劳损等。可选用海桐皮、透骨草、乳香、没药、当归、红花、防风、白芷等。

3. 腰部疾病

常见有腰部急性扭伤、慢性腰肌劳损、腰椎管狭窄症、腰椎间盘突出症等。可选用独活、秦艽、牛膝、细辛、延胡索、川芎、千年健等。

4. 上肢外伤疾病

如上肢的伤筋、脱位、骨折后期等。可选用伸筋草、透骨草、荆芥、红花、苏木、刘寄奴、桂枝等。

5. 下肢外伤疾病

如下肢的各种骨折或伤筋、脱位的后期。可选用伸筋草、海桐皮、五加皮、牛膝、木瓜、三棱、莪术等。

6. 关节疾病

常见有骨关节炎、风湿性关节炎、类风湿关节炎。可选用透骨草、红花、川芎、苏木、延胡索、川乌、草乌、路路通等。

（二）其他疾病

感受风寒可用祛风散寒药物作全身熏洗，病证随汗而去，邪泄而除；轻中度高血压可用活血通络等药物全身熏蒸以缓解之；皮肤病按辨证用药，通过全身熏蒸，可缓解症状。

三、注意事项

1. 采用全身熏蒸要注意室温，尤其是在炎热季节，以防汗出过多，室内窒闷而晕厥。局部熏蒸如用熏蒸床时亦须防止汗出过多，熏蒸后离床站立时虚脱跌倒，体质虚弱者尤须审慎。

2. 局部熏蒸时要注意温度，不可过烫，以防烫伤皮肤。水温一般在 70℃左右为宜，最好能保持恒温。药水直接接触皮肤亦易烫伤，当予避免，

3. 严寒季节应用本疗法，要注意保暖，尤其是局部熏蒸者，应在患部盖上毛巾或棉毯，防止受冷感冒。

4. 全身熏蒸者在治疗结束后应适当休息，待恢复后再离开。

5. 熏蒸时，为防止汗出过多所带来的不良后果，可在熏蒸时适当饮水。

6. 医务人员应随时观察治疗经过，遇到情况及时处理。

7. 应用本疗法，熏蒸器具一般应专人专用，特别是用于皮肤病治疗，更当注意。

本疗法简便有效。对骨伤科的损伤后期活动受限或酸痛不已，可作为主要治疗方法。本疗法的药物选用及应用范围，值得进一步开拓。

第五节　温泉疗法

温泉疗法，是利用温泉水的化学和物理综合作用，达到治疗疾病和防治疾病的一种自然疗法。大部分的化学物质会沉淀在皮肤上，改变皮肤酸碱度，故具有吸收、沉淀及清除的作用，其化学物质可刺激自主神经、内分泌及免疫系统。虽然温泉对身体健康有益处，有人说可治疗皮肤病、心脏病，可消除疲劳，但专家建议仍要注意它非包治百病，也要小心其危险性，提醒您酒足饭饱，不可立即入水。

一、作用

化学作用主要表现在温泉水中的阴阳离子、游离气体、微量元素及放射性物质，不断地刺激体表及感受器官，改善中枢神经的调节功能。

物理作用可分为温度和机械作用。温度作用即温度对皮肤、心血管系统、呼吸系统、胃肠功能、免疫机制等有益刺激。机械作用即静水压、浮力及温泉水中液体微粒运动对皮肤的按摩作用。这些综合作用促使大脑皮层逐渐形成正常的协调活动，抑制并逐渐代替紊乱机体的病理过程，从而使慢性疾病得到缓解或痊愈。

二、种类

当前用于医疗保健的温泉有如下几种：

（一）单纯泉

单纯泉水温在 25℃以上，水中游离二氧化碳和固体成分含量在 1000mg/L 以下。这种泉水主要靠热产生医疗作用，温泉水有镇痛和加快物质代谢的作用，对精神和神经系统疾患有一定疗效，如广东从化温泉、陕西临潼华清池、云南安宁温泉等均属此类。

（二）碳酸泉

碳酸泉一般是指含游离二氧化碳在 1000mg/L 以上，含固体成分不足 1000mg/L 的地热水。此水无色、透明，而且味道爽口。水温低时可使毛细血管扩张、血压下降，对增强心脏功能有较好效果，作为饮水使用时能帮助消化，促进食欲。

（三）碳酸土类泉

碳酸土类泉水中含二氧化碳和固体成

分的总量在 1000mg/L 以上。其主要成分阴离子是碳酸根离子，阳离子是钙、镁离子。钙离子有消炎作用，除对皮肤黏膜炎症有效之外，还有兴奋神经、降低血管内皮细胞通透性的作用。泉水也可作为饮料使用。

（四）碱泉

碱泉水中含碳酸氢钠 1000mg/L 以上，水无色透明，味道良好。泉水有肥皂的作用，可使皮脂乳化，使皮肤显得光滑。而且浴后体温易放散，有清凉感，所以常有人称其为"冷水浴"。

（五）食盐泉

食盐泉是指地热水中含食盐量在 1000mg/L 以上的泉水。依含盐量多少可分为弱盐泉、食盐泉、强盐泉，浴后温暖感很强。这是由于钠、钙、镁等的氯化物附着在皮肤上形成一个保温层，可阻止体温放散。食盐刺激皮肤可使皮肤血管扩张，从而可增进体表血液循环，加速汗腺和皮脂腺的分泌；增加胃肠蠕动。食盐泉对神经痛、风湿病和妇女的冷感症也很有效。

（六）硫酸温泉

硫酸温泉中含硫酸盐在 1000mg/L 以上，水有苦味。依硫酸盐的种类可分为硫酸钠泉、石膏泉、苦味泉。饮用硫酸钠泉水可刺激胃肠黏膜，使之增加蠕动，治疗便秘。但如长期饮用可诱发慢性肠炎。

（七）铁泉

铁泉是指地热水中含有碳酸亚铁，当此水与空气接触即可产生氧化铁，发生红色沉淀物，使水呈红色。地热水中的铁，多是以离子形式存在的，饮用后易于吸收利用。吸收后的铁可供血红蛋白和呼吸酶利用，也可贮存起来备用。

（八）明矾泉

明矾泉泉水中主要含硫酸铝的铝离子和硫酸根离子。该泉水对皮肤和黏膜有消炎作用，对溃疡和湿疹有疗效。除作浴用之外，也可作为吸入或含漱使用。

（九）硫黄泉

硫黄泉水中主要含硫化氢，能溶解角质软化皮肤，对疥、癣等皮肤病的寄生虫类有杀灭作用。该泉水的扩张血管作用不仅对皮肤有效，对脑和心血管也有良好的效果。硫化氢作用于气管、支气管黏膜时有祛痰止咳的效果，所以有人称它为"祛痰浴水"，但要注意不可饮用。

（十）酸性泉

酸性泉是指水中含有大量矿酸。要特别注意，浴用时一般只能浸泡 1～3 分钟。因其刺激性强，在腋窝等处易发生溃疡。用此水洗浴可使血液中白细胞数、吞噬细胞数增加，并能增强血液杀菌作用。

（十一）放射性泉

放射性泉水中含镭、氡等放射性物质，一般都有刺激作用，特别对细胞分裂旺盛的组织易起控制作用。此外，对贫血和骨疾患也有疗效，并且有增加白细胞的作用。

三、疗法分类

温泉疗法分为浴疗法、饮疗法、含漱疗法和喷雾吸入疗法等。

（一）浴疗法

本法又分短浴法和长浴法两种。所谓短浴法，是在水温 38～39℃中，1次入浴 10～20 分钟，或在水温 42℃左右中，入浴几分钟即出浴，休息片刻，再入浴，反复 2～3 次；所谓长浴法，是在水温 35～37℃中，1次入浴 1～6 小时或 10 小时以上。此外，还可分全身浸浴法、半身浸浴法、手浴法、足浴法等。

（二）饮疗法

根据不同病证选饮合适的温泉及饮量，每天 1～2 次。每天的饮量分小量（100～200 毫升）、中量（300～400 毫升）、大量（500～600 毫升）、极量

（700～1500 毫升）。一般先从小量开始。

（三）含漱疗法

取温热泉水盛入杯中漱口，每天 3 次，每次含漱 2～3 分钟，漱后吐出。

（四）喷雾吸入疗法

用一般喷雾器，患者张口对准喷射出的雾状泉水气流，嘴离喷出口 10～15 厘米，做深呼吸。每天 1～3 次，或每隔 2～3 小时 1 次，每次吸入 10～15 分钟。呼吸困难者，每次 5 分钟，10～15 次为 1 个疗程。

四、禁忌证与注意事项

（一）禁忌证

1. 严重心脏病、心动过速、极度虚弱、急性炎症期、恶性肿瘤、结核活动期，妇人妊娠、月经期、子宫出血等。

2. 严重急性消化道出血、重症高血压、严重水肿等。

3. 慢性肾炎、各种原因引起的明显水肿、肝硬化合并腹水、各种热性病、严重呕吐者等。

（二）注意事项

1. 温泉疗法是一项复杂的治疗。如选择温泉、浴疗时间和温度，都要因人因病而异，切不可把温泉疗法看成一般的洗澡和饮水而草率行事，应事前让医生作全面检查，然后针对不同的情况选择温泉和具体疗法。

2. 施用温泉浴疗和饮疗初期（3～5 天内），往往会在全身或局部出现一过性（一般数天）健康状态低下或疾病加重的现象，称为温泉反应。如全身症状主要有疲劳、不快感、睡眠不良、精神不安、心悸、眩晕、沉默、头昏、头痛以及偶尔发热、吐泻、皮疹、上呼吸道感染、哮喘发作等，局部症状主要有局部病灶疼痛加剧、活动受限、局部肿胀、局部发热等。温泉反应强度和具体症状因泉质、泉温、体质不同而异，如选用硫化氢泉、硫酸盐泉和进行温热浴时易出现，风湿性疾病、慢性湿疹等体质过敏者也易出现。反应症状轻微时，可服用或注射肾上腺皮质激素和维生素 C；反应稍重可暂停几天温泉治疗；如反应重或持续时间较长，则不属温泉反应，而是不适宜此法而使病情恶化的指征，须及时停止施用温泉疗法。

3. 到温泉疗法（养）地后，先适当休息几天，再开始浴疗。

4. 因为空腹入浴易引起虚脱、眩晕及恶心，故浴疗前要进食，但不宜过饱。

5. 入浴前要消除恐惧心理，并排解大小便。

6. 用棉球塞住外耳道，以防浴水进入耳道引起中耳炎。

7. 遇下列情况应暂停治疗：一是暴怒后及彻夜失眠后；二是体温超过 37.℃；三是月经前 1～2 天及月经后 3 天内；四是恶心、过劳、心悸。

8. 年老或心血管疾病患者，应选择进行部分浴（1/2 浴、3/4 浴），再做全身浴。因为一下子将全身浸入浴池，会使心脏负担突然加重，或血压急剧升高，容易发生意外。

9. 应注意控制浴温及入治时间，宜从较低温到较高温，从较短时到较长时。

10. 治中如出现恶心、心慌、头晕等现象，应缓慢出浴，静卧休息片刻。入浴时，心前区应露出水面，以免出现心慌、胸闷等不适感。

第十一章　火热疗法

第一节　火　疗

火疗是传统中医火灸疗法的简称，古今火灸疗法共分为 14 大类，共计 115 种，是我国医学的重要组成部分。

一、火疗原理

火疗具有明显的民族特色，是世界医学中的奇葩，受到世界各国人民的推崇。火疗的独特作用，现代不仅已被大量的临床研究所证实，而且得以进一步发扬。同时，对火疗作用机理也进行了较为广泛和系统的探讨。

火疗养生是通过全身燃烧大火的形式来达到减肥、局部塑身、身体疗养、强健体内器脏、祛病强身的一种新方法。按摩师通过点、推、揉、旋、拉等技术动作并加以药敷火疗，使体内血液加速循环，增加机体代谢，让脂肪有效转化、分解，增强体内器脏的功能。

火疗中最为关键的环节是药绳，经过二十几味中草药浸泡的经络绳，放到人体背部后，再盖上一层保鲜膜，这样可以防止火疗时热量散失。保鲜膜上，放上两层湿毛巾，酒精倒在第二层湿毛巾上，打火机一点，火很快燃烧了起来，依着药绳放置的形状，烧成了一条火龙。

火疗由来已久，是中医的一种疗法，符合中医治疗原理，跟拔罐、针灸有相似之处。火疗操作者需要具备一定的资质才能对症下药，什么病症在哪个穴位，火烧时间长短的控制等都至关重要。此外，火疗有一定的适应证，不是每种疾病都可以采用这样的疗法。

二、病理概述

火疗是一种操作简单，效果直接，成本低廉，显效迅速，适应面广的独特自然疗法，具有治病、保健美容的神奇功效。

（一）风寒湿性关节痛

风湿寒性关节痛属祖国医学"痹证"无疑，《素问·痹证》曰："风寒湿三气杂至，合而为痹也。"消痹散以制延胡索等温经通络止痛为君药；白芷、防风、独活、威灵仙等祛风胜湿通络为臣药；佐以丹参、川芎、桃仁、当归、红花等养血活血，以取"治风先治血，血行风自灭"之效；桑枝等通络，引药直达病所，为使药，全方共奏散寒止痛，通经活络，祛风除湿之效，采用火疗之法，增强药物温热之性，速达病所，使之邪祛风湿除，阳气得运，经络得通，疗效迅捷，无不良反应，宜推广使用。

风寒湿性关节痛，西医采用非甾体类消炎止痛药对症治疗，虽能缓解症状，但服药后不良反应较多；中医治疗常用乌头、细辛等有毒之品，如煎服方法把握不好，会影响疗效且恐生意外。用中药火疗法，既可借助药力祛除寒湿，又可使皮肤汗孔通畅，药物有效成分直达病所，从而达到炎症、水肿吸收，松解肌肉痉挛，缓解关节疼痛之目的。

（二）关节炎

膝关节骨性关节炎是由于机械性外伤、劳损、炎症或先天性因素所造成的膝关节软骨破坏，使软骨变薄、粗糙易脱落或增生硬化而产生骨赘，软骨滑脱、渗出液体，形成大量积液，使关节内力学平衡失调，出现临床症状。中医认为，其病因病机多因肝肾两虚，筋骨失荣，加之外伤、劳损、风寒湿邪侵袭所致。火疗方中用骨碎补、牛膝等补肾、壮筋骨、利关节；路路通等养血、活血通络；威灵仙等祛风除湿、舒筋止痛以祛邪；白酒舒筋活血；陈醋软化骨赘。火疗将药物直接作用于患者局部，加温改善局部血液循环，使药物直接渗入深部组织，同时增强局部新陈代谢，有利于肿痛的吸收消退。按摩可松解局部肌肉，阻滞局部神经，减轻疼痛，同时改善局部软组织及神经根的血液循环，加强局部组织的有氧代谢，促进淋巴和血液的回流。两者合用，治疗膝关节骨性关节炎，效果较好。

（三）腰痛

腰痛指腰部一侧或两侧疼痛。祖国医学认为，腰为肾之府，足太阳膀胱经夹脊抵腰中，腰痛与肾和膀胱关系密切。《素问·脉要精微论》曰："腰者，肾之府，转摇不能，肾将惫矣。"说明肾虚足以导致腰痛。《金匮要略》更有"肾着"的记载："腰以下冷痛，腰重如带五千钱。"其特点为寒湿内侵所致腰痛。寒湿腰痛的病机是患者平素肾阳虚，体质虚弱，寒湿内侵着于腰部，经脉受阻，气血运行不畅而发生疼痛。

督脉主一身之阳，为阳脉之海，有统率阳气和统摄真元的功用。火疗法取督脉腧穴、夹脊穴及腰部膀胱经腧穴、阿是穴等来治腰部疼痛，配合中药外敷，使阳气透达，气血贯通，从而起到良好的镇痛效果。方中补骨脂等补肾助阳，强筋骨，主治肾虚冷痛；威灵仙等祛风除湿，止痛散瘀，主治风湿痹痛，四肢麻木；延胡索等祛风散寒，通络止痛，善治风湿痹痛；桑枝等祛寒邪，引药入里。现代药理研究表明，延胡索等对中枢神经系统有止痛、镇静的作用。诸药合方，总以温阳祛寒，通络止痛为法。

（四）肩周炎

是肩关节周围软组织退行性变化的一种无菌性炎症反应，因肩部软组织广泛粘连而以疼痛及功能受限为主要症状。祖国医学属"痹证"范围。年到五旬之人，脏气渐亏，气血不足，筋骨肌肉失其濡养，兼之风寒湿邪乘虚袭入，留连于筋骨肌肉间，使气血不得流通而致，气血凝滞，经络闭阻，筋脉挛急，不通则痛，活动受限。药以当归等补益气血；独活等祛风除湿；川芎等散寒止痛。加之火疗既加强通经活络作用，又能促使各药力渗透肌肤，直达病所祛风除湿；同时，配合推拿可以舒筋活血、通络止痛、改善局部血液循环、松解关节粘连、促进关节功能恢复。

本法治疗肩周炎方便安全、痛苦小、疗效确切；患者感到舒服温暖，乐于接受，费用低廉，有利于减轻患者负担。本法还可用于治疗其他部位寒湿顽痹，疗效亦佳，值得推广。

（五）踝关节扭伤

踝关节扭伤多因道路或场地不平，碰撞或因跳跃落地时失去平衡，使踝关节过度旋前或旋后而引起关节周围软组织损伤，经气运行受阻，气血瘀滞而致局部肿痛，甚至关节活动受限，治疗当活血化瘀、消肿止痛、舒筋通络为主，而火疗法正具有这种功效。

火疗法是利用白酒点燃产生的温热作用与按摩疗法的有机结合，从而达到疏通经络气血的功用。此方法不仅可用于治疗踝关节扭伤所致的瘀血肿痛，还可用于风寒湿痹，腰背酸痛等，均有非常好的疗效。又因其在治疗过程中，其刺激量小于毫针刺及三棱针等方法，无痛苦，感觉比较舒适，故患者愿意接受这种治疗方法。

总之，火疗是一种灸疗的全新表现方法。该法运用灸疗的经络热效应的原理，综合中医的贴敷法，即药气经过经络当中的穴位渗透于全身。燃烧时，沿经络涂抹的药物可通过皮肤的吸收作用进入体内，从而改善局部血循环，疏通经络，调理阴阳平衡，扶正祛邪，激活人体各种组织细胞的免疫功能，以达到防病治病、强身健体的目的。

火疗自然疗法遵传统中医经络学说取穴选位，取现代医学渗透给药的方法，不刺破皮肤，避免口服给药，安全、卫生、无创伤、无毒副作用、简便、易行、高效、廉价，是一种绿色疗法。经系统规范后，火疗配合外敷中药的治疗方法，可在基层临床医院推广。

以上只是个别病理的分析概述，如与泻血疗法相结合将会收到意想不到的效果，也将是现代保健医学历史性的突破。

三、火疗方法

（一）所需材料

火龙液、酒精（过敏者用医用酒精，浓度75%，正常者用浓度95%的酒精）、打火机、纯棉毛巾（深色加宽加厚的大毛巾4块，白色小毛巾2块用于做防火墙）、塑料薄膜、一次性手套、纸巾、盆、温水。

（二）操作步骤

基本顺序为先烧阴后烧阳（某些时候视个体差异而决定先后顺序，例如：急大于缓）。腹部为阴，背部为阳；胳膊的内侧为阴，外侧为阳；手的手心为阴，手背为阳；腿的后面为阴，前面为阳；脚的脚心为阴，脚背为阳。简单地说，就是可以弯曲的地方为阴，反之为阳。

1. 把酒精倒好，按照调理的部位大小把塑料薄膜剪好，把三块大毛巾叠好放在水中，其他三块毛巾叠好待用。

2. 让患者躺好并且露出需要调理的部位，以免患者受风着凉，可以把准备好的干毛巾盖于患者漏出的部位，后做防火墙（先上后下）。

3. 拧毛巾的方法有以下两种：

（1）面积小的部位用一块大毛巾双层折好，拧成四面干后（一块毛巾的四边三寸，内为干，中间微干）紧贴皮肤铺好，铺两块。

（2）面积大小的部位用一块大毛巾对折后，拧成三面干（一块毛巾的三边三寸，内部是干的，中间微干）后，紧贴皮肤铺好，根据毛巾薄厚铺两到三块。

4. 根据酒精喷洒图喷洒酒精（洒得要均匀，初学者不要洒得太靠边，以免烧伤皮肤），并询问患者不舒服的部位，打止痛符号。

5. 点火（之前先告诉患者，感觉较热就示意）。

6. 扑火（点火几秒钟后患者感觉到热就扑灭，反复几次点火扑灭，直到酒精燃烧殆尽）。

7. 按照酒精喷洒图喷洒第二遍酒精（点火、扑火方法同上），最后一次扑火后要把毛巾盖在患处，这时把事先准备好的薄膜涂上火龙液备用。

8. 把毛巾取下（取时把皮肤的汗顺手

擦干）后，把准备好的火龙液薄膜铺在患者火疗后的部位，并且做一些按摩（烧完阴面烧阳面）。

9. 让患者盖好被子平躺 45 分钟。

10. 45 分钟后告诉患者火疗的注意事项，并询问患者的感觉。

（三）功效

人类面对 21 世纪疾病谱的改变，亚健康状态人群的迅速增多，随着自我防病保健意识的增强，一种效果可靠，过程轻松，应用安全，方法简便的防治之法正在逐渐引起人们的重视。火疗能减肥、祛寒、化解疲劳、排毒养颜，对缓解腰部酸胀、肩周炎、头昏脑涨、失眠、肾亏、肾虚、胃寒、胃胀、风湿疼痛、痛经等症状非常有效。有病治病，无病强身。火疗对不同部位疾病均有一定疗效，分述如下：

1. 头部

火疗对脑血栓、良性脑瘤、脑积水、脑萎缩、脑供血不足、失眠、头疼、神经疼、神经衰弱、记忆力下降、脑外伤、高血压等疾病有缓解症状及辅助治疗的作用。

2. 眼部

火疗可辅助治疗视物模糊、早期白内障、青光眼、迎风流泪、近视、玻璃体浑浊、眼干、眼涩等眼部疾病，对眼角皱纹也有一定的效果。

3. 鼻部

火疗可缓解鼻窦炎、过敏性鼻炎、鼻塞、鼻息肉、流鼻涕等病症。

4. 耳部

火疗可缓解耳鸣、耳聋、中耳炎、耳冻伤等。

5. 面部

火疗可缓解面神经麻痹、口眼㖞斜、面部发紧及各种面部疾病。

6. 颈椎

火疗可缓解椎管狭窄、颈部强直僵硬、颈椎无菌炎症等。

7. 上肢

火疗可缓解受风着凉所致的手臂疼痛、结节、组织粘连、无菌性炎症、麻木、手肿、手凉、肌肉萎缩、风湿性及类风湿关节炎等。

8. 腹部

腹部火疗可治疗肠炎、肠蠕动、肠粘连、胃寒、肝腹水、腹胀、痛经、附件炎、宫颈炎、阳痿、早泄等。

9. 背部

背部火疗可缓解脊柱僵硬强直、感冒、肾炎、肾虚、肾囊肿等。

10. 下肢

下肢火疗可缓解腿肿胀，下肢肌肉萎缩、麻痹、抽筋、粘连、静脉曲张、脉管炎、白癜风，足部皮肤皲裂、干燥，脚气、足部发凉、足扭伤等。

四、禁忌证与注意事项

（一）禁忌证

阴天下雨、孕妇及女性月经期、癌症、精神恍惚者，严重心脏病及严重高血压、低血压，严重糖尿病、肾功能不全、严重皮肤病及患有易出血疾病（如血友病、血小板减少、紫癜等）、热证等忌用。另外，手术 1 年后方可做火疗。

（二）注意事项

1. 不可空腹做，最好饭后 1 小时进行。

2. 火疗前后要大量喝温水（绝对不可吃冷饭喝冷水）。

3. 在操作过程中，施术者注意力要集中，蘸起的药液不宜过多。过多，患者耐受不了；过少，火力不足达不到疗效，关键掌握蘸起药液的多少，火候要适中，患者能耐受，感到火疗舒适为度，否则，操作不慎，易引起烫伤。

4. 火疗完毕，用羊油脂搓揉患处，使

火力不外泻，直透关节，达周身，温煦脏腑，行气血，和腠里。

5. 火疗后 12 小时不能洗澡（至少 6 小时后方可用温水洗手、洗脸）。

6. 做完火疗，必须在床上平躺 45 分钟。

7. 火疗期间，避风寒，一切生冷忌用。

因为是外用疗法，所以只要操作得当应该不会对健康造成太大的危害，不过最好先到医院进行相关咨询，对自己的体质有个基本的了解后再做。

第二节　药火疗法

药火疗法，又称药火灸法，是我国民间应用的一种灸法。它是将某些中药末制成球状点燃，然后熄灭，趁热置于病灶处，使局部皮肤潮红或起疱，以达到治病的目的。近年来一些针灸工作者通过临床验证发现对软组织劳损有较好的疗效。本法尚有待于进一步开发。

一、灸药制备

用樟脑结晶、雄黄粉、冰片、细辛、小皂角、麝香研末，按一定比例先后置于研钵中碾碎，捏成鸭蛋大小的药球，密封备用。

施灸时，将药球点燃 10 秒钟左右，灭熄 1 ～ 2 秒钟后趁热直接按压于预先选定的穴位，或是病变部位及压痛点上 3 ～ 5 秒钟，使局部皮肤出现潮红（相当于 I 度灼伤）为佳，特殊病例可使局部起水疱（相当于 II 度浅灼伤）。一般 5 ～ 7 日治疗 1 次，3 次为 1 疗程。

二、主治病证

【软组织劳损】

取穴：阿是穴（压痛点）。

治法：选取阿是穴后，将药球点燃 10 秒钟左右，灭熄 1 ～ 2 秒钟后趁热直接按压于预先选定的穴区 3 ～ 5 秒钟，使局部皮肤出现潮红（相当于 I 度灼伤），每隔 5 ～ 7 日治疗 1 次，3 次为 1 疗程。

三、注意事项

1. 药火灸灸药体积较大，应严格遵守操作规程，以防过度灼伤肌肤。

2. 对局部起水疱者，可用龙胆紫涂抹，防止感染。

四、病案举例

（一）颈椎病

张×，女，50 岁，1990 年 5 月 2 日初诊。自诉因颈椎病，颈部不适疼痛，颈部活动不便 7 ～ 8 年，中西医治疗未见效而来诊。取双侧风池穴及肩胛提肌止点（相当于肩胛骨内上角处），行药火灸法，治疗 3 次而愈，随访 5 年无复发。

（二）腰腿痛

某男，41 岁。因右侧腰腿痛，伴跛行，不能坚持劳动半月余入院。西医对症治疗 1 周无效而来诊。诊为右臀中肌劳损，取右侧足三里、环跳及臀中肌痉挛结节处行药火灸法，治疗 1 次，疼痛消失，步态正常而愈，门诊继续治疗 1 疗程。随访 3 年，未见复发。

第三节　药熨疗法

药熨疗法，古称"汤熨"，是将药物加热后置于患者体表特定部位，进行热罨或往复移动，以促使其腠理疏通、经脉调和、气血运行而解除疾苦的一种外治方法。

药熨疗法确切的源起年代尚无从考证，

一般认为上古时代先民们已经知道拿用火烤过的石块来熨引治疗关节疼痛之类的病痛。《史记·扁鹊仓公列传》载有名医扁鹊"疾之居腠理也，汤熨之所及也"的论述，并记载了用"五分之熨，以八减之齐（剂）和煮之，以更熨两胁下"的方法，治愈了虢太子"尸厥"（相当"休克"）症的经过。反映了春秋战国时期，古代医家不仅对本疗法的治疗作用、适用范围有相当的认识，而且在抢救危重病人方面也积累了一定的经验。在《黄帝内经》一书中也论述了风寒湿痹、肿痛不仁之类的病症，可以用"汤熨及大灸刺"等方法治疗，并具体介绍了用蜀椒、干姜、桂心渍酒，以棉布等反复浸渍"以尽其汁"的"药熨"方，以及"用之生桑炭炙巾，以熨寒痹所刺之处，令热入至于病所，寒复炙巾，以熨之，三十遍而止；汗出，以巾拭身，亦三十遍而止……每刺必熨，如此病已矣"（《灵枢·寿夭刚柔》）的具体操作方法。历代医家在此基础上不断创新，拓展其治疗范围。如晋代的《肘后备急方》，唐代的《备急千金要方》《外台秘要》，宋代的《圣济总录》等医籍均收载了治疗卒死、卒心痛、腰腹痛、霍乱吐泻、癥瘕积聚、跌打损伤、诸毒痈肿等疾病的药熨方药。其中既有直接熨引其病痛的方法，也有熨脐、熨目、熨腧穴、熨症等不同的方法；除了以药物熨引之外，尚有盐熨、膏熨、水熨、砖熨、壶熨等各种熨法，使得本疗法成为中医外治法中应用广泛、简便易行的实用疗法。此后，《南阳活人书》又倡用"阴阳熨法"，即先用冷熨法，再施以热熨，重复交替使用数次，以治疗二便不通之证。清代吴尚先在其《理瀹骈文》中更强调熨药方法用之得当可以替代艾灼、烧针、推拿诸法，并盛赞熨脐法是治疗中焦诸病的第一捷法；在阴阳熨法的基础上，他还进一步发展成为以寒药和热药制成饼剂，再以熨斗热罨的方法来治疗寒热失调诸症。虽然由于现代医疗手段的不断发展，现在医疗单位已经较少运用本疗法，但是这一古老的外治方法以其简、便、验、廉而深受广大群众的欢迎，并成为人们家庭日常防治一些常见病的习用治疗方法之一。

一、药熨方法

（一）熨药配制

熨药的配伍原则与内服药的配伍原则相同，均应根据患者的病情辨证论治，选择合适的药物配制成剂。吴尚先在《理瀹骈文》中指出："若行道者适遇急症，恐病家嫌膏药尚缓，力请非处汤不可，则不妨竟以古汤头煎服之方改为煎抹炒熨，于医理无悖，于外治一门亦变而不失其正，与医家亦分途而合辙。"吴氏虽然是就急症权变为治而论，其实质仍然说明了熨药配制也是在医理指导之下的辨证施方，无非是变内服为外治，给药途径有异而已。

然而，药熨治疗毕竟是一种外治方法，需要通过皮肤的吸收而产生其治疗效应。因此，一般说来熨剂大多选取气味辛香燥烈之品为主配制而成。如具有温通经脉、散寒祛湿、行气活血、舒筋活络等作用的药物常为熨剂的主体。根据患者的病情，也可酌选辛凉散瘀、清泄热毒之品组合成剂。

熨剂的药味可随宜增损，原则上专治一证者，药味宜少而精；病情复杂或兼证较多、虚实夹杂者，也可酌情多选配几味，但不宜过多过杂。

（二）制剂方法

熨剂的配制调剂主要有药袋、药饼、药膏三种剂型。

1. 药袋

将药物打碎或制成粗末，装入缝制好

的药袋中备用。药袋的大小应置备多种规格，以便按照熨引的部位、范围择用。

2. 药饼

将药物研为细末，然后根据患者病情，酌取面糊、水、酒、醋等调剂制成大小厚薄不等的药饼备用。

3. 药膏

将药物研为极细末，加入饴糖、黄蜡等赋形剂调制成厚薄适度的药膏备用。

此外，还可将药物浸泡于酒中制成药酒，或将药物煎汤取汁，趁热用纱布熨引患处等。

（三）操作方法

1. 熨引工具

常用的熨引工具有熨斗、热水袋、煎炒药锅、蒸煮器具等。也可就地取材，选用大口玻璃瓶、水壶等器皿，因地制宜地进行药熨治疗。

2. 操作步骤

根据不同的药熨制剂，其操作步骤也不尽相同，一般常用的有炒熨法、蒸煮熨法、贴熨法、熨斗熨法等。

（1）炒熨法：以绢、布等包裹炒热的药物熨引患处，即为炒熨法。先将配制好的药物打碎，置于炒锅中炒热，在翻炒的过程中，可以根据病情酌加酒、醋等敷料；炒热后以绢布包裹适量熨剂，趁热直接熨引患处或有关的治疗部位（如穴、经脉循环处等）。待其温度降低，则可更换药包熨引。一般可反复熨引多次，持续熨引20～40分钟，或根据病情适当延长熨引时间。

（2）蒸煮熨法：将预先配制好的药袋投入药锅或笼屉中蒸煮后热熨治疗部位，药熨方法和时间与炒熨法相同。

（3）贴熨法：取配制好的药膏于火上略加烘烤，趁热敷贴患处，或将药膏涂敷于治疗部位后以熨斗等加热器具熨引。

（4）熨斗熨法：将药袋、药饼、药膏等熨剂置于患处或治疗部位，其上覆以厚布，取熨斗或热水袋、水壶等热熨器具加以烫熨，以患者能忍受而不灼伤皮肤为度。

此外，还可将熨药与铁末和匀装入药袋，使用时倒入适量陈醋，用手搓揉药袋，10分钟左右药袋自行发热，置于治疗部位热熨。

二、临床应用

药熨疗法可广泛应用于临床各科疾病的治疗，在中医辨证属寒湿、气血瘀滞或虚寒性病症的治疗上，更有其他疗法所不可替代的治疗作用。

（一）内科疾病

1. 痹证

风湿性关节炎、类风湿关节炎、坐骨神经痛等中医辨证属风、寒、湿痹者，采用本疗法热熨有显著疗效。

（1）干姜、桂枝、川乌、生附子各15克，乳香、没药、姜黄、川芎、赤芍各10克，海桐皮、忍冬藤各20克。打碎和匀，分装于20×15平方厘米的药袋中，放入蒸锅中加热约8分钟，取出，降温至40～45℃热熨患处。药袋凉即换之，每天热熨1～2次，每次30～50分钟。

（2）水菖蒲120克，干姜12克，小茴香60克，樟脑9克，松香300克。前三药研细末，先将松香熔化，加入樟脑及诸药末，搅拌均匀，制成膏药。使用时将膏药烤软，贴于患处。每天在贴膏药处热熨1～2次，每次15～30分钟。

（3）晚蚕沙500克，炒热，加100毫升白酒，装入药袋，趁热熨引患处。

（4）坎离砂（又名风寒砂，成药）250克，倒入陈醋50～100毫升，待其发热后装入布袋，热熨患痛部位，以能耐受为度。每次熨20～40分钟，每天1～2次。

（5）川椒60克，泡桐30克，威灵仙20克，路路通、两面针、海风藤、桂枝各15克。水煎30分钟，取药渗包裹热熨患处约30分钟，稍凉则将药袋浸渍于药汁中加温，然后再将药袋溻渍患处。本方适用于关节肿痛，活动不利者。

（6）青盐500克，小茴香100克，同炒热，分装药袋热熨。每天2次，每次30～50分钟。

（7）生川乌、生草乌各30克，白芷、姜黄、防风各10克，络石藤60克。捣碎，装入药袋，加酒或醋适量，入蒸锅中加热30分钟，取出热熨患处。本方适用于关节疼痛、活动受限，局部得热则减，遇寒则甚者。

（8）防风、葛根各25克，桂枝45克，生姜120克，青葱白150克，上药共为粗末，蒸煮后热熨患处。每次30分钟，日2～3次。本方适用于颈、肩部疼痛，转侧不利，遇寒冷加重者。

2. 急性胃肠炎、痢疾

（1）取平胃散（苍术、厚朴、陈皮、炙甘草）120克，肉桂5克，生姜9克，装入药袋，置于神阙及脐周，上覆以毛巾，用熨斗热熨。每天2次，每次30～45分钟。本方主治急性胃肠炎、痢疾等病。如日夜泄泻无数，大便呈水样者，可用鲜车前草汁调药末，敷脐热熨；若大便如鸭溏，内夹不消化食物，呕恶频作者，可酌加白芥子、川椒、生半夏、厚朴等末调敷；如大便黏稠臭恶，肛门灼热，身热苔黄者，可酌加醋芩、白芍、猪苓、滑石等药末调敷；若腹痛里急，大便脓血，可酌情加生大黄、黄连、当归、枳实、木香、槟榔等药末调敷；久泻不止，神疲气衰者，酌加诃子肉、赤石脂、硫黄、密陀僧、枯矾等药末调敷。

（2）食盐500克，炮姜60克，吴茱萸10克。炒烫后喷酒适量，分装药袋，趁热熨引中脘、神阙、背部穴（以三焦俞、脾俞、胃俞等为重点）。每日1～2次，每次30～60分钟。主治急性胃肠炎呕吐腹泻、少腹绞痛诸证。

（3）生大黄30克，木香15克，吴茱萸9克，滑石45克，生甘草8克。和捣为细末，醋调敷脐及足心，再覆以毛巾，热熨脐周。每日2～4次，每次30分钟。不熨时药糊仍覆置脐部和足心。本方主治细菌性痢疾。或取大田螺2枚，麝香3分，捣烂田螺后入麝香，敷脐中温熨，主治噤口痢。

3. 慢性肠炎、结肠炎

（1）大葱适量，肉桂20克，干姜45克，补骨脂、吴茱萸各15克。先将后四药捣为细末，再入大葱同捣烂，和匀，装入药袋，置于神阙、关元、气海穴上，以熨斗热熨5分钟，在覆以热水袋温熨30分钟以上。每晚临睡前熨贴1次。主治久泻不止、五更泄等。

（2）车前子30克，公丁香10克，川椒、肉桂各15克。为细末，醋和为饼如龙眼大。以药饼置于脐上，热熨之。

4. 胃脘痛、腹痛

（1）川椒、公丁香、吴茱萸、细辛各等份为末，纳入脐中；再取青盐250克炒烫，分装若干布袋，热熨脐周及疼痛处，盐袋冷则更换。若疼痛剧烈，出冷汗者，加熨膻中、气海及背俞穴。本方可熨治寒凝腹痛、虫痛、胃脘痛等。

（2）葱白去须、叶，不拘多少。取1束置于神阙穴上，即覆以厚布，以熨斗熨烫，葱烂即换。主治阴毒寒厥腹痛、唇青汗出、脘腹绞痛、脉微欲绝等证。

（3）高良姜、干姜各45克，荜茇25克，枳实12克，各为粗末，加酒适量拌炒，分装数袋，趁热熨引脐周、中脘、气海、涌泉等穴。主治胃脘痛、食积腹痛、胃肠胀气等症，以疼痛缓解或矢气为效。

（4）香灵丸：香附、灵脂（生、炒）各8克，黑白二丑各15克，加醋炒熨患痛处。本方有消食、消水、消酒、消气、消痞、消胀、消积、消痛之功，行而不泄，其效甚捷。主治因食积、水饮、酒毒、痞积引起的脘腹痛证。

（5）大黄25克，巴豆6克，干姜6克，为细末，面糊和捣为药饼、贴脐，以熨斗盛炭火熨之。每日1～2次，每次30～40分钟。本方寒热并用，主治食停肠胃、冷热失调、腹胀急痛者。

5. 感冒

（1）苍术、羌活各30克，枯矾10克，葱白3握。前三药为粗末，炒热，捣葱白汁和药，趁热熨脐；另取涂两掌，一手掩脐，一手兜阴囊。主治风寒表证、头痛无汗者。

（2）当归、川芎、白芷、陈皮、苍术、厚朴、半夏、麻黄、枳壳、桔梗各20克，干姜、桂枝、吴茱萸各10克，甘草5克。共为粗末，炒热分装药袋。先趁热熨引后背夹脊穴或患痛处，然后熨脐、肺俞、大椎等穴。本方主治外感风寒、内伤生冷、头痛恶寒、身热咽痛、项背拘急、肚腹胀痛、呕吐恶心、咳嗽气促、肢节酸痛等证。若自汗出者，去麻黄、苍术；寒热如疟者，去麻黄，加青皮、草果、青木香；身重肢酸楚者，加羌活、独活。若系风热表证或温病初起兼见太阳经证者，可配合内服辛凉解表或清热泄毒之剂，有宣通肌腠、驱邪外出之效。

6. 中暑

（1）取十滴水适量，医者以指、掌搓摩至热，蘸取药液指摩人中、太阳，掌擦膻中、背俞穴。

（2）白虎汤：生石膏60克，知母30克，山药10克，生甘草10克。水煎取汁，以纱布或毛巾温熨胸部募穴、背俞穴及气海穴；药渣袋装，热熨脐腹部，以症缓为度。

7. 咳嗽、哮喘

（1）紫苏子、白芥子、莱菔子各等份，炒热熨引前胸、后背募俞穴；另取上药为末，醋调敷天突、膻中、大椎、陶道、肺俞、肝俞等穴。主治咳嗽、哮喘、喉中痰鸣等证属痰浊壅盛者。

（2）白凤仙花根、叶适量，浓煎取汁，以纱布蘸取药液擦熨胸背诸穴（同上穴）；再用白芥子60克，白芷、轻粉各4.5克，蜜调作饼，贴背心第三骨节。主治虚、实、寒、热诸般咳喘。一般熨擦及贴饼数次，即可见效。

（3）芫花、黄菊花、踯躅草各等分和匀，装入药袋蒸15分钟，热熨胸前（以膻中、天突、缺盆为重点）及气海。每日2次，每次15～20分钟。主治肺热咳喘、寒热交作者。

8. 衄血、吐血

可取白芷、黑栀子等分煎取汁，用纱布蘸取擦熨胸口，以清肺胃之热；若不止，可以生大黄末醋调热罨脐中，以釜底抽薪。

9. 积聚、臌胀

（1）川椒100克，炙鳖甲、三棱、莪术、阿魏、白术各15克，黑白二丑各15克，桂心15克。共为细末，白酒调匀，涂抹于剑突下（上脘、中脘）、上腹及胁肋部（期门、梁门、章门）及脐中，然后覆以纱布，以熨斗或热水袋温熨30～60分钟，每日1次。主治肝硬化及肝硬化腹水症。

（2）水红花子30克，大黄、甘遂、甘草、阿魏各15克，急性子、炮山甲（代）各6克，独头蒜6克，硫黄3克，麝香1克。上药共为粗末和匀，拌以白酒适量，装入猪脬内（即猪膀胱），扎紧口，再以布包蒸 20 分钟，趁热熨贴痞块积聚处。主治脘腹、肋肋积聚痞症诸疾。

（3）吴茱萸、当归、黑丑、小茴香、延胡索、香附、川楝子、青皮、五灵脂、乳香、没药、全蝎、苍术、丁香、荔枝核各等份，研为细末，酒调敷患处，隔布热熨。主治诸疝、癥瘕积聚，如疝气、子宫肌瘤等症。

10. 二便不通

（1）葱白 250 克，切碎，白酒喷炒，装入布袋，以熨斗烫熨脐周及小腹部，反复熨引，直至药力透入、二便通畅为止。

（2）田螺 3 枚，葱白 60 克，轻粉 3 克，麝香 0.5 克，和捣敷脐及气海、关元穴处，熨斗熨烫至小溲通畅为度。

（3）葱白 500 克，麝香 1.5 克，拌匀后分装 2 个约袋。先以一包置脐，热熨斗烫熨 30 ～ 60 分钟，再换另一包药袋以冷熨斗（可加冰，或用冰袋）熨之，再另换药袋热熨，直至尿通为止。

（4）生大黄 30 克，芒硝 10 克，皂角 15 克，水煎取汁，涂揉脐腹部（神阙、关元为重点）；然后将青盐 250 克炒热熨引上述部位。主治大便秘结、腹胀疼痛、按之痞硬者。

（5）苦丁香、附子各 25 克，川乌、白芷、猪牙皂各 15 克，胡椒 5 克，细辛 3 克。共为粗末再取独头蒜 10 克拍碎，入锅炒热，装入药袋，置小腹部，以熨斗或热水袋温熨之。每日 1 ～ 2 次，每次 30 分钟。主治冷秘、虚秘等。

11. 中风偏瘫

（1）取檀香 30 克煎水，用纱布蘸取趁热熨擦患肢；再将当归 180 克，丹参、桂枝、牛膝各 60 克，红花 15 克，葱白 180 克，切为粗末，分装数袋，于檀香水上蒸热，熨引揉擦患肢，日 3 次。主治脑血管意外引起的偏瘫。

（2）薄荷、硼砂、青黛各 10 克，牛黄、冰片各 1.5 克，共为细末和匀，加姜汁适量调敷。使用时，先用生姜蘸蜜搽舌，再以前药涂舌本，并循任脉往返涂擦膻中、巨阙两穴之间，以透热为度。主治舌强失语、心经蕴热者。

12. 失眠

制半夏 12 克，朱茯苓、陈皮、胆南星、石菖蒲、远志、淡竹叶各 10 克，枳实 6 克，炙甘草 5 克。水煎取汁，以纱布浸取药液，略拧干后热熨双目，凉则再易。临睡前熨目，每次 15 ～ 30 分钟。

（二）外科疾病

1. 痈疽疮疡

（1）芒硝 80 克，装入药袋，覆于乳房患侧，用热水袋温熨之。每天熨 1 ～ 2 次，每次 30 分钟，隔日换药。主治急性乳腺炎初起，红肿热痛，或用于乳痈的回乳，一般药熨 1 ～ 2 次即可见效。

（2）野菊花、蒲公英、紫花地丁、金银花各等份，加白酒适量，炒热后分装药袋，热熨患处。每天 2 ～ 3 次，每次 20 分钟。主治痈疽疮肿、焮红灼痛、局部肿胀者。

（3）羌活、防风、白芷、当归、细辛、芫花、白芍、吴茱萸、官桂各 5 克，共为细末。取连须葱 240 克捣烂，入药末和匀，加醋拌炒极热，装入药袋熨患处，凉则更换。或以生附子末加白酒和调作药饼，敷贴于患处，以熨斗温熨之。主治慢性骨髓炎、骨结核及诸关节痹痛等证。

（4）商陆根适量，捣烂后炒热，装入药袋，熨于疮疡患处，冷则易之。主治疮疡肿毒。

2. 肋软骨炎

透骨草 30 克，红花、当归、川芎各 15 克，酒军、川乌、赤芍各 10 克。共为粗末，装入药袋，水煎取汁涂抹患处，然后用药袋热熨患处。每天 1 ～ 2 次，每次 30 ～ 45 分钟，一般治疗 2 ～ 4 天即可见效。

3. 骨质增生

川乌、草乌、川芎、苍术、延胡索、牛膝各等份。研粗末，分装药袋，煮沸后热熨患处，凉即更换。每天 2 ～ 3 次，每次 30 分钟。

4. 肩周炎

（1）川乌、草乌各 25 克，白芷、姜黄、防风各 15 克，络石藤 10 克。捣为粗末，加醋或酒适量共蒸，趁热熨于患处肩背。每天 1 ～ 3 次，每次 30 ～ 40 分钟。主治肩周炎、肩关节疼痛、活动受限、遇寒则加重者。

（2）红花、川芎、赤芍、当归、乳香、没药各 9 克，羌活、葛根、姜黄各 15 克，天南星 12 克。诸药捣为粗末，加酒、醋、姜汁适量翻炒，入川椒 15 克，炒烫热熨患处。主治肩周炎、肩关节活动受限者。若寒甚，加生附子或川乌、草乌适量。

5. 软组织损伤

（1）生地 60 克，红花 20 克，延胡索 30 克。共为粗末，分装药袋，蒸热后熨引患处。主治软组织损，局部肿痛明显者。

（2）大黄 60 克，红花 15 克，伸筋草 30 克。为细末，酒或醋调和糊于伤损处，局部加热熨引。主治挫伤后红肿疼痛，或筋脉挛急、关节活动不利者。

（3）杨柳皮适量，切为粗末，分装药袋，加黄酒煎煮，趁热将药袋蘸取药液熨引患处。主治软组织损伤及肢体疼痛，关节屈伸不利等。

（4）羌活、独活、细辛各 15 克，川乌、草乌、桂枝各 10 克，威灵仙、伸筋草、透骨草各 16 克。共为粗末，加白酒拌炒，热熨患处。主治腰肌劳损、风湿性脊椎炎等病证。

（三）妇产科疾病

1. 月经失调

（1）香附、桃仁各 30 克，延胡索、当归、苏木各 15 克，川椒 10 克。为粗末，黄酒拌炒，装入药袋，热熨少腹疼痛处。主治痛经、闭经等。

（2）晚蚕沙 100 克，益母草 60 克，小茴香、桂枝、赤芍各 30 克。为粗末，蒸熨少腹、关元。主治瘀血、寒湿闭经或痛经。

2. 慢性盆腔炎

生大黄、红藤、艾叶、败酱草、三棱、莪术各 10 克，全当归、丹参、香附、枳实各 15 克，黄柏、红花各 10 克。为细末，加酒、水调匀成糊状，涂于小腹及其两侧，上覆以毛巾，以热水袋温熨 30 分钟，每天 1 ～ 2 次。主治慢性盆腔炎。

3. 产后腹痛

陈艾叶适量，捣碎敷脐，上覆毛巾，用熨斗热熨，以痛缓为度。

4. 子宫脱垂

五倍子 12 克，硫黄、乌贼骨各 30 克。为细末填脐，上覆毛巾，以熨斗热熨。每日 2 ～ 3 次，每次 30 分钟。

三、注意事项

1. 在进行药熨治疗时，根据患者的病情及其治疗部位，采取适当的体位。由于患者在治疗时要充分暴露患处或治疗部位，寒冷季节应有取暖设备，以免着凉感冒。

2. 医生在操作时要严格掌握热熨的温度和熨引手法力量的大小。热熨温度以病人能够耐受为度，熨剂温度过高容易烫伤皮肤，过低则影响药效的渗透。熨引手法有推、揉、擦、按等，力度应恰当，温度高时手法宜轻快；温度稍降，手法可稍重一些。

3. 在操作过程中，医生要经常检查熨剂的温度，询问患者的反应。如果患者出现头晕、头痛、心悸、呕恶及皮肤烫伤、擦伤等现象，应及时停止治疗。

4. 皮肤感染、破损处，孕妇的腹部和腰骶部，不得施以本疗法。

5. 治疗后应避风保暖，静卧休息。

由于本疗法是变内服为外治，主要通过体表热罨将药力导入肌腠，产生温通经脉、散寒祛邪、理气活血、调理脏腑功能等治疗效应，因此其临床应用范围较为广泛，不仅对痈疽疮疡、跌打损伤、风寒湿痹等体表局部病变有较好的疗效，而且对某些脏腑功能失调或全身性疾病也有一定的治疗作用，故吴尚先有"统治百病"之说。此外，本疗法尚有操作控为简便、一般无毒副反应、病人（尤其是小儿）乐于接受等优点，因此可以作为在医生指导下的家庭保健疗法而加以推广。

第四节 热敷疗法

热敷疗法是将发热的物体置于身体的患病部位或特定部位（如穴位），以防治疾病的一种方法。

本疗法的产生历史悠久。早在原始社会，先民们学会了使用火后，就已有本疗法之萌芽。如用兽皮或树皮，包上烧热的石块或砂土，贴附在身体上，以取暖或治疗腹痛、关节痛等，并可消除疲劳。正式运用于临床，可回溯至春秋战国时期，《史记·扁鹊仓公列传》中载："扁鹊，乃使子豹为五分之熨，以八减之（剂）和煮之，以更熨两胁下，太子起坐。"长沙马王堆汉墓出土的医书中，也有用热敷以治疗疾病的记录；华佗曾巧妙地用本疗法治疗多种常见病；《肘后备急方》《丹溪治法心要》《外科大成》《医宗金鉴》等都有关于本疗法的记载。由于本疗法简便易行，收效甚捷，故一直沿用至今。

一、热敷方法

热敷疗法可分为水热敷法、醋热敷法、姜热敷法、葱热敷法、盐热敷法、沙热敷法、砖热敷法、蒸饼热敷法及铁末热敷法等。

（一）操作方法

1. 水热敷法

（1）热水袋法：取热水（60～70℃）灌入热水袋内，外包一块毛巾，放置治疗部位，也可以用橡皮袋等代之。

（2）水湿热敷法：取纱布或毛巾浸泡于热水中5分钟后，捞出，拧去多余的水后，敷于患处。

2. 醋热敷法

取生盐250克左右，放入铁锅内，炒爆后，即用陈醋约半小碗，洒入盐内，边洒边搅，醋洒完后，再略炒一下，即倒入纱布包内，包好趁热放置于治疗部位。

3. 姜热敷法

取生姜500克，洗净捣烂，挤出姜汁，然后将姜渣放在锅内炒热，用布包后敷患处。待冷再倒入锅内，加些姜汁，炒热后再敷。

4. 葱热敷法

取鲜葱白500克，捣烂后放入铁锅内炒热，用布包裹、扎紧，置放患处。

5. 盐热敷法

取粗盐500克，放在铁锅内用急火炒爆，趁热用纸包裹，外面再包一层布，置放患处。

6. 沙热敷法

同盐热敷法。

7. 蒸饼热敷法

取面粉做成约0.5厘米厚的蒸饼，趁热将饼切成两片，每片上放密陀僧6克，紧挟在腋下，待冷即温热再用。

8. 铁末热敷法

取钢铁细末，洗净，炒至发红，倒出晾凉。装入布袋（铁末占布袋容量的 1/3），倒入 100 毫升陈醋后，用两手搓揉布袋，使铁末发热，把布袋拍成饼状，外包毛巾，置放患处。

9. 砖热敷法

取两块青砖，用火烘热，在需敷处放上四五层纱布或二层毛巾，然后将热度适宜的砖放置在纱布或毛巾上。两块砖轮流热敷，时间一般不宜超出 1 小时。

（二）治疗机理

热敷是通过物理作用，使局部的毛细血管扩张，血液循环加速，局部肌肉松弛，起到消炎、消肿、祛寒湿、减轻疼痛、消除疲劳等作用。

二、临床应用

本疗法常用于胃肠疾病、腰腿痛、湿疹、痛经、小儿腹泻等。

1. 胃肠疾病

（1）胃脘寒痛：以姜热敷法，在胃脘部热敷。

（2）腹痛、腹泻：以盐热敷法，热敷腹部、腰背部。

（3）粘连性肠梗阻（无肠管坏死者）：以沙热敷法，在腹部作持续热敷，每次约 1 小时，每天 2～3 次。

（4）肠胀气：取 1 份松节油、2 份麻油混合均匀后，涂于患者肚脐周围直径范围 5～6 厘米的皮肤上，上覆以纱布。同时，在患者肛门内插一肛管，肛管另一头置于有水的盆内。用水湿热敷法，热敷病人肚脐周围，外面盖棉垫，5 分钟更换 1 次，共热敷治疗 30 分钟。

2. 中暑

（1）取毛巾或纱布浸泡热水后，敷于肚脐及气海穴（肚脐下 1 寸半处），并不断地将热水淋于布上，使热气透入腹脐，可以促使患者苏醒。

（2）以砖热敷法，热敷患者心前，冷即更换。中暑昏仆者，可使之苏醒。

3. 寒性腰腿痛

以砖热敷法，或水热敷法，或沙热敷法，敷于局部。

4. 风湿性关节炎

（1）取生姜 60 克，白酒 50 毫升，先将生姜切碎，并与白酒混合，加热（勿令燃烧），热敷痛处，以菜叶或油纸包扎，绷带固定，隔日换药 1 次。

（2）以水热敷法，或沙热敷法，热敷关节炎处。

5. 颈椎、腰椎骨质增生

取铁末 1500 克，陈醋 100 毫升，以铁末热敷法，热敷患处，每次 6 小时，每天 1 次，7 天为 1 个疗程。每次使用时应更换新的铁末。

6. 外伤（局部青紫、肿痛）

以水湿热敷法，或姜热敷法，敷于患处。也可采用铁末热敷法。

7. 冻疮

取生姜、辣椒各等份，煎水，连渣敷于患处，用于冻疮未溃。

8. 经行腹痛

（1）以醋热敷法，敷于患者肚脐两侧及脐下、腰骶部等。

（2）以姜热敷法，或水热敷法，热敷少腹部及腰骶部。

9. 乳腺炎（初期）

以水热敷法，或醋热敷法，热敷于患处。每日 2 次，每次 30 分钟。

10. 产后缺乳

以姜热敷法，或醋热敷法，热敷于乳房上。

11. 小儿腹泻

（1）以姜热敷法，或醋热敷法，或沙

热敷法，敷于脐窝。24 小时后取下。

（2）取大蒜 1 ～ 2 片，在灶热炭中烙热捣烂，趁热敷于小儿脐部，用布固定；如果 24 小时后无好转，再加服炮姜粉 1.5 ～ 3 克，每日 2 次。

12. 狐臭（腋臭）

（1）取蒸饼热敷法，隔日 1 次，1 个月为 1 个疗程。

（2）以铁末敷法，热敷腋下。每日 1 次，每次 30 ～ 60 分钟，15 天为 1 个疗程。

三、注意事项

1. 凡高烧、皮肤过敏或中医辨证属热证者，不宜使用本疗法。

2. 注意热敷温度，以病人能耐受为度，避免烫伤。

3. 治疗某些重病时，要随时注意观察患者的脉搏和呼吸变化。如肠梗阻，一般热敷 1 ～ 6 小时即有缓解，24 小时内可解除梗阻；若热敷后症状加重，应及时送往医院，不得延误。

4. 应用过程中，如感到不适或局部有不良反应，应即停止。同时注意防止因病者出汗过多而致虚脱。

本疗法主要通过物理作用而达到治疗效果，简便易行，取效亦较快，临床适用范围较广，对于边远农村和山区有一定的推广价值。

第五节　热烘疗法

热烘疗法是借助于药力和热烘的作用，使皮肤腠理疏通，脉络调和，气血流畅，从而治疗有关疾病的一种方法。

本疗法起源于民间，流传颇久。

一、基本操作方法及常用药膏简介

选择适宜的外用药膏并均匀地搽涂于患处皮肤上，然后用电吹风机或电烤炉、远红外理疗器等加热器具，进行烘烤。其烘烤时间与距离应适当，使热烘温度达到患者能耐受或感觉舒适的程度为宜。每日 2 次，每次 15 ～ 20 分钟。烘烤或热风烘吹后，可将外搽药膏擦净，也可继续敷贴。临床常用的外用药膏有风油膏、青黛膏、皮脂膏、皮枯膏、雄黄膏、生肌白玉膏等，以下对其配制方法做一简单介绍。

1. 风油膏

轻粉 4.5 克，东丹 3 克，飞辰砂 3 克，共研为细末。先将麻油 120 克煎至微滚，入黄蜡 30 克再煎，以无黄末为度，去火，然后将药末慢慢投入，调匀成膏。本方有润燥、杀虫、止痒等作用，可治疗鹅掌风、神经性皮炎、慢性湿疹等皮肤皲裂、干燥作痒者。

2. 青黛膏

青黛散 75 克，凡士林 300 克，调匀成膏。本方有收湿止痒，清热解毒等作用，适用于皮肤病焮肿痒痛出水者，兼有润肤作用。

3. 皮脂膏

青黛 6 克，黄柏 6 克，煅石膏 60 克，烟膏 60 克（即土法烟熏烘硝牛皮后，烟汁结成的残留物质）共研细末，和匀，以药末 60 克加凡林 240 克，调匀成膏。本方有清热、杀虫、止痒等作用，常用于治疗湿疹、肛门瘙痒等。

4. 皮枯膏

皮脂膏一料，加枯矾粉 110 克。功用与皮脂膏同，但止痒作用较强。

5. 雄黄膏

雄黄 10 克，氧化锌 10 克，羊毛脂 30

克，凡士林加至100克。本方有杀虫、止痒等作用，常用于手足癣、慢性皮肤病的治疗。

6. 生肌白玉膏

熟石膏9份，制炉甘石1份，同研粉，和匀，以麻油少许调成膏，再加凡士林配制成70%的软膏。本方有润肤、生肌、收敛之功效，适用于皮肤粗糙皲裂及溃疡腐肉已尽，疮口不收等症。

二、临床应用

本疗法主要适用于外科及皮肤科疾病。

1. 神经性皮炎

皮损反复发作，形成皮肤干燥、增厚、苔藓样变。以风油膏外搽均匀极薄，再用电吹风等热烘器具热烘。每次15～20分钟，1日2次，10日为1个疗程，间隔5～7日再行第2疗程。一般2个疗程后，皮肤变薄滋润，剧烈瘙痒减轻或停止；3～4个疗程，可望治愈。

2. 慢性湿疹

反复发作，病程久长，皮损颜色暗淡，浸润肥厚，出现苔藓样变，色素沉着。取青黛膏、皮脂膏或皮枯膏涂于皮损上，均匀极薄，用电吹风等热烘器热烘。每次15～20分钟，1日2次，7日为1个疗程，间隔5～7日再行第2疗程。一般2～3个疗程后，皮损色泽转淡，色素减少，皮肤变薄，发作减少；3～4个疗程，可望治愈。

3. 鹅掌风、皲裂疮

鹅掌风可外搽风油膏或雄黄膏，加热烘15～20分钟。1日2次，7日为1个疗程，间隔5～7日再行第2疗程。皲裂疮可选用风油膏或生肌白玉膏外搽，热烘15～20分钟。每日1～2次，7～10日为1个疗程，间隔5～7日再行第2疗程。一般2个疗程后，皮损变薄，皲裂皮损愈合；3～4个疗程可获治愈。

4. 皮肤淀粉样变

皮损瘙痒，多为棕色丘疹密集分布，表面呈粗糙不平的斑块，由淀粉样蛋白沉积在皮肤中形成。可选用皮脂膏或生肌白玉膏外搽，热烘15～30分钟。每日1～2次，10日为1个疗程，间隔5～7日再行第2疗程。一般2～3个疗程后，剧烈瘙痒可减轻；3～4个疗程后，皮损变薄，可获好转或显效。

三、注意事项

外搽药膏宜均匀极薄，涂于皮损处须稍稍超出皮损边缘。热烘时注意烘烤距离，不可过近，以免烫伤。温度掌握在患者能耐受的范围内，距离过远或温度太低则不能达到烘烤目的。热烘后擦净药膏，可避免污染衣裤，也可外盖敷料，让药膏敷于患处继续发挥作用。

通过热烘治疗，病灶周围皮肤及组织的毛细血管扩张，新陈代谢增加，气血运行畅通，即有助于外搽药膏发挥其治疗作用，促使皮肤病损得以治愈。

第六节　蜡　疗

一、蜡疗概述

蜡疗是一种利用加热的蜡敷在患部，或将患部浸入蜡液中的理疗方法。

1. 历史

蜡疗有着悠久的历史。《本草纲目》中曾有记载："……用蜡二斤，于悉罗中熔，捏作一兜鍪，势可合脑大小，搭头致额，其病立止也。于破伤风湿、暴风身冷、脚上冻疮……均有奇效。"

2. 原理

蜂蜡热容量大，导热率低，能阻止热

的传导；散热慢，气体和水分不易消失。蜡疗时，其保温时间长达1小时以上。蜡具有可塑性，能密贴于体表，还可加入一些其他药物协同进行治疗。此外，蜡中的有效成分，还有促进创面上皮再生的作用。现代蜡疗技术是把中药与蜡疗有机地结合在一起，可加强细胞膜通透性，减轻组织水肿，产生柔和的机械压迫作用，使皮肤柔软并富有弹性，能改善皮肤营养，加速上皮的生长，有利于创面溃疡和骨折的愈合，还具有镇痛解痉作用。

二、蜡疗作用

1. 机械作用

消除肿胀、加深温热作用、松解粘连，软化瘢痕。

2. 化学作用

蜂蜡中的化学成分能刺激上皮组织生长，有利于皮肤表浅溃疡和创伤的愈合。特别注意的是此处是蜂蜡不是石蜡，因为石蜡是化学提炼出来的，用的久了对人体是有伤害的，会造成皮肤过敏、红肿、黑色素沉淀等。

三、临床应用

蜡具有很强柔韧性，可随意贴敷身体的任何部位。蜡疗疗效好，见效快，具有活血、抗炎、祛风除湿的多重功效，能迅速打通人体经络，将人体内的风寒湿邪逼出体外，达到快速治愈顽疾的目的。并且安全，对皮肤无任何不良反应。能标本兼治，对一些病情严重，病程长的疑难杂症有专用内服药物，可达标本同治之功效。

蜡疗临床适应用于肌肉、韧带、肌腱的扭挫伤，手术后粘连、瘢痕、烧伤、冻伤后遗症、腱鞘炎、滑囊炎、神经痛、肌炎、胃肠炎、各种关节炎、慢性胃肠炎、胃及十二肠溃疡，以及长期伏案工作引起

的颈肩腰腿疲劳疼痛、皮肤粗糙、精神萎靡等慢性疲劳综合征等。

1. 蜡疗在软组织损伤中的应用

软组织损伤临床上较常见，慢性损伤，如腰肌劳损、肩周炎等一些肌肉、韧带的慢性损伤更为多见，如治疗不及时可导致肌肉萎缩、挛缩、退变和粘连，并可反复发作。通过蜡疗，可使局部肌肉松弛，血液循环和淋巴回流增加，减轻肿胀，消除疼痛，治愈率可达100%。

2. 蜡疗在瘢痕粘连中的应用

蜡疗可促进上皮组织生长，软化瘢痕组织，并恢复皮肤弹性。

3. 蜡疗在骨折愈合中的应用

近年来，骨折病人多采用手术疗法，如术后早期适当应用蜡疗，能加快血液回流，对骨折的愈合有促进作用。

4. 蜡疗在腰椎间盘突出症中的应用

早期利用蜡疗的温热作用，可使局部毛细血管扩张，新陈代谢加快，局部的充血、水肿获得改善，进而减轻对神经根的压迫和刺激，病人自觉症状很快减轻并逐渐消失。

5. 蜡疗在关节炎中的应用

蜡疗通过扩张局部毛细血管，增加其通透性，促进局部渗出的吸收，消除肌痉挛和增加软组织的伸展性，达到恢复关节功能的目的。

蜡疗操作简单，效果明显，病人治疗无痛苦及不良反应。经长期的临床应用，解决了一些靠功能锻炼及其他治疗无法解决的难题，受到了病人的好评，病人乐于接受，是骨科病人康复治疗的一种好方法。

6. 蜡疗美容

蜡疗美容是一种融物理、化学和生物技术于一体的美容术。所用美容蜡有稳定的物理和化学性质，是在石蜡中加入含有多种动、植物活性成分的蜂蜡和一些与皮

肤结构相似的小分子的磷脂、脂肪酸、固醇类、羊毛脂衍生物和柔韧滋润皮肤的水杨酸甲脂等而制成的（营养成分极为丰富），是一些化妆品所不能比拟的美容。先行软化肌肤角质层，再通过热传导渗透，向皮肤深层补充各种营养成分和水分，促进细胞更新，紧肤去皱，恢复皮肤弹性，高薄透的蜡质膜留在皮肤表面还起到隔离和屏障外部污染的作用。

第十二章 泥沙石疗法

第一节 泥 疗

泥疗将泥加热稀释后入浴或包缠患病部位，利用其温热作用进行治疗谓之泥疗。泥疗所用之泥有黏土泥、沃土泥、炭泥、人工泥等。

一、泥疗分类

根据泥土之结构条件及其成分的不同，医疗泥分为如下几种：

（一）黏土泥

黏土泥都出自海岸、江河入海口、矿泉、盐湖、沼泽地等处。这种泥经过多年淤积，内含动植物的残骸、水藻类、水草、甲壳类等，在缺氧情况下，由于各种微生物的活动发生了复杂的物理化学变化，由胶质物、有机物及其他分解产生的物质混合而成。黏土泥呈深黑褐色或黑青色，有硫化氢的气味，味似苦碱，由于弹性及黏性大，所以粘在皮肤上不易洗净。黏土泥里一般不包含植物残余。黏土泥里无机物含量大，因此也叫无机黏土泥。黏土泥之晶体成分占全泥重量之20%～50%，胶质成分及有机物占2%～9%，黏性成分占50%～60%。淡水泥之黏性成分的盐类浓度每升仅数毫克，而盐湖泥之黏性成分的盐类浓度则可达250～300g/L；渗透压

0.2～1.0大气压，比重约1.2～1.6。上述情况说明，淡水湖由于降雨、蒸发及冰冻等因素之影响而起变化。而矿泉和海水则由于深而基本上不发生变化。黏土泥之pH为6.0～8.0。黏土泥之热度相当低，约0.5左右，传热系数比其他种泥高，约0.002，热能容量比其他种泥低，约450秒。交叉强度比其他种泥高，有1500～12000dyn/cm^2，最高可达98000 dyn/cm^2，黏度达6000～9800。中国盛产黏土泥，尤其在沿海岸地带为多，仅大连海岸有七八处出产医疗泥土，天津塘沽之海泥亦属此类医疗泥。此外，汤岗子、克什克腾温泉泥，由于泉水渗进泥土内，所以泥土本身之温度即达60～70℃，可以直接取来用于医疗。

（二）沃土泥

淡水湖畔沼泽地之黏土、胶质物、动植物残余等物质，在无氧情况下，由于各种微生物的作用而分解形成沃土。沃土中含有很多有机物，表面呈各种中华诃子色和咖啡色，好似冰冻的胶。由于沃土含有丰富的有机物，所以亦称有机泥。湿沃土中晶体只占1%～2%，胶质成分及有机物约5%，水占90%～97%。干沃土之晶体约占30%，胶质成分及有机物约占70%或80%。因湿沃土之含水量大，所以交叉强度达1400～1900dyn/cm^2，最低750～850dyn/cm^2，黏度1400～1900，热

度 1.0，传热系数比黏土低，热能容量较黏土大。

（三）炭泥

炭泥存在于沼泽地，由各种植物之有机物残余，在无氧条件下，经各种微生物的长期作用而形成的物质与矿泉水相互作用而构成。炭泥大都呈深褐色，不光滑，形状如揉好的面，干燥则极脆。由于炭泥之无机物及胶质物含量较无机黏土泥大。所以，此泥之泥疗为有机泥与无机泥之混合式泥疗。

（四）人工泥

没有天然泥的地方，可以在黏土中加入各种微生物、有机物及矿物盐类之溶解物，制成与黏土泥同样的具有物理、化学及生物特点的医疗泥。

二、泥疗作用

泥疗之效果主要赖于温度及物理、化学成分之总的作用而得以实现。

（一）温度作用

泥疗中温度占主要地位，医疗泥之热容量小，有相当的弹性与黏性，由于影响分子运动，所以传热力低，而保温性则相当高。如加热后用则温度作用更为突出。加热之医疗泥不出现互相传热现象，散热过程慢，与皮肤接触时向人体传热过程亦慢。因而，在接受泥疗时人体能耐受较水里更高的温度，同时泥的冷却时间长，人能得到长时间的温热作用。

（二）机械作用

在医疗泥中，包含各种小粒沙砾，黏土颗粒及大量的胶质物，因而具有相当程度的交叉强度、黏度和比重，与皮肤接触时给人体相当的压力，同时泥中之分子运动与皮肤发生摩擦而给以刺激。以上刺激综合起来就是机械作用。泥中之分子运动与皮肤发生摩擦的同时局部产生电流，这种电流改变周围神经的兴奋，增加泥中某些化学物质对皮肤的渗透力，从而增强医疗泥对人体所起的化学作用。

（三）化学作用

泥中的各种盐类、有机物、胶质物、溶解性物、气体、维生素及某些激素等，被皮肤、黏膜吸收进入人体或被皮肤黏膜吸着，对器官发生化学刺激作用。

（四）其他作用

有些医疗泥中含有放射性物质和抗菌物质，发挥放射作用与抗菌作用。

（五）生理反应

施行泥疗的部位，在其作用下，由于交感神经兴奋性降低，毛细血管扩张，皮肤充血，局部血液及淋巴循环得到改善。泥中之磷酸类具有促进组织的渗水，增加盐、汗腺及皮脂腺分泌的作用。经泥疗后皮肤表层细胞蛋白分解，产生组织之类氨基物质，这些物质随血液、淋巴循环作用于全身，使之引起反应。泥疗施治过程中，身体吸收相当大的热量，钙、镁、钠、硫化氢等化学物质附着于皮肤表层影响散热，因而改变体温调节，影响体温之平衡，使之增高 2℃ 左右。在进行 40～46℃ 温度的腹部泥疗时，局部温度可升高 1.5～3℃，并能持续 40～50 分钟；腹部温度升高 0.3～0.8℃，持续 45～90 分钟。身体反应正常时，腹部温度升高与提高泥疗温度相互是有关系的。如身体反应性降低时，腹部温度在热泥影响下却较正常温下降；身体反应性亢进的人，施以 46℃ 的泥疗时，其腹部温度下降，而施以 40～42℃ 的泥疗时，其腹部温度却增高。以此也可以检查人体的反应性，也可以作为检查泥疗效果的标准。如身体所起的反应与上述情况符合则为病情好转的表现，否则提示病情加重。泥疗对神经系统、循环系统、内分泌系统以及消化系统，均有良好的医疗作用。

三、泥疗方法

（一）泥疗室之准备

泥疗室包括更衣室、浴疗室、妇科治疗室、洗澡间、热泥间。治疗室之大小，根据床位数来决定，每张床位应准备被子、毛毯、枕头、床罩、塑料布或胶布等，对上肢的施疗需要小桌一张。治疗室温度应保持在 22 ～ 24℃之间，要通风良好。夏季可在湖畔等场所施疗。为了便于妇女患者，应设有妇科治疗室，需配备妇科椅、妇科冲洗器、床位等器械设备。泥疗后需要洗澡，所以应设洗澡间。热泥室应配备泥架、洗涤盆、容泥器、干燥器、揉泥板、温度计等。

（二）医疗泥加温法

泥上加温方法有水热箱、中间有水的双层锅、旋转加热器、电热箱以及借日光加热等。加热前将泥中的大颗粒、蛤壳、小砾石等杂质去掉，放于加热箱内加热。加热至 50 ～ 60℃时加进冷泥搅拌，使泥温降至适合于施疗之温度。加热不得超过 50℃，亦不能采取直接加热的方法，泥土烧焦则失去作用，温度过高则影响其胶性而减弱医疗效果，同时杀灭泥中之微生物。测泥温时将温度计深插泥中，并测几处，以其平均温度作为标准。

利用炭泥时，加热前用筛子筛好，取出杂质、大块植物等之残存物，然后加热水或热盐水搅拌至稠糊状，其湿度达 70% ～ 85% 时放进加热箱加温。

利用黏土时，加热前使之干燥，研细，用筛子筛去砾石、沙粒等。然后以 6 ～ 7 公斤黏土加 1 公升水的比例加热水后搅拌混匀。如果用黏土泥施以涂敷疗法时将泥搅拌成浸膏样，然后作泥饼备用。如若施以全身泥疗则泥宜稀。

（三）施疗法

根据发病部位、病情及患者体质等，采取全身泥疗、局部泥疗和电泥疗等疗法。

1. 全身泥疗

（1）全身泥浴：将医疗泥放进澡盆内，加盐水或泉水至需要浓度，患者犹如洗澡躺在其中，水深达乳部即可，头部及心区敷以冷毛巾。泥温 34 ～ 37℃，泥浴时间 15 ～ 20 分钟，隔日或隔两天施疗 1 次，10 ～ 15 次为 1 个疗程。

（2）全身包缠泥疗：令患者卧于利用日光加热至温度适宜的泥中，只把胸部露于泥外，泥之厚度一般为 4 ～ 8 厘米，胸、腹部的泥稍薄，患者的头和心区敷以冷毛巾。全身包缠之泥的温度为 37 ～ 42℃，时间 15 ～ 20 分钟，隔 1 ～ 2 日施疗 1 次，10 ～ 15 次为 1 个疗程。泥浴包缠结束后，用 35 ～ 37℃热水洗身，然后静卧 30 ～ 60 分钟休息。

因全身泥疗会增加神经系统和循环系统的负担，可能引起消极作用。所以，只有在特殊情况下，才用此疗法。

2. 局部泥疗

局部泥疗可对四肢、背、腹部、关节、颜面、颈项、胸部等部位施疗。局部泥疗可分局部包缠法、局部泥浴法、泥罨法、间接泥疗法等。

（1）局部包缠法：在床上铺被或毛毯，上面再铺布、塑料布和粗布，再把搅拌好的泥按所疗部位的需要铺开其上，厚度为 3 ～ 7 厘米。炭泥和黏土泥的厚度有 5 ～ 10 厘米即可。令患者卧于泥上，然后将布、毯等按序卷起包缠其身以保温，并在其头部和心区敷以冷毛巾。因泥疗部位的不同，局部包缠法分如下几种：①耳部泥疗；②肩部泥疗；③背、腹部泥疗；④泥裤疗法，即把腰、腹、大腿这上三分之一用泥缠如短裤形；⑤背、下肢的泥疗，即把背部和患病的下肢进行包缠；⑥脊柱的泥疗；⑦关节泥疗，即在肩关节、肘关节、腕关节、髋关节、膝关节、踝关节施以包缠泥疗；⑧手部泥疗，即把患手插入桌上铺开之泥中。

（2）局部泥浴法：把手、肘部、足部浸渍于盛有适宜温度泥水的木器中。

（3）泥罨法：把加热之医疗泥装于布袋内敷于患部施疗，此疗法可降低化学及机械作用。

（4）间接泥疗法：不把医疗泥直接放在患病部位上，而放于其侧旁。用于局部之医疗泥的温度根据病情、患者体质来决定。体质强、无心血管病、无内分泌及神经系统障碍则可用 42～48℃的泥；有轻度心血管病和神经障碍，体弱者用 37～42℃的泥；低温泥疗则用 32～33℃的泥。泥疗时间每次 20～30 分钟，开始时隔日施疗，以后则施疗 3 日，休息 1 日，以 15～20 次为 1 个疗程。局部泥疗结束后用 35～37℃的热水将局部洗净，不得用肥皂，静卧30～40 分钟休息。

四、泥疗反应及注意事项

当泥疗作用于炎症性病灶时，有大量炎性渗出物进入血液，因而血沉加速，病灶部疼痛加剧，出现红、肿、热及运动障碍症状。妇女则出现腹股沟痛、下腹部不适、白带增多、尿频等症状。其他表现为全身不适、倦怠、无力、头晕、头痛、脉搏加速、呼吸急促、体温增高、大汗淋漓、失眠、食欲不振、消化不良。以上反应的程度与医疗泥之物理、化学特点，泥疗部位、泥浴泥量、包缠泥量、泥温度、泥疗时间、间隔时间、医疗次数、泥疗目的以及所配合的其他医疗等有关。同时还与病情、并发症、患者身体反应性等有关。

泥疗过程中可能出现失水和电解质平衡失调现象，因此应准备盐水或热茶。泥疗过程中如果出现头晕、心悸、恶心、呕吐、大汗或局部剧痛、浮肿等征象时，应立即停止泥疗。泥疗结束后应静卧休息 30分钟，患者体弱、泥疗面积大则应延长休息时间，要避免受凉。接受泥疗之当天禁止进行大量活动，亦不能进行日光浴、游泳及郊游等。由于泥疗能增强蛋白质、糖类的代谢，所以令患者进食富含蛋白质、糖类、维生素 B_1 等之饮食。泥疗之疗效，疗后 1 个月才能出现，并可持续 2～3 个月。因而下一疗程的开始，必须在 3 个月以后，最好间隔 4～6 个月。

五、泥疗适应证与禁忌证

（一）适应证

慢性多发性关节炎（除结核病）、风湿性关节炎（急性期过后 6 个月以上才能进行泥疗）、慢性脊椎关节炎、脊髓及脊髓膜炎、外伤后遗症、骨折迟迟不愈合、骨髓炎（除结核病）、慢性肌炎、腱鞘炎、神经炎、多发性脊髓神经根炎、神经痛、周围神经系统疾病、周围神经外伤后遗症、神经营养性溃疡、静脉曲张、周围静脉炎、血栓闭塞性静脉炎（急性则用冷泥，慢性用热泥）、外伤瘢痕、抽搐、粘连或萎缩、腹腔内脏器慢性炎症、腹腔器官粘连、慢性前列腺炎、慢性副睾丸炎（排除结核病）、妇女盆腔炎、卵巢功能减弱、慢性副鼻窦炎、慢性中耳炎等病症宜用泥疗施治。

（二）禁忌证

结核病、心血管系统疾病、代偿失调、大血管瘤、脑动脉硬化、肾性高血压、重症哮喘、全身无力衰弱、肿瘤、出血性疾病、甲状腺功能亢进、糖尿病、皮肤病、白血病、恶性贫血、局部有急性炎症、湿疹等病则应禁止泥疗。

第二节 埋沙疗法

沙疗是一种民间疗法,敦煌历来有农历六月六用沙疗祛病的历史传统,敦煌壁画也有嬉沙的记载。

沙疗是将人埋在热沙中,利用天然磁性矿物沙的温热作用、磁性作用、矿物质渗透及沙粒的天然按摩作用,将多种效应组合以达到健体、祛病目的的一种综合自然理疗方法。沙疗分为全身疗法和局部疗法,全身疗法是将人体大部分部位用热沙覆盖,仅露出头面、颈部;局部疗法一般是沙疗者端坐,用热沙覆盖腰部以下部位。

一、埋沙疗法的医疗保健作用

(一)按摩效应

热沙埋住人体时,一方面通过热沙的机械压力对局部组织造成一定的负荷,另一方面随着人体轻微晃动,细沙颗粒就会改变压力状态,从而起到天然按摩作用。

(二)磁效应

沙子的磁性矿物质和磁场对人体的细胞、神经、器官及整体的各个层次均显示不同的良好影响。

(三)远红外线效应

矿物沙加热后能向人体发射出 5 ~ 15 微米的远红外线,可渗透人体皮肤 3 ~ 5 厘米。人体细胞内自由电荷在远红外的作用下,激活人体内水分子,提高身体的含氧量,进而提高抗病能力。

(四)温热效应

灼热的矿物沙能够很好地将热能传达于身体深处,在温热作用下,扩张皮下毛细血管,加强新陈代谢,改善皮下血液循环,促进皮脂腺分泌,对腹部、腿部、臀部有较好的消脂减肥作用。

研究表明,在阳光强烈照射的干热天气里,沙粒的温度升高,通过沙的机械压力使热向深部组织传导,从而起到扩张末梢血管,改善患处的血液循环,增强新陈代谢,活跃网状内皮系统功能,增强机体免疫力等功效。身体受到阳光中较强红外线的照射,神经系统功能会得到激活和恢复,并能引起机体复杂的全身反应。

另外,沙子中含有钙、镁、钾、钠、硒、锌、锶等矿物元素及丰富的磁铁矿物质。磁铁矿物质经过烈日照射,产生磁场作用于人体,与微量元素协同作用,成为集磁疗、热疗、光疗和按摩于一体的综合疗法,因此能治疗疲劳、肢体酸困、慢性腰腿痛、坐骨神经痛、脉管炎、肩周炎、软组织损伤、高血压、慢性消化道疾病等。尤其是沙子中的微量元素对治疗风湿性疾病起到了关键的作用。

二、沙疗种类及注意事项

(一)分类

1. 按沙疗部位分

(1)全身沙疗:在沙地上挖一个与患者体型相当的坑,深度约30厘米,患者裸体卧于其中,医者把表面热沙覆盖,仅露出头面、颈部和上胸部,并同时在头部用冷水毛巾冷敷。盖沙的厚度四肢为15 ~ 20厘米,胸部为6 ~ 8厘米。治疗时间开始为20分钟,以后逐次增加,渐达60分钟。每天1次,20次为1个疗程。

(2)局部沙疗:一般为坐式,患者端坐,头顶用太阳伞遮阴。由医者将热沙覆盖于患者腰部以下,厚度为20厘米。时间为60 ~ 90分钟,每天1次,20次为1个疗程。

2. 按沙疗进行的场所分

按场所可以分为室内和室外两种,以下主要介绍室内沙疗。

室内热沙疗，突破了地域条件的限制，把地热沙浴随意搬到任何一个地方，在温泉浴场、度假村、疗养院、医院、康复院、美容院、足浴店等一些休闲养身会所都可以实现，甚至于还可以把热沙滩搬回家。来到温暖的沙滩上将身体埋入具有理疗功能的沙堆里，使身体在发热状态下，自然、温暖地彻底放松，达到舒缓身心、强身健体的目的。热沙浴对畏寒、腰腿关节病、妇女健康、风湿性关节炎有特殊的理疗作用。热沙浴可根据需要自行调节控制温度及区域。沙浴的沙是经过特殊处理的，不管是新疆沙漠的原沙还是各种原矿石沙，首先要求每一粒沙都是圆形，大小饱满，无任何杂质。要想达到此要求必须经过不断的打磨、筛选、清洗、烘干、消毒等程序。因为每一粒沙大小都是圆润而饱满的，不管在任何场所使用任何的沙疗工具，都不会使室内尘埃飞扬，减少了地面扬灰、空气污染，没有细菌生存环境，因而给沙疗室创造了清新、健康、舒适的环境。

新疆某沙疗研究所在沙体上方安装红外加热灯来加热沙体，使离沙体表面5～10厘米深度处沙体温度达到42℃，测量室内沙疗过程中人体皮肤表面温度和沙体各层的温度，并与自然环境下沙疗传热效应进行比较，获得了自然环境下和室内不同深度沙体温度随时间的变化规律，以及沙疗过程中人体皮肤表面温度和沙体各层温度随时间变化的规律。发现室内沙体不同深度温度和自然环境下沙场温度基本吻合，室内沙疗和自然环境下沙疗过程中人体皮肤表面温度随时间的变化规律相吻合。

野外沙漠沙疗由于受到环境气候的影响较大，沙疗只能在7～9月间进行，这样不仅缩短了沙疗时间，而且在一定的程度上影响了患者在治疗时间上的自由选择。

中医医疗机构如果能将沙体移入室内，然后将太阳光照射改用室内灯光来代替，在室内对沙体加热，为患者进行治疗，不仅延长了沙疗时间，同时也提高了沙疗资源的利用率，使这项治疗技术真正惠及每一位患者。

（二）注意事项

1. 沙疗容易出汗，所以沙疗后应该适当休息，及时补充水分和水果，以防虚脱；沙疗后不宜立即用冷水洗澡，此时毛孔张开，以防着凉。

2. 沙温不宜过高，一般不超过48℃，以防超过患者的忍受程度。

3. 急性炎症、心力衰竭、高热、肿瘤、有出血倾向者，禁用沙疗法。

第三节 石 疗

现在流行的能量石疗法，顾名思义就是以"石头"为主角来进行美体健身的一种新方法。用于能量石疗的石头是由地心所爆发出来的火红岩浆凝聚而成，本身不但蕴藏丰富的微量元素，也被认为是地球能量的化身。

一、起源

现代的石疗养生最早起源于北美洲的亚历桑纳河流域，当地印第安人利用河床中由火山地热所形成且经过溪流长期冲刷的玄武岩矿石，再配合草药浸泡及加温，并以按摩方式将矿石的自然能量释放至人体深处，达到治疗疾病的目的。有些书上也有这样的记载：在耶路撒冷城外的一个小村庄，一个过路的商人得了一种奇怪的病，整天疲惫不堪，腰酸背痛动弹不得，牧羊人用一堆太阳晒热的石头和用泉水浸泡过的石头，压在他身上的不同部位，连续几天后，商人的怪病得以消除。这是有关石疗养生的一个很典型的例子。

在我国，石疗的理论也广为应用。祖国医学一直都有温灸之说。人类的石器时代，现已证实距今至少有二百万年之久。这一时期先民们患病之后，信手抓一块石头在患部压、刺、擦、刮等，以此来缓解病痛。尤其是在烧烤猎物时，把被火烤热的卵石放在腰部或其他患部，随着热敷次数的增加，身体上各种不适症状便逐渐消失。这样经历了几十万年，先民们逐渐获得了一些经验，形成了一些以石头治病的方法，与此同时也制作出了各种各样用于治病的石器。

但这些传统的石疗法最终得以广为流传，还要归功于西方的研发与推广。

二、能量石按摩

每颗石头的形成都经过大自然千万年的洗练，本身所蕴含的强大能量是人体所不能比拟的。石疗养生结合了能量石按摩、精油疗法、七轮能量学、淋巴按摩等方法。当人们因为长期压力所累积的消耗，可以借助于石头中充沛的能量来修补，从而达到舒压养生的目的。

能量石按摩是以不同温度的石头来进行冷热敷，并结合深层按摩的疗程。当热石接触皮肤时，血液受到外力刺激后会加速并汇聚于表皮细胞；当肌肤受到温度较低的冷石刺激时，血液会为了保持皮肤恒温而减速撤退。借着先热后冷的程序达到促进血液循环、排毒和放松肌肉的效果。而且对于缺乏运动的现代人来说，借由冷热交替刺激，还能加快血液的运行速度、激活细胞运动、提高身体的免疫能力。

能量石疗法中，石头的选择和养护显得尤为重要。天然的石头品种很多，但并不是所有的石头都能用在能量石疗中，它

必须具备保温性佳、温度稳定、材质温润等特质。在选择能量石时一方面要注意石质必须坚硬，以免在按摩中发生碎裂，还必须注意其外表的光滑圆润程度，这样才不会刮伤肌肤。选好了石头，重要的就是养石了。将石头洗刷干净后要用阳光和事先调配好的精油每日精心养护，大约需要3～6个月，即使这样也并不是所有石头都能使用，它们中间只有40%能被成功养护成能量石。养好的石头表面黑亮而饱满，表面的空隙几乎不见，而且颜色越深效果越好，还蕴涵着浓烈的自然芳香。

石疗养生作为一项大众的美容养生疗法，适应人群非常广泛。除了筋肉僵硬、筋骨疼痛等现代文明病可借此方法得到舒缓以外，针对慢性病、免疫系统失调、经期不适、便秘和肠胃消化不良、头痛、运动伤害等皆有不同的特殊疗效。不过做完此疗程后，一定要记得多喝水，这样有助于排除体内的废物。

三、石疗优势

用能量石制成的石床是一个能量场，含多种微量元素，这些微量元素在热激发下，形成一种奇异的特定频谱，可以穿过肌肤，与人体深层细胞产生共振，活化细胞、加速血液循环、增强组织再生能力，形成一个完美的养生生态环境，释放出大量的负氧离子，既能排除大量汗液，达到排毒养颜的作用，又能得到远红外与超声波的治疗，消除身上的不适与病痛。

与西医的药物治疗相比，石疗秉承了中医"调理为上"的宗旨，更加安全，几乎没有毒副作用，适用于不同年龄阶段、不同健康状况的人群，保健功效卓越，特别是针对美容减肥、排毒养颜、改善微循环等领域，效果尤其明显；与传统中医的按摩理疗相比，石疗不会因为每个技师手

法的差异而使保健效果大打折扣。同时，它能深入皮下、与人体细胞分子形成共振，能达到许多传统手法所达不到的效果。

第四节　宝石能量疗法

水晶是矿物界中最特别的物质，立足于有机与无机创造物间的那一点，有些科学家认为水晶握有有机生命起源的秘密，因为他们有生物的某些特征，它们能自行形成有机体，可以自行"繁殖"，承载着资讯，也会接收、持有、扩大，并传送能量，这些全是因为它们那高度有机化的结构。

一、印度传统医学"脉轮"与宝石

脉轮有由低到高的阶梯层次之分，但又形成一个以顶轮为中心的统一体。在古代东印度便开始盛行的瑜伽术中，将人体分为七个能量中心，这七个能量中心因为是以盘旋的轮状出现，所以名为七重轮，这七轮分别是：海底轮、脐轮、太阳轮（又称胃轮）、心轮、喉轮、眉心轮、顶轮。我们可以经由脉轮接收和传达精神上的、社交上的以及肉体上的能量。脉轮与脉轮之间的能量是互通的，越是真正有智能、身心灵平衡健康的人，越能打开全部脉轮。

脉轮的能量跟所有宇宙的循环道理一样，有不足的，也有过量的，可以运用不同的色光来做补足与排解，如红色解蓝色，橘色解紫蓝色，紫色解黄色等，脉轮甚至有不同的专属频率或音符，这些音符会振动对应的脉轮，进而唤醒或开启它们。脉轮也各有专属的相关元素，如五行一般，这些元素包括金、木、水、火、土以及空气等。也有不同的对应感官，例如嗅觉、味觉和触觉等。

人体本就是一个充满了能量的电磁场，或者说像一个大型的液体水晶，在这电磁场的里面有七重轮的色光，外围则自然形成一层层的彩虹光芒，便是体光，虽然体光可以藉自我的醒悟、宗教修行、静坐冥想等改变，但其中最经济、最有效的方法便是运用水晶疗法、芳香疗法以及灵性彩油。

自古以来，很多人都对宝石及晶石的神秘力量感兴趣，经历千万年大自然的洗礼，宝石及晶石蕴藏无比的力量是不容忽视的。水晶在脉轮方面的应用，是依据与人体七轮对应的颜色，利用各种颜色的水晶来治疗疾病，促进健康。并且可以利用水晶的振动频率来给身体的各个脉轮做能量的补充，水晶可以将更多的正能量传导入身体中，并将负面能量排放出去。振动频率及振幅会依许多因素而定，包括水晶的大小、形状、颜色，以及治疗者被对待的方式和他们在使用水晶时的意图。另外，还可以针对每个人性格中不同的优势和缺陷，利用水晶能量对应相应的脉轮加以针对性的补足，以达到扬长避短的功效。不仅可以改善生理上的不健康状态，也能对心理层面上的负面特质起到明显的改善作用。

二、宝石功效与原理

宝石疗法历史悠久，自远古时代开始，人类已懂得把珍贵天然宝石的解毒功效运用于治疗过程中。至于近年兴起的宝石护肤潮，除了由于各品牌大力推广之外，亦归功于科技的进步，不同类型宝石的护肤功效已经得到科学验证；另一方面，又透过纳米技术把宝石的有效成分分解成极微小的分子，再带进皮肤底层，才可以发挥效用。

其实所谓"宝石疗法"亦即是矿物治疗。或许因为"宝石"这两个字总给予大家美丽高贵的印象，用在矜贵的护肤品上是最好不过的了，因此，钻石、孔雀石、月亮石等都成为产品推广时的着眼点，忽略了其真正义意。其实，宝石亦不过是矿石类的一种，很多人亦会问："那为什么不随便拿一块石头磨碎后做磨砂膏就好了？"答案是，每一种矿石都蕴含不同的微量元素，发挥的功效亦不尽相同，而且它们必须经过一些提炼程序才可发挥功效，不能与一般石头相比。

简单来说，宝石内含有的矿物质亦即是人体内不可或缺的天然物质，它可以维持皮肤及身体的健康。此外更有抗敏、修复肌肤、抗自由基、改善皱纹及抗衰老等功效。从生物角度上来看，从矿物质提炼而来的微量元素（如铜、锌、硅、钾、锰、钙及铁等）已被科学证明有唤醒皮肤细胞的功能，是生产胶原蛋白不可缺少的元素；在物理角度上，微晶体经过处理能于皮肤表面自我振动，皮肤的温度会提升约 $0.5 \sim 1℃$，从而促进微循环，有助于增加胶原蛋白的合成。此外，被打磨成幼细粉末的宝石可用作磨砂粒子，又可折射光线令皮肤散发光泽。有些美容机构更会用不同形状的宝石来进行按摩。

不同微量元素可以提供不同的护肤功效，以下是常见的宝石成分与功效。

钻石——可温和地反射光线，令皮肤展现光泽。

孔雀石——蕴含铜，具抗氧化及抗自游基的效能。

菱锌矿——蕴含锌，有强大的修补能力。

菱锰矿——是一种半宝石，这种矿物质含有大量锰，防止日晒后引起氧化作用，促进肌肤天然抗御自由基。

蓝宝石——蕴含铁，可助胶原蛋白合成，增加肌肤弹性。

月亮石——蕴含硅及钾，硅可以刺激锌及铜的活化，帮助补充钙质，是胶原蛋白及弹性纤维生成所需的元素；钾可以控制细胞间的水分及 pH 值。

玉——含丰富钠，可平衡细胞内外的水分，改善细胞排列及其支撑作用。

珍珠——含钙，有助改善皮肤的弹性。

玫瑰榴石——含丰富的锰，能强化细胞膜，刺激皮肤纤维结构增生，延缓衰老。

第十三章　膏贴疗法

第一节　膏药疗法

膏药疗法是利用中药制成的膏药、敷药（糊膏）、药粉、膏剂等贴敷于人体外表一定部位或穴位以达到治疗疾病的一种疗法。由于损伤多由外侵内，故外用膏药治法尤为重要。其作用原理主要是活血祛瘀、行气通经、消肿止痛、舒筋活络、接骨续损等。在长期的医疗实践中，祖国医学在膏药疗法治疗种种病症中积累了丰富的经验。由于膏药疗法易学易用、简便经济、安全可靠、疗效显著，所以历代医家多乐于采用，而且深受群众欢迎。

膏药是我国中药制剂中的一种传统剂型，早在晋代葛洪所著的《肘后备急方》中已有"油、丹熬炼成膏"的记载。刘宋《刘涓子鬼遗方》中亦有多种"薄贴"的记载，"薄"指软膏，"贴"指膏药。唐、宋以来对膏药的应用更加广泛，清代吴师机所著《理瀹骈文》为膏药在应用方面的专著，目前中医临床及民间仍然广泛使用膏药。

膏药常应用于消肿、拔毒、生肌等外治方面，但它通过外贴，还能起到内治作用，如驱风寒、和气血、消痰痞、通经活络、祛风湿、治跌打损伤等。

膏药的种类有多种，以油与黄丹为基质的为黑膏药；以油与宫粉为基质的为白膏药；以松香等为基质的为松香膏药。现以黑膏药为主举例如下：

一、狗皮膏

【药方组成】枳壳、青皮、大枫子、赤石脂、赤芍、天麻、甘草、乌药、牛膝、独活、黄柏、补骨脂、威灵仙、生川乌、续断、白薇、桃仁、生附子、川芎、生草乌、杜仲、远志、穿山甲（代）、香附、白术、川楝子、僵蚕、小茴香、蛇床子、当归、细辛、菟丝子、陈皮、青风藤、木香、肉桂各10克，轻粉、儿茶、丁香、乳香、没药、血竭、樟脑各5克。

【膏药制作】以上43味，除樟脑外，木香、肉桂、轻粉、儿茶、丁香、乳香、没药、血竭粉碎成细粉，过筛，混匀。其余枳壳等34味，均碎断，与食用植物油2400克同置锅内炸枯，去渣，滤过，炼至滴水成珠。另取黄丹750～1050克，加入油内搅匀，收膏，将膏浸泡于水中。

取膏用文火熔化，将樟脑及上述粉末加入搅匀，分摊于狗皮（或其他兽皮）上，即得。

【功效】祛风散寒，舒筋活血，止痛。

【主治病证】用于风寒湿痹，腰腿疼痛，肌体麻木，跌打损伤。

【用法】加温软化，贴于患处。

【规格】每张净重 15 克或 30 克。

二、王回回狗皮膏

【药方组成】玄参、当归、木瓜、生地黄、苏木、赤芍、白芷、羌活、大黄、厚朴、荜茇、高良姜、椿皮、官桂、油松节、独活、鹿角、阿魏、丁香、肉桂、乳香、没药、冰片、樟脑。

【膏药制作】以上 24 味，除冰片、樟脑外，丁香、肉桂、乳香、没药粉碎成细粉，过筛，混匀。其余羌活等 18 味，酌予碎断，与食用植物油 4000 克同置锅内炸枯，去渣，滤过，炼至滴水成珠；另取红丹 2000 克，加入油内，搅匀，收膏，将膏浸泡于水中。

取膏用文火熔化后，加入冰片、樟脑及上述粉末，搅匀，分摊于兽皮或布上，即得。

【功效】祛风散寒，活血止痛。

【主治病证】用于风寒湿痹引起的四肢麻木，腰腿疼痛，行经腹痛，湿寒带下，积聚痞块。

【用法】用生姜擦净患处皮肤，加温软化，贴患处或穴位。

【注意】孕妇忌贴脐、腹。

【规格】每张净重 15 克。

三、追风膏

【药方组成】牛膝、桃仁、麻黄、当归、生草乌、红大戟、天麻、羌活、穿山甲（代）、细辛、乌药、白芷、高良姜、独活、赤芍、海风藤、红花、威灵仙、肉桂各 50 克，生地黄、熟地黄、续断、苏木各 24 克，五加皮、蛇蜕、生川乌各 12 克，蜈蚣 15 克，乳香、没药、雄黄、血竭、檀香各 7.4 克，冰片、麝香、丁香各 2.4 克。

【膏药制作】以上 35 味，肉桂、乳香、没药、血竭、丁香、檀香粉碎成细粉，雄

黄水飞或粉碎成极细粉，与冰片、麝香配研，过筛，混匀。其余牛膝等 26 味，均碎断，与食用植物油 4800 克同置锅内炸枯，去渣，滤过，炼至滴水成珠；另取黄丹 1500 ~ 2100 克，加入油内搅匀，收膏，将膏浸泡于水中。取膏用文火熔化后，加入上述粉末，搅匀，分摊于布或纸上，即得。

【功效】祛风散寒，活血止痛。

【主治病证】用于风湿痹痛，腰背酸痛，四肢麻木。

【用法】加温软化，贴于患处。

【规格】每张净重 12 克。

四、万应膏

【药方组成】川乌、草乌、生地黄、白蔹、白及、象皮、官桂、白芷、当归、赤芍、羌活、苦参、乌药、甘草、独活、玄参、大黄、木鳖子、穿山甲（代）各 15 克，麻油 2500 克，黄丹适量。

【药物制作】以上共 19 味药浸入油内，文火熬至药枯浮起为度，停火片刻，滤去药渣，取油液适量，按每公斤油加入黄丹 500 克，搅匀至黑亮如镜、滴水成珠为度。摊涂膏药于裱褙材料上，对折即成。

【功效】消肿止痛，拔毒生肌。

【主治病证】治痈疽发背，对口痰核流注，一切毒疮肿毒。

【用法】加温软化，贴于患处。

【规格】治上述病证时，未溃者敷贴可消，已溃者敷贴可敛。

五、止痛膏

【药方组成】生川乌、生草乌、生南星、洋金花（果实）各 150 克，细辛 50 克，松节油 15 毫升，香油 250 克，樟丹 120 克。

以油丹为基质，兑入各药提取浸膏，制成改进黑膏药。

【功效】祛风散寒，通络止痛。

【主治病证】寒湿痿痹，筋骨拘挛，关节疼痛等症。

【用法】加热化开后，贴于关节痛处。每周换 1 次。

【说明】此膏制作十分烦琐，详情请参阅《中药药剂学》教材。

六、白鲫鱼膏（白膏药类）

【药方组成】鲫鱼 600 克，蓖麻仁、巴豆仁各 360 克，蟾蜍 5 个，血余、冰片、乳香细粉各 15 克，宫粉 1200 克，麻油 1440 克。

【药物制作】将处方中前 5 味药，用麻油浸泡 3 日，加热熬至药枯，去渣滤净。将药油炼至滴水成珠，离火，至 100℃左右时，加宫粉搅拌使其成膏。再加入乳香细粉搅匀即得。摊涂时将膏药软化，加冰片混匀，摊于牛皮纸上，即可。

【功效】解毒消肿。

【主治病证】恶疮，溃破流脓或肿毒坚硬不溃，脚生鸡眼。

【用法】加温软化，贴于患处。

【说明】每张重量 0.3 ～ 0.32 克。

七、万灵膏

【药方组成】鹳筋草、透骨草、紫丁香根、当归、自然铜、红花、没药、血竭各 30 克，半两钱一枚（醋淬），川牛膝、五加皮、川芎、石菖蒲、茅术各 25 克，木香、秦艽、蛇床子、肉桂、附子、半夏、石斛、草薢、鹿茸各 10 克，虎胫骨 1 对（代），麝香 6 克，麻油 5000 克，黄丹 250 克。

【药物制作】血竭、没药、麝香分别研细末另包，余药先用麻油微火煨浸 3 日。然后熬黑为度，去渣，加入黄丹，再熬至滴水成珠，离火，俟少时药温，将血竭、没药、麝香末放入，搅匀取起，去火毒，

制成膏药。

【功效】散瘀消毒，舒筋止痛，祛寒通络。

【主治病证】跌打损伤后期寒湿为患，局部麻木疼痛者。

【用法】烘热外贴患处。

【说明】处方源于《医宗金鉴》。

八、风伤膏

【药方组成】牛膝、当归尾各 120 克，生地黄 180 克，三棱、红花、莪术、穿山龙、五加皮各 90 克，羌活、独活、生川乌、生草乌各 60 克。

【药物制作】以上 12 味粗料用净茶油 1250 克，桐油 375 克同入火锅内熬炼，滤去药渣，再加上以下 9 味细料：乳香、没药、肉桂各 30 克，栀子 90 克，白芥子 45 克，三七、楠香、沉香各 60 克，炒黄丹 750 克，搅匀取起，去火毒，制成膏药。

【功效】活血定痛，祛风活络。

【主治病证】跌打损伤等。

【用法】将膏药摊在布上，温贴患处。

【说明】处方源于《林如高正骨经验》。

九、舒筋活络膏

【药方组成】当归、松节、豨莶草、蓖麻仁、双钩藤、海风藤各 60 克，木瓜、蚕沙各 30 克，穿山龙、五加皮各 90 克。

【药物制作】以上 10 味粗料，用净茶油 750 克，桐油 250 克，同入锅内熬炼，滤去药渣，再加入以下 6 味细料：乳香、没药、地龙各 30 克，蛇蜕 15 克，麝香 3 克，炒黄丹 500 克，搅匀取起，去火毒，制成膏药。

【功效】祛风通络，凉血消肿，化瘀止痛。

【主治病证】跌打损伤等。

【用法】将膏药摊在布上，温贴患处。

【说明】处方源于《林如高正骨经验》。

十、跌打膏

【药方组成】乌药30克，白芷、何首乌、穿山龙、当归、五加皮、生川乌、生草乌各60克，威灵仙、木通、苍耳叶、桂枝、木瓜、杜仲、金银花、泽兰、大黄、地榆皮、五倍子、补骨脂、炮山甲（代）各30克，生地黄、怀牛膝各90克，川芎45克，郁金、生半夏、小茴香各15克。

【药物制作】以上27味粗料，用茶油3000克，桐油1375克，同入大锅内熬炼，滤去药渣，再加上以下11味细料：血竭、三七、朱砂、楠香各60克，肉桂、沉香、川黄连、北芥子各30克，乳香45克，西红花15克，炒黄丹2000克，搅匀取起，去火毒，制成膏药。

【功效】祛风通络，凉血消肿，化瘀止痛。

【主治病证】跌打损伤局部肿痛或风寒湿入络者。

【用法】将膏药摊在布上，温贴患处。

【说明】处方源于《林如高正骨经验》。

十一、伤湿止痛膏

【药方组成】生川乌、生草乌、公丁香、马钱子、肉桂、乳香、没药、防风、薄荷脑、冰片、椰子油各960克，骨碎补、山奈、老鹳草、荆芥、五加皮、落得打、樟脑、凡士林各1.92千克，白芷、干姜各2.98千克，颠茄浸膏、冬青油、芸香膏各1.42千克，橡胶1.536千克，汽油4.32千克，羊毛脂3.84千克，氧化锌1.92千克，松香1.536千克。

【功效】祛风除湿，活血止痛。

【主治病证】风湿痛、跌打损伤等。

【用法】贴患处。

【说明】因药物制作太烦琐，请参阅

《中药制剂手册》。

十二、红油膏

【药方组成】九一丹10份，东丹1份半，凡士林100份。

【药物制作】先将凡士林烊化，然后徐徐将两丹调入，和匀为膏。

【功效】化腐生肌。

【主治病证】溃疡久不收敛。

【用法】将药膏摊在敷料上，贴患处。

【说明】处方源于《中医伤科学讲义》。

十三、活血膏

【药方组成】白陶土200份，黄柏、栀子各10份，樟脑、薄荷各1份，蜜糖适量。

【药物制作】共为细末，水、蜜各半调制成膏。

【功效】散瘀活血，消肿止痛。

【主治病证】跌打损伤，瘀血作痛。

【用法】将药膏外敷患部。

【说明】处方源于《陈修园医书》。

十四、消肿膏

【药方组成】五灵脂500克，穿山甲（代）150克，红花、栀子、乳香、没药、大黄、桃仁、合欢皮、血竭各100克，冰片10克。

【药物制作】研为细末，炼蜜调膏。

【功效】活血化瘀，消肿止痛，舒筋散结。

【主治病证】跌打损伤、骨折筋伤、红肿热痛等症。

【用法】将药膏临时涂布贴患处。

【说明】处方源于《中医骨伤科学》。

十五、氧化锌橡皮膏（胶布）

【组成】天然橡胶（一级生胶)24千克，

松香 27.7 千克，氧化锌（特级）29.5 千克，凡士林 10.7 千克，液状石蜡 1 千克，汽油 77 千克。

【说明】供外科保护创伤及固定敷料用。

第二节　敷贴疗法

敷贴疗法是将药物敷在体表的特定部位，以治疗疾病的一种方法。

本疗法源远流长。在远古时期，先民就已学会泥土、草根、树皮外敷伤口止血。马王堆汉墓出土的《五十二病方》载有许多外敷方剂，用以治疗创伤、外病等。晋代葛洪《肘后备急方》载有鸡子白、醋、猪脂、水、蜜、酒等作为外敷药的调和剂，南北朝龚庆宣《刘涓子鬼遗方》用猪胆汁外敷治疗痈肿；唐代孟诜《食疗本草》用胡桃研泥外敷治疗白发。宋代《太平惠民方》以地龙粪研饼敷在小儿囟门，治疗小儿头热、鼻塞不通；明代《普剂方》用生附子研末和葱涎为泥，敷涌泉穴，治疗鼻渊等，说明本疗法相沿习用甚久。清代吴尚先《理瀹骈文》集敷贴疗法之大成，标志着本疗法的临床应用达到了更为完善的水准。

一、基本内容

（一）药物选用

若选用鲜品药物，自身含有汁液，只须捣烂外敷即可。若药物为干品，则须将药物研为细末，然后加入适量的赋形剂，如鸡蛋清、酒、水、蜜糖等，调成糊状敷用。由于外敷药的药性有寒、热之分，所以应用时当分别使用，赋行剂也应辨证选用。

（二）敷贴疗法

当外疡初起时，宜敷满整个病变的部位；当毒已结聚，或溃后余肿未消，宜敷于患处四周，不要完全涂布。敷贴应超过肿势范围。

二、临床应用

本疗法应用范围较为广泛，中西药结合治疗效果好。

（一）内科疾病

1. 发热

三棱针点刺大椎穴，安乃近加溶媒湿贴，柴胡、黄芪、薄荷、葛根、生石膏等份，蜂蜜调和备用。每次取适量的药物加到湿贴上，贴敷大椎穴，20 分钟退热，可持续 24 小时不复发。

2. 哮喘

扑尔敏 3 片，舒喘灵 2 片，氨茶碱 2 片，岩白菜素 2 片，异丙嗪 4 片，咳特灵 1 片，酮替芬 1 片，贴大椎穴、定喘穴。

3. 失眠，多梦

（1）吴茱萸 3 克，朱砂 3 克，黄连 3 克，龙骨 3 克，当归 6 克，维生素 B_1 片 10 片，谷维素片 10 片，冰片少许，湿贴神阙穴。

（2）当归 5 克，丹参 2 克，肉桂 2 克，维生素 B_1 6 片，异丙嗪 25mg/ 片 6 片，湿贴神阙穴。

4. 高血压

（1）取吴茱萸 20 克，研末，醋调，临睡时敷两足涌泉穴，用纱布固定，次日起床时去掉。

（2）吴茱萸、川芎各等份，碎成细末，先用 75% 酒精棉球消毒神阙穴（肚脐），将药粉 5 ～ 10 克调糊状湿贴神阙穴，外以麝香壮骨膏固封。3 天换药 1 次，1 个月为 1 个疗程。

5. 眩晕

（1）泽泻、白术、川芎各 3 克，丹参 6 片，三七 9 片，高血压加桑寄生、石决明、菊花各 3 克，高脂血症加半夏、茯苓各 3 克，湿贴大椎穴，15 天为 1 个疗程。

（2）若气血不足，用黄芪 3 克，当归 8 克，灵芝片 6 克，湿贴神阙穴。

6. 头痛

（1）取白附子 3 克，川芎 3 克，研为细末。再将葱白一段捣成泥状，加入白附子和川芎末调匀，摊在纸上，贴于两侧太阳穴。

（2）取生川芎，白芷、麻黄各 2 克，同研为细末，和大葱共捣为泥，敷两侧太阳穴。

（3）取生川乌、南星各等份，共研细末，用鲜大葱汁或鲜姜汁调成糊状，敷两侧太阳穴。

（4）取荜茇 3 克，细辛 6 克，干姜 10 克，共研细末，用酒调为糊状，敷于头部痛处。

（5）取大黄 9 克，芒硝 9 克，生石膏 15 克，研末，醋调为糊状，敷于前额。

（6）取山豆根 10 克，白芷 10 克，薄荷 6 克，栀子 10 克，共研细末，用浓茶调匀，敷于前额。

（7）取草决明 60 克，石决明 12 克，研末，以浓茶汁调成糊状，敷两侧太阳穴。

（8）取川乌 6 克，草乌 6 克，薄荷 1 克，细辛 1 克，生石膏 12 克，胡椒 1 克，共研细末，白酒调为糊状，敷太阳穴。

7. 胃痛、胃胀、纳差

（1）消胀片、西沙比利、维生素 B_{12}、维生素 B_1、颠茄片 6 片，香附 3 克，丁香 2 克，调和湿贴，或用藿香正气口服液湿贴。

（2）取吴茱萸 15 克，研末，醋调为糊状，敷脐中穴或前心窝鸠尾穴。

（3）取射干 10 克，延胡索 10 克，丁香 3 克，研末，加姜汁调成糊状，敷于痛处。

8. 肠炎

（1）利福平胶囊、甲硝唑、环丙沙星片、思密达、硫糖铝、西咪替丁、雷尼替丁、结肠炎丸，用上药直肠给药及湿贴。每次 1 天用量，适用于各种结肠炎，尤适于溃疡性结肠炎。

（2）高良姜、丁香、肉桂各等分，研末，湿贴肚脐，7 天为 1 个疗程

（3）消炎痛 6 片，地芬诺脂 6 片，维生素 B_1 6 片，山莨菪碱 6 片，高良姜、丁香、肉桂、当归各等分，湿贴神阙穴，2 天 1 次。

9. 脱肛

（1）取生南星 15 克，生黄芪 15 克，捣碎研末，姜汁调成糊状外敷百会穴，肛门回缩后洗去。

（2）取参芦 3 枚，升麻 6 克，研末，醋调成糊状，敷百会穴，肛门回缩后仍可外敷。

10. 顽固性呃逆

（1）丁香、吴茱萸、胃复安片、维生素 B_6、654-2 贴肚脐，再针刺双侧内关和足三里。

（2）丁香 2 克，柿蒂 2 克，干姜 2 克，高良姜 2 克，陈皮 2 克，共研末，用透皮贴湿敷中脘穴。

（3）654-2 片 6 片，氯丙嗪 4 片，维生素 B_6 6 片，贴膻中穴，十分钟见效。

（4）严重者用吴茱萸 6 克，肉桂 6 克，共研末，用透皮贴晚上湿敷双侧涌泉穴。

11. 痹证

（1）大黄、芒硝、冰片、氢氯噻嗪、秋水仙碱，或舒筋活血片 8 片，以消肿止痛贴贴敷痛处，用 2 贴就痛止肿消。适用于痛风关节疼痛。

（2）取生川乌、生草乌、生南星、生

半夏各15克，肉桂、炮姜、白芷各10克，共研细末，以蜂蜜调匀，涂敷于患处。热痹禁用。

（3）取甘松根20克，细辛10克，干姜100克，白芥子20克，肉桂10克，生川乌、生草乌各20克，红花20克，共研细末，用烧酒或黄酒调成糊状。用于膝部冷痛。

（4）取生半夏15克，生栀子30克，生大黄15克，桃仁10克，红花10克，当归15克，研末，用醋调匀，敷于患处。用于关节红肿热痛的热痹。

12. 盗汗、自汗

（1）取黄柏3克，扁桃仁6克，糯稻根6克，研为细末，用水调成糊状，敷双乳头。用于盗汗。

（2）取郁李仁6克，五倍子6克，研末，用生梨汁调成糊状，敷两内关穴。用于自汗。

（3）取郁金6克，牡蛎12克，研末，醋调敷脐部。

（二）皮科疾病

1. 带状疱疹

（1）雄黄5份，冰片3份，蜂房2份，共研末，撒在湿贴上，贴局部患处，治疗10例，轻者3次，重者5～7次见效。

（2）梅花针点刺拔罐后，用利多卡因湿敷一会儿，用牛黄解毒片6片，阿昔洛韦片6片，消炎痛6片，聚肌胞或西咪替丁1支湿贴，根据病变范围增加药量。

（3）针对疱疹面积小的患者，可用西咪替丁、消炎痛、聚肌胞，先拔罐，再贴药。

（4）生大黄、黄柏、五倍子、芒硝、消炎痛、牛黄解毒片、西咪替丁、聚肌胞调和湿贴严重部位。

2. 美容

（1）男士：大败毒胶囊6粒，大黄粉3

克，护肝片5片（葵花牌），当归片5片，芒硝2克，冰片少许，湿贴肚脐，15次可使疗效巩固。

（2）女士：护肝片5片，逍遥丸5粒，当归片5片，芒硝2克，冰片少许，湿贴肚脐，腹部脂肪多的加大黄粉3克。2天面容靓丽，15次疗效巩固。

3. 深部脓疱疮、皮炎、皮癣等

（1）氯霉素片、地塞米松片、扑尔敏片、维生素B_2片、百癣夏塔热片、654-2片各取一定数量，研细末，调成糊状，用生理盐水棉球清洗创面，涂一薄层药膏，每日1次。

（2）取五倍子30克，枯矾15克，硫黄10克，土槿皮10克，共研细末，香油调成糊状，外敷，用于干癣。

（3）取红皮蒜去皮捣烂，敷于患处。

（4）取土槿皮10克，枯矾12克，皂荚1克，藿香10克，野蔷薇根10克，研末，醋调外敷。

（5）西咪替丁3片，维生素C片3片，强的松3片，扑尔敏3片，维生素$B_1$6片，百癣夏塔热片3片（或穿心莲5～10片）局部贴敷。

4. 荨麻疹、湿疹、皮肤瘙痒

（1）异丙嗪6片，强的松6片，扑尔敏6片，维生素C片6片，维生素$B_1$6片，当归、大黄、芒硝、冰片少许，湿贴神阙穴。2天1次，5次1个疗程。

（2）取青黛6克，黄柏2克，煅石膏12克，滑石12克，枯矾6克，共研细末，用麻油或凡士林调匀外敷。

（3）取苦参片30克，枯矾20克，川连10克，黄柏20克，雄黄10克，冰片3克，共研细末，麻油或凡士林调成糊状软膏，外敷。

（4）取密陀僧20克，黄柏20克，青黛20克，枯矾20克，轻粉6克，冰片6

克，研细末，以猪油调匀，涂敷患处，用于顽固性湿疹。

（5）取土槿皮、蛇床子、百部根各30克，五倍子4克，黄连3克，轻粉6克，以醋调成糊状，外敷，用于神经性皮炎。

5. 丹毒

（1）取鲜大青叶、鲜芙蓉花叶，捣烂外敷。

（2）取黄连10克，黄芩13克，黄柏10克，大黄10克，野菊花15克，研末，蜜调外敷。

（3）取鲜元宝草30克，鲜蒲公英30克，鲜蚯蚓数条，捣烂，外敷。

（三）五官、面部疾病

1. 中耳炎

双侧涌泉穴贴吴茱萸或黄连粉，醋和，加双氧水冲洗耳道，滴点耳油。

2. 耳鸣、耳聋

利多卡因1毫升、黄芪注射液1毫升、维生素B$_{12}$1毫升，药量共3毫升，取患侧的听宫穴，对侧合谷穴，各注射1.5毫升，2天1次；并用复方丹参片9片，30毫克654-2，肌苷9片，谷维素90毫克，分两份湿贴双侧听宫穴。

3. 口腔溃疡

（1）细辛10～20克研末，调成糊剂，加蜂蜜10～20毫升，湿贴神阙穴，用胶布密封，贴3天。配合用甲氰米胍（西咪替丁）1片，研末撒在溃疡处，一般一两次即愈。溃疡撒上药后，至少让药保留30分钟不要合上嘴，因为合上嘴容易产生唾液将药粉冲掉，从而无法达到效果。

（2）石膏、蒲黄、龙胆草、黄柏、薄荷、甘草、青黛、冰片等分，研细末，敷局部。

（3）黄连3克，大黄3克，芒硝3克，吴茱萸3克，胆南星3克，醋调湿贴双侧涌泉，甲硝唑针剂漱口。

（4）取五倍子30克炒黄，加入白糖2克，再炒至糖完全溶化，倒出晾干，和枯矾12克共研细末，用香油调成糊状，涂敷患处，用于鹅口疮。

（5）取吴茱萸15克，胡黄连6克，大黄6克，生南星3克，共研细末，用醋调成糊状，晚上敷于足心涌泉穴。

4. 慢性咽炎

（1）氨苄西林钠、地塞米松、扑尔敏、冬凌草片，上药研成粉末，均匀地洒在消肿止痛贴上，用一次性注射器抽取3毫升左右清开灵注射液，慢慢地喷洒在消肿止痛贴上，并搅拌成适宜的糊状。皮肤常规消毒后，把准备好的消肿止痛贴固定在患者的喉部即可，1日1次。

（2）用大黄、黄连、吴茱萸、病毒灵、喉舒宁、清咽片、板蓝根针湿贴天突。

（3）六神丸、黄连、冰片、地塞米松、清开灵贴天突穴，2贴后明显见效。

5. 过敏性鼻炎、鼻窦炎

白芷10克，荜茇6克，川芎6克，酒远志6克，共为极细末，装入瓷瓶，勿叫泄气，用时倒入手心，按在鼻孔上连吸3次，吸入鼻腔，头疼剧烈者当时即可减轻，轻者数次痊愈。

6. 面瘫

（1）制马钱子粉3克，制白附子粉3克，湿贴患侧地仓穴，24小时换1次，可配中药麻葛牵正散，1周治愈。麻葛牵正散是散剂，对重症可以煎服。散剂剂量麻黄12克，葛根12克，白附子6克，全蝎6克，僵蚕6克，蝉蜕6克，黄芪9克，防风9克，荆芥9克，当归9克，川芎6克，桂枝6克，赤芍6克，白芷6克成粉。每次5克，每日3次。

（2）取黑鱼头1个捣烂，南星5克，天麻5克，草乌5克，研细末，和匀，敷于患侧面颊部。

（3）取生马钱子水泡，刮去毛，切成薄片，敷于面颊部，用胶布固定，7天后更换。

（4）取木鳖子、白芥子、蓖麻子等份，研末，加蜂蜜调成膏糊状，贴于太阳、下关、地仓等穴。

（四）外科疾病

1. 痈疮疖肿

（1）中心开口引流后，用大黄、芒硝、黄连、消炎痛各5克，湿贴箍围

（2）芒硝、大黄、消炎痛湿贴。

（3）青黛2克，大黄、川芎、芒硝、冰片各3克湿贴，两贴见效。

（4）取芙蓉叶研成细末，蜂蜜调成糊状，外敷。

（5）取鲜水蜈蚣全草适量，和蜜捣烂，敷于患处。

（6）取露蜂房一个，煅烧存性，研为细末，黄连粉、黄芩粉、黄柏粉各2克，混匀，茶油调和敷患处。

（7）取马齿苋、野菊花、五倍子等份研末，加入蜂蜜，调成糊状，外敷。

（8）若为臁疮，以煅炉甘石180克，煅寒水石45克，樟脑12克，青黛12克，分别研为细末，再将适量羊油熬化，然后入黄蜡、白蜡各120克熔化，投入煅炉甘石粉及煅寒水石粉，熬煎搅匀，取下待冷，加入青黛、樟脑调匀，外敷。

2. 烧烫伤

（1）75%酒精、利多卡因、林可霉素针、地塞米松针、西咪替丁、西瓜霜含片、合欢皮。研碎粉末，混合成糊状，用时候摇晃均匀。首先清洗创面，用棉签涂抹患处，湿贴。药物一次不要配置太多，涂完在配置。75%的酒精有消毒防腐作用，利多卡因有镇痛作用，林可霉素和地塞米松有抗菌消炎作用，西咪替丁、西瓜霜有治疗溃疡、促进创面愈合的作用。5～6天痊

愈，愈后不留瘢痕。

（2）如果烧伤面积不足手掌那么大，先用络合碘常规消毒，把水疱刺破，然后在创面上涂少量芦荟胶，用康复新液当溶媒，用消炎痛5片，甲硝唑5片，氟哌酸5片湿贴，2分钟后痛感减轻。

（3）大黄、栀子、黄柏、紫草、薄荷、石膏各等份，将药物放入500克麻油中浸泡24小时，再放入锅中加热，炸枯去渣，离火后趁热加黄蜡150克，搅匀成膏，以备急用。可治疗各种烧烫伤。

（4）苍术打粉撒创面。

（5）取儿茶研粉100克，黄芩100克，黄柏100克，冰片3克，浸于80%酒精1000毫升3天，过滤液备用。用前先在创面涂1%达克罗宁液止痛，再搽滤液，2～4小时1次。

（6）取干地黄、红花、当归、麦冬、陈皮、甘草、地榆、冰片各120克，朱砂12克，虎杖500克，菜油或花生油5000毫升，以上诸药除冰片、朱砂研细末外，其他药物均放入油内浸泡12小时，然后用文火熬至麦冬变褐黑色为度，滤去药渣，待油温降至60℃，再投入冰片、朱砂末搅匀，备用。用时外搽即可。

（7）取石灰水（生石灰浸泡干净水中，取上清液）1份，菜油1份，生鸡蛋清适量，共调成乳白状液即成，白天外搽，1日3～5次；晚上用糖炭粉（黄糖煮成炭研细末）2份，茶油4份，凡士林4份，调成膏，外用敷料覆盖。

（8）取大桉叶2000克，黄芩1000克，薄荷500克，白及100克，洗净，捣碎，加水4000毫升，放置锅内煮沸至300毫升，用纱布滤渣取药汁，外搽。

（9）取地榆、大黄、虎杖各40克，黄连、白蔹、海螵蛸，炉甘石各20克，没药15克，冰片4克，共研细末，过筛，取麻

油适量，将药末调成糊状，外搽。

3. 颌下及腹股沟淋巴结肿大

大黄、芒硝、青黛、冰片、川芎各 3 克，痛时加消炎痛 6 片湿贴。

4. 乳腺炎、乳腺增生

（1）消炎痛 6 片，大黄粉、芒硝 2 ～ 3 克，乳宁胶囊 4 粒，冰片少许。

（2）取鲜芙蓉花叶、鲜野菊花叶加红糖捣烂，外敷患处，或干芙蓉叶、野菊花叶研末，加凡士林调成软膏敷患处。

（3）取蒲公英、金银花、紫花地丁、连翘各等量，研末，以醋调匀后外敷。

（4）取黄连 10 克，黄芩、大黄、黄柏各 13 克，研末，蜜调成膏，外敷。

（5）大黄、芒硝、乳香、没药各 3 克，消炎痛 6 片，湿贴痛点。

5. 跌打损伤

（1）磺胺甲恶唑 1 片，甲硝唑 1 片，强力霉素 5 片，冰片少许，地塞米松 2 片，扑尔敏 2 片，用于各种小外伤和皮肤擦伤，对脓疱疮效果很好。

（2）伤口感染化脓，开始用干贴先把伤口内的脓拔干净，之后用苯妥英钠加干贴，再用去腐生肌散加干贴。

（3）取生栀子 30 克，乳香 10 克，没药 10 克，生大黄 30 克，共研为末，以蜂蜜或饴糖调成糊状，外敷患处，用于新伤，如果是陈旧伤用热酒调敷。

（4）取紫荆皮、天南星、半夏、黄柏、草乌、川乌、当归、川芎、乌药、补骨脂、白芷、刘寄奴、牛膝、桑白皮各等量，同研为细末，用饴糖调成糊状，外敷肿痛处。

6. 百虫咬伤

（1）取半边莲、七叶一枝花、白花蛇舌草、独角莲各等量，捣烂外敷。用于毒蛇咬伤，亦可选其中 1 ～ 2 味捣烂外敷。

（2）取鱼腥草、马齿苋，或鲜扁豆叶，捣烂外敷伤口，用于蜈蚣咬伤。

（3）取鱼腥草或七叶一枝花，或大蜗牛，捣烂外敷，用于蝎子蜇伤。

（4）取鲜野菊花或鲜夏枯草，捣烂外敷，用于蜂蜇伤。

7. 肛周疖肿

大黄、芒硝、冰片、消炎痛、青黛，贴前用利多卡因浸润。

8. 痔疮

（1）利多卡因 3 毫升润棉球后敷至肛门处，再消肿止痛贴湿贴，15 ～ 30 分钟见效、止痛，3 ～ 5 天症状缓解，手术前后皆可使用。

（2）若为血痔，则用黄连、冰片、痔速宁片、云南白药胶囊湿贴。

9. 褥疮

常规消毒创面，清除坏死液化组织，再用碘伏消毒，后用云南白药、珍珠层粉、黄柏胶囊、盐酸黄连片、复合 B 族维生素、利福平胶囊外敷。

10. 腋臭

青黛 3 克，枯矾 3 克，胆矾 3 克湿贴，用此药时会有几分钟轻微的刺痛感觉。坚持一段时间，必能根治。

11. 阑尾炎、阑尾区的肿块

大黄、芒硝、冰片、川芎各 3 克，鱼腥草、当归各 6 克，消炎痛 6 片，654-2 片 6 片，湿贴阑尾区痛处。

（五）骨伤科疾病

1. 腱鞘炎

氯唑沙宗 2 片，布洛芬缓释胶囊 2 粒，天麻片 3 片，地塞米松 2 片，维生素 B_1 片 3 片，尼美舒利胶囊 1 粒，湿贴。

2. 肌肉劳损

（1）针灸、拔罐，另用消炎痛、布洛芬、强的松、舒筋活血片贴敷，效果很好。

（2）拔罐后用消炎痛、布洛芬、强的松、维生素 B_1 各 6 片、舒筋活血片 8 片，芒硝、冰片少许，湿贴阿是穴（按压最痛点）。

3. 跟骨刺

白芷 30 克，川芎 70 克，当归 70 克，研末，白酒调，放在鞋内足跟处，每贴 7 天，3 次好转。

4. 足跟疼

红花、川芎各 3 克，冰片少许，消炎痛 6 片，六味地黄丸二十粒，湿贴跟部。

5. 腰椎骨质增生

（1）藁本、续断、苏木各 30 克，防风、白芷、附子、川乌、草乌各 20 克，狗脊、独活各 45 克，马前子 12 克，三七 20 克，木瓜、续断、延胡索各 30 克，骨碎补 45 克，共研细末，纯中药粉碎，用醋泡，然后装进小布袋，用红外线灯烤。

（2）骨刺消痛胶囊 6 粒，安络痛 6 片，大黄、芒硝、冰片、川芎、当归、红花各 3 克，消炎痛 6 片，共研细末，用消肿止痛液调敷湿贴患处。

（3）抗骨增生片 5 片，根痛平 5 片，酌情添加尼美舒利或消炎痛，湿敷。

6. 腰椎间盘膨出

（1）消炎痛 6 片，尼美舒利 2 片，654-2 片 4 片，三七片 10 片或腰痛宁 6 粒，冰片少许，呋塞米做溶剂，贴最痛点。

（2）若腿麻，用布洛芬、舒筋活血片、消炎痛、川芎、丹参、小茴香各 3 克，加消肿止痛液湿贴。

7. 颈椎病

（1）消炎痛 6 片，川芎 5 克，脑脉宁片 4 片或脑络通 6 片，安络痛 8 片，西比灵胶囊 4 粒，冰片少许，放血拔罐后直接贴大椎穴，若上肢麻木加根痛平 5 粒，天麻 5 粒。

（2）刺络拔罐后，用颈复康颗粒 1 袋，消炎痛 6 片，地塞米松 3 片，天麻片 15 片，湿贴大椎穴。有疼痛感加布洛芬 4 粒或尼美舒利 4 片。

（3）川芎 6 克，芒硝 6 克，颈复康胶囊 6 粒，根痛平 6 片，强的松 6 片，湿贴大椎穴。

（4）威灵仙 5 克，葛根 5 克，川芎 5 克，消炎痛 6 片，布洛芬 4 片湿贴。

8. 膝关节增生并少量积液

三七片 10 片，消炎痛 6 片，布洛芬 4 粒，呋塞米注射液 2 支，骨刺消痛胶囊 6 粒，芒硝、冰片各 3 克，湿贴患侧。疼痛用大黄、芒硝、冰片、川芎各 3 克，消炎痛各 6 片，一侧一贴，外加护膝固定。

9. 肩关节炎肿胀疼痛

用大黄、芒硝、冰片、川芎、当归、红花各 5 克，消炎痛 6 片，共研细末，用消肿止痛液调敷湿贴患处。

10. 滑膜积液

用羌活、猪苓、桂枝各 3 克加氢氯噻嗪、消炎痛、强的松，效果好。

11. 骨折后遗症

芒硝、牛膝、续断、生川乌各 3 克，加创愈散湿贴患处。

（六）妇科疾病

1. 子宫肌瘤

海藻、乳香、没药、穿山甲（代）、蟾蜍，共研末，用止痛药液或 75% 度酒精做成药饼放于湿贴上贴关元穴，连贴 10～15 次，治疗效果良好。

2. 卵巢囊肿

（1）金刚藤胶囊 6 粒，当归片 6 片，大黄、芒硝、冰片各 3 克，湿贴。疼痛用消炎痛 6 片，贴患侧。

（2）大黄、芒硝、川芎、乳香、没药各 3 克，三七、消炎痛各 8 片，贴神阙或关元穴。

（3）川芎、红花、没药、香附各 3 克，大黄 3 克，芒硝 3 克，穿山甲 1 克（代），冰片少许，贴关元穴，贴之前针刺效果更好。

3. 痛经

消炎痛片、元胡止痛片、当归片、多酶片、七制香附丸或丹参片，湿贴关元穴。

4. 宫腔积液

当归片 8 片，川芎、大黄、芒硝、小茴香各 3 克，消炎痛 6 片，茯苓、三七各 2 克，用热敷磁疗贴固定，在关元穴、神阙穴、水道穴交替湿贴，1 天 1 次，7 贴为 1 个疗程。B 超随访效果显著。

（七）男科疾病

1. 前列腺炎、前列增生

（1）丁香 0.3 克，肉桂 1 克，白胡椒、细辛各 3 克，研粉，湿贴神阙穴，3 天换药 1 次，10 次为 1 个疗程，后停 2 天继续下一个疗程。

（2）竹林安、前列康各 4 片，痛时加消炎痛 4 片，加大黄、芒硝湿贴神阙穴。

2. 早泄

取吴茱萸、五倍子各等份研末，用陈醋调糊，睡前贴脐部，7～14 天即有明显疗效。

（八）儿科疾病

1. 小儿咳嗽

盐酸异丙嗪 1 片，复方甘草片 2 片，654-2 片 1 片，将上药共研细末，用藿香正气水少许调成膏状，放于天突穴，贴 12 小时取下。主治各种原因引起的小儿咳嗽、咳痰。

2. 急性扁桃体炎，扁桃体肿大、化脓

（1）黄连 30 克，吴茱萸 20 克，共研细末，混匀贮瓶备用，贴敷时取上药适量，晚上睡前敷于双侧涌泉穴，每晚贴敷 1 次，3 次为 1 个疗程。

（2）用大黄、芒硝、冰片、消炎痛、维生素 C，膻中穴湿贴，或加吴茱萸贴涌泉。

（3）以大黄、芒硝、黄连、吴茱萸各 3 克，冰片少许贴双测涌泉，若发烧加安乃近 2 片，异丙嗪 2 片，颠茄片 3 片，共研末，用藿香正气水调糊，贴神阙穴。

（4）陈皮、厚朴各 3 克，芒硝、大黄、生地黄、枳实各 3 克湿贴神阙穴。

3. 小儿流口水

取益智仁 9 克，车前子 6 克，甘草 3 克，研碎成糊状，贴在肚脐上。

4. 遗尿

（1）用五倍子、益智、五味子，加消肿止痛膏湿贴肚脐；在此方上加 654-2 片可巩固疗效。

（2）五味子、五倍子、菟丝子、益智仁、炙麻黄各 3 克，贴神阙穴。

5. 小儿痢疾

654-2 片、利福平、盐酸小檗碱，共研末，贴敷神阙穴。

6. 小儿腹泻

（1）茯苓、白术、肉桂、黄芩各 1 克，复合 B 族维生素、鞣酸蛋白粉，加香油湿贴神阙穴。

（2）潘生丁 4 片，多酶片 4 片，维生素 B_6 6 片，黄连素 4 片，苯乙哌啶 4 片，654-2 片 3 片，鞣酸蛋白 6 片，贴神阙穴。

7. 小儿便秘

生大黄烘干粉碎，取 10 克调成糊状，敷在肚脐上，与清晨去掉，2～3 天见效。

8. 小儿盗汗

取五倍子适量，粉碎后贴在肚脐上，2 天换 1 次药，连续用 1 周左右。

9. 流行性腮腺炎

大黄粉、芒硝、青黛各 2～3 克，用消肿止痛贴敷于患处 12～24 小时 / 次，冰袋隔药冷敷 15～30 分 /12 小时。

三、注意事项

1. 在应用过程中，如出现皮肤过敏、瘙痒潮红，发出小水疱，应立即停用。

2. 外敷时注意调节干湿度，过湿容易

外溢流失，若药物变干，须随时更换，或加调和剂湿润后再敷上。

本疗法临床应用极为广泛，优点是不经消化道吸收，不发生胃肠道反应，药物直接接触病灶，或通过经络气血的传导，以治疗疾病。外敷药的赋形剂有多种，以醋调，取其散瘀解毒；以酒调，取其助行药力；以葱、姜、韭、蒜捣汁调，取其辛香散邪；以菊花汁、丝瓜叶汁、银花露调，取其清凉解毒；以鸡蛋清、蜂蜜调，取其缓和刺激、润泽肌肤等。但目前临床图便，多以凡士林调制。

第三节　湿敷疗法

湿敷疗法是用纱布蘸取药液敷于患处，用于治疗疾病的一种外治方法。

本疗法是在传统的中草药捣烂外敷疗法的基础上发展起来的，曾广泛流传于民间。如采用草药捣烂外敷用以止血、消肿、拔毒、止痒等。据文献记载，湿敷疗法系由古代"溻渍法"发展演变而来。溻渍法又称"浸渍法"，是用药物煎汤浸渍患部，以使疮口洁净、祛除毒邪，从而达到治疗目的。如《外科精义》指出："古人有论疮肿初生，经一、二日不退，即须用汤水淋射之。其在四肢者，溻渍之；其在腰腹背者，淋射之；其在下部委曲者，浴渍之。此谓疏导腠理，通调血脉，使无凝滞也。且如药二两，用水二升为则，煎取一升半，以净帛或新绵蘸药水，稍热溻其患处，渐渐喜溻淋浴之，稍凉则急令再换，慎勿冷用。"元代危亦林《世医得效方》载水渍法，以叠布数重新水渍之，稍拧去水，搭于胸上，须臾蒸热。又渍令冷，如前用之，仍数易新水，日数十易。近代用消毒纱布浸透药汁敷于患处的方法治疗各种病症，有较好疗效。

一、基本内容

根据不同病症，将配制好的外用湿敷方药，加入适量水蒸煮 20 ~ 30 分钟，待凉后用纱布 4 ~ 8 层置药汁中浸透，挤去多余药液，以不滴淋为度，敷于患处每 1 ~ 2 小时换药 1 次，如皮肤渗液不多，可 3 ~ 4 小时换药 1 次。

二、临床应用

本疗法适用于疮疡痈肿，炎性、渗出性皮肤病，烧伤、烫伤等疾病的治疗。

（一）皮肤病

1. 疮疡痈肿

早期疮疡痈毒尚未化脓，临床可见焮热、红肿、疼痛等症状。用野菊花叶 15 克，紫花地丁 30 克，蒲公英 30 克，芙蓉叶 13 克，金银花 12 克，加水煎煮 20 分钟，以纱布 6 层浸透药液后，湿敷患处。有清热解毒，消肿止痛之功。

2. 化脓性疮疡

用大黄 12 克，金银花 12 克，虎杖 15 克，黄柏 12 克，黄连 9 克，黄芩 12 克，加水 1000 ~ 1500 毫升，煎煮 30 分钟，待凉后备用。以 4 ~ 6 层纱布浸透药液湿敷患处，每 1 ~ 2 小时浸药 1 次。有清热解毒，消肿止痛作用。用于痈疽疮疡脓溃后疼痛不止，疮口难敛者，有控制感染的作用。

3. 渗出性皮肤病

如接触性皮炎、急性湿疹、药物性皮炎、带状疱疹等，临床可见皮损呈密集丘疱疹、湿润糜烂、渗液多、焮红水肿等。用金银花 12 克，蒲公英 30 克，蛇床子 12 克，黄柏 12 克，苦参 12 克，萹草 30 克，薄荷 3 克（后下），加水 1000 ~ 1500 毫升，煎煮 30 分钟后，将薄荷投入，再煮沸 5 分钟。待温凉后，将纱布 4 ~ 6 层浸泡于药液中，用时拧去多余药汁，敷盖患处。每2～3小时换药1次，4～6次，每日一剂。1～2天后渗液可显著减少，红肿、糜烂可减轻。

4. 急性炎性皮肤病

急性炎性皮肤病包括阴囊浅表性溃疡、急性女阴溃疡、感染性湿疹、皮炎等，可用生橄榄1000克，五倍子100克，捣烂，置于1000毫升清水中，慢火煎至呈草青色溶液，静置半小时，去渣取液，用消毒纱布蘸药液敷于局部。有收敛、消炎、减少渗出液，促进慢性溃疡愈合的作用。

5. 皮肤癣症（如头癣、手足癣、牛皮癣等）

取蛇床子50克，白鲜皮30克，苦参、黄柏各20克，丹参15克，水煎取液，用棉布浸泡1分钟后，取出湿敷患处。每日5～8次，每次1小时。

6. 外阴瘙痒症

取乌梅、黄柏各20克，白鲜皮30克，蛇床子50克，苦参40克，水煎后先熏洗，再用纱布浸蘸药液湿敷。每晚2次，每次1～2小时。

（二）头面官窍疾病

1. 睑腺炎、丹毒

用菊花30克，板蓝根60克，黄芩12克，黄连9克，黄柏15克，煎煮30分钟。待凉，以纱布浸透药液，4～6层湿敷患处。

2. 咽喉部急性炎症（急性咽炎、扁桃体炎等）

取金银花、连翘各30克，车前子、蒲公英各20克，水煎滤液，冷却后将纱布浸湿敷在颈前部。也可加入冰块湿敷，或用消毒纱布蘸液敷在舌面上。

3. 牙痛

取白芷、川芎各20克，露蜂房50克，水煎取液，将纱布蘸药液冷敷面颊处。也可配合用上药液含漱，疗效更佳。

（三）外伤性疾病

1. 外伤初期（包括扭伤、挫伤、挤伤、碰压伤后）

取赤芍、丹皮、生地黄、延胡索各20克，桑枝30克，水煎冷却取液，湿敷患处。可防止肿胀出血，减轻疼痛。对慢性损伤也有一定疗效。

2. 外伤出血或鼻出血

取白茅根、菊花、车前子、牡丹皮各30克，水煎去渣冷却，用纱布浸泡后湿敷在出血局部，可止血止痛。

3. 毒蛇咬伤

急救可用新鲜七叶一枝花、半边莲、野菊花各30克，捣烂外敷，亦可煎液湿敷。咬伤处扩创术后，可用黄柏15克，金银花15克，绿豆衣15克，煎汤湿敷24～48小时，每隔1～2小时用药液浇润纱布，使湿敷之纱布保持湿润状态。

4. 烧伤、烫伤（I°～II°）

（1）取大黄、冰片、金银花各20克，浸入95%酒精中，5日后滤出药液装入干净器皿，使用时用消毒纱布蘸药液湿敷患处。

（2）取黄芩、黄连、黄柏各30克，浸入95%酒精中，5日后滤出药液装入瓶中。使用时用消毒纱布蘸溶液湿敷患处。

5. 冻疮

取芒硝、黄柏各30克，共为极细末。如未溃者，芒硝用量大于黄柏1倍，已溃者黄柏用量大于芒硝1倍。使用时可用冷水，最好是冰水或雪水调药后，用纱布蘸药液敷在患处，每日敷2～3次。

（四）全身性疾病

1. 外感发热

取荆芥、防风、大黄、薄荷、羌活、独活各15克，水煎滤液冷却，也可加些冰块，用毛巾或布袋先浸药液再包冰块，在病人额部、颈部、腋下、腹股沟等处湿敷。

2. 中暑高热

取金银花、菊花各 30 克，水煎滤液冷却，先浸泡毛巾，再用毛巾包好冰块放置在病人的头部、四肢大血管分布区。每日冷敷 20 ～ 30 分钟，5 分钟左右更换 1 次，直至体温降至 39℃以下，再去冰块，单用冷药液湿敷。

三、注意事项

药液制备时宜将中草药浸于水中 4 ～ 6 小时，待浸透后再煎煮；一般煮沸后再煎煮 20 ～ 40 分钟，若新鲜草药则煮沸后煎煮 15 ～ 20 分钟即可。薄荷、荆芥、紫苏叶、玫瑰花、佛手、木香等芳香之品须后放，煎沸 5 分钟即可。使用时待药液放凉，纱布浸透药液后须轻轻挤拧，保持湿润而不滴水。方药的配制，可根据不同疾病症状作相应的辨证加减化裁。

湿敷疗法采用中药水煎液湿敷，不仅能使草药有效成分直接作用于患处，而且有清热消肿、收敛止痒的作用和清洁创口、促进愈合的功效。一般湿敷 1 ～ 3 天后，可使皮损渗出减少，创口脓腐减轻，促进新肌生长。

附：透皮疗法

透皮治疗系统（Transdermal Therapeutic System，TTS）又称透皮治疗贮库制剂，是经皮肤给药发挥全身治疗作用的一类控释膜制剂。

1. 优点

随着医用高分子化合物材料的不断开拓，控释给药系统迅速发展的同时，透皮治疗系统受到医药界的瞩目，发展很快。目前已研究成功或商品化的 TTS 已有十多种，主要优点是：

（1）可避免口服药物受到胃肠道生理因素的影响，且吸收、代谢的个体差异性较小。

（2）可持续给药，因此，对生物半衰期较短的药物也适用。

（3）可避免肝脏"首过效应"的影响，代谢幅度减少，生物利用度高，不良反应相对减轻。

（4）可提供一个治疗所需要的、接近零级的释药速率。

（5）使用方便，病人易于接收。

（6）可随时移去给药系统，终止给药。

因此，TTS 是一种新颖、可行、有相当潜力的药物制剂，现已成为第三代制剂开发研究的中心课题之一。

2. 影响因素

皮肤对药物透过的影响和药物的选择，在透皮吸收过程中有三个限速的主要因素：药物的载体或赋形剂、皮的角质层以及透过真皮层进入全身循环。药物能否具有稳定的血药浓度取决于上述三个限速因子在总体扩散中所占的比重，而药物达到稳态血药浓度的时间和维持该浓度的时间，以及以"日"为单位的给药终止后血药浓度的跌落速度都取决于上述三个因素。

3. 类型

鉴于释药机制与工艺特点的不同，可将现有的 TTS 归纳为四类：膜控释型（Membrane Permeation-Controlled TTS）、骨架控释型（Matrix Doffusion-Controlled TTS）、微小贮库溶解控释型（Microreservioir Dissolusion-Controlled TTS）、黏合剂中分散型（Adhesive Dispersion Type TTS）。

4. 组成

TTS 制剂基本由下列几部分组成：①外层覆盖膜；②药物贮库，其中药物以固态较多；③控制释药速度的微孔膜；④受压后即能黏附于皮肤的黏附层，对药物通透性影响极小；⑤包装用保护膜，患者用前撕去。

为了调节药物的释放速率可加入软化剂，如聚乙烯醇（PVA）、聚乙烯吡咯酮（PVP），以增加药物的通透性和药膜的柔软性，促进药物的吸收。又如聚氨基酸中加入甘油、脂肪、凡士林等制成的抗生素、磺胺类等TTS，均能增加其柔软性，减轻对伤口的刺激，延缓了药物的释放。

5. 原理

TTS 一般厚度为150微米，皮肤覆盖面2.5平方厘米，外观酷似硬膏剂。其中药物主要通过微孔膜扩散释放后，再透过皮肤进入毛细血管丛。只要贮库中有一定量的药物，就按零级过程恒速释放。实际上其中药物的释放要通过两道屏障：一道是本系统中的控释药膜，这是恒定不变的；另一道是皮肤层，这个生物屏障是可变的。

6. 透皮治疗中药制剂

目前中医药类透皮治疗技术成果主要体现在凝胶贴膏，也称巴布剂或凝胶膏剂，即将原料药物与水溶性高分子材料的基质混合后制成膏状物，涂布于背衬材料上供皮肤贴敷，可产生全身性或局部作用的一种薄片状制剂。中药凝胶贴膏是近年来流行的新型外用剂型，具有载药量大、对皮肤无刺激、亲和性好，药物容量高、血药浓度稳定、重复揭贴性好，透皮性、贴敷性、保湿性好，舒适、不污染衣物，使用安全方便、明显改善患者的顺应性等优点，既能治疗外科疾病，也能治疗内科疾病。《中华人民共和国药典》2015年版对其基质、背衬材料、生产和储藏、有效成分等都做了相关要求，并对耐热性、赋形性、黏附力、含量均匀度、微生物限度制定了标准化测定方法，从而为凝胶贴膏的研究和发展提供标准化依据。最近几年，凝胶贴膏的研究取得了日新月异的发展，研究热点主要为基质优化配比、交联剂的应用和发展、透皮促进剂的应用，黏附性、制备工艺和提取工艺的优化，以及载体促渗、微乳、醇质体等纳米技术的广泛研究和应用。中药凝胶贴膏以其药物包容性好、控缓释效果好、与药物亲和力强、黏度适中可控、无刺激性和致敏性等优势赢得了国内外研究者的广泛关注。

第十四章　按摩疗法

第一节　按摩疗法

按摩是一种适应证十分广泛的民间物理疗法，有正骨按摩、伤科按摩、小儿按摩、经络按摩、点穴按摩、脏腑按摩、急救按摩、保健按摩等。

按摩疗法的机理为：一是使局部血管扩张，增加血液和淋巴液等循环，以改善局部组织的营养状态，促进新陈代谢及滞留体液或病理渗出物的吸收；二是诱导深部组织的血液流向体表，或使一部分血液瘀滞于局部，或使深部组织充血，以减低体内或其他部位的充血现象，促进病理产生物的消散；三是调节肌肉功能，增强肌肉弹性，张力和耐久性，缓解病理紧张并促进排出有毒代谢产物；四是影响神经功能，使其兴奋或镇静，振奋精神，或解除疲劳，从而达到治疗的目的。

一、操作方法

临床上使用按摩手法的种类很多，学派不一，动作不同，有几十种甚至达百余种，但一般常用的不过二三十种。这些手法在实际应用中有一定的规律。按其作用力的方向可分为如下 5 种。

（一）推揉类（平面用力手法）

推揉类有推法、揉法、摩法、擦法、抹法。

1. 推法

推法是用手指或手掌在人体某一个部位或穴位上做前后、上下或左右的推动。推法在应用时所用的力量须由轻而重，根据不同部位而决定用力大小。用力大时，作用达肌肉、内脏；用力小时，作用达皮下组织。一般频率 50 ～ 150 次 / 分钟，开始稍慢，逐渐加快。推法根据不同的部位和病情可分为拇指推、手掌推、肘尖推、拳推。

推法的主要作用是舒筋活血，解痉止痛，增加皮肤弹性，促进肌肉生长，消除疲劳和使肌肉放松。

2. 揉法

揉法用手指或手掌面在身体某个部位做回旋揉动。

揉法的作用力一般不大，仅达到皮下组织，但重揉时要达到肌肉。频率较慢，为 50 ～ 100 次 / 分钟，一般是由轻到重再至轻。此种手法较温和，多在疼痛部位或强手法刺激后使用，也可在放松肌肉、解除局部痉挛时用。操作时手指和手掌应紧贴皮肤，与皮肤之间不能移动，而皮下的组织被揉动，幅度可逐渐扩大。根据按揉的部位不同做可分为拇指揉、大鱼际揉、肘揉、掌揉等。

揉法的主要作用是消肿止痛，活血化

瘀，消积理气，助消化等。

3. 摩法

摩法是用手指或手掌在身体某一部位或穴位上，做皮肤表面顺、逆时针方向的回旋摩动。操作时指或掌不要紧贴皮肤，在皮肤表面做回旋性的摩动，作用力温和而浅，仅达皮肤与皮下。摩法的频率根据病情的需要而定，一般慢的 30～60 次/分钟，快的 100～200 次/分钟。此法多用单手摩，也可用双手摩。常用在按摩的开始，或疼痛较剧烈的部位及用强手法按摩后，使肌肉放松。摩法根据不同部位有指摩、掌摩、掌根摩三种。

摩法的主要作用是疏气活血，消肿止痛，消积导滞，健脾和胃，调补脏腑，增强皮肤弹性等。

4. 抹法

抹法是用手指或手掌平伏按于按摩部位后，以均衡的压力抹向一边的一种手法。其作用力可浅在皮肤，深在肌肉。其强度不大，作用柔和。一般常用双手同时操作，也可单手操作，根据不同的部位有指抹、掌抹、理筋三种方法。抹法不同于推法，它的着力一般较推法为重，推法是单方向的移动，抹法则可根据不同的治疗位置任意往返移动，抹法的频率也较推法慢。

抹法的主要作用是开窍、镇静、清醒头目，扩张血管和增加皮肤弹性等。

5. 擦法

擦法是用手指或手掌在皮肤上来回摩擦的一种手法。其作用力浅，仅作用于皮肤及皮下。其频率较高，达 100～200 次/分钟。引起皮肤的反应较大，常要擦到皮肤发红，但不要擦破皮肤，故在操作时多用介质润滑，防止皮肤受损。此法可单手操作，根据不同的部位有指擦和手掌擦。

擦法的主要作用是益气养血，活血通络，加快血液循环，消肿止痛，祛风除湿，

湿经散寒等。

（二）按拍类

按拍类有按法、掐法、拨法、振法、弹法、拍捶法、踩跷法、滚法。

1. 按法

按法是用手指或手掌在身体某处或穴位上用力向下按压。按压的力度可浅到皮肉，深达骨骼、关节和部分内脏处。操作时按压的力量要由轻而重，使患部有一定压迫感后，持续一段时间，再慢慢放松。也可以有节律地一按一松，这种按压法在操作时一定要注意按压的强度与频率，不可过重、过急，应富有弹性。按法在施术时根据不同部位，不同疾病及不同治疗目的，可分为拇指按、中指按、拳按、掌按、肘按。此外，尚有利用按摩工具按压等。

按法的主要作用是通经活络，散瘀止痛，矫正畸形等。

2. 掐法

掐法是用拇指、中指或食指在身体某个部位或穴位上，做深入并持续的掐压。掐法刺激较强，常用于穴位刺激按摩。操作时用力须由小到大，使其作用为由浅到深。掐法用在穴位时，可有强烈的酸胀感觉，称"得气"反应。掐法也可称指针法，是以指代针的意思。另与掐法近似的一种指切法，是用一手或两手拇指做一排排轻巧而密集的掐压，边掐边向前推进。这一方法一般用于组织肿胀时，将其向前方推散，而使肿胀散开。

掐法的主要作用是刺激穴位，疏通经脉，消肿散瘀，镇静安神，开窍等。

3. 拨法

拨法是将手指端嵌入软组织缝隙中，然后做横向拨动。拨法的刺激很强，局部可有酸胀反应，用的力更应以病人能忍受为度。另有一种称刮法，也是用手指端摸到软组织有肥厚或硬结处做刮拨的手法。

刮拨的方向可根据病变部位走向而定。

拨法和刮法的主要作用是缓解肌肉痉挛，松解组织粘连，舒筋通络，滑利关节，消肿止痛等。

4. 振法

振法是用指端或手掌紧压身体某一部位或穴位上做持续振颤的一种手法。操作时主要依靠前臂和手部的肌肉持续用劲发力，使力量集中于指端或手掌，形成振动力，使按摩部位随之而发生振颤。操作时要着力实而频率快，使其有向深部渗透的感觉。有些部位的穴位振法，用手振比较累，可以使用电振器做治疗。但最好各做头、面部的电动按摩器治疗。通常每个穴位可做 1 分钟左右。振法可单手操作，也可用双手重叠操作。根据治疗部位不同可分为指振法、掌振法、电振法三种。

振法的主要治疗作用是放松肌肉，调节神经，解痉止痛，消除疲劳等。

5. 弹法

弹法是用手指背面弹打身体某一部位的方法。弹时用拇指或中指扣住食指，然后食指发出拨动滑脱，使食指指背在某部着力弹打。弹打的强度需由轻而重，着力也要有弹性，以不引起疼痛为宜。此手法多用单手操作，适用于关节部位，弹时可沿关节周围进行。

弹法的主要作用是通利关节，放松肌肉，祛风散寒，消除疲劳等。

6. 拍捶法

用手指或手掌轻巧地拍打身体某一部位的方法，叫拍法。用空心拳的拳心或拳眼捶击身体某部位的方法为捶法。拍法着力较轻，多用于胸廓、背部及表浅的关节部位；捶法作用力较重，可达肌肉、关节与骨骼。捶法轻而缓慢的操作可使筋骨舒展；重而快速的捶击可使肌肉兴奋。不论拍、捶在操作时要以腕发力，由轻而重，由慢而快，或一阵快，一阵慢交替操作。动作要协调、灵活，着力要有弹性。可单手操作，也可双手操作。根据病变部位不同而分别选用拍、捶的治疗方法。拍法可分为指拍、指背拍和掌拍。捶法可分为直拳捶、卧拳捶和侧拳锤。

拍捶法的主要作用是行气活血，放松肌肉，祛风散寒，消除肌肉疲劳，缓解局部酸胀等。

7. 踩跷法（也称脚踩法）

踩跷法是用脚掌踩踏人体某一部位并做各种动作的一种方法。可以两脚同时踩按，也可两脚交替踩按。在踩踏时以脚掌前部着力于治疗部位，一松一踩，力量要适宜，切不可过力。频率要慢，做腰部治疗时应与患者呼吸相配合，切忌屏气。在治疗时，若病人不愿配合或要求停止治疗，决不能勉强。此法多用于腰骶部及四肢的近心端。

踩跷法是按、压、揉、推几种手法的结合，且按摩强度较大。此法一般常用于腰椎间盘病变的治疗，应用时要慎重，对年老体弱、小儿均不宜用。

8. 㨰法

㨰法是用手背部着力在身体上㨰动的一种手法。操作时将掌指关节略为屈曲，以手掌背部近小指侧部分，紧贴于治疗部位上，连续摆动腕掌部，进行前臂旋转和腕关节屈伸的协调运动。为了使㨰动力集中到手指，在㨰动前将手腕稍屈，各指略微伸开，手背平贴推拿部位以助发力。

㨰法主要作用是舒筋活血，解痉止痛，强筋壮骨，滑利关节，缓解肌肉、筋膜的痉挛，消除疲劳。

（三）捏拿类

捏拿类有捏法、拿法、搓法、捉法。

1. 捏法

捏法是将皮肤提起，作用于皮肤与皮下组织。捏法有两种。一种是用拇指和食、中两指相对，挟提皮肤，双手交替捻动，向前推进。手法强度可轻可重，轻的，患者感到温和舒展；重的，患者则感到酸胀。频率可快可慢，快者100次/分以上，慢者30～60次/分。另一种以手握空拳状，用食指中节和拇指指腹相对，挟提皮肤，双手交替捻动，向前推进。捏法可用单手操作，也可用双手操作。捏法常用于治疗小儿疾患，如食欲不振、消化不良、腹泻，也可用于成年人按摩。

2. 拿法

拿法是用拇指与食指、中指或其他手指相对做对应钳形用力，捏住某一部位或穴位，做一收一放或持续的揉捏动作。拿法不同于捏法，力量集中于指尖上，而是指腹和手指的整个掌面着力。使用拿法时，腕要放松灵活，要由轻到重，再出重到轻。在拿法的同时可结合提法，提拿并用。多在提拿某一肌腹时，作用力要与肌腹相垂直，即纵行肌腹横向提拿，横行肌腹纵向提拿。此类手法强度比较大，被治疗者反应明显，一般以提拿时感觉酸胀、微痛，放松后感觉舒展、轻快的手法强度合适。通常是做定点拿、揉、提的手法，也可做移动拿、揉手法。拿法可根据不同疾病、不同部位，采用指拿、四指拿、五指拿和抖动拿等。速度可快可慢，要有节奏，要连续，不可忽快忽慢，忽轻忽重。

拿法的主要作用是缓解肌肉痉挛，调节、兴奋神经，通络散寒，消除疲劳等。

3. 搓法

搓法是用双手在肢体上相对用力进行搓动的一种手法。其作用力可达肌肉、肌腱、筋膜、骨骼、关节囊、韧带等处。强度轻时感觉肌肉轻松，强度大时则有明显的酸胀感。频率一般30～50次/分，搓动速度开始时由慢而快，结束时由快而慢。搓法有掌搓和侧掌搓两种。

搓法的主要作用是疏通经络，调和气血，通利关节，松弛肌肉，消除疲劳等。

4. 提法

提法是指医者用双手对按而向上提，或双手按于施治部位使劲向上（反方向）提，或垂手拿起的手法。在临床分为顿提法和端提法两种。

（1）顿提法：患者正坐。医者立于患侧，嘱患肢抬举过头并伸直（手心向内），医者的左手握食指、拇指，右手握无名指、中指、小指，先缓慢导引放松局部，再使劲上提3次，每提1次关节可发出1次弹响，但操作时避免使用暴力。

（2）端提法：患者正坐。医者立于患者背后，双手虎口置于患者同侧耳垂下，拇指于耳后高骨处，食指于下颌角缘，置准贴实后，双手同时用力向内合立并向上提。但施本法时，必须注意双手虎口必须对准患者同侧耳垂下后侧，并将患者头部卡于两手之中，同时应严密观察患者，切勿压及颈总动脉，造成危险。

（四）牵抖类

有抖法、引伸法等。

1. 抖法

这是抖动身体的一种方法，也是属于被动运动按摩。操作时握住患者远端，在牵拉的同时做上下或左右的抖动，即像抖动绳子一样用柔劲来抖动肢体，使肢体随着抖动的力量似波浪样起伏。根据不同部位、不同疾病，抖动的次数也不同。抖法一般多应用于腕、上肢、下肢和腰部。此法的力量作用于肌肉、关节、韧带，能舒展筋骨、滑利关节、消除疲劳、整复和恢复解剖位置的异常。如腰椎间盘突出症常采用抖法来进行治疗。

2. 引伸法

这是在肌肉放松时被动地牵伸关节的一种方法。本法属于特殊的被动性运动按摩，此种方法的作用力，可使关节发生一时性超过正常生理活动幅度的运动。这种操作技巧较难，要顺势而行，使引伸的动作有劲而不蛮，幅度大而不野，达到恰如其分、恰到好处的程度。引伸法可有上肢引伸、下肢引伸、腰部引伸等多种。引伸法的治疗作用，是牵伸关节挛缩，纠正关节错位，增强肢体的活动能力等。

（五）运动类

运动类手法有屈伸法、摇法、扳法、背法。

1. 屈伸法

这是对有活动障碍的关节，帮助其伸展和屈曲被动活动的一种方法。屈伸法也可称展法或伸展法，属于被动运动按摩。此法必须顺其势，不可用暴力，伸展力要作用在引起关节挛缩的软组织上，以克服其牵拉力，利用反向作用力而使关节活动范围加大。运动的方向要按各关节正常的运动方向和角度进行。在活动时一定要用缓慢、均衡、持续的力量慢慢加大其可能屈伸的幅度，并在此幅度范围内连续活动，使其逐渐增加屈伸活动的角度。当屈伸到最大角度后要固定1～2分钟，然后再慢慢放松还原。如此反复数次。此法在操作时要注意病人的体位，应置于能使被运动的关节达到充分活动，并保证被按摩者不会因疼痛的闪躲而发生意外的体位。此法适用于人体各个关节。

屈伸法的作用是松解粘连，滑利关节，增加肢体活动能力等。

2. 摇法

摇法是以关节为轴心，做肢体顺势轻巧的缓慢回旋运动。本法属于被动运动按摩。在施术时要将体位安置合适，摇动的动作要缓和稳妥，速度要慢，幅度应由小到大，并要根据病情，适可而止。同时也要注意被运动关节的正常生理活动范围。

摇法常用来预防和治疗各种关节活动功能障碍。双轴和多轴关节都可做环绕运动治疗，如腕关节摇动等。

摇法的作用是松解粘连，滑利关节，增加肢体活动能力，恢复体力等。

3. 扳法（又名搬法）

扳法可以在人体几个部位应用，如肩、髋、腰、颈等。是用一手压住人体某一部位，另一手扳动其他部位，两者使用力量相等、作用相反的外力，使关节旋转或伸展。扳法也属于被动运动按摩手法，常用于治疗四肢关节的功能障碍及脊椎小关节的交锁与错位等症，故此也可以认为是正骨手法的一种。扳法不是一个大幅度的被动运动，在施术时必须将要扳动的关节极度伸展或旋转，在保持这一位置的基础上，再做一个稍微加大幅度的运作。扳动时一定要因势利导，了解正常关节活动范围，不可超出生理功能。根据用力方向和施行方法的不同，有侧扳、后扳、斜扳等几种。

扳法的主要作用是松解粘连，帮助复位，滑利关节，缓解痉挛，消除疼痛，牵伸肌肉、韧带之作用。

4. 背法

医者和患者背靠背站立。医者两肘屈曲挽住患者肘弯部，然后弯腰屈膝，以臀部着力顶住患者腰部，将患者背起，使其双脚离地。做左右方向的摆动和上下方向的抖动，使腰部有牵动感。在施术时要注意肘部勾紧不要滑脱，嘱患者不要打挺。背法常用于治疗急性腰扭伤、腰椎间盘病变、腰肌劳损等病症。

二、禁忌证与注意事项

（一）禁忌证

传染性疾病、严重感染性疾病、脓毒血症、精神病、疾病的急性期、病情危重、高热、神志不清、血液病有出血倾向、结核、恶性肿瘤，按摩局部有较严重的皮肤病、皮肤损伤或炎症（如蜂窝组织炎、丹毒、脓肿、骨髓炎等），均不适应按摩治疗；孕妇不能按摩肩井、合谷、三阴交、昆仑、小腹部、腰骶部和髋部；女性经期不应做腰骶部与双髋部的按摩。另外，骨折未愈合、韧带和肌肉断裂的固定期，均不宜按摩治疗；年老体弱、血压过高以及心、肺、肾等重要脏器功能严重损害者，应慎用或禁用按摩治疗。

（二）注意事项

按摩时，必须注意如下几点：

1. 明确诊断，选用穴位，确定手法，做到心中有数，考虑全面，有中心有重点。

2. 根据不同疾病与按摩部位的不同，采用合适的按摩体位。这个体位要使病人舒适，治疗方便，有利于各种手法的操作。不论是自我按摩或由别人按摩，都要注意。

3. 按摩的操作程序、强度、时间，需根据治疗中病人的全身与局部反应及治疗后的变化随时调整，并应掌握急则治"标"，缓则治"本"的原则。

4. 做好病人的解释工作，嘱病人不要紧张，肌肉要放松，呼吸自然，宽衣松带。做腰背和下腹部的按摩，应先排空大小便。病人在过饥、过饱以及醉酒后均不适宜按摩，一般在餐后2小时按摩较妥。对病人要耐心、认真、亲切、负责，使病人对医生既信任又能配合治疗。自我按摩时也要注意放松和时间安排。

5. 按摩时操作者的双手要保持清洁、温暖，勤修指甲，不要损伤被按摩部位的皮肤，并要注意室温及被按摩部位的保暖。

6. 在单独检查异性病人和进行按摩时，要态度庄重、严肃。尤其给女病人按摩时，应避开乳房、阴部。如治疗上需要，应先与病人讲明，取得病人同意后进行治疗，同时要有第三者在场（病人家属或其他女同志）。

7. 对于保健按摩（不论是自我按摩，还是由别人操作），一定要持之以恒，方能达到防治疾病、强壮身体的目的。

8. 在按摩结束之后，被按摩者应感到全身轻松舒适，原有症状改变。有时会有不同程度的疲劳感，这是常见反应。按摩后要注意适当休息，避免寒凉刺激，更不要再度损伤。被按摩者应配合治疗，保持治疗效果。

第二节　点穴疗法

点穴疗法是治疗疾病的一种方法。既不用药物，又不用工具，仅凭双手在患者的体表穴位上，运用一定的手法，就能达到治疗疾病的目的。

点穴的手法分为平揉法、压放法、皮肤点打法、经络循按法、五行联用法等五种基本手法。此外，还有头部推运法、背部循压法、四肢摇运法等及其他辅助手法。

一、平揉法

平揉法是指平而揉之之意。所谓平，即不许偏斜，保持适当的水平。"揉"是按着摩的动作，是"按劲"和"摩劲"两者互相结合的动作。按劲是重手按住肌肉不动，摩劲是轻手摩着皮肤不停；不动为静属阴，不停为动属阳。而揉是"按""摩"结合的发挥，具有调节阴阳的作用。

平揉法的具体操作是：术者的中指端点在患者的穴位上，继从拇指端抵中指内侧第一指间关节，再以食指与无名指紧压中指第一指间关节的外侧，以做辅助中指之势，便于中指的操作。然后，用中指端在穴位上，作圆圈形的平揉，含有按、摩两者之意。因而，揉的指端面，应陷入穴位皮肤之下，这样揉动，就可以不离开皮肤。平揉 1 个圆圈为 1 次，一般以 50 ～ 100 次为标准。而次数的增减，应随着病情来决定。

平揉法的揉转，虽然是在穴位上操作，但由于连续平揉的刺激，在穴位组织中，也引起酸麻或酸困等感觉，能使穴位组织发生变化，引起生理上的功能调节，而发生抵抗疾病的作用。同时，在揉的动作上，不论速度的快慢，都会直接地促进血液的循环。根据血液循环在人体组织的生理关系，这一手法，在整个点穴中是非常重要的。

手法的轻重，要根据病人体质的肥瘦、病情的新久而定。体质瘦弱和病程长者，用轻手法；体质肥壮和新病者，用重手法。但有时肥壮者也有用轻手法，瘦弱者也有用重手法。这样的变化方法，是根据疾病的特殊情况而灵活决定的。

（一）左右平揉的标准

向左平揉，或是向右平揉，是以患者的位置来决定左右的。揉患者的左侧或右侧穴位时，不论是阳经的穴还是阴经的穴，从右往左向上揉转，谓之向左平揉。反之，从左往右向上揉转，谓之向右平揉。

（二）左右平揉与补泻

向左与向右平揉的补泻方法，可加强其调节阴阳之不足。这是根据十四经在人体循行起止关系及左阳右阴升降问题，结合具体操作方法，进行迎随补泻。

1. 手三阳经从手走头

揉左侧穴位时，向左平揉，即从右往左揉；向上随着经揉转为之补，向下迎着经揉转为之泻。揉右侧穴位时，向右平揉，即从左往右揉；向上随着经揉转为补，向下迎着经揉转为泻。

2. 手三阴经从胸走手

揉左侧穴位时，向右平揉，即从左往

右揉；向上迎着经揉转为之泻，向下随着经揉转为之补。揉右侧穴位时，向左平揉，即从右往左揉；向上迎着经揉转为泻，向下随着经揉转为补。

3. 足三阳经从头走足

揉左侧穴位时，向右平揉，即从左往右揉；向上迎着经揉转为泻，向下随着经揉转为补。揉右侧穴位时，向左平揉，即从右往左揉；向上迎着经揉转为泻，向下随着轻揉转为补。

4. 足三阴经从足走胸

揉左侧穴位时，向左平揉，即从右往左揉；向上随着经揉转为补，向下迎着经揉转为泻。揉右侧穴位时，向右平揉，即从左往右揉；向上随着经揉转为补，向下迎着经揉转为泻。

5. 督脉从尾骨上走头部

向左平揉，即从右往左揉。向上随着经揉转为补，向下迎着经揉转为泻。

6. 任脉从小腹中线向上走

向右平揉，即从左往右平揉；向上随着经揉转为补，向下迎着经揉转为泻。

平揉补泻，是以男性为例。如果对女性用平揉补泻时，左右相反。即男性向左平揉为补，女性则向右平揉为补；男性向右平揉为泻，女性则向左平揉为泻。

（三）平揉法的作用

平揉在穴位上所起的作用，是使经络的本属得到调整，改变了气血在经脉中的循行现状，使人体生理功能产生一种新的变化，影响到本经有关表里脏腑等各方面。总的来说，平揉是调节阴阳不平衡现象，能补虚、能泻实，可升可降，消积除满，具有推陈致新等作用，为点穴中的主要手法。

（四）平揉法的应用

在临床上，不论用补法还是用泻法，或是平补平泻法，必须配合手法的轻重，揉转速度的快慢，并结合病势的轻重缓急、患者体质的强弱胖瘦以及男女老少等不同情况，随机掌握，临症应变。

平揉法在临床应用上极为广泛，一般疾病都可选用。在手法配合上，常与压放法配合使用，与其他手法也可配合。在操作上，单手中指可以揉，双手中指也可以揉；向左平揉也可，向右平揉也可，以术者手顺为是。如果对于某一种病不见效或收效不大时，即可选用平揉补泻方法。

二、压放法

压放法是在穴位上进行的一种手法，"压"是向下压位；"放"是往上放开，互相对立，又互相结合的动作。

在平揉法操作完毕时，仍以中指端在原穴位上，向着穴位的深部下压，使指端在穴位的皮肤水平之下，压下即放，放后再压，一压一放为1次，一般以50～100次为标准。其次数的增减，仍须结合病情来决定。

（一）压放法的标准

压和放，在压后放开和放开再压的过程中，一定要保持着适当的快慢速度。如果快慢不匀，就会失去压和放的协调性。压在深处，劲在穴位的里层；放开与皮肤相平，劲在穴位的表层。但在这个原则下，由于病情的不同，还可把压放过程缩短，但不得把指端离开皮肤。压是用中指端压，不要用指甲压，否则就成为切了。也不要用指头肚压，用指头肚压就成为按了。压下、放开的两种过程，要使动的劲和穴位中心成垂直线，不然，就减弱了本手法应起的作用。

（二）压放法的补泻

压放法补泻的关键，主要是掌握压下的动作，但必须按照十四经的循行关系，以便做到"迎"和"随"，从而达到"补"和"泻"的手段。

手三阳经的气血，由手走头，运用补法时，压劲在穴位中微往上；运用泻法时，压劲在穴位中微往下。手三阴经的气血，由胸走手，运用补法时，压劲在穴位中微往下；运用泻法时，压劲在穴位中微往上。足三阳经的气血，由头走足，运用补法时，压劲在穴位中微往下；运用泻法时，压劲在穴位中微往上。足三阴经的气血，由足走腹，运用补法时，压劲在穴位中微往上；运用泻法时，压劲在穴位中微往下。此外，压劲保持在穴位中心，就属于平补平泻法。

（三）压放法的作用

压是压迫穴位的组织，使之收缩、抑制，趋向于静止状态。放是把压迫的穴位放开，使它扩张、兴奋，趋向于活动状态。

压下去的深浅，以放来控制，所以压放结合，以放制压。压深，在体内为营分；压浅，在体内为卫分。因而，压放有调节营卫、气血的功能。压是压止一切病势的活动性，具有收敛、止逆、止吐、止汗、止血、止痛之效；放是维持其压后所起的作用，不至由压而引起不良现象。

（四）压放法的应用

压放法在临床应用上和平揉法一样重要。在操作上也须结合患者体质的强弱、胖瘦，保持适当的轻、重手法。按照病情的轻重，及得病时期的久暂，掌握压与放的速度。压的深或浅，与压的轻或重有关系。而压的轻，或是压的重，又与经穴的部位有关系。因此，压放在应用上，要联系到各方面，才能发挥出应有的作用。

三、皮肤点打法

皮肤点打法，仍是以中指端进行操作，先把中指提起，离开皮肤约一两寸远，再将中指端对准穴位中心，向下点打。在点打的时候，要把劲提位，似有弹性。这样，点打的指力，点在皮肤表层，不致使打的重量不平衡。一打一提为 1 次。点打的次数，仍以 100 次为标准。而点打的轻重，同样要依据病情来决定。至于点打的速度，一般点打都是快手法。因为快了能够产生热，这就相当于艾灸的作用了。

（一）皮肤点打法的作用

点打法可以引起局部皮肤毛细血管的扩张，使穴位周围发生微红微热。这种微红微热现象持续时间不久，就逐渐消散，这就是毛细血管的收缩过程。由于局部皮肤毛细血管经过点打后的扩张转为收缩，很显然给穴位外层组织增加了力量，代偿了循环，对生理功能起到强壮性作用。

点打过的穴皮肤微红微热，和艾灸后的微红微热相似。艾灸热为外部供给热，点打热则是本身引起的热。而艾灸热多燥，禁忌证较多；点打热少燥，禁忌证也较少。

此外，点打法有促进机体吸收水分的作用。例如，治疗小儿腹泻中的点打法，一经治疗，即可使一天腹泻 20 多次减为 10 次以下。又如，点打法对于大便干燥的患者，反而引起大便秘结。这证明点打法能够促进肠对水分的吸收。从临床实践中证明，皮肤点打法是具有止泻、祛风、止痒等作用。

（二）皮肤点打法的应用

皮肤点打法能够强壮机体，对于虚弱症极为有效。如小儿麻痹症，每个穴位都不可缺少点打法。失血症用隐白穴，也必须有点打法才能发挥止血的作用。

皮肤点打法的重点，主要在皮肤的表层，因而对一般风寒感冒等病症，效验颇佳。对皮肤瘙痒，收效更为显著。

总之，皮肤点打法常与前两种手法配合并用。但对一般皮肤病和荨麻疹等可以单独使用。对湿疹需要配合平揉手法。热性病少用，便秘者禁忌。

四、经结循按法

循按法是以中指或拇指，在点过的经穴和它的经络线上，或揉，或压，或点，往返地进行循按。例如，合谷为大肠经穴，为了加强本经的作用，就在合谷穴至肩髃穴之间，选择数穴，往返地揉，或压，或点。另外，有经络循推补泻以及循按辅助手法，搓捻、压按、摩擦等，以便临床酌情配合选用。

（一）经络循按法的补泻

循按法的补泻，是按照经络的循行路径进行循按手法。行循按补法的操作，顺着经络去的方向多，逆着经络来的方向少，一般是 2：1。例如，手阳明大肠经合谷穴至肩髃穴，或揉，或压，或点，操作 2 次，肩髃穴至合谷穴则作 1 次；或由合谷穴循按至肩髃穴，再由肩髃穴至曲池穴，从距离看也是 2：1。

行循按泻法，则与上述补法相反，即由肩髃穴至合谷穴操作 2 次，由合谷穴至肩髃穴则操作 1 次；或是由肩髃穴至合谷穴，再由合谷穴至曲池穴。

循按法的平补平泻法，来去相等，往返操作。

（二）经络循按法的作用

循按法由于在经络的范围内操作，可直接促进气血的循环。同时，由于补泻的不同，还可改变气血在经络中的来去状况。这样，就更能发挥前面几种手法的补泻作用。

循按在与其他手法的配合上，则是属于辅助性质。如果单用循按，则亦有通经络、活气血、止疼痛、治麻木等之效验。循按中有兴奋手法，也有抑制手法。由于手法轻、重、快、慢的不同，还可使平揉、压放两种手法的性能有所改变。如手法操作慢而重，就能把兴奋性的作用，变为抑制性。反之，手法操作快而轻，也可把抑制性作用，变成兴奋性。这是因为兴奋的对立面是抑制，兴奋减弱了就会变为抑制。

（三）经络循按法的应用

循按法在临床上的应用，主要是依据经络分布和循行的关系，一般用于风湿性疼痛和麻痹性功能障碍。在操作的次数与部位方面，须根据患者的病情范围，进行局部循按，或全身循按，以 5 ~ 8 次或更多为宜。手法的配合，须结合病情来选择，并不是把全部循按法都用上。

循按法的轻、重、快、慢，也须根据患者病势轻重及新久，并结合体质强弱和胖瘦，灵活掌握，自可达到循按预期之效。

五、五行联用法

五行，即木、火、土、金、水。五行相互关系，即相生、相克，相乘、相侮。按五脏之五行所属（肝与胆属木，心与小肠属火，脾与胃属土，肺与大肠属金，肾与膀胱属水），五脏所主（肝主筋，肾主骨，心主血脉，肺主皮毛，脾主肌肉）等组成的互相联系的整体，与内部五脏部位是一致的。心、肺在上，与气血在肢体浅层相一致；肝、肾在下，与筋骨在肢体深层相一致；脾、胃在中，与肌肉在气血筋骨之间相一致。五行联用法，就是按照上述的理论，分为如下。

（一）五种手法的名称

五行联用法的名称为：骨压放、筋振颤、肌肉左右揉、血脉摩推、皮肤点打。

因为这五种手法是配合五输穴，即井、荥、输、经、合连续操作。所以，称为五行联用法。

（二）五行联用法操作次序

根据气血、筋骨、肌肉等不同深浅组织的相互整体关系，并结合手足阴阳经脉循行的方向，把这一手法分别按先后次序进行操作。由于手阴经和足阳经循行趋势是从上往下的，手法的次序是：点打、摩推、压放、振颤、左右平揉。手阳经和足阴经循行趋势是从下往上的，手法的次序是：压放、振颤、点打、摩推、左右手揉。任脉和督脉循行，都是从下往上的，手法次序与足阴经相同。

（三）五行联用法的具体操作和理论

1. 点打

点打的操作是与穴位的皮肤接触，属于肺，肺为金主气。手法的过程是：一手中指在所选的主穴进行点打，另一手中指切压住配穴，即经脉范围内的金穴不动，为配合主穴增强点打的作用，有似肺脉之短涩的点打，一般为 100 次。

2. 摩推

摩推的操作是与穴位的血脉接触，属于心，心为火。手法过程是：一手的手掌或拇指本节的侧面，在所选主穴部位，顺着经脉往返摩推为一次；另一手切压住配穴，即本经的火穴不动，为配合主穴增强摩推的作用。摩推的范围超过穴位，有似心脉浮大而散，每穴共摩推 100 次。

3. 骨压放

压放的操作是按触到骨的部分（假如是腹部，临时酌情压放，重压感到好，则重压；重压难受，则减轻压力），属于肾，肾为水。手法过程是：一手中指在主穴向下深压，达到骨的部分，然后缓缓地微放到筋的部分。一压一放为 1 次。手法慢而且重，所以一般只压放 5 ~ 7 次即可。压放的力量在深部且动作缓，有似肾脉沉而软。在压放的同时，另一手的中指切压住配穴，即本经的水穴，以增强压放的作用。

4. 振颤

本手法是与筋的部分接触，属于肝，肝为木。手法的过程是：一手中指在主穴作振颤，先作摇振 7 ~ 9 次，每次摇振一两下，稍停，再作前法，继而作振颤 70 ～ 90 次。摇振或振颤，都要含有弹动性，有似肝脉之弦长。在振颤的同时，另一手的中指切压住本经的木穴，为配穴，以增强主穴的振颤作用。

5. 左右手揉

左右手揉的操作是与肌肉接触，属于脾，脾为土。手法的过程是：一手的中指在主穴做正揉、倒揉各 100 次，不轻不重地揉而且要匀，有似脾脉之和缓，对慢性胃肠炎较好。如果对风湿性疾病或神经痛，可做稍轻揉和稍重揉。稍轻揉，即肌肉连血脉，这是阴济阳；稍重揉，即肌肉连筋骨，这是阳济阴，能止痛，能促进功能的恢复。

（四）五输穴

十二经脉是联系着五脏六腑的，各脏腑则是五行相生、相克，相乘、相侮，又互相联系的。每一条经脉都有井、荥、输、经、合五输穴，它们的分布是：手的阴经和阳经，是从手到肘排列着；足的阴经和阳经，是从足到膝排列着。五输穴的排列与分布，显示了一经脏气与其四经脏气的互相联系。阴、阳经脉的井、荥、输、经、合，在部位上是一致的，如按五行则有区别。手足的阳经，井为金；手足的阴经，井为木。阳井金，从手到肘、从足到膝是金生水、水生木、木生火、火生土；阴井木，从手到肘、从足到膝是木生火，火生土，土生金，金生水。

阳井金与阴井木的排列和十二经脉总的循行起止是一致的。按肺属金，气血循行出于手太阴肺。按肝属木，气血循行最后一经为足厥阴肝。这就是井、荥、输、经、合在每一经，以五行排列的主要理论根据。

六、其他辅助方法

点穴疗法中的辅助手法，是为了帮助以上几种手法不足的一种局部性手法，分为头部、背部、腹部、四肢、穴位等各个方面。兹就其性能和方法，分别叙述如下：

（一）头部推运法

头部推运时，先令患者坐端正，术者以两手按在患者两鬓部，再以两手拇指由患者的眉心交替上推 24 数，继由眉棱骨上方，分向两鬓旁推，经两耳上际达头部枕骨下风池穴处。上推时两指尖朝上，推 2 次；旁推至两鬓处，两指尖相对朝里、向上推至两头角经头维穴向后，推 2 次。再在发际中线，两拇指侧面相合，指尖朝上，或指尖着于皮肤，同时上压，随压随移位置，直到百会穴处，压 2 次。以上推运方法，可以往返推运数次。手力轻、重、快、慢，以患者感到舒适为宜。此法对于头痛、头昏、气上逆、呕吐等症有效。

（二）背部循压法

本法是用拇指在患者的胸椎两侧，即足太阳经的第一侧线、第二侧线，自上而下，先右后左，上轻而下重的循压。这样就是抑制和诱导作用，对于呃逆、呕吐等上冲性症状，最为相宜，为一般内脏疾患的辅助手法。每线可循压 8 ～ 9 次。在压完两侧的第一侧线和第二侧线后，再循压脊柱中线。循压两侧足太阳经时，向上约与第一胸椎平，向下约至第七胸椎以下。

（三）振颤法

为腹部振颤、穴位振颤，及肩、膝关节等部振颤。

1. 腹部振颤

用手掌按在患者的腹部，如中脘、神阙、关元穴等处。按着稍停，微作振颤，有止痛作用。振颤几分钟即可。

2. 穴位振颤

用中指点在穴位上，重压穴位的深处，略停，作摇振动作，对风湿性关节痛或神经痛均有止痛作用。

3. 肩、膝关节振颤

用两掌心合按在肩关节或膝关节的两侧，按上几分钟以后，两手就可同时摇动振颤。此法虽然是局部手法，确有止痛、活血之效。

（四）四肢摇运法

如用于上肢，有二种手法。一种是以一手托患者之肘，一手持其手腕，使患者做伸肘和屈肘动作，往返数次；另一种手法是以一手按着患者肩关节，拇指在臑俞穴处，中指压在云门穴处，即拇指在肩关节后，中指在肩关节前，一手持腕，使患者上举，继而放下，转向后背，或缓慢地做环绕状运动，8 ～ 9 次即可。

如用于下肢，以一手按于膝盖部，拇指在外侧，食、中等指在内侧；另一手持患者的足掌，使下肢做屈曲和伸直的动作，并可作外转伸屈和内转伸屈等动作。次数各以 8 ～ 9 次为适宜。四肢摇运法，主要是对运动功能障碍症，用之有效。

（五）压穴法

是利用两手或一手的拇指、食指和中指，同时压着适应证的 2 个或 3 个穴位，头部多用此法。在压着穴位时，指端须做揉压和振颤动作数分钟。

1. 前头痛压穴法

以拇指压着两攒竹穴，两食指压着头维穴，两中指压着太阳穴或丝竹空穴。

2. 偏头痛压穴法

以拇指压着太阳穴或丝竹空穴，食指压着头维穴，中指压着率谷穴。

3. 后头痛压穴法

两拇指齐压风府穴，两食指压着风池穴，两中指压着完骨穴。

（六）切穴法

不论是经穴或是奇穴、阿是穴，都可用切穴法。具体切法是用拇指或食指、中指等指甲，在穴位上切。切穴和压穴不同，一定要注意切穴的部位。如果用力重，容易切破皮肤。除头面手足等处的穴位外，一般最好隔着衣服切。切穴手法的轻重，应根据患者的自觉情况而定。此法，有止痛之效。如切十二井穴与人中穴，对于急救及醒脑有良好的作用。

（七）抖振法

分为局部抖振法和全身抖振两种。通过抖振，活动了机体组织，能达到疏经络、活血脉的目的。可用于运动功能障碍病症。

抖振法用于手指、上肢、下肢及足趾等部。如做手指和足趾抖振时，术者用一手的拇指和食指，捏住患者的手指前端或足趾端，上下的摇动抖振，使被抖振的关节发生振动活动，连续抖振数次即可。

做上肢抖振时，术者用两手紧握患者的手腕关节部，即两手拇指相靠在患者手背侧的腕关节，其余手指相合在掌侧的腕关节，然后用力抖振，使整个臂部和肩关节受到抖振，连续抖 5 ～ 10 次左右。

做下肢抖振时，术者一手托着患者的足跟，拇指在内踝下照海穴处，其余四指在外踝下，使食指适当在申脉穴处；另一手握着足掌，拇指在足掌下涌泉穴处，其余四指在足背上，使食指适当在太冲穴处。然后，握足掌的手用力摇振，托足跟的手用力固定，这样就能使整个下肢发生抖振活动，连续抖振 5 ～ 10 次。

（八）切摇法

本法的操作，是在手与足的每一条经络的金穴和木穴部位。根据全身气血循环所出肺金和所入为肝木的理论，每一经的金穴和木穴，是气血循环的关键所在。手法是：一个手指切住穴位，做环状摇；另一个手指压住穴位揉，以摇指环绕一圈为1次，共做100次左右。本法具有通关节、活气血的作用。本手法可与其他手法配合，适用于落枕、扭伤等病。

（九）捏穴法

本法主要用于肌肉能捏的部位，操作是用拇指和食指，把穴位上的皮肉捏住提起再放松为1次。一般为100次。本法有宣通活血作用，可用于慢性病症。

（十）推颈项法

用一个拇指或两个拇指交换推，从风府穴推到大椎穴为1次，共推18次；再从风池穴推到肩井穴，也推18次。

（十一）压颈动脉弹人迎法

让患者坐在一个方凳上，医者在患者身后，用右手四个手指压在患者的颈动脉处，从上向下移着振颤，有如提抖口袋似的，使物从口袋内向下沉，这样往返操作3次；继而用中指在人迎穴处颤弹3次，这个方法连续做3回。然后，左手四个手指在患者左侧颈部，照右侧也做3回。

（十二）抚背法

两手中指重压肩井穴，继压臑俞穴，压穴的同时并做振颤动作；继而以拇指从胛背边缘向下抚推到膈关穴处；然后，由膈俞、膈关穴处，两手掌向下抚推到肾俞、志室等穴处，当即变拳着力在这两侧的志室穴处，压住振颤3～5次，为抚背法1次。此法可做3～4次。

（十三）压脊法

两拇指相并，用指端从大椎穴向下，一节一节从上往下压，压到阳关穴处为1次。此法可压2～4次，适用于高血压患者。

另一压脊法是用两拇指在患者病侧的腰椎边缘压，如腰椎间盘突出症，病变大部分在第3、第4腰椎部位，压时即在第3、第4腰椎上下往返分别压十几次。

（十四）按住分绷法

此法专用于腰椎间盘脱出症，医者一手掌按在第5腰椎以下病侧部位，另一手掌按在第2腰椎以上病侧部位，两手掌用力按住，同时向上下分绷为1次。此法可做50～100次。

（十五）举摔法

此法专用于腰椎间盘突出症。让患者蹲下，并使患者两手向上抱头成固定姿势；医者从患者后边，用两臂从腋下伸向前方，两手由前向上相搭于患者的颈椎部；这时医者全身力量与姿态保持固定，继而起身挺立，患者亦随着医者上举，在这挺立上举的时刻，一定事先告患者保持蹲地姿势，这样就能使患者两脚离地；医者即时由上举，变为下摔，举摔过程可连续做1～2次。在这上举下摔的过程中，患者的腰椎部位，就形成牵引过程。患者的抱头固定与医者举摔的用力固定，目的是防止患者发生扭闪。

七、禁忌证与注意事项

1. 患者精神极度紧张或极度疲劳的时候，应休息30分钟。这样，就可缓解紧张，消除疲劳，有利于点穴的疗效。

2. 在患者饭后和饭前，不能用重手法。否则，容易使患者趋于疲劳。饭后点穴，须相隔30分钟。

3. 患者过饥过饱，不点穴，否则有害。

4. 患者在惊恐、愤怒时，禁忌点穴。

5. 凡是远路而来的患者，须休息15分钟，再点穴。但遇到急救时，可以灵活运用。

第三节 微整复疗法

一、微整复疗法原理

《人体面部解剖学》揭示，人的头颅和面部一共由 23 块骨骼和众多微小的肌肉组成，在骨骼和肌肉之间分布着丰富的血管、神经和淋巴。正常情况下，每一块骨骼都有着自己本来的生理解剖位置，各结构之间有着和谐的位置关系。我们幼年的面部和童颜就是健康美的基本写照。骨骼关节位置正确、肌肉顺滑、血液循环畅通、新陈代谢功能活跃、营养供应快、新陈代谢产生的垃圾清理得也及时，这就是健康美的面容。随着年龄的增长，我们在日常生活中养成了一些不良习惯，例如：习惯性单侧咀嚼食物、皱眉头、单手托腮、长期单侧睡眠等。这些习惯都会致使面部骨骼出现错位或位移，肌肉随之也会出现僵硬、痉挛，慢慢地，这些痉挛会压迫分布在肌肉中的血管、淋巴和神经，造成血液循环不畅、淋巴排毒不及时、面部皮肤新陈代谢缓慢，久而久之面部皮肤细胞的营养供应不足、垃圾不能及时清理，细胞的活力下降，于是，面部就会出现气血不足、肤色暗黄、左右脸不对称、皱纹、色斑和痤疮等问题。

因此，解除肌肉痉挛、让骨骼关节位置复原，激发肌肉和皮肤细胞的活性，才是解决面部各种问题的根本途径。

二、微整复专项手法

微整复疗法就是用独创的纯手法，调整骨骼、肌肉、筋膜和皮肤四层组织结构。

1. 从面相学上讲，颅骨正，面容好，古人看相就是看的是骨相。微整复疗法以微小的改变调理面部颅骨关节位置和骨骼结构，从根本上调理面部骨架几何结构的对称性和轮廓的柔和度，一般能达到左右脸对称、脸型调整、瘦脸、小脸、丰满太阳穴和印堂的效果。

2. "微整复疗法"通过深层次高难度的专业弹拨手法，消除面部肌肉痉挛，恢复血液供应和表情活动肌肉的弹性和张力，让肌肉弹性和张力恢复到童年时代，让单侧的咬肌不再偏大，让苹果肌不再下坠，让太阳穴周边的颞肌不再痉挛，让眼轮匝肌和口轮匝肌顺畅有弹性，肌肉柔顺如婴儿初生般。调理肌肉可以解决面部气血不足、肤色暗黄、各种色斑、痤疮、面部不对称、脸型轮廓不柔和等问题。

3. 筋膜层包裹着面部的肌肉和皮下组织，为肌肉和皮下组织提供支撑，维持面部组织的形状，也对脸型、面部肤质有关键性作用。由于骨骼位置的变化和肌肉的张力变化，筋膜局部张力会发生改变，产生异常应力，影响血液、淋巴的循环，使皮肤、肌肉的营养不足，面部就会产生肌肤暗黄、衍生皱纹、面部失去弹性、肌肉下垂等问题。微整复疗法对筋膜痉挛采用的是松解、理顺和弹拨手法，调解筋膜的局部张力，让左右两侧的张力平衡，让应力恢复正常，从而微调整面部轮廓，恢复面部弹性，保持气血畅通，让面部产生整体柔和美和平衡美。

4. 皮肤各种问题都会表现在皮肤层，而皮肤质量的好坏不仅仅由表皮层决定，还由真皮层决定的。真皮层含大量的胶原蛋白和弹力纤维，弹力纤维呈网格状兜着胶原蛋白颗粒，胶原蛋白含水量的多少决定了皮肤弹性的好坏，各种痤疮、色斑、毛孔粗大、皮肤炎症、过敏反应都与真皮层质量有很大关系。微整复疗法独创的真皮层柔顺弹拨手法能够从根本上改变胶原蛋白的质量，修复弹力纤维，从而能够锁住水分，让皮肤呈现由内而外的光泽感和水润度；还能够刺激皮肤和肌肉组织分泌 I 型胰岛素样生长因子，舒张血管、促进细胞生长、抑制肌肤老化，促进皮肤、筋膜、弹力纤维和胶原组织的修复，提高皮肤免疫力和抗感染能力，恢复真皮细胞活性，促进皮肤细胞新陈代谢，加速有效营养物质的吸收和利用，消除皱纹、肤色暗黄、各种色素沉着、炎症等，让皮肤真正呈现健康肤色和美丽状态。

通过以上四种层次的专项手法，微整复疗法系统地达到骨正筋柔、气血畅通、激发人体自身的自我修复功能，从而可以在根本上达到健康美。深层次的组织健康，美丽就可以长久。

第四节 脊椎矫正疗法

脊椎矫正疗法，是一门新兴的绿色医学，于 20 世纪 80 年代在我国迅速崛起，这是一门从脊柱力学角度研究脊柱与疾病关系的科学，它是与内科、外科、神经科、内分泌科、妇科、儿科、五官科等都有关系的边缘学科。这门学科是中医经络学、骨伤科学，结合现代医学的"脊柱与疾病相关"理论、软组织外科学、脊柱病因治疗学及脊椎矫正手法治疗等理论上产生的。

一、简介和意义

脊椎矫正医学认为，脊柱骨矢状面上正常的生理弯曲以及水平面上正常的垂直状态，是提供自主神经发挥功能的基本条件；多数慢性病患者，都显示有脊柱骨解剖位置紊乱或脊柱排列的异常，从解剖、运动、生理的种种现象显示，治疗运动障碍或慢性病，都应先从脊柱入手。这些观点，在美国、加拿大、日本、意大利、法国、英国等医疗先进的国家中是主流。

脊椎矫正疗法是根据生物力学的角度，应用特殊的手法，并结合针刺、温灸、刮痧、刺血、拔罐、小针刀、点穴按摩以及理疗等手段，对颈、胸、腰椎和骨盆的骨关节，椎间盘以及脊柱相关软组织的劳损，紧张僵硬或退化性改变进行调整，以恢复脊柱内的生物力学平衡关系；解除脊柱周围软组织（肌肉、韧带、筋膜、神经、血管等）急慢性损伤的病理改变，来达到调节其外在生物力学平衡和气血阴阳平衡。以此来治疗脊柱错位，脊柱周围软组织以及新继发的脊柱相关疾病的方法。达到"调节平衡脊柱，治疗病因根本"的目的。

脊椎矫正疗法的着重点是打破原来运用单一施治的局限性，发挥了综合施术的直接性、特异性、整体性，为临床治疗提供了多样性的治疗方法，从而形成了独具特色的脊椎矫正术。

脊椎矫正医学的建立，为多种疾病的发病补充了新的病因学说，提供了新的诊断和治疗途径，在某些疾病长期治疗效果不明显或无效时，不妨换个角度从脊柱方面去思考分析并着手治疗，说不定会"柳暗花明又一村"。

二、整复手法及临床应用

脊椎矫正疗法，又称"脊柱（定点）旋转复位法"，是以分筋弹拨、按压疏理等作用于脊椎背膂，以促进督脉气血和畅，使病椎恢复正常，从而治疗脊椎伤损等疾病的一种方法。

本疗法很早就为医家所应用。清代《医宗金鉴·正骨心法要旨》称："脊梁骨……先受风寒，后被跌打损伤者，瘀聚凝结。若脊筋陇起，骨缝必错，则成伛偻之形。当先揉筋，令其和软；再按其骨，徐徐合缝，背膂始直。"对损伤性脊椎病变的病因、临床表现及整复手法等已有较明确的记述。近代以来，本疗法的治疗范围有不少发展，不仅对颈椎、腰椎棘突偏歪等伤骨科疾病有较好疗效，而且还可广泛应用于由脊椎病变引起的某些疾病。

（一）基本内容

通过脊椎（定点）旋转复位手法的治疗，可促使患椎椎间隙及纤维环、椎间韧带发生旋转、牵拉，从而对突出的髓核产生周边压力，使突出物易于回纳；通过拨正偏歪棘突，椎体关节得以恢复正常（或代偿性）的解剖位置，使之与周围肌肉群相适应（即古医籍所称"骨合缝""筋入槽"），解除关节囊、黄韧带对神经根的压迫，改善椎动脉血流。此外，对合并小关节僵凝者施以旋转手法，还能松解粘连，增加活动范围，缓解疼痛。

在应用本疗法时，术者应先用手指触按患者脊椎，检查各相关椎体棘突位置是否正常，患椎棘旁有无压痛，其椎旁筋肉是否变厚、挛缩、剥离等，然后采用相应的整复手法进行治疗。如对椎间盘突出症的检查和诊断，冯天有提出有以下四个特征：①患椎棘突位置偏歪。医者用拇指做脊柱触诊时，可查知偏歪棘突的一系列体征；②患椎上下棘间隙一宽一窄；③患椎棘突旁压痛，或伴有向下肢放射痛；④患处棘上韧带有条索样剥离，触及钝厚，压痛明显。凡临床具备其中一两个特征者，即可确诊。

（二）操作方法

1. 触按检查方法

（1）术者以两手拇指指腹桡侧（或只以一手拇指亦可）呈"八"字形分布，沿患者脊柱纵轴由上至下，左右分拨按、摸，以了解椎旁筋肉（棘上韧带）有无变厚、挛缩、钝厚及条索样剥离等病变情况。

（2）用拇指触按患者脊椎棘突，观察其是否偏歪。在正常情况下，棘突侧缘连线应与脊柱中心线平行，各脊椎棘突上下角的连线和各棘突上下角尖的连线应与脊柱中心线重叠。棘突偏歪时，患椎棘突上下角连线偏离脊柱中心线，患椎棘突上下角尖与其上下棘突的角尖连线同中心线呈相交斜线，棘突侧缘向外成角；患椎棘旁有明显的压痛。在触按过程中，可一手触按脊椎，另一手扶持其躯体，使患者身体前屈后仰，左右旋转，以反复比较。

2. 整复手法

术者以左（右）手拇指顶住患椎偏歪的棘突，用力向对侧推按，以拨正偏歪棘突；右（左）手扶持患者躯体，使脊柱逐渐屈曲，并在向棘突偏歪一侧侧弯的情况下作顺时针或逆时针方向旋转。两手协同动作，推按一手先按定顶住患椎棘突，在旋转的最后几度用力推按，偏歪棘突复位时指下可扪及弹跳感。此外，在施行复位手法前后，还应根据患椎筋肉伤损及病变情况，分别采用分筋疏理、拿点摩揉等手法以舒筋活血。

（三）临床应用

本疗法对损伤性脊椎病变，如颈椎病、腰椎间盘突出症、某些损伤性截瘫等均有较好的疗效。有些病人甚而能收立竿见影之效。此外，对由脊椎病引起的高血压、心律失常、脑外伤后综合征、视力减弱或失明、耳聋等疾病也可在整复过程中获得一定的疗效。

对颈椎病、外伤后头晕、脑外伤后综合征、失聪失明及肩臂疼痛麻木等表现为头、面、颈、臂部位症状为主者，应在颈椎段检查和确定病椎部位，并施以相应的整复手法。

对心律失常、胃脘痛、肋间神经痛、腹泻等表现为以胸、腹部症状为主者，应在胸椎段检查和确定病椎部位，并施以相应的手法。

对腰痛、下肢疼痛麻木、大小便障碍等患者，检查及整复手法应侧重于腰椎段。

三、禁忌证与注意事项

（一）禁忌证

年老体弱者，妇女妊娠、月经期，伴有急性感染性疾病，或严重心、肺、肝、肾等器质性疾患，肿瘤及骨结核等患者，即使术者手法极其娴熟，也慎用本疗法整复手法。

（二）注意事项

1. 应用本疗法，病椎定位准确是获效的前提，熟练的整复手法则是提高疗效的关键。检查病椎定位不准或疏漏，偏歪棘突方向判断错误，均可使疗效不显，甚至加重病情。整复手法必须准确，用力柔和，切忌粗暴。

2. 治疗时一次整复不能拨正偏歪棘突，不宜连续施治，可以配合分筋梳理、拿点摩揉等推拿手法解除痉挛，然后再施以整复手法。某些病人要间隔数日施治1次，连续4～5次治疗才能拨正偏歪棘突，切忌急于求成。

3. 在颈椎部位施用本疗法整复时，手法不当可能会刺激椎动脉而产生虚脱症，个别患者或可造成医源性脊椎伤损而导致高位截瘫等严重后果。

临床资料表明，颈椎综合征、腰椎间盘突出症等疾病患者平均接受本疗法4～5次即可缓解或显效；有些病例一次治疗竟能霍然而愈。自从临床报道有数例颈椎病患者应用本疗法出现高位截瘫后，有人认为考虑到颈部解剖结构特点，不宜使用本疗法的整复手法。但多数意见认为颈椎病是一种综合征，对小关节交锁、紊乱及棘突偏歪所引起的颈部症状，本疗法不失为一种针对性的治疗方法。一般说来，只要严格掌握其适应证和治疗手法的规律，即使初学者应用本疗法，给患者造成医源性损伤也是极为罕见的。此外，手法治疗后注意适当休息与功能锻炼相兼顾的原则，也是巩固治疗效果所必不可少的。近年来，本疗法主治范围的拓展，更表明它是一种很有发展前景的中医独特疗法，有待于进一步研究和提高。

第十五章 物理因子疗法

第一节 物理因子疗法概述

物理疗法是利用人工或自然界物理因素作用于人体，使之产生有利的反应，达到预防和治疗疾病目的的方法，是康复治疗的重要内容，包括物理因子疗法和运动疗法。运动疗法是理疗的重要内容，是综合利用患者的力和外加的机械力以防治疾病的方法，将在下一章中详细介绍。本章主要论述物理因子疗法。

一、发展历程

物理因素通过对局部的直接作用，和对神经、体液的间接作用引起人体反应，调整血液循环，改善营养代谢，提高免疫功能，调节神经系统功能，促进组织修复，因而消除致病因素，改善病理过程，达到治病目的。

常用人工物理因素有电、光、声、磁、温度和机械力等。电疗分直流电、低频电、中频电、高频电和静电等疗法；光疗分红外线、可见光线、紫外线和激光等疗法；声疗又分超声波和超低声疗法；利用温度的治疗有热疗、冷疗和冷冻疗法；利用机械力的疗法有按摩、推拿、手法治疗、牵引和运动等。常用的自然界物理因素有日光、大气、海水、矿泉、高山和森林等，

人处在不同的自然环境中，接受环境中的不同自然物理因素的综合影响，防治疾病。人工物理因素也可用于物理诊断，理疗科常用低频脉冲电测定周围神经功能状态，用压力传感器测定人体重心的变化，以判断平衡功能，用紫外线红斑反应测定人体对日光是否敏感，测定穴位电兴奋性以估计经络的功能状态等。理疗在临床应用广泛，如急、慢性炎症，急、慢性损伤，肢体运动功能障碍、疼痛综合征、内脏器官功能失调等。

现代物理学促进了医学的发展，同时也使古老的物理疗法得以不断完善，并补充了丰富的内容。早在17世纪就产生了静电疗法；18世纪产生了直流电疗法；18世纪下半叶日光疗法有了进一步的发展；19世纪产生了感应电疗法、直流—感应电诊断（古典式电诊断）、直流电药物导入疗法、达松伐电疗法（长波疗法），并迅速发展了现代光疗中的红外线疗法和紫外线疗法。20世纪以来由于科学技术的飞跃发展，理疗技术在医学中的应用和作用原理研究获得了全面、显著的发展：在20世纪上半叶产生了中波、短波、超短波、微波、超声等物理疗法；自20世纪50年代以来，低、中频电疗法有了新的发展，水疗、磁疗等进而受到重视，并在应用技术方面有了发展提高；特别是在60年代实现的激光

技术，对全部科学（包括医学在内）的发展正在发挥着日益重大作用，激光疗法已成为现代光疗学的重要组成部分；此外，在 70 年代获得显著发展的射频治癌和光敏诊治癌症技术受到了世界上许多国家的重视。总之，现代理疗学正在迅速发展。我国是世界上应用物理疗法历史悠久的国家，但理疗专业在 1949 年前却很落后，新中国成立后，由于党和政府的重视才得以建立和发展，当前已形成了一支理疗专业队伍，不仅在城市的大医院中，而且在不少工厂、县医院以及部队的野战医院中也都建立了理疗科室；在全国各疗养院和康复医院中理疗已成为主要的组成部分。

二、物理因子疗法分类

（一）人工物理因子疗法

1. 磁疗法

利用磁场作用于人体一定部位或穴位治疗疾病的方法为磁疗法。包括静磁场疗法、脉冲磁场疗法、低频磁场疗法、中频电磁疗法、高频电磁场疗法等。

2. 电疗法

包括（静电疗法、直流电疗法、低频电疗法、中频电疗法、高频电疗法、超高频电疗法、特高频电疗法、离子导入疗法、电离空气疗法、电水浴疗法、射频疗法等。）

（1）直流电疗法

①单纯直流电疗法：将直流电作用于人体以治疗疾病的方法，有促进骨折愈合的作用。小剂量直流电阴极，可促进骨生长。但高热、恶病质、心力衰竭、急性湿疹、有出血倾向患者禁用。

②直流电离子导入疗法：利用直流电将药物离子导入人体以治疗疾病的方法。

③电水浴疗法：将肢体浸入水中，再通以不同波形的电流以进行治疗的方法。

（2）低频脉冲电疗法

应用频率低于 1000Hz 的各种波形的脉冲电流治疗疾病的方法为低频脉冲电疗法，这种电流具有强刺激作用。

①感应电疗法：感应电流又名法拉第电流，应用这种电流治疗疾病的方法，称感应电疗法。适用于废用性肌萎缩、神经功能丧失等疾患。

②神经肌肉电刺激疗法：应用低频脉冲电流刺激神经肌肉，引起肌肉收缩治疗疾病的方法。

③超刺激电流疗法：利用超过一般剂量的电流强度进行低频脉冲电疗的方法。

④间动电疗法：在直流电基础上，叠加经过半波或全波整流的低频正弦电流治疗疾病的方法。

（3）中频正弦电疗法

使用频率为 1 ～ 100kHz 的正弦交流电进行治疗的方法为中频正弦电疗法。

①干扰电疗法：用两路频率相差 0 ～ 100Hz 的中频正弦电流，交叉地输入人体，形成干扰场，使之内生 0 ～ 100Hz 的低频调剂的脉冲中频电流，以治疗疾病的方法。适用于局部血循环障碍性疾病，如缺血性肌痉挛；周围神经疾病，如神经痛、神经炎、周围神经损伤或炎症引起的神经麻痹和肌肉萎缩等。

②等幅中频正弦电疗法：是应用频率 1000 ～ 5000Hz 的等幅中频正弦电流进行治疗的方法。适用于肌肉、韧带、关节的劳损、扭伤、挫伤，肩周炎、骨关节炎、肱骨外上髁炎、风湿性关节炎等。

（4）高频电疗法

应用振荡频率高于 1MHz 的交流电治疗疾病的方法。

①短波疗法：应用频率为 3 ～ 30MHz 的高频电磁波作用于人体的治疗方法。

②超短波疗法：应用 10 ～ 1m 的电磁波

作用于人体的治疗方法。

③微波疗法：是用 lm ～ lmm 的特高频电磁波作用于人体的治疗方法。

3. 光疗法

利用日光或人工光线（红外线、紫外线等）预防和治疗疾病以及促进机体康复的方法。包括红外线疗法、可见光疗法、紫外线疗法、激光疗法等。

（1）红外线疗法：利用红外线治疗疾病的方法，适用于风湿性关节炎、神经根炎、多发性末梢神经炎、痉挛性麻痹、周围神经损伤等。

（2）紫外线疗法：利用紫外线治疗各种疾病的方法，适用于各种炎症、骨折和神经痛等。

4. 超声疗法

（1）超声疗法：利用超声波治疗疾病的方法适用于各种炎症、坐骨神经痛、冻伤、扭挫伤等。

（2）超声—间动电疗法：同时应用超声波和间动电疗法作用于人体，以达到治疗疾病的目的。

（3）超声药物透入疗法：是利用超声波把药物经过完整的皮肤或黏膜，透入人体内的治疗方法。

5. 传导热疗法

以各种热源为介质，将热直接传至人体达到治疗目的方法。

（1）泥疗法：用各种泥类物质加热后作为介质，涂敷在身体的一定部位，将热传至人体，达到治疗作用的方法。

（2）石蜡疗法：以加热熔解的石蜡为温热介质，涂敷于患部，将热能传入人体，以达到治疗目的的方法。

（3）玉石疗法：利用电热原理加热玉石，产生大量的远红外线作用于人体。远红外线被人体表层吸收后产生大量的热能，并传导至皮下更深层组织，令人体细胞活化，促进新陈代谢，增进人体的免疫功能，从而到达康复治疗的目的。

（二）自然物量因素的疗法

包括矿泉、气候、空气、日光、海水疗法等。

三、理疗作用

（一）共同性作用和特殊性作用

1. 共同性作用

各种理疗的共同性作用有充血、消炎、镇痛等。

2. 特殊性作用

理疗的特殊性作用有：低频电流引起肌肉收缩；紫外线促进维生素 D 的形成；直流电流的电解、电泳，能将药物离子导入体内；超声波的振荡雾化；高频电可使组织内部产生"内生热"等。

（二）直接作用和反射作用

1. 直接作用

理疗的直接作用有：高能量激光治疗疣、胎痣、血管瘤；紫外线刺激皮肤细胞和杀菌；直流电场内的离子移动；超高频电场促使偶极分子振荡以及电解拔毛等。

2. 反射作用

理疗的反射作用是间接作用，是理疗的主要作用机制，是不同于其他疗法的主要特点，是借机体的反射作用和防御性反应，来保持和恢复生理平衡，从而消除病理过程。

第二节　磁　疗

一、磁疗概况

磁疗（magnetotherapy）是以磁场作用于人体治疗疾病的方法。磁场影响人体电流分布、荷电微粒的运动、膜系统的通透性和生物高分子的磁矩取向等，使组织细胞的生理、生化过程改变，产生镇痛、消肿、促进血液及淋巴循环等作用。

1. "磁"即磁石，是一种金属氧化物，我国用磁石治病已有悠久历史。汉代司马迁《史记·扁鹊仓公列传》记载就已发现一种称之为"磁石"的天然矿物，具有磁性并可治疗疾病。唐代著名医药学家孙思邈在《备急千金要方》中记述：用磁石、朱砂、六曲制成的蜜丸，治疗眼病时"常顺益眼力，众方不及"，还说"主明目，百岁可读论书"。中国四大发明之一的"指南针"就是利用磁石制成的。在《本草纲目》《中药大辞典》等著名药书中，用磁石治病的药方多有记载。"磁疗法"早已被医务界普遍采用，它可引起人体神经、体液代谢等一系列变化，具有活血化瘀、消肿止痛、消炎镇痛等作用。经过几千年的医学的发展，近年来国内外医学专家对磁疗有了更深的认识，不仅应用磁场治疗疾病，而且应用磁场作为一种保健手段，磁性保健用品便应运而生。

2. 磁疗定义

磁疗是利用人造磁场（外加磁场）施加于人体的经络、穴位和病变部位治疗某些疾病的方法，它是一种简单有效的科学方法，也包括口服和外用的磁性药物。

磁疗在近年来得到迅速发展是由于其适应证广泛，保健效果显著，无创伤、无疼痛、不良反应很小、安全、可靠，易学易懂、经济实惠，是一种值得广泛推广的新型方法。

3. 磁疗方法

磁疗主要有以下几种方式：

（1）静磁疗法：用于穴位和病变局部。

（2）动磁疗法：又称旋磁和脉动磁疗法。

（3）磁化水疗法和磁针疗法等。

临床常用以治疗软组织损伤、表浅血管瘤、乳腺增生、神经痛、胃肠功能紊乱等。

4. 磁疗现状

我国在古代就用磁石治病；20世纪60年代初用铁氧体磁块贴敷穴位治高血压、关节炎等症状，后来出现了磁疗机及衣、帽、鞋、裤、垫等随身衣物上贴敷磁场的疗法，旋磁法、磁电法、磁针法等。

截至目前，我国的磁疗已进入多层次、多学科、多水平和深入提高的阶段。对磁疗的理论、生物效应、临床适应证、方法学、磁疗产品研究等，都有较明确的论证。磁疗已成为物理治疗的主要方法之一。有许多医疗科技工作者对机理进行更深一步的研究，多种磁疗服饰、磁疗睡眠系统正在向高层次发展。

二、对人体影响与作用机理

（一）作用机理

磁性是物质的属性之一。人体也具有一定的磁性，现已发现人脑、心脏、皮肤和其他器官的电流活动都能产生磁场，甚至连头发上的毛囊也产生磁场。近年来由于现代磁学和生物学的发展，出现了生物磁学这门边缘科学，现已获知磁性物质和磁场对生物学的生理功能都有一定的作用和影响，这种作用和影响叫生物的磁效应。这种磁效应是由于物体内部微观结构的电子运动和构成生物组织的物质磁性决定的。科学实验已证实，磁性物质和磁场对生物的分子、细胞、神经、器官及整体（指活体）的各个层次均显示出不同的影响。磁疗就是利用人体内部的这种生物磁效应来调整和恢复人体内各种不平衡或不正常的功能状态来达到保健的目的。根据生物的磁效应，磁疗治病机理可以概括为以下几个方面：

1. 生命过程中的氧化还原反应、神经的传导、心肺的搏动等都与人体内部的电子传递有关，磁场可以影响电子的运动。

2. 生物膜的渗透性有极强的选择性，它对人体内部的脑电位及物质的交换和代谢有主要的作用。磁场能影响一些带电离子，如钾、钠、氧离子的渗透能力。

3. 人体中的各种酶和蛋白质都含有许多微量过渡金属元素，如铁、钴、锰、铜等，这些微量元素大多是各种酶和蛋白质的组成部分，同时又是酶和蛋白质的活动中心。磁场通过对过渡金属元素（磁性离子）的作用而改变这些酶和蛋白质的活动功能，加速酶系统的生化反应。

（二）对人体各部分的影响

1. 人体血脂

血脂是血液中脂肪物质，血脂高低是指脂肪物质的多少，血脂包括血胆固醇、甘油三酯、高密度脂蛋白、低密度脂蛋白等。通过临床观察表明，磁场有降低血脂作用。磁场降低血脂的机理为，在磁场的作用下，胆固醇的长链和支链变成短链，成为多结晶体中心，有利于分解与代谢，或通过磁场对酶的影响，防止脂肪的合成。

2. 免疫功能

免疫功能是不是正常，与人的健康有密切关系，免疫功能低下的人，由于抵抗力低、容易患病。磁场对免疫功能的影响，国内外专家从不同角度与不同的方法进行了研究与观察，结果是大多数的实验研究与临床观察表明，磁场可以提高机体免疫力。

3. 中枢神经

许多动物实验表明，低磁场使中枢神经系统的兴奋性增高，强磁场使中枢神经系统兴奋性减低。人体对交变磁场及恒定磁场都有敏感性。在一定范围内磁场强度合理，镇痛效果越明显。

4. 生物电

科学研究表明，生物电、生物磁是人体内客观存在的一种特殊物质，正常人体内生物电、磁在各部位都保持一定的动态平衡。但人生病后，这种平衡即会被打破而出现异常。因此，当人体内生物电、生物磁出现异常时，如外加以适当强度的磁场，作用于人体适当部位，根据"电磁感应"及磁与磁"同极相斥，异极相吸"的原理，也会使人体内处于异常状态的生物电、生物磁，产生一系列变化，这种变化就会使人体细胞内一些违反常规的电磁运动趋于正常，疾病随之而有好转。

5. 皮肤

磁场可以使皮肤的温度升高，主要由于血管在磁场作用下扩张，血液循环加快所致；磁场还可以使皮肤电阻下降。最近，有人用红外线图谱观察法观察磁性床垫使用情况，在使用5分钟就发现局部皮肤温度升高，20分钟后温度升高明显。

（三）磁疗作用

1. 磁疗能增强白细胞的生命力，在磁场的作用下，白细胞吞噬功能比较活跃，红细胞和淋巴细胞的沉降变慢，有利于消炎和降低血沉。

2. 磁疗能改善血液循环，增强氧气和铁质的吸收，排除二氧化碳和血液内的污物（有害毒素等）。

3. 磁疗能在体内产生电流，增加血管壁的弹性使血管扩张，降低血液黏度，加快血流，消除栓塞。

4. 磁疗有加强内分泌液渗透作用，纠正内分泌的失调和紊乱。

5. 磁疗能刺激人体的感应器，兴奋末梢神经，调节神经功能。

6. 磁疗能使致痛物质如缓激肽、5-羟色胺、酸性代谢产物等扩散和消失，减轻和消除疼痛。

7. 由于磁疗象针灸一样，主要是通过人体经穴来治疗疾病，说明磁疗对经络的作用是很明显的。经络的实质虽然至今医学上尚未阐明和做出定论，有认为是现代的神经系统，也有认为是血管系统，再有认为是内分泌系统，还有认为是淋巴系统，或是它们之间的组合，但无论怎样，经络是客观存在的。

8. 活血化瘀是中医的重要疗法，特别是 70 年代以来，活血化瘀的临床应用有很大发展，治疗的范围越来越广泛，疗效越来越高，对其机理的研究越来越深。我们在临床上已证实，凡是中医活血化瘀疗法能够治疗的疾病，磁疗大都能治疗，而且效果很好，如血肿、高血压、脑中风（脑血管病）、冠心病、糖尿病、胸腔积液、肾炎、水肿，尤其是关节疼痛等都收到很好的效果，说明磁疗的活血化瘀的作用是很强的。

9. 许多实验和临床观察证实，胆固醇与人体健康有着密切关系，高胆固醇血症常引起动脉硬化，危害人体健康。有人应用磁场作用于高胆固醇食物喂养引起高脂血症的家兔，发现有降低血脂的作用。通过形态学观察，亦发现经过磁场作用的家兔，主动脉的脂质沉积减少。

（四）磁场效应有益健康

科学家经过实验和观察发现，磁场效应有益健康。所谓磁场效应就是磁场作用于人体后引起的生物效应。归纳起来有以下几个方面：

1. 促进细胞代谢，活化细胞，从而加速细胞内废物和有害物质排泄。

2. 平衡内分泌系统。

3. 促进血液循环，改善微循环状态。

4. 促进炎症消退，消除炎症肿胀和疼痛。

5. 双向调节血压，尤其能使高血压降低。

6. 提高红细胞的携氧能力，降低血液黏度。

7. 增强和改善人体免疫功能，提高人体对疾病的抵抗能力。

8. 有抗衰老作用，能清除体内积存的自由基。

9. 改善血脂代谢，有降低胆固醇作用。

10. 消除疲劳，促进体力恢复。

11. 镇静作用，消除失眠和神经紧张。

上述种种磁场效应，确实对人体健康能起到有益作用，是人类理想的健康之宝。

三、磁疗应用

磁疗在我国可谓历史悠久。早在秦汉时期，人们就开始用天然的磁石治病。在（神农本草经）中就有记载："磁石味辛、酸、寒，主治周痹风湿、肢节肿痛，不可持物。"近年来，随着医学科学的发展，创造出不少磁疗器械，如磁针法、磁电法、直流电磁疗、旋转磁疗法、交变磁疗法等。因磁疗使用方法简单，安全可靠，无损伤，无痛苦，已被广泛地应用于临床，深受广大病人欢迎。

因磁场能改善血液循环和组织营养，降低末梢神经的兴奋性，促使致痛物质的分解和转化，从而具有镇痛作用；磁场可以加强局部的血液循环，改善组织的通透性，有利于炎症的消散和渗出物的吸收。同时，磁场还能提高机体的非特异性免疫功能，似改变病人的全身状态，提高对疾病的抵抗能力，抑制和防止疾病的复发；磁场可促进局部的血液循环，加速炎症渗出物的吸收和消散，具有消肿作用。

磁疗的剂量要根据病人的年龄、身体状况、病情、治疗部位等具体情况决定。磁场的强度一般分为三级：在 0.05T（特斯拉）以下者为小剂量；0.05 ～ 0.15T 者为中等剂量；0.15T 以上者为大剂量。老年体弱者，一般宜从小剂量开始，如疗效不明显而无明显不良反应时，可适当加大磁场强度。磁疗的时间、疗程也需根据病人具体情况而定。

磁疗在以下病种应用较多：

整形外科：骨质疏松及其并发症、痛性营养障碍综合病症、骨折愈合、急性和慢性吻合术、长骨假关节、改善术后 GIT 功能、骨软骨病等。

康复科：变形性骨关节病（关节炎）、肩关节周围炎、伤后关节和肌肉疼痛、外伤后水肿、运动损伤、上肢和下肢肌肉萎缩等。

四、磁疗特点

我国应用磁场于医疗方面，经过近四十年来的实践和研究，具有以下特点。

（一）适应证广

应用各种类型的磁场治疗疾病时，其适应证广，不仅在内科疾病与外科疾病方面有大量的适应证，而且在妇科、儿科、眼科、耳鼻喉科、皮肤科等各科中，均有不少疾病是磁疗的适应证，应用磁场治疗的疾病，已超过百种。

（二）疗效好

磁疗法发展快，治疗疾病种类多，对于多种疾病有良好、较好或有一定的治疗效果，对有的疾病的效果产生也快，甚至有的疾病可以出现即时效果。

（三）省时方便

磁疗法不仅可在医院、门诊部开展，而且也可以不去医院就应用磁场治疗疾病，在医生指导下，将磁盘贴敷于穴位或病变部位，或者使用磁性健康用品后，定期与医生联系，反映使用情况，就可以边工作边治疗，节省很多时间；有些小型的磁疗机或磁疗用具，经过简单的学习，就可以自己或家人帮助操作，有的磁疗产品价格合理，而且可以反复使用，因此经济节约。

（四）多病兼治

磁疗法属于物理疗法的范畴，磁场属于一种物理治疗因素，一般物理疗法在施治时，是针对某一种疾病，而磁疗法则与其他物理疗法有所不同，有时可以同时治疗几种疾病，如用磁盘贴敷治疗扭挫伤，如同时有关节炎、失眠，再加贴与其有关的穴位，则关节炎、失眠也可以同时治疗。又如使用磁性床垫治疗失眠，如同时有高血压，那后者也可以同时得到治疗，若因神经衰弱使用磁性枕垫，如同时有颈椎病，那颈椎病也同时得到治疗。

（五）双向性

在物理疗法中，有些物理因素的作用具有双向性，如有的物理因素有镇静作用，同时也有兴奋作用。磁疗法即在有的情况下可以产生两种不同的作用，如应用磁场使面神经的兴奋性升高，治疗面神经麻痹，同时又可以降低面神经的兴奋性，治疗面肌抽搐，又如应用磁场降低肠平滑肌的兴奋性，治疗因肠平滑肌运动亢进而引起的腹泻，磁场又可以增强平滑肌的活动性，故也可治疗因肠平滑肌运动缓慢所致的便秘。

（六）无痛无损

在施行磁疗时，患者没有痛苦与不适，无任何损伤，因此易于为患者所接受。在穴位上施行磁场治疗时，不像针刺那样要刺破皮肤，对于因病而需要针刺治疗时，有的可以应用磁场代替针刺治疗，故尤其适用于怕针惧痛的患者。即使极个别人在接受磁场治疗时，产生某些不适反应，降低磁场强度或停止磁场作用后，不适反应将会消失，因此说磁疗法是一种安全性好的治疗方法。

五、缺磁与补磁

（一）缺磁原因

1. 工作环境在两层楼以上。

2. 家居生活在两层楼以上。

3. 睡床采用"席梦思"床垫。

4. 每天在地表活动少于 5 个小时。

5. 每天乘车超过 2 个小时。

有研究资料表明，如果这 5 项中您占到其中 3 项以上，久而久之，人体便会出现磁饥饿症，医学上称之为"乏磁综合征"。临床资料显示，人体长期缺磁会引发各种疾病；细胞缺磁，活力低下，就会加速肌体的衰老；血液缺磁会增加黏稠度，血黏度增加从而会导致血液循环不畅，各组织器官发生缺血、缺氧，引发循环系统、神经、泌尿及消化系统发生病变；人体缺磁还会促发神经功能失调、新陈代谢紊乱、细胞死亡加快，继而出现腰酸背痛、心悸、失眠、全身不适等症状。医学研究表明，新生细胞的含磁量比老细胞高几倍到几十倍，青年人血液中的含磁量也明显高于老年人。这也是老年人血液活力差、血液黏稠、易患心脑血管病的主要原因之一。

（二）补磁有益生命

近年来，有学者研究发现，北方地区的地磁场强度要高于南方，这一现象似乎与地域的磁场强度有关系。

生命离不开磁场，但多强的磁场最有益于生命，这是我们最关心的问题。科学研究表明，现代社会由于高楼林立、电网交错、钢筋混凝土的屏蔽作用及大量采矿等多种因素的影响，生物所接受的地磁场强度正在不断减弱。因此，除地磁场外，再补加额外磁场，对动植物生命均有益处。请看以下"补磁"试验：

磁疗学家陈植教授将同等大小的大蒜分成两组，其中实验组受 50 高斯磁场作用，对照组只受地磁场（0.3 ~ 0.5 高斯）作用。25 天后，实验组比对照大蒜平均高 3.3 厘米。

以上实验说明：对生命施加高于地磁场强度的外加磁场（补磁），有利于其健康成长，减少疾病，延长寿命。

第三节 电 疗

一、电疗概述

电疗（electrotherapy）是利用不同类型电流和电磁场治疗疾病的方法，是物理治疗方法中最常用的方法之一。主要有直流电疗法、直流电药物离子导入疗法、低频脉冲电疗法、中频脉冲电疗法、高频电疗法、静电疗法。不同类型电流对人体主要生理作用不同：直流电是方向恒定的电流，可改变体内离子分布，调整机体功能，常用来做药物离子导入；低、中频电流刺激神经肌肉收缩，降低痛阈，缓解粘连，常用于神经肌肉疾病，如损伤、炎症等；高频电以其对人体的热效应和热外效应促进循环，消退炎症和水肿，刺激组织再生，止痛，常用以治疗损伤、炎症疼痛综合征；大功率高频电可用于加温治癌；静电主要作用是调节中枢神经和自主神经功能，常用于神经官能症、高血压早期、更年期综合征。

二、治疗原理

临床上应用的电疗方法有：直流电疗法（包括电水浴疗法、直流电离子导入疗法），低频脉冲电疗法（包括感应电疗法、电兴奋疗法、电睡眠疗法、超强电刺激疗法、经皮电刺激疗法、间动电疗法等），中频电疗法（包括等幅中频正弦电疗法、调制中频正弦电疗法、干扰电疗法等），高频电疗法（包括长波电疗法、中波电疗法、短波电疗法、超短波电疗法、微波电疗法及毫米波电疗法）和静电疗法。

人体内除含大量水分，还有很多导电的和非导电的电介质，因此人体实际上是一个既有电阻又有电容性质的复杂导体，这是电疗的物质基础。电能作用于人体引起体内的理化反应，并通过神经—体液作用，影响组织和器官的功能，达到消除病因、调节功能、提高代谢、增强免疫、促进病损组织修复和再生的目的。

机体对不同性质的电流反应不一，治疗机理亦异。低频电流可改变神经和肌肉细胞的膜电位，使之兴奋而产生收缩；低频调制的中频电流可使感觉神经的粗纤维兴奋，抑制细纤维冲动的传入，因此镇痛作用较强；高频电流对机体组织产生热效应和非热效应，从而达到治疗目的。同种电流在使用方法和剂量大小不同时，引起人体的反应也有差异。此外，人体的不同器官和组织、不同的功能状态和病理改变，对电流的反应也不尽相同。低、中频电流还可用以判断神经肌肉的运动功能，用以诊断周围神经病损程度。故在康复医学中，低、中频电流用来作重要的治疗和功能评定的手段。

三、种类

（一）直流电疗法

直流电方向恒定，强度不随时间变化。理疗用的直流电电压一般在 $50 \sim 80V$，电流强度 $0.05 \sim 0.1mA/cm^2$。当直流电作用于人体时，体液中电解质发生电解作用，产生正、负离子，正、负离子各向与其极性相反的电极移动。与此同时，胶体液中的荷电胶粒（分散质）向一极移动，称为电泳；水分子（分散媒）向另一极移动，称为电渗。处于直流电正极作用下的组织内部将发生下述变化：由于 Ca^{2+}、Mg^{2+} 等两价离子向负极移动的速度比 K^+、Na^+ 等 1 价离子慢，因而前者在正极附近的相对浓度较大。Ca^{2+}、Mg^{2+} 等两价离子有降低组织兴奋的作用，对正极下的机体镇静作用。Cl^- 在正极附近浓度较大，与 H^+ 化合成 HCl，使该处组织液呈酸性。人体细胞膜的构成蛋白质都荷负电，在正极作用下负电荷消失，相互间排斥力减弱，距离减小而密集，同时因电渗作用使局部组织含水量下降，故膜的通透性降低。处于直流电负极作用下的组织内部将发生如下变化：K^+、Na^+ 等 1 价离子浓度相对较大，增强该处机体组织的兴奋状态。Na^+ 移至负极下与 OH^- 化合成 $NaOH$，使组织液呈碱性。细胞膜蛋白质电荷增强，排斥力提高，细胞膜距离增大而分散，同时因组织内含水量增加，故细胞膜的通透性提高。

直流电正、负极下组织内发生的理化变化，有调整神经的兴奋性，改善局部水肿或脱水现象，促进血液循环和代谢功能的作用。并可通过分节反射，改善内脏的活动功能。临床上常用直流电来镇痛、止痒、软化瘢痕、消肿、促进组织再生，改善中枢和周围神经功能等。

直流电还能将药物离子导入人体，达到治疗目的，这称直流电离子导入疗法。它是利用电荷同性相斥的原理，将药物离子或荷电微粒经皮肤导入人体。此法综合利用直流电和药物两者的治疗作用，临床上应用较多。药物导入量取决于电量大小、药物浓度、电极面积和通电时间。通电时间过长，则局部组织内离子堆积而产生极化现象，使导入量明显减少，故临床上一般通电 $20 \sim 30$ 分钟。导入的药物不但可对局部组织起作用，还可通过体液循环把药物送到远隔器官起治疗作用。离子导入除采用直流电外，还可利用单向低频脉冲电流或半波正弦中频电流。导入药物因病而异，急性化脓性炎症可用抗生素类，过敏性疾病用脱敏药物，风湿性病则用水杨酸类药物。

（二）低频脉冲电疗法

采用频率在 1kHz 以下的低频脉冲电流。这种电流在人体内可引起离子和荷电微粒的迅速移动，因而对感觉神经和运动神经有明显的刺激作用。低频脉冲电流因波形不同，可分为方波、梯形波、指数曲线形波、三角波和正弦波等。根据临床治疗需要，可调整脉冲周期，脉冲宽度和升、降波时间。有时以更低频率的脉冲波去调制上述低频脉冲，这种波称低频调制波。

临床上低频脉冲电疗法主要应用于下述两方面：

1.用以刺激神经、肌肉，引起肌肉收缩，进而促进动脉供血、静脉和淋巴回流，改善局部营养代谢，消退水肿，还可提高肌肉张力，防止或延缓肌肉萎缩过程；节律地刺激神经、肌肉，可使肌肉节律性收缩，用以防止由于损伤或炎症造成的肌纤维和肌膜间、肌束之间的粘连，保持肌肉弹性，防止挛缩。此外，电刺激还可促进病损神经纤维的再生。低频脉冲电可用于强度／时间曲线测定，以判断肌肉失神经支配的程度，并选择最佳治疗用脉冲参数，以提高治疗效果。低频脉冲电刺激疗法还可治疗上运动神经元疾患所引起的痉挛性瘫，此法是利用两组低频脉冲电流，交替刺激痉挛肌及其拮抗肌，利用交互抑制的反应使痉挛缓解。

2.用于止痛，主要采用超刺激电疗法（用超出一般剂量的电流强度的低频脉冲电疗法）和经皮电刺激神经疗法（TENS）。低频电脉冲止痛机理有两种可能：其一，是低频脉冲电阻止了痛觉神经向中枢传递冲动，但对具体阻抑在何部位意见不一，有人认为在感觉神经纤维，有人认为在脊髓后角细胞，也有认为在大脑皮质的感觉中枢。其二，是低频脉冲电促进局部血液循环，消散局部的致痛物质，改善组织代谢功能，因而起到止痛效果。

四、治疗效果

临床常用低频脉冲电流治疗周围神经疾病、各种肌肉萎缩、肢体血液及淋巴回流障碍、中枢神经功能失调以及疼痛综合征等。

（一）中频电疗法

中频电疗法采用频率为 1 ～ 100kHz 的中频正弦电流，临床上常用频率为 2 ～ 5kHz，常用方法有等幅中频正弦电疗法、调幅中频正弦电疗法和干扰电疗法三种。调制波频率为 10 ～ 200Hz，可采用全波或半波，连续调制或间断调制，还可采用等幅波和调制波交替出现，或频率交变的调制波。调制中频电流兼有低中频电流的特点，用于止痛或促进血液循环，较低中频电流单独应用作用明显；用于神经肌肉刺激时，由于皮肤刺痛小，病人可耐受较大电量。干扰电是利用两组频率相差 0 ～ 100Hz 的等幅中频正弦电流（临床多用 5±0.1kHz），交叉输入人体同一部位。在交叉部形成干扰电场，在体内按正弦电波的差拍原理产生 0 ～ 100Hz 的低频调制中频电流。临床上利用 3 组等幅中频正弦电流，从三维空间交叉输入人体，形成立体干扰电场，其效果优于一般干扰电场。经改进后，采用 3 组强度交替改变的正弦电流，使局部的刺激作用更易为病人忍受，进一步提高治疗效果，此方法称为动态立体干扰电疗法。

1.特点

（1）不产生电解作用，不引起组织的

化学损伤。

（2）频率高，组织阻抗小，可使用较大电流量。

（3）对感觉神经刺激较小，病人易于接受。

2. 主要治疗作用

（1）镇痛：以正弦调制中频电流最佳，对因急性软组织损伤造成的疼痛效果较好。

（2）刺激肌肉收缩：以动态立体干扰电场效果最佳，疼痛刺激小，作用深入，病人易于接受。

（3）促进血液循环，改善营养代谢。

（4）促进淋巴和静脉回流。

（5）软化瘢痕，松解粘连。

3. 治疗效果

临床上常用中频电流治疗软组织损伤、神经炎、痛经、肢体循环障碍，周围神经损伤引起的肌肉麻痹，胃肠及膀胱平滑肌无力等。患急性化脓性炎症者、孕妇、血栓性静脉炎患者、安装起搏器者禁用。

（二）高频电疗法

高频电疗法采用频率为 100kHz 以上的高频正弦电流，内生热是高频电流对人体作用的重要基础。高频电场在人体组织内产生热的机理与直流电（或低频电）由欧姆耗损产生热的机理不一样，人体组织在高频电场作用下，组织内电解质离子随着高频电场极性交变几乎在原位振动，振动时克服阻力而生热。组织内的电解质具有等量电荷，以非极性分子和极性分子状态存在。

1. 特点

在高频电场作用下，非极性分子极化形成极性分子，与原有的极性分子一起随电场交变而急速转动，在运动中克服周围阻力而生热。热量大小与组织所受电磁场强度有关。组织受热后可以促进局部血液循环，改善组织营养代谢，刺激组织再生，

消退炎症，还可降低周围神经兴奋而止痛，并可通过神经反射作用，调节中枢神经功能和免疫系统功能。除热效应外，高频电尚有非热效果，但研究尚不够深入。高频电疗常用的方法有短波疗法、超短波疗法和微波疗法。一种新的高频电疗法——毫米波疗法已开始用于临床。毫米波的频率与人体组织细胞的固有振动频率相近，通过谐振将能量传给人体组织，达到治疗目的，这与上述方法的作用机理不同。

2. 应用

高频电疗法临床应用很广，多用于急、慢性化脓性和非化脓性炎症、软组织损伤、神经痛、神经损伤、风湿性和类风湿关节炎、关节周围炎、急性肾功能衰竭等。禁忌证主要有活动性肺结核、出血、心力衰竭、恶病质等。也可利用短波和微波的热效应治疗恶性肿瘤，瘤内血流量小于正常组织，易于大量积热，故高频电可使瘤内温度高于周围组织，达 42℃ 以上，这对肿瘤细胞有明显的杀伤作用。这种疗法称射频加温治癌疗法或微波加温治癌疗法。

（三）静电疗法

静电疗法利用静电电场对人体产生作用，常用电子管式静电机，输出两极间的高压可高达 50kV，为阻止短路危险，在输出电路中串联高阻值保护电阻，使短路电流在 1mA 以下。由于静电电场方向恒定，体内离子或有极性分子定向移动，因而引起体内一系列变化。此外，火花放电和静电电场可使氧变为臭氧（O_3），对人体感受器有一定刺激作用，全身应用时人体的反应表现为：中枢神经兴奋性降低，自主神经系统功能改善，故临床常用于神经症、早期高血压、更年期综合征、自主神经功能紊乱。局部应用时，可改善组织的血液循环和营养状态，抑制感觉神经，常用于慢性溃疡、皮肤瘙痒等。

五、电疗不良反应

电疗和其他治疗方法一样，也有其特定的不良反应和并发症。例如用于治疗精神疾病的现代改良电休克治疗，常见的并发症主要是头痛、恶心、呕吐和可逆性的记忆减退。记忆减退出现的比例较高，国外研究发现至少有1/3的患者表示在接受电疗之后，出现了明显的记忆衰退。但是，一般认为电休克治疗对记忆的影响是有限的，并且通常只是暂时的，临床上这些症状一般在治疗后都会自行好转而无须处理。

现代电疗除了上述不良反应以外，还有不少缺点。首先，电休克治疗实施起来较为复杂且有一定的危险性，需要全麻和吸氧，基层医院很难开展。其次，由于电休克治疗技术和设备等要求高，所以治疗费用也较高。再有，电休克治疗和药物治疗一样不能一劳永逸，要维持治疗，否则许多患者的病情就会复发。所以一般推荐在电疗后的6个月里，以药物治疗或者非经常性的电疗作为后续维持治疗。

防止电疗不良反应的方法有：电疗前要保证睡眠质量，营养和吸收水分充足，电疗对人体会起到电化学作用，物理学上为电离作用，如果没有充足的水分和营养，在通过长时间（起码在1个小时以上）的微电流电疗，会起到电疗虚脱的作用，排除电疗不良反应，关键是在长时间电疗中，要适当休息片刻，电疗30分钟后，要稍事休息和补充水分，时间控制在2个小时内，做完电疗要补充足够的营养，这样下来，病症消除，人也不会虚脱，记忆力不会受影响。

第四节 光 疗

一、光疗简介

光疗就是应用日光、人造光源中的可见光线和不可见光线的辐射能防治疾病的方法。光疗始于日光疗法，早在公元2世纪就有了日光疗法的记载。人工光源始于18世纪末至19世纪中叶，可见光、红外线、紫外线等相继形成，随后于临床治疗的各领域中得到广泛的应用和不断发展。

光疗主要有紫外线疗法、可见光疗法、红外线疗法和激光疗法。

红外线作用于人体主要能改善局部血液循环、促进肿胀消退、镇痛、降低肌张力、缓解肌痉挛及干燥渗出性病变。

紫外线作用于人体，光能量引起一系列化学反应，有消炎、止痛、抗佝偻病的作用，常用以治疗皮肤化脓性炎症和其他皮炎、疼痛综合征、佝偻病或软骨病等；波长310～313nm范围的紫外线称之为窄谱中波紫外线（NBUVB），集中了紫外线中生物活性最强的部分直接作用皮肤患处，同时过滤掉对皮肤有害的不良波段紫外线，不良反应小，作用于皮肤角质层，起效时间短，见效快，已在各大医院广泛用于银屑病、白癜风、慢性湿疹、神经性皮炎、特应性皮炎、掌跖脓疱病、玫瑰糠疹、斑秃、副银屑病、皮肤慢性溃疡、蕈样肉芽肿等疾病的治疗。

可见光就是人眼能看到的光线，用可见光治疗疾病的方法为可见光疗法，主要包括红光、蓝光、蓝紫光及多光谱疗法。红光具有兴奋作用；黄光、绿光与红光作用相反；蓝紫光可用于治疗核黄疸。

激光为受激辐射光放大产生的光，具

有发散角小、方向性好、光谱纯、单色性好，能量密度高、亮度大，相干性好等特点，具有热效应、机械效应、电磁效应。可用于许多疾病的诊治。

二、红外线疗法

红外线的波长为 760nm ～ 50μm，属于不可见光。红外线的主要作用基础为热效应。根据生物学特点，红外线可分为两段，其一是长波红外线，波长 1.5 ～ 15μm，又称远红外线。其二是短波红外线，波长 760nm ～ 1.5μm，又称近红外线。红外线的光量子能量低，主要生物学作用为热效应而无光化学作用。人体皮肤和皮下组织是吸收红外线的主要区域，由于表皮各区对不同波长的红外线吸收率是不同的，长波红外线只能达到 0.05 ～ 1mm 深度，短波红外线可深达 1 ～ 10mm，皮肤经红外线照射后出现充血，表现为境界不清、颜色不均匀的红色热红斑。停止照射后，约 1 ～ 2 小时红斑完全消退。反复多次照射后皮肤上可出现不均匀色素沉着，其特点为沿皮肤血管的网状花斑，形状如大理石纹。

皮肤及表皮下组织将吸收红外线能量转变成热，热可以引起血管扩张，血流加速，局部血循环改善，组织的营养代谢增强，血液淋巴循环的加速，促进了组织中异常产物的吸收和消除。红外线的温热作用降低了感觉神经的兴奋性，干扰了痛阈，故红外线疗法对各种原因引起的疼痛（如神经痛）均有一定的镇痛作用。热可使肌梭中 γ 传出神经纤维的兴奋性降低，牵张反射减弱，致使肌张力下降，肌肉松弛，如在胃肠平滑肌痉挛时，可使胃肠蠕动减弱，肌肉痉挛缓解，疼痛消除；又能使组织内血循环加快，渗出增加，小动脉和毛细血管周围出现白细胞移行浸润，吞噬细胞功能增强，抗体形成增多。由于免疫力增强，故对浅层组织的慢性炎症有吸收作用。

红外线治疗的适应证广泛，主要用于缓解肌痉挛，改善血运，止痛。例如腰肌劳损、腰椎间盘突出、肌腱炎、慢性胃炎、慢性肝炎、神经炎、皮肤溃疡、挛缩的瘢痕等。禁忌证为高热、出血倾向、活动性肺结核及重症动脉硬化等。

红外线辐射器主要为红外线灯、石英红外线（钨丝伸入充气的石英管中构成）、光浴箱。

三、紫外线疗法

紫外线是光谱中位于紫光之外、波长小于紫光的不可见光线，其波长为 400 ～ 180nm。光量子能量高，有明显的光化学效应。

医用紫外线分为三段：长波紫外线（400 ～ 320nm）、中波紫外线（320 ～ 250nm）、短波紫外线（250 ～ 180nm）。太阳光中含有大量的紫外线，但大气层几乎将短波紫外线吸收殆尽，故辐射到地面的只有长、中波紫外线，短波紫外线可靠人工光源获得。

（一）紫外线的生物学作用

1. 红斑反应

红斑反应即以一定剂量的紫外线照射皮肤后，经过一定时间，照射皮肤上呈现的边界清楚、均匀的充血反应。皮肤对紫外线的吸收与其波长有关，紫外线波长越短，透入皮肤深度越浅。因此，短波紫外线和中长波紫外线大部分被皮肤角质层和棘细胞层吸收。紫外线照射后必须经过一定时间才能出现红斑反应，这段时间即为潜伏期。潜伏期的长短与紫外线的波长有关，长波紫外线红斑的潜伏期较长，一般为 4 ～ 6 小时，短波紫外线红斑的潜伏期较短，一般为 1.5 ～ 2 小时，红斑反应于

12 ～ 24 小时达到高峰，之后逐渐减退。

紫外线红斑的本质是一种光化性皮炎，属于非特异性炎症。紫外线产生红斑的机理有四种学说：一是组胺说。紫外线对组织蛋白质的变性分解作用，使组织内的组氨酸分解，形成组胺，组胺的释放，引起真皮乳头层毛细血管扩张、渗透性增强，表现为皮肤充血，出现红斑反应。但红斑的形成非单纯的组胺作用，紫外线作用于棘细胞的溶酶体膜，释放出水解酶等多种酶，使蛋白分解，血管扩张形成红斑。前列腺素是引起紫外线红斑重要活性物质，而激肽、组织胺是辅助因素。紫外线使血管内皮细胞变性，导致激肽产生，出现红斑。

红斑处血管扩张，血压降低，白细胞增多，吞噬能力增强，明显提高免疫能力。因而紫外线照射具有消炎、止痛、镇痛及抗感染的作用；又能加速组织再生，可用于伤口不愈的慢性溃疡。对肌肉和神经的风湿性炎症或表浅的急、慢性化脓性炎症有良好的效果，但对结核性炎症可加剧病灶扩散，因而不宜采用。

一定剂量的紫外线照射后，经过一定的时间可出现不同程度的皮肤色素沉着。长波紫外线照射后黑色素沉着强，短波紫外线照射后色素沉着弱。黑色素可与紫外线照射下皮肤光化学过程产生的自由电子和其他化学自由基结合，防止它们对机体的损害。皮肤色素沉着的机理是：紫外线可作用于垂体－肾上腺皮质系统，加强黑色素细胞刺激素的分泌，从而促使黑色素细胞（表皮与真皮间的分泌细胞）内的黑色素颗粒从还原状态变成氧化状态，加强表皮细胞对黑色素颗粒的吞噬作用，使皮肤色素沉着加强。

利用紫外线的色素沉着作用，可以治疗白癜风，尤其是长波紫外线与光敏剂配合，这种疗法即光动力疗法，或称黑光疗法或光化学疗法。原理是口服光敏性药物如 8- 甲氧基补骨脂素、三甲基补骨脂素（TMP），药物分子在长波紫外线照射下吸收其能量而被激活，并与细胞内 DNA 链上的两个胸腺嘧啶发生共价结合，形成胸腺嘧啶二聚体，通过光加成效应，光敏剂与胸腺嘧啶碱形成 C_4- 环丁型光加成物，致细胞损伤、抑制或死亡。

2. 对钙磷代谢的影响

紫外线可以使人体皮肤中的 7- 脱氢胆固醇转变成维生素 D_3，维生素 D_3 具有促进肠道对钙、磷的吸收及骨组织钙化作用，可以治疗小儿佝偻病和成人软骨病。另外，钙离子对降低血管的通透性和神经兴奋性的作用，可以减轻过敏反应，是紫外线脱敏的机制之一。

3. 杀菌作用

DNA 主要存在于细胞核的染色体内，是细胞繁殖、发育、生长的核心。DNA 对中、短波紫外线有强烈的吸收作用。故波长 220 ～ 300nm 的紫外线有杀菌作用，可以消毒清洁创面，治疗皮肤、黏膜、伤口、窦道、瘘管等的各种感染。

大剂量的紫外线可以引起 RNA 破坏、蛋白质分解和蛋白变性，与对 DNA 的破坏一致，是紫外线杀菌消毒、清洁创面的机制之一。利用光敏剂加强紫外线对 DNA、RNA 的抑制作用，可以治疗牛皮癣等增殖性皮肤疾病。

另外紫外线达到一定强度时，可以破坏组氨酸、蛋氨酸、酪氨酸等，这些氨基酸都是酶的活性中心，一旦被破坏导致酶功能丧失，从而影响细胞功能，这也是紫外线杀菌机制之一。

4. 其他作用

紫外线能调整和改善神经、内分泌、消化、循环、呼吸、血液、免疫等系统的功能。

（二）紫外线的病理作用

紫外线有致癌（皮肤癌）和光过敏作用（体内的光过敏剂与光线共同作用，损伤机体组织）。因此紫外线工作者应保护眼和皮肤，采用光防护剂（如苯酚类物质）或戴手套和防护眼镜。

（三）紫外线的临床应用

紫外线的临床应用分预防应用及治疗应用。在感冒、流感、百日咳、猩红热、白喉、风湿热等流行期，病人照射紫外线可使症状减轻，对健康人尤其是小儿照射有预防作用。紫外线照射又有预防佝偻病的作用，多用氩气水银石英灯管进行紫外线治疗。

1. 适应证

（1）内科疾病，如呼吸系统疾病，包括慢性支气管炎、肺炎、支气管哮喘和肺结核病等。对肺结核患者剂量要小，逐步增加，体温超过37.5℃或咯血时即停止照射。

（2）外科疾病，如创伤、烧伤、皮下化脓性炎症、手术后感染、淋巴结炎、乳腺炎、丹毒等。

（3）神经系统及精神疾病，如周围神经炎、多发性神经炎、神经痛、神经症等均可采用亚红斑量或红斑量治疗。

（4）皮肤科疾症，如皮肤化脓症、银屑病、玫瑰糠疹、斑秃、湿疹、白癜风等。另外，带状疱疹经紫外线照射后，组织中酶的活性升高，物质代谢增强，炎性渗出吸收，疱疹消退，具有镇痛及预防继发感染的作用。

（5）妇科疾病，如附件炎、宫颈炎、阴道炎等。

（6）儿科疾病，如支气管炎、肺炎、佝偻病等。

（7）五官科疾病，如咽炎、扁桃体炎、外耳道炎等。

2. 禁忌证

重症心肾疾病者、活动性结核病、光敏性疾病、中毒伴发热、急性肿瘤的局部，禁用紫外线疗法。

3. 注意事项

紫外线的照射剂量要根据病情和敏感性进行选择。

紫外线照射剂量常用生物剂量测定法计量（紫外线照射皮肤产生最小红斑所需时间为一个生物剂量）。紫外线照射可分全身照射和局部照射，局部照射剂量常用亚红斑量（无肉眼可见红斑反应）、红斑量（有肉眼可见红斑反应）等计算。

机体对紫外线的敏感性常受多种因素（季节、年龄、肤色、身体状况、用药情况等）的影响。春季机体对紫外线敏感性较高，夏季最低；常在室外劳动的人、运动员、农民、学生、军人对紫外线敏感性低，在室内、坑道等处工作的人员敏感性高；青春期对紫外线敏感性高，幼儿及老人敏感性低；皮肤色素淡者敏感性高，肤色深者敏感性低；女性月经前敏感性高，经后敏感性低；妊娠期敏感性高而分娩后敏感性低；机体营养佳者敏感性高，差者敏感性低；肺结核、甲状腺功能亢进、湿疹、红斑狼疮、急性心肌炎、急性肾炎、恶性肿瘤、卟啉症、烟酸缺乏症等的患者对紫外线敏感性升高，而慢性病、甲状腺功能低下、神经系统损伤患者敏感性低下；服用不同药物后对紫外线敏感性亦不同，如维生素B_1、磺胺类药物、氯丙嗪、异丙嗪、灰黄霉素、四环素、双氢氯噻嗪等可增加对紫外线的敏感性；身体各部位对紫外线的敏感性也不同，躯干、胸腹敏感性高、颜面、颈部、手足背部敏感性较低。

四、可见光疗法

可见光能引起视网膜的光感,其波长为 760～400nm,由红、橙、黄、绿、蓝、靛、紫等七色光线组成。可见光的疗法包括红光、蓝光、蓝紫光及多光谱疗法。可见光的治疗作用主要是热作用和光化学热效应。可见光能引起视觉。人和动物的昼夜节律以及一系列的生理功能节律,与自然界的照明节律(日夜交替)有密切的联系。红色、橙色、黄色光能使呼吸加快加深,使脉率增加;绿色、蓝色、紫色光可引起呼吸减慢变浅及脉率减慢;蓝光和紫光则降低神经的兴奋性,有镇静作用;红光提高神经的兴奋性,有刺激作用。同时可见光还有加强糖代谢、促进氧化过程、加强垂体功能、提高脑皮层功能、加强交感神经系统的兴奋性、增强机体免疫力等作用。20 世纪 70 年代以来,可见光用于治疗新生儿核黄疸。胆红素对波长 400～500nm 左右的光线吸收最强,最大吸收波段为 420～460nm,属蓝紫光段。胆红素吸收蓝紫光后,经分解成为一系列的转化物,逐渐变成淡黄色的低分子水溶性化合物,迅速从尿液排出。光照时皮肤血流可增加 224%,这有利于将体内深部的胆红素带到皮肤浅层组织处接受照射。经蓝光照射后患儿黄疸消退,血清胆红素下降,排出绿色和深棕色的稀粪。

可见光疗法的适应证和禁忌证基本同红外线疗法,需要作用较深、范围较大且较均匀的热效应,主选可见光。

临床应用的可见光光源主要是钨丝白炽灯,光谱约 4.8% 为可见光,95% 为红外线。若做单色光照射,可在灯头下加一滤光板。

五、激光疗法

激光为受激辐射光,具有发散角小、方向性好、光谱纯、单色性好,能量密度高、亮度大、相干性好等特点,具有热效应、机械效应、电磁效应。可用于许多疾病的诊治。

(一)激光的生物学效应

1. 热作用

热作用主要是可见光区和红外光区的激光所引起的,热作用引起组织升温随激光能量的上升而上升。在临床治疗中利用激光热效应时,需要根据具体情况选择适当的激光能量。

2. 压强作用

激光的能量密度极高,产生的压力很大。利用激光压强可以去除文身,并且泌尿系统结石也可用激光的压力将之击碎而排出。

3. 光化作用

生物大分子吸收激光光子的能量而被激活,产生受激原子、分子和自由基,引起机体内一系列的化学改变,叫作光化反应。光化反应可导致酶、氨基酸、蛋白质、核酸等活性降低或失活。

4. 电磁作用

激光是电磁波,其电场强度很高,可用于治疗肿瘤。

5. 生物刺激作用

低强度的激光照射可以影响机体免疫功能,起双向调节作用,可以增强白细胞的吞噬作用。适当剂量可以抑制细菌生长,促进红细胞合成,加强肠绒毛运动,促进毛发生长,加速伤口和溃疡的愈合,促进骨折的骨痂生长,加速愈合,对神经组织损伤能加速修复作用,增强肾上腺功能,增强蛋白质的活性等。

（二）激光在临床治疗中的应用

1. 高强度的激光

高强度的激光是指激光作用于生物组织后造成不可逆的损伤，其输出功率在瓦极以上。在临床中主要是用强激光使受照组织凝固、止血、融合和气化，或者将病变组织切除掉。其广泛应用于外科手术，如食管疾患、胃肠吻合术、需手术的肝胆疾患、烧伤的切痂治疗、尿道狭窄、前列腺癌、甲状腺手术、乳房手术、颅内肿瘤手术、各种肛门手术等，以及各种皮肤科疾患如疣及疣状痣、血管病变、皮肤恶性肿瘤等。

2. 低强度的激光

低强度的激光能够调节机体免疫功能、加速溃疡和伤口愈合、加速骨折愈合、有明显的消炎止痛作用，并且能促进胆汁的分泌、脾的造血功能以及调节内分泌系统。其应用于带状疱疹、酒皶鼻、多形性红斑、荨麻疹等皮肤疾病，颈椎病、腰椎间盘突出、肩关节周围炎、肌纤维组织炎、急慢性损伤、急性乳腺炎、乳腺囊性增生、支气管哮喘、关节炎、宫颈糜烂、慢性盆腔炎、面神经麻痹、血管性头痛、神经痛、外耳道湿疹、过敏性鼻炎、咽炎等。

（三）激光的防护

输出功率在 500mV 以上的高功率激光对人体损伤程度较大，其可见光和近红外区的漫反射光也是危险的。

1. 眼的防护

眼的防护主要使用防护镜（反射式、吸收式、变色式、警告式）。

2. 皮肤的防护

对超过阈值的激光，穿上白色工作服、戴手套，不能让激光直射皮肤，防止反射、散射光照射皮肤。

3. 激光工作者要定期做健康检查。

六、日光疗法

日光疗法又叫日光浴，是一种利用日光进行锻炼或防治慢性病的方法，主要是让日光照射到人体皮肤上，引起一系列理化反应，以达到健身治病目的。日光浴常和冷水浴、空气浴结合运用。

（一）起源与发展

人类学家泰勒曾说："凡是有太阳照耀的地方，均有太阳崇拜存在。"自古以来，人们一直用各种各样的形式尊崇太阳。许多古文明把太阳尊为唯一的上帝。阿兹特克人把太阳视为掌管雨与雷电之神。古埃及法老死后要成为太阳神——"啦"，狮身人面像为法老守护门户，金字塔象征着刺破青天的太阳光芒。《金字塔铭文》中有这样的话："天空把自己的光芒伸向你，以便你可以去到天上，犹如'啦'的眼睛一样"。

尚武的亚述人崇尚日光浴，他们认为阳光的照射使他们成为战无不胜的民族。古埃及人在室内使用不同颜色的玻璃，让太阳光透过不同色泽的玻璃照射人们的身体，认为可以帮助治疗疾病。古希腊人则认为晒太阳是保持健康的好方法，他们在高山上建造日光浴城，利用紫外线治疗肺结核。

20 世纪初的大众心目中，日光浴是治病的"良药"。日光浴已经被广泛使用作为治疗手段，1926 年一本医学手册《阳光，及如何使用它》中，描述了英国伦敦北伊斯林顿新生儿疾病治疗中心利用日光浴促进新生儿的健康的情况。这是伦敦第一家日光浴治疗中心，疗效显著，给很多穷困家庭的孩子们带来了巨大的好处。

（二）分类

日光浴的方法主要有两种：天然的（sun tanning）和人工的（sunless tanning）。

天然的就是太阳光浴。

而人工的又分为日晒床和人工美黑。日晒床是以日光照射为原理，通过人工紫外线来模仿太阳紫外线的照射。它产生的主要原因是太阳紫外线被医学证明是致皮肤癌的，而人工紫外线经过过滤掉有害射线后相比直接的太阳紫外线要健康很多。人工美黑的方法是通过人工美黑霜或古铜防晒产品来实现的。

（三）作用原理

日光按其波长不同，有 3 种射线可用来锻炼身体：波长在 760 纳米以上的红外线、波长 400～760 纳米的可见光线、波长 180～400 纳米的紫外线。上述 3 种射线，对人体的作用各有不同。

红外线能透过表皮达到深部组织，使照射部位组织温度升高，血管扩张，血流加快，血液循环改善；如果长时间较强烈地照射，可使全身的温度升高。

日光中的可见光线，主要通过视觉和皮肤对人有振奋情绪的作用，能使人心情舒畅。

紫外线是日光中对人体作用最强的光谱，能够加强血液和淋巴循环，促进物质代谢过程；可使皮肤中的麦角固醇转变成维生素 D，调节钙磷代谢，促使骨骼正常发育。但是大量的紫外线照射，可使皮肤产生红斑，皮肤细胞蛋白质分解变性，释放出类组织胺进入血液，刺激造血系统，使红、白细胞、血小板增加，使吞噬细胞更加活跃。反复施行日光照射，由于紫外线使皮肤里的黑色素原转变成黑色素，照晒的皮肤便呈现一种均匀健康的黑黝色。黑色素又能把更多的日光辐射吸收，转变成热能，刺激汗腺分泌。紫外线又是一种天然的消毒剂，各种微生物在紫外线的照射下很快失去活力。

（四）日光浴方法

一般用直接照射法，可取卧位或坐位，必须按照循序渐进的原则，逐渐扩大照射部位和延长时间，使人体逐渐适应日光的刺激。一般，先照射下肢和背部，然后照射上肢和胸腹部；要保护头部和眼睛免受照射，可用白毛巾、草帽遮头并戴墨镜。照射时间应根据海拔高度、季节和照射后个体反应来掌握。例如，高原比平地日光强，含紫外线多，夏季中午的日光最强，照射时间应短。

通常采取全身日光浴，也可根据病变部位的不同，采取背光浴、面光浴、部分肢体浴等。全身日光浴等。全身日光浴要求赤身裸体，并不断地翻转身体，使各部分能充分地接受日光的照射。初行日光浴时，每次照射 10 分钟即可，以后可逐渐增加到 30 分钟。局部日光浴者可用雨伞或布单遮挡，每次日光浴后可用 35℃的温度淋浴，然后静卧休息。一般连续 20 天左右。

冬天日光中紫外线量约为夏季的 1/6，照射时间可适当延长。日光浴一般从 5 分钟开始，以后可每次增加 5 分钟，若全身反应良好，可延长到 1～2 小时。

日光浴的地点要清洁、平坦、干燥，在绿化地区则更好；不宜在沥青地面或靠近石墙处进行，以免沥青蒸气中毒和辐射热太高。

（五）禁忌与注意事项

有严重的心脏病、肺结核、发烧及出血性素质等疾病时，禁用日光浴。

照射中如有恶心、眩晕、烦热等反应，应立即中止，到阴凉处休息；以后再照射时应适当减量。

当日光浴后出现疲劳、失眠、食欲不振，可能为日光的蓄积作用，应休息几天，待症状消失后再继续照射。

不能在气温太低的时候进行日光浴。

一年四季均可进行日光浴，一般以上午8～10时、下午2～4时进行较好，因此时紫外线较充足且气温也较适宜。

照射的时间要根据体质的好坏而定，虚弱者时间宜短些，强壮者、慢性病患者照射时间宜长些。

头部要注意遮挡，以免引起头晕、头痛。

每次日光浴前，最好先作短时间的空气浴，日光浴后再用凉水擦身。

（六）晒伤处理

日光浴不善易出现晒伤，出现晒伤后该如何处理：

1. 凉水冷敷处理。夏季被晒后要用凉毛巾冷敷可以降低晒后损伤。

2. 西瓜皮清热除湿。西瓜皮不仅可以美容，夏季晒伤后用西瓜皮泥冷藏敷上可护肤，清热。

3. 外敷清热解毒药材。晒伤可外敷清热解毒药材，清楚皮肤热毒，防止严重灼伤。

（七）影响、质疑与危害

1. 影响

19世纪末，日光浴的流行还带动了太阳崇拜和裸体运动的复兴。裸体运动起源于古希腊，古希腊人认为人体是大自然里最美的事物，他们在体育活动和节日庆典中裸体，并用各种艺术形式来表现和赞美人类的裸体。古代的巴比伦人、亚述人和罗马人都以日光浴的形式实行过裸体主义。

经过沉寂的中世纪之后，20世纪日光浴流行也带动了裸体运动的发展。现代裸体运动开始于德国，经过战争的人们更加珍视生命的美好与自然，因此裸体运动得到很多响应。这种裸体运动不但追求健康和优美的身体、赞美新鲜空气与阳光，还是对19世纪末期欧洲社会僵硬的道德观念的一种反叛。

1900年，英国发行时间最长的裸体主义者的出版物——《健康与效率》杂志出版。这本杂志原本名为《活力——一本关于自然文化的杂志》，具有强烈的种族主义倾向，直到第二次世界大战结束这种倾向才消失。随着两次世界大战，裸体运动广泛传播到其他欧洲国家以及美国。

2. 质疑

20世纪20年代，日光浴被认为是万能药。婴儿出生后父母就会给他们晒太阳，以预防肺结核和佝偻病。然而风气则大大不同，很多人认为幼儿接受紫外线暴晒是非常危险的，甚至出现避晒之风。如今极力禁止日光浴的，正是昔日那些提倡日光浴的医学专家。21世纪的医学界认为日光浴是愚蠢、肤浅、甚至是危险的，正是它导致了诸多皮肤疾病。有专家声称，为紫外线是皮肤癌的元凶，经常晒太阳被认为会引发皮肤癌。只有像香奈儿（Coco Chanel）那样"乘坐喷气式飞机环游世界的富人"才认为"晒黑是美、健康、财富以及快乐的象征"，工业为了利润才在大众中培育和宣扬这种理念：古铜色皮肤是衡量帅哥美女的标准。

反对日光浴的观点如此流行，以至于如果在谷歌中输入"晒黑"和"香奈儿"（suntan+Coco Chanel）两个关键词进行搜索，你发现的大部分结果不是时尚网站，而是医学网站劝阻人们进行日光浴的网页。他们谴责这种与太阳的亲密接触，一家英国癌症慈善机构网站甚至称它要揭穿所谓"古铜色皮肤是健康的象征"之类的"晒黑神话"。

强大的反对声或许起了作用。如今的城市里，夏天的太阳伞已经成为一道亮丽风景，即使天气阴沉，仍然可以看到无数女孩用太阳镜、阳伞把自己遮挡地严严实实，生怕被日光灼伤了娇嫩的肌肤——因为专家说，阳光不强烈并不意味着紫外线强度变弱。而与此同时，各地的海滩却始终熙熙攘攘，众多男女躺在沙滩上享受毫无遮挡的阳光，许多国家纷纷开设天体浴场，人们在那里脱得一丝不挂，最大限度地与阳光亲密接触。在赞同与反对的声音争执不休之时，日光浴走向两条路。热爱者愈热爱，反对者愈反对。

3. 危害

室内晒黑真的比室外晒太阳安全吗？

让皮肤科的医生说的话，肯定不是。但是由美国皮肤病学会发布的新的调查显示，没有获得这个信息的女性多半会错误地认为日光浴床比天然太阳光安全。

总的来说，30% 的受访者表示，他们并没有看到日光浴床上的警告牌。另外的43% 提到他们没有接到与紫外线相关的健康风险的口头警告。

14 ～ 17 岁的青少年大多对晒黑导致皮肤癌的风险一无所知。

以上这些调查数据来自 14 ～ 22 岁的3800 名白人妇女。还不清楚这些受访者之前是否从诸如专业医生、老师、新闻媒体那里了解过关于晒黑会引起的风险。

该调查的研究结果以及其他研究可能会推进通过《日光浴床癌症防治法案》，该法案自 2010 年便在美国国会中讨论了。如果获得通过，该法案将加强对日光浴床使用的控制，但商家是否要"口头警告"客户的细节尚未确定。

另有一些医生和研究人员们呼吁美国食品和药物管理局做出更大努力，告知公众日光浴床的相关不良反应。虽然为了更好地控制室内晒黑，30 多个州已经立法，但医生们认为一个全国性的标准是必要的，特别是鉴于人工紫外线是众所周知的致癌物质。

按照这些原则，有些人认为应该像对香烟那样，用征税的方式对日光浴床加以规范。

据国际癌症研究机构的资料，2009 年，研究人员公布了 20 项研究数据，显示一种严重的皮肤癌黑色素瘤，在 30 岁之前使用过日光浴床的人群中，发病率上升了近75%

世界卫生组织不鼓励以美容目的使用日光浴床，但也鼓励有维生素 D 缺乏症的患者在专业医疗技术的监督下使用日光浴床。

七、联合应用

小剂量紫外线照射后，DNA 和 RNA的合成先被抑制而后合成加速，可以促进肉芽、上皮组织的生长和伤口的愈合，用于治疗各期压疮均有较好疗效。此外，紫外线照射还能扩张血管，加速血流，改善局部血液循环，加强局部营养，提高机体免疫功能。大量的动物实验及临床实践已表明，低能量激光照射，具有良好的抗炎和组织修复功能，可扩张血管，改善微循环，提高红细胞携氧量，增强机体免疫能力，刺激巨噬细胞的吞噬能力和肉芽组织的新生，从而促进创面愈合。近几年，外学者研究发现半导体激光抗炎抗感染作用优于其他低能量激光，其作用机制主要通过降低血管壁的通透性，减轻炎症的渗出、充血、水肿，通过激活巨噬细胞系统的功能，提高人体全身及局部免疫力，起到抗炎、抗感染的作用，激光照射促进了新生血管的形成及生长，并使细胞内核糖核酸及糖原的含量增加，成纤维细胞增生，肉芽组织生长，导致新生上皮组织再生，半导体激光还能使细胞质内 RNA 及细胞核中DNA 含量平衡增加，促使蛋白质合成，从而刺激创面愈合。紫外线联合半导体激光治疗褥疮，抗菌消炎作用好，能加快伤口愈合的速度且不易反复，对褥疮治疗确切有效且操作简单、安全，值得临床推广，结合应用。但对于轻中度褥疮治愈率更高，治愈时间更快，提示临床护理应及时发现，尽早治疗。

第五节　冷冻疗法

冷冻疗法就是使用冷冻剂直接接触在皮肤病变组织表面，使之发生坏死，或诱发免疫反应，从而达到治疗目的。冷冻治疗适用于多种皮肤病，特别是甲周疣或鼻翼、耳郭等颜面处损害，此法并发症少，操作简单，是皮肤科常见的治疗方法之一。

目前使用的制冷剂有：液氮（$-196℃$）、液氧（$-183℃$）、固体二氧化碳（又称干冰 $-70℃$）、氧化亚氮（$-40℃$）、氟利昂 12（$-60℃$）、氟利昂 13（$-90℃$）、氟利昂 22（$-70℃$）及半导体制冷器（$-30℃$）等。其中以液氮及固体二氧化碳较为常用，尤其是液氮的制冷温度最低，价格低廉，使用安全，是目前应用最广泛的制冷剂。

一、冷冻疗法的作用机制

（一）使病变组织坏死

目前对低温引起组织坏死的机制已研究得较清楚，有以下几个方面：

1. 机械损伤

在液氮低温的迅速冷冻下，细胞内外的水分凝固成冰，形成的冰晶致使细胞受损；在冷冻后冰晶的缓慢液化过程中，细胞间冰晶先融化而大量吸收周围的热能，致使细胞内的冰晶再凝固，形成更大的冰晶，引起细胞更大的损伤。

2. 细胞中毒死亡

在低温作用下，细胞内外水分凝固结冰，致使组织液中的电解质浓度增高，引起细胞中毒死亡。

3. 微循环障碍

低温使血管收缩，血流减慢，血栓形成，血管内皮细胞肿胀、坏死，引起组织缺血、坏死。

4. 破坏细胞膜

低温使细胞膜的主要成分脂蛋白复合物变性，而至细胞破裂、死亡。

（二）引起免疫反应

在临床及实验证实，应用冷冻治疗疣、恶性肿瘤时，可致抗原的释放和多种细胞活素的形成，而使远处损害消退。

（三）冷冻对组织的破坏程度的影响因素

1. 制冷物质的温度

温度越低，对组织的破坏越大。冷冻形成的组织冰球内，各点的温度是不一致的，在接触制冷剂处的温度最低，与制冷剂温度相近，由此向外，温度逐渐增高，形成同心圆状的不同温度的等温带，冰球边缘的温度为 $0℃$。一般认为致细胞死亡的低温最上限为 $-20℃$。因此，在冷冻治疗时，必须使冰球大小适当超过病变组织的范围和深度，才能收到良好的治疗效果。

2. 冷冻时间

冷冻时间越长，对组织的破坏越大。制冷物质作用于组织时，结成冰球。随着冷冻时间的加长，低温向周围传播，冰球不断向水平和纵深方向扩大。但当冰球扩大到一定范围时，由于低温的扩散和血流带来的热处于平衡状态，就会停止扩大。所以，冷冻一定时间后，延长治疗时间是无意义的。

3. 冻融次数

冷冻使组织结成冰块后，让其自然融解，为一次冻融。多次冻融对组织破坏的深度及范围较一次为甚。

4.压力

在冷冻治疗时，施加一定的压力，减少局部血流，可增加冷冻的强度。

二、适应证

实验证明，冷冻对肿瘤的破坏作用比正常细胞要大。色素细胞对低温更为敏感，使用冷冻治疗皮肤良性、恶性肿瘤，不失为一种较理想的美容治疗手段。临床主要用于治疗疣（寻常疣、跖疣、尖锐湿疣）、雀斑、色素痣、老年疣、汗孔角化症、脸黄瘤、疣状痣、结节性痤疮、结节性痒疹、疥疮结节、肥厚性扁平苔藓、小的瘢痕疙瘩、血管瘤（较小的毛细血管瘤、血管角皮瘤、蜘蛛痣等）、色素沉着、息肉、综合征的皮肤黏膜表现等。

三、禁忌证

雷诺氏病、严重的寒冷性荨麻疹、冷球蛋白血症、冷纤维蛋白血症、严重冻疮、严重糖尿病患者以及年老、幼儿、体弱等对冷冻治疗不耐受者，均不适宜冷冻治疗。

第六节　空气负离子疗法

长久待在都市密闭房间内，人们会觉得头昏脑涨，当来到森林海边、瀑布等地方的时候，我们会觉得神清气爽，这就是空气负离子的作用。空气负离子也叫负氧离子，是指获得多余成对电子而带负电荷的氧离子。它是空气中的氧分子结合了自由电子而形成的。自然界的放电现象（闪电）、光电效应、喷泉、瀑布等都能使周围空气电离，形成负氧离子。负氧离子在医学界享有"维他氧""空气维生素""长寿素"等美称。

环境污染严重威胁着人类的健康，迫切需要净化生存空间，改善环境卫生，利用负离子进行治疗保健的空气负离子疗法日益受到重视，并已成为公共场所、学校、工矿的物理保健措施。

一、空气负离子疗法简介

（一）空气负离子疗法的物理学基础

1.产生过程

空气中的气体分子是由原子组成的，原子又由原子核及在核周运动的电子组成，原子核中包括带正电荷的质子和不带电的中子。中性原子中，质子数与核外电子数相同。在某种条件下，核外电子可脱离原子的电子轨道形成自由电子，原子核因失去电子而带正电，这种失去电子而呈现正电性的分子或原子就称为正离子；若自由电子被其他原子吸附，该原子则带负电荷，这种因获得电子而呈现负电性的分子或原子称为负离子；因此每一电离过程可形成一对带有正、负电荷的分子或原子，即正离子和负离子。空气中的气体发生电离后，即形成空气正离子及空气负离子。

2.理化性质

空气是由各种气体混合组成的，其中氮气占78%，氧气占21%，其余1%为二氧化碳、惰性气体、水汽以及微量的工业废气如二氧化硫、碳氢化合物、一氧化氮等。在空气的电离过程中，上述气体并非都可形成相应的空气离子，Martin等认为，空气中存在的空气离子，几乎全部为氧离子，其解释为：①空气中99%为氮气和氧气，在原子结构中，氮的外层电子有5个，氧的有6个，氧的外层电子数较多，易于逸出电子或吸收电子而成为正负氧离子，而氮则难于或根本不与电子结合，不形成离子；②空气中除氮、氧以外，其他气体成分总数还不到1%，故即使有些气体（如二氧化碳）稍能电离，其数量亦甚微。因此，空气离子实际上主要就是氧离子。

空气离子按体积大小可分为轻、中、重三种。一部分正、负空气离子将周围 $10 \sim 15$ 个中性气体分子吸附在一起形成轻空气离子，轻离子的直径约为 1 纳米，在电场中运动速度较快，其运动速度为 $1 \sim 2cm^2/(V \cdot s)$。中、重离子多是尘埃、烟雾和小水滴等微粒失去或获得电子所产生，或是一部分轻空气离子与空气中的灰尘、烟雾等结合而形成，重离子的直径约为 0.1 微米，在电场中运动较慢，仅为 $0.0005cm^2/(V \cdot s)$。中离子的大小及活动性介于轻、重离子之间。通常用 N^+ 和 N^- 分别表示正、负重离子，以 n^+ 和 n^- 分别表示正、负轻离子。每个轻、中、重离子均带一个基本电荷，其电量约等于一个电子所带的电量，即 4.8×10^{-10} 静电系单位（$1.59 \times 10^{-19}C$）。

离子越小活性越高，扩散性越好，自然迁移距离约远。这里的自然迁移和自然扩散是指在没有风力、空气流动等外力作用下由于自身的活性而形成的移动。

生态级负离子是指自然界中产生的，或通过模仿自然原理生成的等同于大自然的、对人体具有较好的疗养功效的负氧离子。生态级负离子的特点是粒径小、活性高、自然迁移距离远，并且能够轻易透过人体血脑屏障，发挥对人体高效的医疗保健作用。

（二）空气负离子疗养原理

英国科学家悉尼·布雷内、美国科学家罗伯特·霍维茨和英国科学家约翰·苏尔斯顿经过不断的实验与探索，发现了程序性细胞死亡的秘密，并获得诺贝尔生理及医学奖。

"程序性细胞死亡理论"认为：人是由细胞组成的，细胞病变是百病之源。细胞健康依赖于正负离子的动态平衡，一旦这个平衡被打破，细胞就会产生病变，从而导致整个身体患病。

正离子使细胞膜变硬变厚，使营养物质不能进入细胞进行代谢转换能量，比如糖不能进入细胞，停留在血液中就成了糖尿病；而细胞内代谢产生的废物也不能排出，导致细胞病变。

负离子刚好相反，能增加细胞膜的通透性，让营养物能进入细胞进行代谢，转换成能量供人体利用。比如血液中的糖能进入细胞代谢，血糖值就会下降。所以负离子对维持细胞健康至关重要。通过对生命体给予自然界的能量，负离子可以使破坏人体健康的酸性、氧化、臭氧、乳酸等因素逐渐减少，给生命体内部创造良好的环境，激活细胞的新陈代谢，造就健康的身体，增强生命体自然治愈能力，进而克服疾病。

医学研究表明，对人体有医疗保健作用的是小粒径空气负离子。因为只有小粒径的空气负离子才易于透过人体的血脑屏障，发挥其生物效应。大自然中的空气负离子之所以造就众多长寿村，是因为小粒径的空气负离子比例高，小粒径的负离子由于活性高、迁移距离远，从而形成负离子浴环境。目前只有采用了负离子转换器和纳子富勒烯负离子释放器这两项技术，才能制造出等同大自然的生态级小粒径空气负离子且浓度可以达到 $6 \times 10^7/cm^3$ 以上（即每立方厘米负离子浓度达到 6000 万以上）。

小粒径空气负离子主要是通过呼吸系统进入人体，经测定，能吸入肺深部的气溶胶颗粒的直径为 $5 \times 10^{-4}cm$，而空气负离子非常小，易于随呼吸抵达肺的深部。呼吸道黏膜广泛分布着神经末梢，空气离子进入呼吸道后，通过机械或电荷的刺激，引起呼吸道和肺内迷走神经感受器兴奋，冲动可传到延髓迷走神经核和呼吸中枢，兴奋进一步扩散还可影响延髓血管、运动等重要生命中枢，引起相应的各种生理反应。

小粒径空气负离子可以通过肺泡上皮层进入血液，以其本身电荷对血液中的胶质和各种细胞的代谢施加影响。胶体质点的吸附层和扩散层之间存在数十毫伏（mV）的电位差，当吸入小粒径空气负离子时，肺泡内空气负离子的电位亦可达数十毫伏（mV），即使进入血液的空气负离子电荷数量很少，对于平衡状态下的血液电荷也将产生明显的作用，血液中带电粒子的组成和分布可受其直接影响。在肺泡内的空气负离子，通过静电感应作用，可隔着肺泡上皮细胞影响毛细血管内血液的电荷，从而影响血液的电活动。小粒径空气负离子通过上述复杂的神经－体液机制，引起机体各系统的生理反应而达到预防、治疗疾病的目的。

二、空气负离子疗法的特点

负离子治疗是现代疗法之一，从负离子自身的特性、作用机制和治疗作用，结合长期临床应用的总结，我们从以下几个方面分述负离子治疗的特性。

（一）整体性

人们在接受负离子治疗时，就是使身体置于负离子环境空间中，负离子进入体内会产生一系列生物、物理和化学变化，从而对神经系统、血液循环系统、呼吸系统、泌尿系统、消化和内分泌系统等产生积极的治疗作用。可见负离子治疗不只是针对某一个组织、器官或某一个系统具有治疗作用，而是整体性的，产生全身性作用，全面调理，防治疾病。

（二）基础性

细胞功能状态的好坏及内环境的恒定是机体各种生理活动正常进行的必备条件，也是健康的基础。负离子治疗可改善细胞的新陈代谢，恢复细胞的正常功能；负离子治疗使机体的内环境保持和恢复"恒定状态"，其作用具有基础性。

（三）自然性

负离子治疗是通过人工设备产生负离子场作用于人体，负离子治疗时，治疗仪周围产生的空气负离子流，既改善了机体外环境，同时也调节了内环境，促进了自我抗病能力，提高了"自然治愈率"，达到了内外环境的协调统一，与治疗药物相比，避免了药物治疗的毒副作用，顺应了自然治疗的先进理念。

（四）便捷性

现代电子技术的不断发展，使治疗设备日趋小型化，安全性高，操作简便，易于掌握，更加适合社区医疗或家庭自我治疗，大大方便了患者。

（五）前瞻性

当今许多疾病以药物治疗作为主流治疗的同时，其给人类带来的损害却越来越猛烈，不容回避的不良反应，极其昂贵的治疗用药等许多现实问题日渐突出，"万病不离药"的状况受到越来越多的否定。选择既有效，又安全、经济的方法用于疾病的预防和治疗，将成为现代医疗的趋势，负离子治疗从作用机制和设备特点，都顺应了这种趋势，随着临床实践的不断积累和电子工业的日新月异，其前景更被看好。

（六）普及性

社会的进步、经济的发展，生活方式的改变，让人们的健康水平遇到挑战。全球一些实证研究表明：社会发展越不平衡，健康问题越突出。我国亚健康人群激增，"成人病"发病率不断提高即是佐证。负离子疗法对亚健康的调节，对"成人病"的预防，为这一广大人群提供了综合方法中不可或缺的手段，又因其具有保健和治疗的双重功效，使其具备了广泛普及、应用的前景。

三、价值和作用

（一）价值

1. 避免了药物的不良反应

许多慢性病（如高血压、糖尿病等）的用药品种增多及用量加大，带来的不良反应不言而喻。负离子治疗的积极参与可有效避免不必要的药物治疗；负离子治疗与降压药、降糖药协同作用，在提高疗效的同时，减少了这些药物用量及其不良反应。

2. 符合"长效平稳"的降压原则

负离子疗法对高血压的治疗，在降压的同时可降脂、降低血黏稠度，做到"长效平稳降压，全面改善组织器官功能"。

3. 治疗与预防一体

负离子疗法的特性，使得机体发生根本性基础改变，在有效治疗疾病的同时，也有效地防范了并发症的发生，使治疗和预防有效地结合为一体，具有保健意义。

（二）生理作用和治疗作用

1. 对神经系统的作用

空气负离子通过促进单胺氧化酶（MAO）的氧化脱氨基作用降低脑及组织内的 5- 羟色胺水平，引起内分泌及神经系统明显的生理变化，对自主神经高级中枢具有良好的调节作用。从而能改善大脑皮层的功能，振奋精神，消除疲劳，提高工作效率，改善睡眠，增加食欲，并有兴奋副交感神经系统等作用，而正离子的作用与此相反。所以长时间逗留在烟尘弥漫、通风不良的地方，常感困乏、头昏、头痛，甚至恶心等，而在海滨、瀑布和喷泉附近，使人觉得头脑清醒，心情爽快。在空气负离子作用下，脑电图有改变，适当剂量的

负离子可使脑电波频率加快，振幅加大，而正离子使之减慢。负离子可使感觉和运动时值缩短，而正离子则使之延长。

2. 对心血管系统的作用

空气负离子能抑制肾上腺素的产生，使末梢血管扩张，改善血液循环，维持血压的稳定，而正离子作用相反，可使血压升高。吸入负离子后，负离子通过神经和体液调节作用，扩张冠状动脉，增加冠状动脉血流量，使周围毛细血管扩张，改善心肌的功能，调整心率使血管反应和血流速度恢复正常，缓解心绞痛，使血压恢复正常。通过心电图等检测证明，负离子可改善心功能和心肌营养不良状况。

3. 对血液的作用

空气负离子可使血沉减慢，正离子则使其加快，这是由于血液中胶体质点本身荷负电，负离子加强了这一趋势，使血浆蛋白的胶体稳定性增加。同样，由于血中纤维蛋白原和血浆蛋白的带电状况的改变，可使凝血时间缩短，血液黏稠度增大，血液中的正常红细胞带负电荷，它们之间相互排斥，保持一定距离，而病变老化的红细胞由于被掠夺了电子，细胞带正电荷，根据正负相吸的原理，与健康的细胞相聚，红细胞凝聚成团，造成血液黏稠。负离子能有效修复老化的红细胞膜电位，促使其变成正常带负电的细胞，从而有效降低血液黏稠度。负离子对造血功能有一定刺激作用，有人在动物实验中观察到，贫血动物在吸入负离子后，周围血液中的幼稚型红细胞、白细胞数均增加。国内有人用空气负离子治疗单纯性周围性白细胞减少症和放射治疗所致的白细胞减少，取得了一定的疗效。

4. 对呼吸系统的作用

空气负离子主要通过呼吸道吸入而产生作用，同时对呼吸系统生理功能有明显

影响，在电离空气过程中，氧原子易得到电子而产生大量的氧负离子。气管黏膜上皮的纤毛运动在氧负离子的作用下加强，而在正离子的作用下减弱；负离子可影响上皮绒毛内呼吸酶的活性，加强对游离的5-羟色胺的氧化，二氧化碳正负离子可提高游离的5-羟色胺的含量、破坏黏膜的功能。吸入负离子可改善肺泡的分泌功能及肺的通气和换气功能，呼吸系数增加（吸收 O_2 增加20%，排 CO_2 增加14.5%）。负离子可使气管黏膜上皮纤毛运动加强，腺体分泌增加，并可缓解支气管痉挛，增加肺活量，调整呼吸频率，镇咳等。负离子还能促进鼻黏膜上皮细胞的再生，恢复黏膜的分泌功能。呼吸道黏膜广泛分布着许多神经末梢，空气离子进入呼吸道后，通过机械或电荷的刺激，使这些神经兴奋，通过一系列神经反射而产生生理效应。

5. 对皮肤的作用

在负离子作用后皮肤血管短暂收缩，继而扩张，可改善微循环和组织营养，加快上皮再生，而有抑菌作用，可促进创面愈合。动物实验证明，吸入空气负离子可使伤口愈合速度加快20%。

6. 对物质代谢和组织呼吸的影响

空气负离子对正常情况下的某些代谢有加强作用，对病理状况下的某些代谢有调节作用，对机体的糖类、蛋白质、脂肪代谢及水、电解质代谢都有一定的影响，比如能防止引起动脉硬化或肝脏功能障碍的首要因素——过氧化脂的产生。吸入负离子可激活体内多种酶的活性，如过氧化氢酶、细胞色素氧化酶、琥珀酸氧化酶、脂酶、胰蛋白酶、碳酸酐酶等，加强对氧的吸收、氧化还原和新陈代谢，增加基础代谢率，调节体内维生素 A、维生素 B_1、维生素 C、维生素 D、维生素 PP 等的含量，故可促进机体发育，增强体质；并

可降低血糖和胆固醇、减少血钾含量，增加尿量及尿素氮和肌酐等的排出量，使血中非蛋白氮类物质含量下降，降低血中乳酸含量，消除疲劳，提高工作效率。空气离子可以透过肺泡上皮层进入血液，以其本身电荷对血液中的胶体和各种细胞的电代谢的影响。胶体质点的吸附层和扩散层之间存在电位差，这种电位一般在几十毫伏左右。当吸入负离子时，肺泡内空气平衡状态下的血液电荷仍是敏感的，血液中带电粒子的组成和分布可受到它的直接影响。在肺泡内的空气离子，通过静电感应的作用，可隔着肺泡上皮细胞影响肺毛细血管内血液的电荷，从而影响血液的电代谢活动。

7. 对免疫系统的影响

负离子可加强单核吞噬细胞的功能，使血中抗体含量增加，提高机体的非特异性免疫功能，并能抑制白三烯的生成，使机体不易引起过敏或发炎症状，具有脱敏作用，有人给过敏性休克的动物吸入空气负离子，发现与对照组相比，能减轻病情并缩短病程。还有人发现空气负离子能增强机体对白喉毒素的抵抗力。空气负离子还能提高抵御癌细胞活性的自然杀手 NK 细胞的功能，抑制癌细胞的生成与变异。

8. 对内分泌功能的影响

实验证明空气负离子对切除卵巢或睾丸动物的内分泌状况有良好的作用。能通过血液循环，改善内分泌功能，如提高性腺功能和改善甲状腺功能等。可改善机体的反应性，活跃网状内皮系统的功能，增加机体的抗病能力。有的停经妇女在应用空气负离子治疗其他疾病的同时，往往有重新出现月经的现象。说明空气负离子对内分泌功能有一定的调节作用。

9. 对消化功能的作用

吸入空气负离子可加强胃液的分泌，

改善胃肠道的功能，增加食欲。有人曾在离体巴甫洛夫小胃上研究电离空气对胃分泌功能的影响，发现可促进胃的分泌。

10. 释放电子，消减自由基

自由基被称为万病之源，化学上称为"游离基"，是含有一个不成对电子的原子团。由于缺乏电子，因此自由基就到处夺取其他物质的一个电子，使自己形成稳定的物质。在化学中，这种现象称为"氧化"。生命科学家发现，人体的衰老与铁生锈的过程相似，是受氧化的结果。人体代谢过程产生"自由基"便是一种衰老因子，它作用于皮肤引起"锈斑"，作用于内脏器官形成类似"体锈"。体内自由基过剩，多余的自由基不断攻击细胞内的遗传物质DNA，令DNA所受到的氧化性损伤越积越重，这便是发生衰老及疾病的主要原因。负离子有多余的电子，进入人体后可以补充给自由基电子，促使自由基成为稳定物质，从而消除自由基。

11. 杀菌功能

负离子和细菌结合后，使细菌、病毒产生结构性改变或能量转移，导致细菌、病毒死亡，不再形成新菌种。

12. 负离子可以加强头发的保湿度

一般情况下头发表面呈散开的鱼鳞状，负离子可以使头发表面散开的鳞片收复，从而使头发看上去更具光泽，同时可以中和头发之间存在的静电，防止头发开叉。

（三）特点及规律

1. 感觉和疗效没有直接的关系

在接受负离子治疗时，人们并没有明显的体表感觉。所谓体表感觉就是接受治疗所用的物理因子（如声、光、电、磁、机械等）的物理特性表现出来的现象，比如用红外线会有温热的感觉，机械会有振动、拉拽的感觉，但无论使用什么样的物理因子进行治疗，感觉和疗效没有直接关系。负离子治疗虽然没有明显的体表感觉，但其疗效是十分肯定和明确的。

2. 疗效是一个从量变到质变的进程

负离子场作为一种能量因素，其作用于人体，使机体产生应答反应，产生的疗效是一个从量变到质变的过程，是一个时间和能量积累的过程，因而它的疗效是与时间的长短成正比的。

3. 疗效存在个体差异

负离子疗法防治疾病的疗效会受以下不同因素的影响，如：机体状态、心理精神因素和中枢神经系统的功能状态；疾病的轻重、性质、急性期还是慢性期；体质的强弱、性别、年龄、反应的敏感性和用药情况等，这是负离子治疗的规律性表现。

4. 疗效的时间性

研究者认为最好晚上睡前使用效果可达到数倍之多。因为自主神经系统之交感神经在白天起作用，而副交感神经则是在夜里起作用的。另外认为效果的改善与时间和年龄有很大关系，一般按以下规律起效：20岁以下——2个月内；20～30岁——3个月内；30～40岁——4个月内；40～50岁——5个月内；50～60岁——6个月内；60～70岁——7个月内；70～80岁——8个月内，使用时间越多，产生效果越好。

一般来说对脑梗死、冠心病、心肌缺血的治疗最低限度要1个月左右可见疗效。而对自主神经紊乱的病人，1～2周内即可见明显效果。

大多数适宜进行负离子治疗的患者，随着治疗时间延续，症状和体征不断改善，一般5次左右开始见效，但也有少数患者出现反复，如高血压病人，开始治疗几天会出现头晕不适，血压不是降低反而上升现象，坚持继续治疗，可逐渐恢复至正常状态，不必停止治疗。而经1～2个疗程治疗后症状不见好转，甚至加重，则是这种疗法不适宜这类患者的治疗，应停止治疗。

四、治疗方法

（一）空气负离子疗法的场所

空气负离子疗法应当在通风良好、空气清新的室内进行，室温 15 ～ 18℃为宜。室内不得吸烟、燃点煤炉、煤气炉和蒸煮物品，以免污染空气，使空气中的重负离子含量增多，从而降低疗效甚至对机体带来不良影响。

（二）具体步骤

1. 近距吸入法

治疗时患者采用舒适体位，面部与发生器的距离一般为 30 ～ 40 厘米，进行缓慢而自然的呼吸，最好是吸气之末停顿片刻（1s 左右）再呼出，以便空气负离子在肺泡内得到有效的吸附及透入，每次治疗吸入的空气负离子总量为 100 亿～ 200 亿，浓度为 10 万～ 200 万 /（cm³·s），时间为 10 ～ 30 分钟，治疗神经系统疾患或变态反应性疾患时，治疗时间应逐渐增加，2 ～ 3 个月为一个疗程。

2. 空间疗养

采用发生浓度高的负离子治疗设备放置在室内长时间开启，在空间形成负离子浴环境，患者不刻意近距离吸入，不改变原来生活习惯。长期处于负离子浴环境中疗养，此种方法针对心脑血管等慢性基本有很好的康复作用，亦有较好的疗养保健功效。

第七节　海水疗法

在生活中人们最重视的莫过于自己的健康，每天都会有很多渠道告诉我们各式各样的保健方法和治疗方法，那么，海水疗法又是什么呢？

辽阔的海洋，千奇百怪。专家认为，生命源于海洋。人们向往海洋，海洋给人们提供了健身益寿的最佳方法——海水疗法。

一、日渐兴起的海水疗法

医生经过研究发现，海水确实有治疗功能，它对一系列疾病有缓解作用，例如失眠、精神紧张、风湿性关节炎、腰痛以及呼吸系统和心血管疾病等。

18 世纪后，"海水疗法"风行一时，这种浸泡在海水中的健康疗法，让地中海温泉地因前来接受治疗的旅行者众多而热闹非凡。

目前，海水和海藻疗法在西班牙正处在方兴未艾阶段，它已被越来越多的人接受。领导这股新潮流的有许多西班牙文艺界和政界著名人士，他们利用海水疗法在紧张的演出和竞选后进行精神放松。有的企业家也加入到这个行列之中，例如一位被恐怖分子绑架过的企业家，几个月前，他经常做噩梦并且精神不安，经过海水疗法后，心理和精神都得到恢复，而且没有吃任何药物。

海水疗法日渐引起西班牙人的兴趣，人们已开始到专门开辟的海水治疗中心接受治疗。在西班牙沿海地区已经建立了许多这样的治疗中心，这些中心引入的海水称为"活水"，其使用时间不得超过 48 小时，因为在这段时间内，各种微量元素均处于最佳状态。接受治疗时应有专业人员和医生参与指导。

二、海水疗法分类

海水疗法包括海水浴、日光浴、沙浴等方法，它们实际上对人体是一种综合作用。海滨空气中负离子浓度高、含量大，许多海滨地区全年平均值为 2500 个 /cm³ 以上。有人观察，凡在滨海休息，享受海洋气候和海洋景观，就能使人的收缩压下降 7.5 ～ 15mmHg，并能使微循环改善。由于海洋的综合作用，往往在较短的时间内便能获得消除疲劳、增强体质、防治疾病、促进康复的明显效果。

（一）海水浴

1. 游泳

在海里游泳，既可以锻炼，又可以享受海水的浸浴，适用于身体健康、体质较好者。

2. 海水浸浴

海水浸浴分为半身浸浴法、浅水站立法、浅水坐浴法几种。可根据不同体质进行选择。一开始 3 ～ 5 分钟，最长不超过 20 分钟，可以逐渐延长时间，健康锻炼可延长至 60 ～ 90 分钟，以不觉得十分疲劳为度。也可采用间歇浴法，海水浴 20 分钟，日光浴、海风浴 20 分钟，反复 2 ～ 3 次，可以每日或隔日 1 次，选择在气温较好的夏季季节进行（海水温度 20℃以上，风速在 4m/s 以下）。

3. 海水喷浴法

将加热了的海水从一定距离，用强大的压力喷向人体，既可刺激松弛的肌肉，又能使紧张的肌肉放松，得到镇静和刺激的双重作用，从而达到身体的平衡稳定状态。

（二）沙浴

利用海藻或泥沙涂敷身体的局部或全身，能缓解肌肉挛缩和疼痛。现代医学证明泥沙具有镇静止痛、抗炎消肿作用，可扩张血管，降低外周阻力，改善末梢血液循环，恢复组织器官的生理功能。

（三）海滨空气浴

海滨空气浴有特殊的医疗作用，海边的空气清新，不含尘土、病菌和污染废气，负离子含量高。当人们漫步海滨，会使人心情格外舒畅，心胸豁达，消除忧愁与烦恼，是治疗心理创伤的最好"良药"。

（四）海水加气浴法

海水加气浴法就是让从浴缸底部往上冒的气泡来按摩、推拿身体，消除紧张情绪和解除肌肉疲劳，改善血液循环。有调查显示，85% 的都市人首选沐浴来进行放松。现代生活的诸多元素中，浴室不再仅仅是洗澡的地方，沐浴日渐演变成为科学健康的时尚享受。享受沐浴，不仅可以清洁身体，还可以舒缓压力，恢复精神，改善肤质。古人尚有"湛湛玉，悠悠浮云身，闲心对定水，清静两无尘"的曼妙境界，忙碌的现代都市人，其实无须周游世界温泉名胜，在自家私人浴室里 DIY，同样可以享受世界顶尖级的奢华沐浴。

（五）家庭海水浴

在狄更斯的《双城记》里，生了病的人会首先被建议洗一个海水浴。这是因为海水中的成分可以起到杀菌洁身的功效。法国是海水浴室出名的国家，在法国一共有 50 多个大大小小的海水浴中心。法国的海水浴全部采用纯正的海水，经过过滤和加热，疗养者可以选择喷淋浴、按摩浴等。

当然，受地理条件的限制，很多人无法享受到自然的海水浴，即使是海滨地区，受气候的制约，冬季也不宜进行海水浴。医疗保健专家通过医疗实践，得出一个令人欣喜的结果，一般家庭也可进行人工海水浴，其保健效果并不比自然海水浴逊色多少。上面提及的海水保健功能，在家庭海水浴里都可以不同程度地体现，而且因为水温和室温可以自行调节，所以还具备一些特有的优势，某些忌冷水的病症（如器质性心脏病）患者不能下海水，却可在家里洗温热的海水浴，家庭海水浴四季皆可，即使数九寒天也能进行。

家庭海水浴的实施方法很简单：到药房买一些特制的海盐，盛一浴缸水（按200升计），可配放1.5公斤左右的海盐。注意，先把海盐放到预先缝制的布袋里，这样，盐在浴缸里溶化后，杂质仍留在袋中。家庭海水浴最好能结合冷水浴锻炼，从夏秋季开始。如果始于冬春季，水温以36℃左右为宜，每次时间控制在15分钟以内。如果是针对某些疾病的"浴疗"，则一个疗程6～10天，其间每隔两天洗浴一次，每次宜安排在饭后1小时后进行。外伤患者不宜进行海水浴，高血压、心绞痛、肿瘤等患者也必须在医生的指导下进行海水浴。

三、海水对人体的作用

海水是一种富含各种化学成分的矿物水，其中含有大量无机盐类、有机化合物、溶解气体和多种微量元素。据专家检测分析证明：海水含有的70多种矿物盐和微量元素，在人体内部存在，绝大部分是人体所用的营养物质。这些矿物盐和微量元素在35～37℃的条件，很容易透过皮肤和黏膜进入体内。海水还含有多种物质和一些浮游植物、浮游动物分泌出的具有抗生素作用及类皮质激素样的物质。海水所含有的这些成分在体内能产生巨大的生物学效应，对稳定、平衡整个机体起着重要作用。

海水对人体的作用主要包括三个方面：

（一）温度作用是海水的基本作用

海水的总盐度大约为35‰，由于海水的比热较大，海水具有较强的导热性，其导热能力大约是空气的30倍。20℃的海水对人体是一种寒冷的刺激，海水温度与体温差异越大，对肌体的刺激作用越强。肌体各期反应过程同冷水浴。经常海水浴可以提高肌体对寒冷和温度变化的适应能力，增强体质，增强对感冒等传染性疾病的抵抗力。

（二）海水的化学作用

海水中的各种化学元素，能附着于皮肤或通过皮肤进入体内，作为酶、激素、维生素、核酸的成分，在机体内产生重要的作用

（三）海水的机械作用

海水的机械作用包括海水的浮力、静水压力的水流的冲击作用等。据海水疗法专家说，接受一周的治疗，可以使人在6个月内保持精力充沛。

（四）海水能治疗的病症

1. 风湿病

地中海海水中含有较多的镁，镁能消炎、祛痛。风湿病患者每天在24℃以上的地中海海水中泡2小时，3周后见效。

2. 疲倦、抑郁症

海水能活跃自主神经系统，促进新陈代谢。身体疲倦的人在海水中泡2小时，即可恢复体力；患抑郁症的人每天泡2小时，坚持1周即可缓解症状。

3. 牛皮癣

《本草纲目》载："煮浴，去风瘙疥癣。"死海含盐量较高，能缓解皮肤炎症，使身上的鳞屑自行分解、脱落。牛皮癣患者只要在死海中坚持4周海水浴，就能缓解症状。

4. 椎间盘突出

在加勒比海和地中海中，高盐度的海水可使脊椎和椎间盘得到很好的休息。病人如果每天在水温22℃以上的上述海中游泳，姿势交替变换，日久症状即会减轻。

5. 骨折

加勒比海、地中海和东非沿海，海水温暖，含有丰富的钙、镁等矿物质。骨折病人在这些温暖的海水中接受海浪冲打时，能加快骨折处血液流动，使萎缩的肌肉开始生长，缩短的肌腱也开始伸长，有利于骨骼愈合。

总之，海水是天然的治病良药，对心脏、血管有好处。常用海水洗头可祛头屑、保护秀发，并使毛发再生。据德国《彩色画刊》报道，海水浴疗法还可治疗支气管炎、花粉热、过敏性哮喘、神经性皮炎、甲状腺肿大、静脉曲张等。海水疗法可让海水中含有的碘、硫黄、钙、镁等元素来补充人体的缺失。当海水达到37℃，人在海水内洗浴20分钟后，这些元素就可以通过皮肤渗入体内。那么，将海水引进家庭，加热洗浴，这种天然的非药物疗法，是药物无法替代的。

四、禁忌证及注意事项

（一）禁忌证

患有肾病、甲状腺功能亢进、胃溃疡、活动性肺结核、心力衰竭、动脉硬化、高血压、严重肝功能损害等患者，以及患有白血病、恶性贫血病人，一般不宜到海滨疗养。

另外，皮肤严重破损者也不宜下海。一般细菌虽然能被海水抑制或杀灭，但在海水中有一种叫作"创伤弧菌"的嗜盐菌却能造成人体皮肤伤口严重感染。"创伤弧菌"常见于水温20℃、含盐量在1%左右的海水中，它可以经皮肤伤口侵入人体，并迅速通过黏膜进入血液。先是皮肤伤口处出现水肿、红斑和剧烈疼痛，然后快速发展，最终可引起原发性败血症。"创伤弧菌"引起的这种败血症，如诊断或治疗不及时，病死率可达40%～50%。

（二）注意事项

1. 事前要全面准备，首先要选择适合做海水浴的场地，海水温度应达20℃以上，风速在4m/s以下，当日的气温又高于水温2℃以上时，方可进行海水浴疗法。

2. 控制好进行海水浴的时间，空腹或饱腹时，一般不要进行海水浴，餐后1小时后再入浴为好。一般认为每年的7～9月份是进行海水浴最理想的季节。我国南方气候温暖，每年的5～11月份都可以进行海水浴。在海南岛几乎全年都可以进行海水浴。每天入浴时间以上午9～11时和下午3～5时较为适宜。海水浴治疗应以循序渐进为原则。初始行浴，时间应短，每次约5～10分钟，以后逐渐增加浴疗时间，达到30～60分钟。

3. 入浴前应做准备活动，以使机体有利于适应海水的作用，如果体表多汗，应拭干后再入浴。入浴后，应先在浅水中用手舀水冲洗头部、颈部、胸部和腹部，然后再到深水处进行全身浴或游泳。

4. 海水浴期间，可间歇到海滩作日光浴或海沙浴。进行时防止阳光长时间的曝晒，海沙温度不宜过高，以避免日光性皮炎和烫伤。

5. 海水浴后，应选择到空气流通的地方躺卧15～30分钟，既可进行空气浴，又可得到休息。

第八节　森林疗法

一、森林的医药作用

森林的医药作用，一是制造氧气，被称为"天然氧气制造工厂"；二是阻隔杂音，森林繁茂的枝叶能吸收声波；三是绿色安详，森林的绿色对人的神经系统具有调节作用，能平静情绪，眼明目清；四是净化空气，森林有吸收毒气、尘埃的作用；五是杀灭毒菌，如松柏可杀死空气中的白喉、结核、霍乱、痢疾、伤寒等病菌；六是调节气温，进入森林冬暖夏凉，是疗养的佳境。

森林疗法最理想的季节是夏季和秋季

（5～10月），每天行浴的时间为白天10时至下午4时。气温一般在15～25℃。行浴时，患者可先穿宽松的衣服，在森林中散步10分钟左右，并作深呼吸，然后在身体适应的情况下，逐步脱去外衣，最后只留短衣、短裤，但不必全裸。行浴方式可采取卧床或躺在躺椅上，谓之静式森林浴。做一些非对抗式的体育活动，如打太极拳，谓之动式森林浴。第一次行浴时间为15分钟，其中半裸时间不宜过长，以后每次增加5～10分钟，逐步增加到60～90分钟一次。每日2次，1个月为1个疗程。

二、森林疗法适应证

慢性鼻炎、咽炎、慢性支气管炎、肺气肿、肺结核以及哮喘；冠心病、高血压、动脉硬化等，均可进行森林疗法。

第九节　洞穴疗法

洞穴疗法，在中国古代称谓"生基术"，在商周时出现，选择天然岩穴或人为开凿窟室借气养生，以此回归大地母体，一般是有疾病或是年上六十岁的老人便需要生基。生基，由于其传承时间长，跨越地域广，名字也各有不同，有称"寄老洞""仙人洞""蜕皮洞""蛮子洞"等。到如今，生基文化尚保留在道教、佛教当中，宋代的王重阳"活死人墓"即是生基洞穴疗法，后世生基则上升为一种宗教祈福仪式，仅供人衣发等，不具备居住功能。现代人则认为是利用天然岩洞的特殊气候和环境，来提高患者免疫力和抗病能力，从而达到治疗或康复效果的一种疗疾和保健方法。其原理是地下盐洞特殊的微气候和弥散状的负电荷微粒。这种微气候环境温度、湿度、离子成分稳定，细菌丛和过敏原缺失，高负电荷的干燥氯化钠气溶胶微粒极易进入末梢支气管、肺泡。能促进黏液纤毛的廓清作用，同时刺激肺泡巨噬因子的增加及其吞噬活性，对呼吸道菌丛具有抑菌和灭菌的作用。

一、历史进程

（一）中国

早在商周时期，人们就发现居住洞穴对人的身心健康有着积极的养护作用，并积累了丰富的实践经验。当时一些炼丹道士和养生家，常居住洞穴烧丹炼汞、铸剑、导引练功，以享天年。

秦代名医扁鹊，曾"隐居岩岳，静心敛神，精修医道"，人们称他为神医。

隋唐医家孙思邈，曾攀登山岩，遍尝药草，捣炼药石，隐洞独修，从事医药的研究，后人尊之为药王。其后，他又久居洞穴（即后世所称之药王山真人洞），并以此洞穴为人治病、养神、练体，研究医药文献，探求长寿之道，著书立说，写下了《备急千金要方》《千金翼方》《摄养枕中方》《存神炼气铭》等著述，总结出自汉至唐的医学成就。

到了北魏，由于宣武帝及其家人患"斑烂皮肤病"，长期不愈。为求皮肤病治愈，乃凿石为洞，居穴治疗。由此，以洞穴疗疾者日众，求奇穴异洞养生者蔚然成风，凿石造洞达2000余个。举世闻名之龙门石窟即成于此时。若无天然洞穴，古人则采用人工造土室的办法来代替，如"魏王召置土室中闭试之……颜色悦泽，气力自若，精神盈足，智慧通彻"。

迄至明代，洞穴养生治病，有了进一步发展。李时珍《本草纲目·木部》引葛洪《抱朴子》说："上党赵瞿病癞历年，垂死，其家弃之。医置山穴中，配以松脂等药物治疗。瞿服百余日，其疮都愈，颜色都悦，肌肤玉泽。"明·李诩《戒庵老人漫记·游月岩记》载："岩形如园廪，中可容斛，东西两门通道，当洞之中而虚其顶，自东望之，如月之上弦；自西望之，如月之下弦。徒倚四顾，奇石森列，满壁而是，眉睫之间，变幻纷沓。当此之时，不知胸中有何物，亦不知天地间更有何事。一日游此处，以故目若为之明，耳若为之聪，心若为之爽。"描述了洞穴疗法对人精神、心理的良好影响。近年来，洞穴疗法的康复价值，已引起国内外学者的重视和应用。郭子光等同志已将岩洞疗法列入《中医康复学》，杭州附近的瑶林山洞，已设立了疗养病床。实践证明，洞穴疗法对多种伤情疾病，具有治疗康复和养生防病的作用。

（二）波兰

波兰于 20 世纪 50 年代推出了洞穴疗法，当时他们注意到矿工们很少有人患肺结核或者其他呼吸道疾病。这种疗法在东欧和中欧非常普遍，但在世界其他地区却几乎不为人所知。

（三）乌克兰

索罗特维诺盐矿的 9 号井筒位于地下大约 300 米，是世界上最深的洞穴治疗场所，每年接待患者人数超过 5000 人。任何时候，这里都有大约 200 人在盐洞内接受康复治疗，他们整个下午都待在这里或者在治疗中度过前夜。患者中儿童占三分之一，通常连续 24 天在这里接受治疗。

（四）德国

德国人在 20 世纪 30 年代就发现了洞穴治病的妙用。第二次世界大战期间，德国藻厄兰地区有个防空洞，战时当地人到此躲避空袭，其中的哮喘病人在里面待的时间越长，他们的身体就恢复得越好。自 1990 年以来，德国已有 11 个地方加入了洞穴疗法协会的名单。德国洞穴疗法协会主席乌尔里希·普法伊费勒表示，"因为洞穴里的空气在岩石间往返循环，含有的灰尘和病菌很少，因此它比海边或高山上的空气更纯净"。洞穴里除了空气纯度高、湿度大以外，恒定的低温也有助于康复。

二、适应证

洞穴疗法主要是用于哮喘、气管炎，对其他疾病如慢阻肺、鼻炎、咽炎、支气管炎也有同样效果。

三、注意事项

有疗效的洞穴应该是通气良好、氧气丰富、无有害气体掺入的洞穴，而那些深井与盲洞是危险的。另外，心血管疾病或急性传染病患者不要采用洞穴疗法。

第十六章　运动疗法

运动疗法，是指利用器械、徒手或患者自身力量，通过某些运动方式（主动或被动运动等），使患者获得全身或局部运动功能、感觉功能恢复的训练方法。康复医学所要解决的最常见问题是运动功能障碍，因此运动疗法已成为康复治疗的核心治疗手段，属于物理疗法两大组成部分之一。

运动疗法主要采用"运动"这一机械性的物理因子对患者进行治疗，着重进行躯干、四肢的运动、感觉、平衡等功能的训练，包括关节功能训练、肌力训练、有氧训练、平衡训练、易化训练、移乘训练、步行训练等。

第一节　运动疗法概述

一、适应证

（一）外科疾病

骨折、肌肉韧带劳损或撕裂、腰椎间盘突出症或其摘除术后、颈椎病、肩关节周围炎、人工关节术后，膝关节半月板或游离体摘除术后、截肢术后、断肢再植术后、胸腔腹腔大手术后、外翻足、内翻足、扁平足、脑震荡、脑挫伤、烧伤、冻伤、静脉曲张及其术后等。

（二）内科疾病

冠心病、心脏瓣膜病、心力衰竭代偿期、高血压；慢性气管炎、支气管炎、肺炎、支气管哮喘、肺气肿、肺结核、肺不张；胃和十二指肠溃疡病、内脏下垂、胃肠功能紊乱、慢性胃炎、慢性胆囊炎、慢性肝炎；肥胖、糖尿病；风湿性关节炎、类风湿关节炎等。

（三）神经科疾病

脑血管疾病后遗症、周围神经损伤、腰神经根炎、多发性周围神经炎、神经官能症、面神经麻痹、进行性肌萎缩、脊髓空洞症等。

（四）妇产科疾病

子宫脱垂、慢性盆腔炎、产后等。

二、不良反应

运动的益处是肯定的，但运动疗法潜在的不良反应也应引起重视。

1. 由于运动加重心脏负担，因此可能使缺血性心脏病或高血压（常无症状）加重，引起心脏功能不全或心律失常，也可能诱发心绞痛甚至心肌梗死。本身血压过高，而运动后可能会发生体位性低血压。

2. 视网膜病变者，运动后视网膜出血的可能性增加，增殖性视网膜病变进展。

3. 糖尿病肾病的患者，运动会减少肾血流量，使尿蛋白排出增加，加重肾脏病变。部分糖尿病患者，尤其是 1 型糖尿病患者，在未很好控制血糖的情况下，运动会使血糖上升，出现尿酮体，甚至酮症酸中毒。采用胰岛素或磺脲类药物治疗的患者，在运动中易发生低血糖。鉴于上述潜在的不良反应，专业人员在指导糖尿病人运动时应按不同病情选择适当的运动量和运动方式，尤其对于老年糖尿病患者，更要严格掌握适应证。

三、常见方法

（一）医疗体操

医疗体操是运动疗法中最常用的方法，能按所需运动方式、速度、动作的幅度、协调性与肌肉的力量进行训练，做到循序渐进。医疗体操可以是全身性的，也可是局部性的，或全身性与局部性相结合。在进行医疗体操时可使用器械，也可徒手，分为主动运动（即利用患者自身主动进行）、被动运动（是利用外力来增大关节的活动范围及肌肉力量）。外力包括健侧肢体、旁人的力量或器械的力量。医疗体操可用于预防疾病，以促进身体健康，可用于损伤与疾病的治疗，根据疾病与伤残的特点、功能状况和要达到的治疗目的，有针对性地选择合适的医疗体操进行训练。可选用不同的方式，例如肌肉力量的训练、关节活动度的训练、耐力训练、放松训练、呼吸训练、平衡运动等。关于运动量、运动强度、活动范围，应根据患者对运动的耐受情况，及时予以调节。也可根据病情及情况分阶段进行训练。

（二）有氧训练

有氧训练是以增加人体吸入、输送和使用氧气能力为目的的耐力性训练。也是提高机体有氧代谢能力的健身方法。此种训练方法简便、易行，运动方式对技巧的要求不高，易于推行，其运动方式有步行、健身操、游泳、自行车、原地跑、登楼梯、跳绳等。人体生理负荷量是由锻炼的强度、训练的次数、每次训练持续时间等决定的，

而人体可以自监自控训练，因而安全有效。一般采用中等强度的耐力性训练，对心肺功能有良好作用，可提高负荷量，增加携氧能力，并且对改善机体有氧的分解代谢与合成代谢的进程有促进作用，还可以增加肌肉的收缩力。有氧训练方法较多，但以库柏（Cooper）训练法具有代表性，各种训练水平的人都可采用。

（三）民族形式的运动疗法

有武术、气功、推拿、行走、跑步、保健体操、五禽戏、太极拳、八段锦、钓鱼、爬竿等许多方法，应用器械健身的有拔河、跳绳、踢毽球、荡秋千、划龙舟，以及武术中使用的刀、枪、剑、棍棒等。

四、运动处方

医师根据患者的心血管及运动器官的功能状态以及整体健康状况，提出适当的医疗体育方法及运动量，并指出在进行医疗体育活动时应注意的事项等，即为运动处方。

（一）处方前的准备

为使处方更为合理，开列处方前应进行讨论或查房，由临床经治医师与运动疗法医师共同协商、讨论。因临床经治医师了解病情，而运动疗法医师则掌握针对病情的运动疗法知识，有利于开出更合适的处方。必须全面询问病史或健康状况，有无参加运动的禁忌证，进行全面体格检查、功能检查与评定。对接受体疗的心脏病患者，要做运动试验，对骨关节功能障碍或神经肌肉疾病者，要进行关节活动度及肌力检查与评定，有条件者应做肌电图及神经传导速度等检查。要书写完备的病历，包括主诉、现病史、家族史、个人生活、职业、心理及社会交往史、体格检查、功能检查及功能评估、综合性功能检查与评估。

（二）运动处方的内容

1. 运动种类

有耐力性运动、放松性练习、医疗体操、器械练习等，应指明以哪一种为主或者兼而有之。在根据病情的要求下，避免患者感到单调、枯燥。

2. 运动强度、时间与频度

运动疗法最重要的是运动量，包括强度、持续时间及频度三因素。上述三种因素可以互相调整，如强度过大，时间与频度则适当减小。

控制运动强度方法根据不同的疾病而不一样，治疗脏器疾病时一般采用中等强度，但最适合的运动强度应通过运动试验决定，常用运动时的心率、运动时的吸氧量与最大吸氧量表示。而对另一类疾病，如骨关节功能障碍者，一般以每次运动后局部有轻微酸胀感及不出现疼痛为适宜。对于神经系统所引起的瘫痪部位在进行活动后，以不发生肌肉明显疲劳感为宜。

运动持续时间，一般为 15～30 分钟，耐力性运动 15～60 分钟。运动时间的长短，还应考虑运动强度，如运动强度较大，则运动持续时间可以适当减少。

频度即运动的间隔时日，一般每日或隔日 1 次，但对神经系统或骨关节功能障碍者，除每天运动 1 次外，还应增加自我锻炼时间。另外，间隔不要超过 4 日。因运动间隔时间太长，运动效应会消失，影响治疗效果。

经过一定时期运动后，根据身体功能改善的情况，对原处方可做适当修改，或制定新的运动处方，以便取得更好疗效。

五、五大有氧运动健身法

（一）跑步

跑步有很多好处，可以缓解压力，减少患抑郁症的风险，燃烧大量的脂肪，提升整体健康水平。很多人特别享受跑步，尤其是晨跑。跑步是一项十分适合每天进行的运动。每次跑完步，你都有巨大的成就感。

（二）深蹲

这种力量型的健身方式可以锻炼你的臀大肌，增强你的体质以及燃烧大量的卡路里。深蹲可以提高你的热量消耗，提高你的心率，你也可以尝试一下跳蹲。或者你可以边深蹲边举哑铃以增加阻力以感受脂肪燃烧的感觉。坚持有规律地深蹲是改善身材的最好方式之一。

（三）俯卧撑

遗憾的是，很多人拒绝做俯卧撑因为完成它有点艰难。其实，俯卧撑对你的身体大有好处。俯卧撑的类型多种多样，不同种类的俯卧撑锻炼肩膀和手臂不同位置的肌肉。经常地更换俯卧撑的方式，防止你对锻炼产生厌倦。做俯卧撑不仅锻炼你的上半身，还可以锻炼你的躯干（腹部和腰部），每周做几次俯卧撑帮助手臂肌肉塑型，并全面塑造身形。

（四）游泳

游泳是一项十分有效的塑形锻炼，它会给你带来意想不到的塑形效果，这对于游泳爱好者和准备塑身的人来说，是个好消息。游泳可以锻炼你的躯干以及身体的各部分肌肉。

（五）箭步蹲

如果你想锻炼你的腿部肌肉，推荐你尝试箭步蹲。箭步蹲可以给你一个意想不到的健身效果，因为它能将两条腿分开，使其分别得到锻炼，以此达到塑造身形的效果。如果你想加强锻炼心肺功能或者增加锻炼强度，你可以试一下跳弓步。建议为了达到最佳锻炼效果，你可以一天做 3 组箭步蹲运动，每组做 10 个。

第二节 运动治病功效

一、内科疾病

(一)心血管疾病

1. 个体化运动方案的制定

有研究比较 12 个月的心脏康复、传统治疗和健康宣教的效果,发现心脏康复使高密度脂蛋白在治疗前低于 40 单位的患者得到了更大幅度的提高。美国心脏病学会(2007 年)强烈建议症状限制性运动试验是所有以运动训练为主要内容的心脏康复程序的前提条件,需要根据危险度分层制定个体化的运动方案,并根据临床情况及时调整训练内容。

2. 运动训练的心血管机制

运动训练可以通过直接或者反射通路调节心衰患者的交感神经兴奋性,如改善压力反射的敏感性和心率变异、降低血液儿茶酚胺水平、血管紧张素 II 和血管加压素以及脑钠肽等;也能改善高血压患者压力反射的敏感性。动物实验表明,长期有氧训练使慢性心衰新西兰兔的肾脏交感神经活性降低,改善压力反射时血压与心率的关系(从 2.2 ± 0.2 增至 4.6 ± 0.7bpm/mmHg,$P < 0.01$)和肾交感神经活性,同时增加铜 - 锌超氧化物歧化酶的生成和减少促氧化物的生成。因此,长期运动训练降低心衰者自主神经活性,主要是通过上调中枢抗氧化和抑制中枢促氧化机制共同完成的。一氧化氮合酶介导运动训练对缺血 - 再灌注损伤的保护作用。循环抗阻训练使慢性心衰患者肌肉线粒体 ATP 生成率(MAPR)、代谢酶活性、毛细血管密度显著提高;糖类代谢能力增强和最大摄氧量(VO$_2$max)提高;VO$_2$max 增加与 MAPR

具有高度相关性,其中 70% 的增加是由于 MARP 增高所致。

3. 外周血管疾病的运动治疗

虽然间歇性跛行患者单次大负荷运动的急性反应使血管内皮功能下降,但经过较长时间运动治疗(3 次 / 周,共 6 周),单次大负荷运动前后即刻的血管内皮功能指数均比 6 周前有了显著提高,说明运动训练有助于改善患者血管内皮细胞功能,同时延长无疼痛行走距离。下肢血管旁路移植术后的活动平板训练(2 次 / 周,4 ～ 10 周)使最大无痛步行距离增加 175.4%、踝臂指数增加 0.23;而对照组仅分别增加了 3.8% 和 0.08。

4. 训练方案

心脏康复方案不仅限于运动治疗。美国心脏学会、美国心血管和肺康复学会的定义是:心脏康复应同时包括消除危险因素、调整生活方式、减少残疾发生的所有有效措施。英国 NICE(National Institute for Health and Clinical Excellence)指南也提出,心脏康复是包括运动训练的综合措施。但是运动治疗仍然是心脏康复的主要内容。运动训练通常包括有氧训练和抗阻训练。有氧训练方案包括步行、平板、自行车、划船、爬楼梯、踏车训练等运动方式,强度 50% ～ 80%VO$_2$max,20 ～ 60 分钟 / 次,3 ～ 5 次 / 周。而循环抗阻训练一般是 10 ～ 15 次 / 组、1 ～ 3 组 / 日。此外还应制定个体化的日常活动方案以增强运动训练的效果,同时保证活动和运动训练的安全性。

5. 训练强度

有研究将 9 对单卵双生的健康人作为对象,分为大运动量组和低运动量组(两组 VO$_2$MAX 差别为 18 ± 10%),结果发现两组对象的心肌血流储备、心脏血管和外周血管内皮功能均无显著差别。尚未确定慢性心衰患者最佳训练效应的合适强度。Wisloff 等比较中等强度运动（75% 最大心率）和间歇性运动（95% 最大心率）对心梗后心衰患者的影响，训练 3 次 / 周，共12 周。结果发现间歇性运动和中等强度运动分别使 VO$_2$max 增加 46% 和 14%；间歇性运动使左心室舒张末期和收缩末期容量分别下降 18% 和 25%，射血分数（EF）增加 35%，脑钠肽下降了 40%，血管内皮功能和线粒体功能增强。

（二）肺疾病

1. 运动耐力

慢性阻塞性肺疾病（COPD）患者运动能力减退常常是由于通气能力减退和通气需求增加这一对矛盾引起。近年来逐渐发现运动时给予氧气补充有助于提高运动能力，有较多研究试图探讨氧疗与运动治疗结合是否有协同作用从而提高疗效。Bradley J.M. 等的临床荟萃分析提示，无论是需要长期使用氧疗还是仅在运动锻炼时使用氧疗的患者，日常活动或运动锻炼同时进行氧疗均有助于提高运动耐力和最大运动能力，改善呼吸困难和提高血氧含量。但是 Nonoyama 等综合 5 个随机对照研究后认为，运动中的氧疗延长定量运动时间、降低 Berg 指数；但是对于延长极量运动、功能性运动（如六分钟步行距离）、生活质量以及血氧浓度等没有明显效果。由于所分析的临床样本量较小（31 个研究，包含549 位患者），运动时氧疗的效果尚难以做出最后判断，但是结果仍然证明运动治疗可改善患者运动能力和生活质量。

2. 康复方案

目前肺康复常采用 8 周程序。Skumlien 等人观察 4 周强化康复治疗对 40 位 COPD II ～ IV 级患者的影响，并与病情类似的 20位患者进行比较。结果每周 5 次以 70% 最大运动能力为强度的耐力训练和每周 3 ～ 4

次 72% 的 15RM 为强度的抗阻训练 4 周以后，与对照组相比，治疗组的生活质量指数（St.George's Respiratory Questionnaire, SGRQ）下降了 7，上下肢最大收缩力增加 6% 和 15%，VO$_2$MAX 增加 6%，最大工作能力提高 60%，平板耐力测试时间延长 93%，定量负荷下呼吸减慢和呼吸困难症状显著减轻。男性患者 6 分钟步行测试增加的距离显著高于女性。三周内接受12 ～ 15 次的连续或者间断的运动治疗后，两组患者 CRDQ 生活质量指数、6 分钟步行距离等与治疗前相比都有显著提高，但无组间差异。O'Neill 比较 6 周运动训练对COPD 患者运动功能和慢性呼吸疾病问卷（Chronic Respiratory Disease Questionnaire, CRDQ）的影响，结果发现每周 1 次门诊康复治疗加 2 次自我锻炼与每周 2 次门诊康复治疗加 1 次自我锻炼（共 6 周）对运动功能等无明显影响，但 6 个月后肺康复疗效基本消失。

3. 疗效维持

Cockram 等人总结了 4 年肺康复的经验后认为，每周 1 次的社区维持性训练课加上每周 3 ～ 5 次的自我锻炼可以维持肺康复的治疗效果，平均随访 18 个月以后的重复测量显示仍然维持相当的锻炼效果。Spencer 等研讨每周 1 次的门诊康复治疗加家庭内的自我锻炼 8 周对肺康复有积极的疗效。

（三）糖尿病

1. 运动训练量

美国糖尿病学会（ADA）、欧洲糖尿病研究会（European Association for the Study of Diabetes，EASD）和美国内科医师学会（American College of Physicians，ACP）都对运动的治疗作用做了明确的阐述。如美国糖尿病学会指南提出，为了更好地控制血糖、维持体重和减少心血管疾病的危险因素，患者应该积极参加每周不少于 150 分钟的中等强度有氧运动或者不少于 90 分钟的高强度有氧运动，分三天完成，最好能够隔天参加运动。

2. 运动训练强度

患者参加每周 3 次的耐力训练，每次训练量要达到 400kcal；每周 2～3 次，每次训练量达到 500kcal。超重或者肥胖而无并发症的 2 型糖尿病患者，运动总量不能低于每周 1200kcal，大致相当于 170～200 分钟或者 19km 的步行。抗阻训练的运动强度是每个肌群完成 3 组 8～10 次以 70%～80% 的 1RM 为阻力的训练。同时还需要注意患者并发症情况，尽可能在运动训练前接受心电图负荷试验以确定恰当的运动强度。此外，尽量避免在同一天对同一组肌群同时进行耐力训练和抗阻训练。单次运动后胰岛素敏感性增高可持续 2～48 小时，因此建议患者可以每天运动训练，至少隔天要参加运动，不应出现连续两天不运动的情况。

3. 运动降糖机制

单次或长期耐力训练有助于降低血糖早已是公认的事实。运动后即刻胰岛素敏感性增强的机制主要包括：骨骼肌的糖转运系统活性增强在运动终止后仍能持续一段时间，肌糖原和肝糖原储备在运动中的消耗，以及运动训练终止后骨骼肌血流量的增加等。长期耐力训练可以增强胰岛素抵抗者、年轻和老年 2 型糖尿病患者的胰岛素敏感性，也可以改善脑卒中后糖耐量异常者的胰岛素敏感性，可能的机制包括：改善机体脂肪代谢和减轻炎症反应，骨骼肌 GLUT-4 表达增加和一氧化氮诱导的骨骼肌血流增加，以及减少肝糖原生成等。

4. 抗阻训练的作用

无论是单次或者长期的抗阻训练都有明显增加胰岛素敏感性和增加糖耐量的作用。长期抗阻训练还能增强骨骼肌，从而提高整个机体的糖处理能力。2 型糖尿病患者严格遵从医嘱参与耐力训练的比例相当低，因此，有学者认为耐力训练和抗阻训练都是 2 型糖尿病患者改善代谢能力和提高生活质量的运动措施。

（四）肥胖症

1. 老人

Villareal 等人证明 6 个月每周 3 次的运动训练不但使身体虚弱的老年人体重减轻 8.4%，也使身体功能指数、VO₂max 以及功能状态问卷得分有明显改善。此外，治疗组肌力、行走速度、障碍通过能力、单腿支撑时间等也都有显著增加。

2. 儿童

运动治疗未改变肥胖患儿身体组分，但确实改善糖代谢能力。每周 3 次，每次 1 小时的运动训练可以在 8 周以后使肥胖患儿的胰岛素敏感性增高、心肺功能增强。

3. 运动消耗和饮食摄入

Catenacci 研究认为，大部分关于减肥的随机对照研究显示运动训练本身可以获得一定的效果，但是减肥绝对值较小（0.1～5.2kg）。部分研究提示如果每天能量摄入少于消耗 500～700kcal，可以在短期内使体重下降 6～8kg。

二、骨关节疾病

（一）运动损伤

1. 跳跃膝

跳跃膝为运动员的常见损伤，53% 的患者为此终止运动生涯。伸膝肌群离心性运动训练可以减轻膝关节疼痛、改善运动功能，并且常以下蹲作为基本训练动作。但是下蹲运动时髌韧带负荷受到躯干角度、侧向重心偏移和小腿肌肉韧带张力等因素的影响，因此提出了在 25° 的斜板上站立进行股四头肌离心收缩训练的方案，训练时要求患者尽可能保持躯干直立，站立于25°的斜板上，垫高足后部以放松小腿肌肉，进而缓慢屈膝至70°；并且在训练中增加负重量，使患者在离心收缩时产生能够忍受的疼痛。结果证明，15次×3组，每天2次，每周7天，共12周的离心收缩训练，使12周和32个月时患者的膝关节疼痛和功能改善效果均比向心性收缩训练组明显。

2. 踝关节损伤

近年来系列研究提出诸多损伤机制来解释功能性不稳定，如肌肉力量、关节本体感觉、姿势控制、神经传导速度以及神经肌肉反应时间，根据这些可能机制提出的运动方案主要强调本体感觉、力量增强训练以及协调性训练等。踝关节功能性不稳定者步行摆动相末期和足跟触地时，踝关节可处于明显的内翻状态，内翻扭力可使踝关节外侧韧带和关节囊等组织损伤，使本体感觉减退，进而使中枢神经系统对踝关节的控制减弱和导致反复损伤。踝关节外侧韧带扭伤后早期在踝关节保护（使用弹性绷带、活动性支具等）基础上进行运动治疗与静态踝支具方案相比，运动治疗使更多患者回归工作和运动。运动治疗可使踝关节扭伤复发率降低（RR：0.37），增加踝背屈的能力。

（二）骨关节炎

1. 治疗作用

骨关节炎是最常见的疾病之一，髋和膝骨性关节炎者70%以上见于65岁以上老年人。Thomas等对786位膝骨关节炎患者进行两年随访研究，分为运动组、定期电话咨询、运动＋电话咨询以及对照组，每6个月评估1次。参加运动治疗的患者在所有4次评估时，疼痛程度都轻于不运动者。250位60岁以上的膝骨关节炎患者，18个月以后有氧运动和力量训练组均比对照组具有更好的日常生活活动能力；Mangani等

的研究也显示，力量训练和有氧运动训练有类似效果。221位患者进行股四头肌肌力训练或者关节活动度训练，随访30个月表明，肌力训练比关节活动度训练能更好地维持肌力和延缓关节病变的进展。

2. 作用机制

Foley等利用MRI测量膝关节软骨的体积、胫骨平台面积以及软骨缺损计分，并进行了2年随访，发现关节软骨体积、胫骨平台面积的年度变化率与下肢肌力基础值呈正相关；与下肢肌力增加呈负相关，体力活动能力与关节软骨体积变化呈正相关。

（三）骨质疏松

1. 治疗作用

Bonaiuti的荟萃分析综合18个随机对照研究，共1423位绝经后妇女，结果表明无论是否存在骨质疏松，有氧运动和力量训练都能提高骨密度。中等强度的步行训练能同时增加脊柱和髋关节的骨密度。有研究认为有氧运动和力量训练对防治绝经前或绝经后妇女脊柱的骨质疏松都有积极的作用。309位类风湿关节炎患者进行每周两次75分钟的高强度运动治疗，每6个月评价骨密度变化，结果显示高强度训练可有效地阻止骨量丢失。但另一项研究发现力量训练本身对类风湿关节炎患者的骨密度无明显效果。

2. 瘫痪的影响

偏瘫侧上下肢的骨量丢失在第一年分别可达到10%和20%，因此，有学者建议在脑卒中综合康复治疗方案中，应该将增加骨密度、减少骨量丢失作为重要内容之一；脊髓损伤患者也有明显骨量丢失和骨折发病率增加。截瘫患者的骨盆和下肢，四肢瘫患者的骨盆、下肢及上肢都是容易发生骨质疏松的常见部位。一定强度的运动可能可以保持上肢的骨质密度，而对下

肢的作用效果相对较差。但是运动治疗的效果不尽一致，如同样采用功能性电刺激诱导的踏车运动，有报道认为对提高骨质密度无效；而 Mohr 等发现一年训练后，胫骨近端的骨质密度增高 10%。对 20 位脊髓损伤患儿的研究显示，低负荷、高频率机械刺激 6 个月使胫骨近端骨密度增加 17.7%，而对照组下降 11.9%。

（四）脊柱疾病

每天 15 分钟、每周 3 次的运动治疗结合每天上床前 15 分钟的腰部冷疗，可以使椎间盘源性腰痛患者在 12 个月随访期内服用止痛药物减少，70% 的受试者疼痛程度减轻 50%，12 个月的复发率也明显降低。单纯运动治疗或结合行为指导等可以在 6 周内缓解亚急性腰痛患者的疼痛症状，改善运动功能。

（五）关节置换术后

美国国立卫生研究院 2003 年发表的关于膝关节置换术的专家共识认为，膝关节置换术后的康复治疗是研究最不充分却被广泛使用的措施。膝关节置换术的最主要目的是消除由于骨性关节炎等原因导致的疼痛并改善关节功能，手术确实可缓解关节疼痛，但是术后患者仍然残留功能障碍如关节挛缩、肌力减退、步态和活动异常等。康复治疗包括早期踝泵练习、等长收缩练习、力量训练、关节活动度训练等，康复治疗结果与理想目标仍有较大距离。骨关节炎常会破坏关节周围组织从而引起本体感觉异常，而手术对于膝关节本体感觉功能的影响尚无统一意见。

（六）骨折后

1. 早期康复

桡骨远端移位骨折切开复位分段内固定术后，第 1 周开始被动和主动关节活动度训练，11 个月后随访，关节活动范围、上肢的整体活动能力以及工作能力均显著改善。肱骨近段骨折固定术后立即开始运动治疗，与制动 3 周以后开始运动治疗相比，术后 1 年时两组患者患侧肩关节功能障碍的比例分别是 42.8% 和 72.5%；2 年时功能障碍比例分别为 43.2% 和 59.5%。作者认为早期运动治疗可以加速功能的恢复，尤其在术后 1 年内功能改善更加明显；而术后前 3 周的制动治疗使患者在术后两年内的功能恢复进展缓慢。股骨囊内骨折经患肢站立和行走训练为主的早期运动治疗有效，如 FIM 评分、疼痛分级和髋关节评分；接受积极治疗的 13 位患者中有 12 位能独立行走，而对照组无 1 例患者恢复行走功能。

2. 运动方式

渐进性抗阻训练可以增强髋关节骨折老年人的肌力和下肢峰值力矩，下肢肌力改善与训练的强度具有高度相关性。16 周社区内运动训练程序有助于改善髋关节骨折老人的功能性移动能力、平衡能力、下肢力量和日常生活活动能力。运动再学习理论指导的运动治疗和常规运动治疗及行为宣教的研究提示，骨折后 6 或 24 周两组患者的损伤，如握力、腕关节活动范围及疼痛程度等和活动限制、参与受限没有明显差别，常规情况下，患者接受 1 次治疗咨询和指导已经足够。

3. 训练安全性

Mangione 等进行的初步研究表明髋关节骨折老年患者可以在家庭内完成治疗师个别治疗下的中、高强度运动训练。渐进性抗阻训练和有氧训练都显著延长步行距离，提高肌力、行走速度和整体运动功能而未发现明显的不良反应。

三、神经系统疾病

（一）脑卒中

1. 力量训练

大量研究表明力量训练可以增强脑卒中患者的肌力（增加 7%～15%），但是尚未证明力量训练对患者功能性活动和日常生活活动能力的作用。

2. 强化训练

Allison 等研究强化训练组与传统治疗组 14～28 天训练的结果，证明出院 12 周后强化组 Berg 平衡指数以及躯干控制能力提高幅度较大。但是强化组 10 位患者中有 3 人在治疗第 1 周时就由于疲劳退出治疗。强化功能性电刺激辅助运动训练（1 小时 / 天，连续 15～20 天）与常规强度（感觉强度电刺激 15 分钟 / 天，4 天 / 周）相比，可以使脑卒中发病 3 个月内的患者上肢功能的 Wolf 运动功能试验指数显著提高。

3. 上肢功能

有报道 6 周主动运动加神经肌肉电刺激虽然未能提高患者的 Fugl-Meyer 评分，但行为活动和运动活动都有明显改善，并维持了 6 个月。机器人辅助训练改变了过去替代运动的思路，致力于通过患者控制的主动运动触发，通过神经功能重塑的机制最终恢复患者的主动活动能力，表现了新的活力。此外，针灸对上肢功能的改善得到越来越多的重视，如电针结合力量训练可以减轻慢性脑卒中患者腕关节的痉挛程度，针灸治疗结合常规运动治疗可以减轻肩关节半脱位患者的关节活动度和力量。

（二）脑外伤

1. 牵伸训练

此训练常用于控制过高的肌肉张力、减轻挛缩。但是治疗时可能由于操作不当而出现意外，例如腘绳肌完全断裂等。上肢肌肉痉挛可导致肌肉挛缩，单纯牵伸治疗并不能避免挛缩。

2. 强制性运动疗法（CIMT）

一般认为此法对脑外伤的效果不及脑卒中患者。主要原因是由于脑外伤患者比脑卒中患者更容易出现认知障碍，例如记忆力减退、知觉障碍、注意力障碍、思维缓慢、执行能力减退和行为及控制障碍等。Morris 证明这些认知和行为改变使脑外伤患者对 CIMT 的依从性大大下降，最后影响治疗效果。

3. 减重训练

关于此方法的效果，目前尚未取得统一结论，可能和损伤部位、严重程度、减重训练方案等因素有关。38 位脑外伤患者分别接受减重训练或者常规康复治疗，8 周后两组患者的功能性步行分类（FAC）、平衡能力、Rivermead 运动指数和 FIM 评分都比治疗前有显著提高，但是两组之间并无明显差别。脑外伤 6 年以上的 20 位患者分别进行 3 个月的减重步行训练和常规步态训练，结果治疗后两组 FAC、起立和行走测试都有改善，但两组间无明显差别。常规训练组患者的步态对称性反而好于减重训练组。

（三）脊髓损伤

1. 部分减重步行训练

近年来部分减重步行训练在脊髓损伤患者中广泛使用，但是由于实验设计存在历史对照、评估偏倚等缺陷，使得研究结果的可靠程度不高。因此，Dobkin 等人的多中心单盲随机对照研究，纳入发病时间平均为 4.5 周的 145 位脊髓损伤患者（其中 AISA 脊髓损伤神经功能分类标准 B 级 38 例，C 或 D 级 137 例），比较减重训练和常规训练的差异。减重训练组在 12 周内接受 45 次步行训练，每两周评估 FIM-步行评分、15.2 米步行速度、下肢运动评分（Lower Extremity Motor Score，LEMS）；12 周治疗结束时测定 6 分钟步行距离。两种训练都明显改善患者步行功能，但没有组间差异。发病后 4 周内开始接受治疗者效果优于 4 周后开始接受治疗者；两种治疗方法都在约 6 周以后表现出明显的进步，该结果与该作者报告的 6 个月随访结果一致。

2. 运动功能评定

根据统计，约 75% ～ 85% 发病后数天内评为 ASIA 标准 A 级的患者在 1 年以后仍为 A 级；发病 72 小时评为 B 级的患者 1 年以后仅有 20% 患者仍为 B 级；75% 的 C 级患者可以进步到 D 级。因此，ASIA 功能分级在脊髓损伤急性期的使用可能不够敏感；更重要的是不能反映行走能力等功能性改变。LEMS 是根据双下肢主要肌群的肌力分级进行评估（每侧各 25 分，总分 50 分）。根据既往研究结果，脊髓损伤后上下肢运动功能的改善主要在发病后 8 ～ 26 周，而且对于不完全性损伤患者来说，发病后 1 个月时 LEMS>20 分是 6 个月时具有独立步行能力的重要预测指标。因此，在脊髓损伤康复治疗的早期，LEMS 可能作为一个重要评估指标。

3. 训练基础

Adams 观察一位 ASIA 标准 B 级脊髓损伤患者接受每周 3 次，共 4 个月的行走训练，平板步行速度从治疗前 1.0km/h 增加到 2.5km/h，步行距离从 500 米增加到 1875 米；股外侧肌的肌纤维横断面积增加了 27.1%，I 型纤维百分比从 1.3% 增加到 24.6%。T_8 外伤性脊髓损伤 SD 大鼠模型在发病 1 周后接受连续 5 天（20 分钟 / 次，2 次 / 天）的活动平板训练后，与对照组相比，运动组大鼠整体运动功能提高 32%，比目鱼肌最大强直收缩肌力增加了 38%，

肌肉疲劳下降 9%，横断面积增加了 23%；此外还发现，无论治疗与否，整体运动功能与比目鱼肌最大强制收缩力具有高度相关性（0.74）。

4. 神经再生的分子生物学基础

已经知道脑源性神经营养因子（Brain-derived Neurotrophic Factor，BDNF）是神经可塑性的重要物质基础；BDNF 调控突触蛋白 I（Synapsin I）的合成和磷酸化过程进而引起神经递质的释放；神经营养因子 3（Neurotrophin-3，NT-3）是在突触传递和脊髓再生以及保持感觉神经元功能完整性中起到重要作用。运动训练可以提高脊髓功能正常者的 BDNF 和 NT-3 的浓度。动物实验也证明运动训练能促进脊髓损伤后神经营养因子和突触可塑性的提高。Ying 等人将中段胸髓半切损伤大鼠分为不运动组和运动组（跑笼）并与正常大鼠比较运动 3 天、7 天和 28 天时的 BDNF、突触蛋白 I 以及 NT-3 的 mRNA、蛋白浓度。结果发现，脊髓半切降低 BDNF 和突触蛋白 I 的 mRNA 和蛋白表达，但对 NT-3 没有影响；运动组 BDNF 和突触蛋白 I 的 mRNA 和蛋白表达水平明显提高，其中运动组 28 天的 BDNF 蛋白浓度比正常对照组高大约 40%，运动组 28 天时 NT-3 的 mRNA 水平也升高到正常对照的 145%。该研究从分子生物学水平部分阐述了运动训练对脊髓损伤后功能恢复的神经基础。

（四）外周神经损伤

1. 外周神经损伤制动的利弊

外周神经损伤术后常规采用手指夹板固定，防止手指的伸展运动以避免修复后神经产生再次损伤。但是 Clare 比较了手指夹板使用对手指僵硬度、恢复工作时间等的影响，结果发现不使用夹板者恢复工作需要的时间较短，自我感觉关节僵硬较轻。

因此作者建议没有严重并发症的神经切割伤术后的康复治疗不要使用夹板。

2. 格林－巴利综合征

儿童罹患该病两年以后用 Wingate 无氧测试评估上下肢平均肌力和峰值肌力，结果显示平均臂力是正常值的 47.5%，而平均腿力为正常值的 83%；峰值臂力和腿力分别为正常值的 92.6% 和 116.3%。因此在格林－巴利综合征患儿的治疗应更加关注上肢肌力的恢复。42 位平均年龄 52 岁的患者在发病 2 周、2 个月、6 个月、1 年和 2 年时评定肌力、握力、手指灵活度、平衡能力、面肌功能、呼吸功能、步态、运动和感觉功能以及患者对疼痛、疲劳和感觉异常的自我评估。感觉和运动功能主要在第 1 年内恢复，但是到第 2 年年末，仍然有超过一半的患者遗留有明显的运动和感觉功能障碍。发病 1 年后仅有 33% 的患者自我评估为完全恢复，此外对日常生活和社会活动的自我感觉评估也有明显的障碍，如 32% 患者因为该病而改换工作，30% 患者不能像发病前一样完成家庭内工作，以及 52% 患者不得不根据身体状况改变业余活动的内容。因此康复治疗应该个体化并且长期坚持。

（五）脑瘫

1. 异常行为模式

脑瘫是由发生于胎儿期或婴儿期的非进展性脑损害引起的一系列运动、姿势发育异常，最终导致运动受限。Taub 等人在 2004 年提出了发育性忽略（Developmental Disregard）的概念，描述脑瘫患儿在运动功能发育过程中对患侧肢体的忽略和避免使用的情况。Eliasson 在 2003 年提出脑瘫患儿的患肢从无正常运动功能的经验和体验，因此，患肢训练应该着重为使用患侧肢体创造条件、机会和环境，并从行为上纠正患儿的运动模式。

2. 强制性运动疗法（Constraint-induced Movement Therapy，CIMT）

此法在成年患者脑血管意外、脑外伤以及手部局灶性张力异常的使用中已经取得相当多的经验，目的是从行为上修正忽略和避免使用患侧肢体的错误模式。因此，CIMT 理论上也可以用于偏瘫型脑瘫患儿的治疗。Deluca 报道了对 18 例患儿进行的随机对照交叉研究表明，为期 3 周的 CIMT 可以使平均年龄 41.5 个月的患儿显著改善患侧上肢的功能，并且在治疗结束后 3 周重复评估无明显减退。Eliasson 比较了 CIMT 治疗和传统康复治疗的效果，发现 2 个月每天 2 小时的 CIMT 显著改善了患侧肢体辅助手评分，并且治疗结束后 4 个月的再次评估仍然保留了良好的治疗效果，改良的适合儿童特点的 CIMT 也取得了类似的效果。此外 CIMT 用于小儿脑血管意外的治疗也见于少量报道。2 小时 / 天，5 天 / 周的改良 CIMT 训练残留有肢体瘫痪和手功能障碍的缺血性脑血管意外的患儿 4 周后，虽然患肢的感觉运动功能没有明显的改善，但是患儿的功能性活动却有明显改善。

（六）小儿麻痹后遗症

儿麻患者的行走速度与同年龄对照组相比减慢 28%，而能量消耗增加了 40%；并且能量消耗和下肢肌力总和呈负相关（r = -0.84）。Hebert 用交叉设计比较膝关节锁定膝踝足矫形器（KAFO）和支撑相自动锁止 KAFO 的三维步态分析，发现站立相自动锁止 KAFO 时患肢摆动相的运动接近正常，并减少了骨盆回撤和旋转幅度，降低能耗，提高效率。

四、运动训练方法

（一）强制性运动疗法

一项随机对照单盲研究比较了每天3小时、持续2周的CIMT与强化传统治疗对脑卒中早期（发病2周之内）上肢功能恢复的影响，结果发现除了治疗结束时CIMT组患者Fugl-Meyer得分和治疗结束3个月时患肢自我评价显著高于传统治疗组外，虽然CIMT组患者各评价指标得分均高于传统治疗组，但尚未发现存在明显差别。

另外一项随机对照研究比较了3周改良的CIMT和常规治疗对脑卒中患者上肢功能的影响，结果所用的评价指标包括Fugl-Meyer、FIM、运动活动日志（MAL）和卒中影响量表（Stroke Impact Scale，SIS）都提示CIMT组患者进步比常规治疗组明显。

（二）意念性运动疗法

1. 理论基础

运动想象或意念性运动（Movement Imageryor Motor Imagery，MI）是指通过大脑有意识地模拟、训练某一动作而不伴有明显的身体或肢体活动。此概念早在20世纪80年代晚期及90年代早期就已被提出，近年来随着神经影像学技术如功能性磁共振的显像等的发展，越来越多的研究结果进一步证明了运动想象在改善和恢复运动能力、学习运动技术等方面的作用，并部分阐明了该技术的神经基础，运动想象的神经基础主要是大脑可塑性。成年人的皮层代表区不是一成不变的，能根据不同的外周及中枢的神经刺激而发生重新组合；正是大脑可塑性的存在才使得正常的学习和神经损伤以后的功能恢复成为可能。毫无疑问，长时间的废用可以使相应的大脑皮层代表区变小，Zanette等发现相对短时

间的废用也可以引起大脑皮层同样的改变；Fiori等人也发现书写痉挛（局灶性痉挛）患者完成意念性转动手部存在困难，并且大脑皮层代表区也会相应变化。

2. 临床作用

运动想象也有助于提高正常人的运动能力，比如可以选择性增强肌群的力量，提高上肢定向运动的速度和准确性，结合本体感觉神经肌肉促进疗法（PNF）使用可以增加髋关节的活动范围，以及改善老年人的姿势控制能力。因为运动想象有助于改善和提高很多与职业相关的运动技能，因此，20世纪90年代就有学者将运动想象用于护士和外科医生操作技术的培养和训练。

3. 临床应用

运动想象在康复医学中主要用于各种神经损伤性疾病，如脑血管意外、脊髓损伤等。如对于中风患者来说，众多研究均认为结合运动想象和常规运动疗法的综合治疗效果优于常规运动治疗，并显著高于无运动治疗者。无论是在脑血管意外后肢体瘫痪的急性期或长期肢体功能障碍者，也不论患者瘫痪的严重程度，运动想象治疗都有助于改善肢体功能、坐－站转移、日常生活活动能力，以及改善单侧空间忽略症状。对于脊髓损伤患者来说，尚无新证据直接证明运动想象能改善瘫痪肌肉的功能，但是运动想象也能引起大脑运动皮层的功能重组再次得到证明。Muller-Putz等人已经成功利用脑电图采集运动想象诱导的大脑运动信号，通过计算机处理后诱发四肢瘫患者的手或者神经假肢的运动。

运动想象在帕金森病患者中的应用仅见少量报道，并且尚未取得一致结论。有学者认为由于基底节缺乏多巴胺这个病理基础的存在，使帕金森病患者难以完成运

动想象的训练而不能产生相应的训练效应。但新近完成的一项研究证明，在使用多巴胺能药物以后的响应期内进行运动想象训练，确实能够比单纯进行传统运动治疗更能改善由于运动迟缓导致的日常活动能力。

复合性区域性疼痛综合征（Complex Regional Pain Syndrome，CPRS）的治疗也是康复医学的难题之一。Moseley 等在完成 3 个系列研究的基础上提出的分级运动想象训练法（graded motor imagery）用于 CPRS 患者可以显著缓解疼痛等症状，取得良好的效果。分级运动想象包括 3 个连续的阶段，第一阶段：学习、认识、记忆肢体在不同肢体位置下的印象；第二阶段：在不诱发疼痛的前提下尽可能舒缓地完成不同肢体位置的意念性运动；第三阶段：将患侧肢体置于不透明的盒子内，双侧肢体完成同样的动作。Moseley 等人的研究证明，在 6 个月的随访期间，分级运动想象训练有效地缓解了疼痛并改善患侧肢体的功能。

（三）康复机器人与运动训练

1. 上肢训练

机器人用于康复治疗可以提供高强度、各种重复性任务性活动，并提供交互性功能；此外，还能用于客观、可靠的评价患者的恢复和进步情况。目前用于上肢训练的机器人可以提供单侧或双侧肩关节、肘关节 2 ～ 3 个自由度的活动，最新发展的机器人系统（Mechatronic System for Motor Recovery）还能用于腕关节训练。研究已经证明这些机器人系统辅助训练可以显著提高慢性期脑卒中患者的肢体，包括肩、肘和腕关节的功能。小型化的康复机器人可以制作成类似于能产生动力的矫形器形状（外骨骼），从而起到辅助和引导瘫痪肌肉产生运动的作用，并通过产生的肌电信号作为反馈信号控制该动力矫形器的运动。有研究证明

即使脑卒中后严重偏瘫患者也能顺利控制其运动，并产生良好的训练效果。

2. 下肢训练

有研究证明在传统康复治疗的基础上，加用机器人辅助行走训练矫形器（Robot-drivengaitorthosis，Lokomat），进行每天 30 分钟的行走训练共 4 周以后，两组患者行走功能的改善程度无明显差别，但是治疗组患者行走时患侧支撑时间明显延长，增加了行走时双下肢的对称性。康复机器人训练与治疗时辅助行走训练对患者的能量消耗和下肢肌肉活动产生不同影响。由于康复机器人可能对患肢提供较强的、被动的稳定作用和活动时的引导作用，可以减少患者本身能量消耗和肌肉活动。虽然康复机器人的强大稳定性支持作用减少了肌肉主动活动，但是其对于正确运动模式的引导作用可能在神经损伤后早期活动训练中起到重要作用。

（四）太极拳在康复医学中的应用

1. 增强肌力

从运动特点来说，太极拳是一种结合了下肢开链和闭链运动的综合性运动。闭链运动由于有助于控制髌骨的向前移位而被认为是一种增强膝关节周围肌群力量的有效方法之一。有研究证明膝骨关节炎的患者采用计算机辅助的本体感觉易化运动（Computerized proprioception facilitation exercise，CPFE）和闭链运动（Closed kinetic chain exercise，CKCE）都有助于提高关节位置觉、综合功能评估得分、行走速度和肌力；但是 CKCE 增强伸膝肌群力量的作用更加明显。

2. 改善运动控制

太极拳能够加强下肢肌肉协同并改善运动控制。Christou 等观察以伸膝肌群最大等长收缩力量的 2%、30%、60% 和 90%

进行维持 3 秒的等长收缩时等长收缩力量的标准差和变异系数，比较患者在接受 20 周太极拳训练后的运动控制，表明太极拳组的标准差和变异系数比对照组分别下降 12.2% 和 18.9%。

3. 促进本体觉

长期的太极拳运动也有助于提高膝关节的本体感觉功能。有 10 年太极拳锻炼者膝关节角度偏移值是 2.1°±1.2°，低于同龄对照组（4.0°±3.4°）。该作者另一项研究提示太极拳锻炼的中老年人的膝关节本体感觉与正常年轻人无明显差异（1.7°±1.3° 和 1.1°±0.5°）。

第十七章　香疗法

第一节　香药疗法

香药是香料药物的简称，也称"舶药"。公元七世纪左右，阿拉伯帝国征服了希腊和罗马等部分西方地域，所创立伊斯兰医学，也叫香药疗法。

一、香药概述

"香药"是指古西域（阿拉伯人、波斯人等）用以治病疗伤、养生的具有芳香气味的一类药用植物，如安息香、丁香、沉香、西香、檀香、回葱、茅香等，常用花、果等入药。这些异国之香在《神农本草经》中无入药记载，是西汉张骞出使西域及佛教传入中国之后，由熏衣除臭逐渐入药的。香药贸易则兴于盛唐五代时期，到宋代海外香药进入中国的已达37种之多。宋代在社会上广用香料、香药熏衣、焚香，礼尚往来亦常以香药作为馈赠佳品，用香药配制的药茶甚至一度成为社会生活中的时尚，皇权贵族之间也视药茶为馈赠佳品。

以《黄帝内经》为理论基础，传统香药方的构成充分体现了中国传统养生之法以及"天人合一"的世界观。其和香的方法可以总结为四句话，即："十二经络择一行，君臣佐辅辨分明。各取芳草馨香气，纳尽五行香自灵。"这四句话充分说明了中国传统香药方的组成条件：第一，组成香药方的所有香料必须同时归入一条经络，以经络为主线，进而达到最好疏通经络的作用；第二，根据制香的目的选择合适的香料；第三，根据个人的品位和喜好不同，选择适合的芳香味道；第四，为了使制成的香品达到天人合一的地步，必须使香药方纳尽金、木、水、火、土五行的属性，这样才能使所配的香方拥有与自然和谐的灵气。

我国很早就懂得焚烧艾叶、菖蒲等来驱疫避秽，每年端午节熏燃各种香料植物，以杀灭越冬后的各种害虫，并减少夏季疾病的习惯一直流传至今。举行各种宗教仪式和重大的宫廷活动中也要焚香以清新空气、消毒环境。富贵人家在重大活动前要沐浴更衣、焚香，这些都有益于身心健康。

三国时期的名医华佗就用麝香、丁香等制成小巧玲珑的香囊，悬挂在病人的居处，可以治疗肺痨（肺结核）、吐泻等症。

康复大家张子和在《儒门事亲》中记载："以兰除其陈气。"他还用桃花使病人"神日冒，气血日和"。我国古代人喜欢在寺庙中养病，这不是迷信可得菩萨的保佑，其实因寺庙中植树种花甚多，如晋代永乐寺和永福寺辟地植林40亩，命名"桃花庵"，就是利用花香为人治病。

二、香药用途

相传乾隆皇帝有一位维吾尔族妃子，因遍体生香、娇美无比而深受宠爱，赐名香妃。据考证，香妃的体香未必是与生俱来，而是后天养成的。古代西域阿拉伯人善用香药，东传中、日、韩，西播欧洲，举世风靡。香妃的体香极可能就是因长期服食阿拉伯医方香药而形成的。《红楼梦》第十回中，宝钗有个病根，什么名医仙药都不管用，一个秃头和尚说这是胎里带来的一股热毒，给了一个海上方，虽不能根治，但发病时吃一丸就好，此方就是香药而成。异域之香，随佛教、寺庙进入中土，由清洁除秽渐渐变为药用。时至今日，香药已进入医疗、香料食品、护肤品等领域。尤其在养生、护肤方面，香药有其独到的功效。

（一）香药养生

生活的最高境界是养生，养生的最高境界是养心和养性。就养生而言，下士养身，中士养气，上士养心。回医药学将香视为养生养性之"药"。而这其中的最佳者，莫过于四大香药。

1. 沉香

在世界所有香料当中，沉香最为神奇，为众香之首，集天地气味一体，散食色欲为一方，被称为植物中的钻石，从质量来说都是从古至今的第一位。沉香是一种混合了树胶、树脂、挥发油、木材等多种成分的固体凝聚物，体积不同，形状各异。主要分布于中国海南、广东、云南、广西及越南、柬埔寨、老挝、印度尼西亚、缅甸等地。天然沉香已极为稀少、珍贵，属香道文化中香之上品。

2. 檀香

檀香为檀香科植物的心材，分布在印度、马来西亚、澳大利亚及印度尼西亚等地，中国台湾亦有栽培。檀香具异香，燃烧时更为浓烈，味微苦。黄檀香色深，味较浓；白檀香质坚，色稍淡。纵劈后，断面纹理整齐，纵直而具细沟，以色黄，质坚而致密、油性大、香味浓厚者为佳。

3. 龙涎香

龙涎香在西方又称灰琥珀，是一种外貌阴灰或黑色的固态蜡状可燃物质，是抹香鲸肠道分泌物的干燥品，具有其独特的甘甜土质香味。

4. 麝香

麝香为雄麝的肚脐和生殖器之间腺囊的分泌物，干燥后呈颗粒状或块状，有特殊的香气，有苦味，可以制成香料，也可以入药；它是中枢神经兴奋剂，外用能镇痛、消肿。

【养生香药方】

配方：沉香、木香、丁香、藿香、没药、零陵香、甘松、缩砂仁、官桂、白芷、细茶、香附、儿茶、白豆蔻、槟榔、人参、薄荷各 1 两；乳香、山奈、细辛、益智仁、当归、乌药各 5 钱；川芎 3 钱，麝香 2 钱，樟脑 2 钱，甘草 8 两，檀香 3 钱。

制法：将甘草煮汁去渣，熬成膏；再将其他药材和为末，与膏共捣成丸，每粒直径约 0.5 厘米。

吃法：每天清晨服 1 粒。据书上记载，初服 7 日百体遍香，常服者遍身馨香，身体健康。

（二）香药饮料

古代不仅有香药、香茶，宋代宫中到民间还盛行一种苏合香酒。据彭乘《墨客挥犀》记载："王文正太尉气羸多病。真宗面赐药酒一瓶，令空腹饮之，可以和气血辟外邪，文正饮之大觉安健，因对称谢。上曰：此苏合香酒也，每一斗酒以苏和香丸一两同煮，极能调五脏，却腹中诸疾，每冒寒夙兴，则饮一杯，因各出数盒赐近臣，庶之家皆效为之，因盛于时。"

（三）香药护肤

香药也被广泛用于护肤品中，具有清痘、退痘印、美白肌肤，滋养肌肤的功效。

茅香提取液：凉血止血，清热利尿。

丁香提取液：治疗伤口发炎、疥癣，改善粗糙肌肤，止痛，改善衰弱体质与贫血，催情，驱虫，促进血液循环。

胡葱提取液：温中下气，治疗水肿、胀满、肿毒。

茶树油：具有广谱抗菌作用，能抑制微生物，抑菌，驱虫杀螨，环保，温和，具有天然清香，无污染、无腐蚀性，渗透性强，是温和抗炎剂。治疗粉刺、痤疮有奇效，其独特香味有助于提神醒脑。

三、香药用法

（一）香枕法

是将芳香药物置于枕芯之内，或煎煮后将药汁浸在枕套之中，晾干，令人在睡卧时，以达到治疗疾病或延年益寿的一种自然疗法。

香枕法是将芳香药物置于枕芯之内，或煎煮后将药汁浸在枕套之中，晾干，令人在睡卧时，以达到治疗疾病或延年益寿的一种自然疗法。可用竹茹、决明子、菊花、桑叶、薄荷、侧柏叶、白芷、川芎、荆芥、牡丹皮各30克，生磁石50克。装入枕芯，令病人枕之。可治疗神经衰弱、失眠、高血压、冠心病、头目眩晕、眼睛昏花、头风头痛等症，10天换药1次。

（二）香佩法

古代很早就有佩香的风俗，《尔雅·释器》："妇人之袆，谓之缡（郭璞注：即今之香缨也）。"《说文解字·巾部》："帷，囊也（段玉裁注：凡囊曰帷）。"《广韵·平支》："缡，妇人香缨，古者香缨以五彩丝为之，女子许嫁后系诸身，云有系属。"这种风俗是后世女子系香囊的渊源。古诗中有"香囊悬肘后"的句子，大概是佩带香囊的最早反映。魏晋之时，佩带香囊更成为雅好风流的一种表现，东晋谢玄就特别喜欢佩紫罗香囊，谢安怕其玩物丧志，但又不想伤害他，就用嬉戏的方法赢得了香囊，烧了，成为历史上的一段佳话。后世香囊则成为男女常佩的饰物，秦观《满庭芳》里有"消魂当此际，香囊暗解，罗带轻分"的句子就是明证。

将芳香药末装入特制的布袋中，佩挂于胸前，可借药味挥发以防治疾病。临床可用苍术、石菖蒲、川藁本、山柰、甘松、樟脑、冰片、丁香各2克。研为粗末，装入香囊内缝好，佩于胸前，7～10天换药1次，预防小儿呼吸道感染。其作用是小儿长期嗅吸药物，所散发出芳香气味，而起到辟秽除浊的方法，以预防传染性疾病，以适用于小儿呼吸道感染。此外，随着使用药物的不同，香佩法还可用于咳喘、健忘、汗症、腋臭、虚劳、预防感冒等症。

（三）香冠法

是将芳香药物制成药帽，戴在头上以防治疾病的一种方法。临证可用柴胡、吴茱萸、羌活、白芷、钩藤、川芎、桂枝各10克，藁本6克，细辛5克。诸药共为细末，制成棉帽套，套在病人头上，15～20天换药1次。治疗慢性头痛，偏于风寒者。"头者，精明之府"，香冠法通过芳香药物，直接渗透头部诸穴，发挥药效。同时对神经衰弱、脑动脉硬化症、面神精麻痹等疾病有很好疗效。

（四）香兜法

是将芳香药物研成粗末，用棉花包裹，装入布囊缝好，兜于腹部以治疗某些慢性疾病的方法。临证可用荜茇、干姜各15克，甘松、山柰、细辛、吴茱萸、肉桂、白芷各10克，大茴香6克，艾叶30克。

共研粗末，装入缝制好的药兜内缝好，日夜兜护于胃脘部，10～15天1个疗程。本方药治疗虚寒型的胃痛。腹部有许多重要穴位，如中脘穴、神阙穴、关元穴、天枢穴等。

香兜之药味渗透诸穴，调动经络以维护机体内环境的协调平衡。随着药兜配制药物之不同，还可治疗腹痛、虚劳、腹外疝、妇科、男科疾病。

（五）香熏法

中国自古就有熏香的历史。古人很早就已懂得，香熏能够美容、祛痛、消除疲劳、排解抑郁。《红楼梦》第五回"贾宝玉神游太虚境"中，写警幻"携了宝玉入室。但闻一缕幽香，不知所闻何物"。警幻冷笑道："此香乃尘世所无，尔如何能知！此系诸名山胜境初生异卉之精，合各种宝林珠树之油所制，名为'群芳髓'。"很古以来，香在中国帝王宫廷和富贵人家的起居生活中，就是一个不可缺少的组成部分。

焚香大约早在春秋时代就开始了。《拾遗记》说，燕昭王二年（公元前585年），波弋国贡"荃芜之香"。不过，在秦汉以前，中国还没有沉香之类香料传入。当时焚烧的，是兰蕙一类的香草。汉武帝时代，岭南逐渐与中原交通。由于武帝好道，南方诸郡纷纷贡献珍奇，香料也就传入中原，不再焚烧草香。

香料品种很多。最名贵的香料是沉香，除了我国岭南一带出产外，当时真腊（今柬埔寨）、占城（今越南中部）等地也出产。后来又有了檀香、鸡舌香、龙脑香等品种。汉成帝的宠妃赵飞燕杂熏诸香，坐处余香百日不歇。汉武帝迎接西王母时，曾经燔烧"百和之香"。这些虽属神话传说，但也证实当时已经焚烧香料了。魏晋以来，香料已成为宫廷及富贵人家中生活必需品之一。焚香、熏香，也就成了社会上层物质生活和精神生活的重要组成部分。曹操在取得政权之前，曾经"禁家内不得熏香"，以示简朴；还曾经赠送诸葛亮"鸡舌香五斤，以表微意"；临终时遗令："余香可分与诸夫人。"唐宋以后，关于香品、香事、香料制作、焚法等方面的著作多了起来，遂有"茶经香传"之称。

焚香与品茗，成了中国传统文化的有机组成部分。一般场合下，古人是把香料制成饼块，放在特制的香炉内焚烧的。《红楼梦》第五十三回"荣国府元宵开夜宴"中，就描写说："贾母歪在榻上。榻下……只一张高几，设着高架璎珞、花瓶、香炉等物。"最早的香炉叫"博山香炉"，传说是西王母送给汉武帝的。那形制是仿照传说中海上仙山博山的形象，下面有盘，贮存热水，使润气蒸香，象征海的回环，上面的炉盖如山，香烟从盖里出来，宛如山腾岚气，呈现出一种山海之象，这种香炉，后来又被叫作"宝鼎"。《红楼梦》第十七回"大观园试才题对联"中，贾宝玉题有一联云："宝鼎茶闲烟尚绿"，描绘的就是宝鼎炉焚香情景。古人焚香的方式，一般必定在深房幽室之中，用矮桌置炉，与人膝平。火上设有用银叶或者云母片制成的浅盘盛香。香不及火，使之自然舒缓而无烟燥气，却自香风袅袅。难怪宝玉步入秦氏卧房时，便有一股细细的甜香，使宝玉眼饧骨软，连说"好香"了。

中国古代的达官贵人很早就注意到了香的妙用，通过熏燃香料来去除异味。石崇家的厕所因为焚香曾经声名显著，成为一时笑谈。在石崇以前熏香多出现于宫中，那时香大多产于西域诸国，西域离中原路途遥远，同时中原的海外贸易还没有发展起来，宫中仅有的香料都是通过西域诸国的朝贡得来的，熏香也最早成为宫中的习俗，大多用来熏炙衣被。在河北满城中靖王刘胜墓中，发掘的"铜熏炉"和"提笼"就是用来熏衣的器具；湖南长沙的马王堆一号墓出土的文物中，也有为了熏香衣而特制的熏笼。

用一些芳香气味且容易燃烧的药物制成烟熏剂，用时点燃，熏其患部或居室，还可以防治疾病。根据病位的不同，可用室熏法、香炉熏法、药烟熏法等。如室熏法、香炉熏法，可用云木香50克，檀香24克，沉香3克，苍术100克。共为细末。用药末置室内安全处，或香炉内点燃，密闭门窗，使药气弥漫，功效芳香除湿，解毒辟秽，主治四时不正之气，或阴雾瘴气，潮湿地气，皮痘疹之人周身瘙痒。

又如药烟熏法，可用款冬花5克，鹅管石、雄黄各2克，艾叶5克，研为细末，用纸卷筒，烧烟吸入口内咽下，立即咽茶水一口，压之立效。功效止咳降逆，用于咳喘患者。香熏法还可用于开窍救急，醒脑提神，如中风痰厥、中暑夹虚晕厥、头痛、面瘫、急性耳聋、喉痹等症。本法借助氤氲的药性，直达病所，起到开窍救急，止咳化痰，杀虫除痒，活络除痛，空气消毒等多种作用。不论内外治疗，作用都比较直接迅捷。

1. 隔火香熏

这里主要介绍一种传统的香熏方法——隔火香熏。

（1）将无味香灰放进闻香炉中。对于经常熏香、品香的朋友来说，香灰通常都是一直保留在香炉中的，这也就是所谓的以灰养炉。

（2）将闻香炉内的香灰捣松，然后在中央挖出一个炭孔。其大小就按照香炭的尺寸来定，刚刚能够完全掩埋住香炭为准。

（3）将香炭点燃，让香炭保持完全红色但是无明火状态最佳。然后把燃烧的香炭放进炭孔中，用香灰掩盖住。

（4）将周围的香灰堆积到香炭上方，并拍打严实形成火山状，顶部要平。

（5）在香灰顶部做一个通气的孔以防香炭熄灭，同时还能以此来控制燃烧速度。

（6）将香盘放置在顶部平面上。

（7）将小片状的香材或者香粉放到香盘上。保持香材没有烟雾的状态，若冒烟，则是温度太高所致，继续加厚香炭上方的香灰。

（8）在香盘加热完毕后，香材的香气则会散发出来。这时可以将香炉托起至胸前来品香。

2. 香熏时机与适用范围

香熏适用范围很广，如客厅、卧室、书房、厨房、厕所浴室、办公室、会议室、KTV、医院等空间都适用。如在室外，亦可用精美的外出袋，让你随时随地享有新鲜健康的空气。

密闭空间如KTV、麻将馆、养宠物的房间、衣橱、鞋柜、汽车内、厕所、办公室等，可以用熏香瓶消除臭味及防止吸入二手烟。

沐浴前，将熏香台置入浴室十分钟后，再以淋浴方式享受"森林浴"。

夏天蚊蝇多，使用驱虫精油来取代有害人体的杀虫剂或蚊香亦可驱除跳蚤等寄生物，并去除异味。

家中有人拜拜时，可用檀香代替化学香环或粉状檀香。

病菌肆虐时，可用熏香来达到杀菌和防护的效果。最好时机是家里有人患流行性感冒时，可点燃熏香以避免互相传染。

有各种身心不适的症状时，选择适合的熏香精油来帮助舒缓症状，提高自体的免疫功能。

3. 香熏功能

（1）可净化空气，提高空气品质，塑造无污染的人类生存空间。香熏可改善环境卫生，消除异味，分解二手烟及净化空气。

（2）可促进新陈代谢，减少疲劳感，帮助维持呼吸道功能。还可增强体力及肺活量，改善鼻敏感及气喘等毛病。

（3）可调节生理功能，养颜美容，舒缓精神压力，促进精神旺盛，提高工作效率。

（4）使人心情舒畅，心旷神怡，促进食欲，激发人体潜在免疫力。

（5）可营造罗曼蒂克气氛，浪漫催情，促进情欲。

（6）可增强抵抗力，预防心脑血管疾病及降低高血压。

（7）可驱除蚊虫，灭螨抗菌。

（8）可平衡激素，活化细胞，防止老化。

（9）可提神醒脑，增强记忆力。

（10）可安抚烦躁情绪，改善失眠、头痛，令人心情愉快。

（六）香敷法

是将芳香药物研成细末，用蜂蜜、鸡蛋清、白酒、醋等液体调制成糊状制剂，敷贴于一定的穴位或患部，使药效通过皮肤、经络穴位而产生效应。临证可用川乌、草乌、天南星、附子各10克，炮姜、赤芍各9克，肉桂、白芷各5克，细辛6克。研成细末，以热白酒调匀成糊状，敷于患处。本方有温经散寒、祛风除湿之功，适用于风寒湿痹之急性发作者，以及慢性头痛、腰腿痛、关节炎等。

（七）香熨法

是将芳香药物炒热后，用布包裹，熨摩人体机表某一部分，并时加移动，以祛风、散寒、止痛、活络之功的方法。如治疗尿潴留，可用葱白500克，捣烂入麝香0.3克拌匀，分为2包，热熨约10分钟，两包交替使用，直到排尿为止，此香熨法还可用于腰痛、关节炎、落枕等病。

（八）搐鼻法

是将芳香药物研为粉末，吹入鼻腔，或闻吸香气，以达到芳香开窍的方法。如用薄荷3克，菊花3克，川芎3克，白芷3克，鹅不食草0.9克，青黛0.9克，冰片0.6克。共研细末，闻鼻少许，主治头痛、头眩、鼻塞不通等症。

又如治疗传染性肝炎，可用苦丁香、白胡椒、白丁香各等份，共研细末，每用少许吹入鼻中，以流出黄水为度，这与中医七窍可通十二经的理论相符。随证配方，搐鼻法还可治疗中风闭证、鼻衄，目赤肿痛，畏光、鼻塞、中暑、颈项拘急、肠腹绞痛等，以及感受时疫等症。

（九）香浴法

香浴法是古老而又能体现中医药特色，用以强身治病而能美容的方法。是将芳香药物浸泡洗浴，或用芳香药物煎煮之热气熏蒸的一种方法。中国古人沐浴就喜欢添加香药，常用的五种香料称为"五香"，就是白芷、桃皮、柏叶、零陵香、青木香五种香药。其中，白芷有大量挥发油，味芳香，据道教秘传，有辟邪去三尸的作用。桃皮是桃树去栓皮后的树皮，因其皮含柚皮素、香橙素等，所以具有较强的提神醒脑作用，且可以杀诸疮虫，止息瘀气。柏叶，则具有轻身益气、耐寒暑、去湿痹、止饥的功效。零陵香对心腹恶气、止痛、鼻塞皆有好的疗效。青木香，有升降、利吐的作用，还能净化毛孔，促进皮下毛细血管的血液循环，使沐浴者遍体舒适。

还可用甘松、荆芥、白檀香、木香各30～50克，煎汤洗浴，可防治风疹、皮炎、皮肤瘙痒等症，久洗可去癣疹而香体。

香浴法根据不同病证，灵活配方，既可振奋气机，又可濡润津液，有芳香除湿、流通气血之效。还可用于美容美发、爽身安神、健身延年等作用。

除上述之外，香药疗法还可用于点眼、填脐、涂抹等。还可将芳香药物提炼为油剂，以供按摩时缓解紧张皮肤，促进药物的吸收，以达到活血止痛，通经活络等目的。

第二节　芳香疗法

一、芳疗概述

"芳香疗法"是近代才有的名词，是由法国化学家盖特佛塞（Rene Maurice Gattefosse）1928 年发表其研究成果于科学刊物上而首先运用的名称。他有一次在自己家的香料实验室不小心烫伤了手，惊慌中立刻将手伸入身边装有薰衣草精油的瓶子中，结果他的伤很快缓解并且没有伤疤。因此，他认为薰衣草精油有治疗烫伤、消炎、杀菌的效果。此经验引起了他的兴趣，并开始研究一些"香精油"的治疗效果，这些油来自天然材料而且纯度很高，是蒸馏植物制成的，他称这个新的方法为"芳香疗法"。

根据石鉴月先生所著《芳香疗法教程》，芳疗系指使用植物芳香精油来舒缓压力、增进身体健康的一种自然疗法，其以芳香精油为物质基础，以芳香疗法学为理论指导，依不同的方法，如香熏、按摩、吸入、沐浴、热敷等，让精油作用于人体，而通过调节人体的各大系统，激发人类机体自身的治愈平衡及再生功能，达到强身健体、改善精神状态的目的。

芳疗是"芳香疗法"的简称，这个名字来自英文 Aromatherapy，"Aroma"意谓芬芳、香气，即渗透入空气中的一种看不见但闻得到的精细物质，这里指植物精油的芳香挥发成分，亦指精油本身；"Therapy"意谓对疾病的治疗，或者阐解为"调理""辅助疗法"。

数千年前，人们引用天然植物达到保健、治病的作用，历经时代的锤炼改良，演变成今天所谓的芳香疗法，其中最主要的成分即是精油，是从植物的根、茎、叶、花、种子、果皮中萃取而出，蒸馏法提取是最为常用的方法。

芳香疗法从现代行业类属上考虑，总体上属于"保健"的范畴。但由于芳疗的物质产品以"精油"为基础，而精油又萃取于多种具有药物性能的植物，其作用于人体，又具有杀菌、消炎、调节内分泌、改善机体代谢水平与免疫能力等作用，同时还有局部理疗、治疗的作用，因此，在西方有些国度，将芳疗列入了常规"医疗"类行列。

但在现阶段的中国，我们只能赋予芳疗以"养生""保健"或"自然疗治"的定位；芳疗师的职业定位，也只能是"芳香保健"系列，而非"医师"系列；芳疗宗旨与功能的设定，也只能局限于"调理身心、养生保健"的范围，而不可涉及"医治""治疗"的宣传与实践。至于将来，东方的芳香疗法，能否像西方一些国家列入"医疗"的范畴，我们拭目以待。

二、芳疗发展

在化学上属于芳香族的精油很早以前就有人使用，最早起源于古埃及等古文明，近代盛行于欧洲，最初是使用精油来达到舒缓精神压力与增进身体健康的目的，多用在提神或宗教冥想方面。中世纪人们使用芳香植物和香料从瘟疫中拯救了人类的时代，当时人们把乳香、素馨、薰衣草、肉豆蔻、苦艾、没药、沉香、月桂、迷迭香、紫苏、鼠尾草、玫瑰花、接骨木等香料加到篝火中燃熏，有效地阻止了瘟疫的蔓延。到了十七世纪，精油的效果被大众所认可并沿用至今。以下我们将具体介绍芳疗的古今发展历程。

（一）古代的芳疗

1. 古埃及

早在公元前三千年前，古埃及人就已经开始使用香油香膏了，发掘了芳香植物在肉体上和精神上的特质，用香精油做浴后按摩和处理木乃伊之用。木乃伊能保存数千年不坏，就是添加了防腐剂，例如雪松、没药。在金字塔的挖掘过程中，考古学家常常发现一些压榨或蒸馏木头、植物的器具，尤其在胡夫法老王建造的"大金字塔"中，发现不少关于化妆品、药品、按摩膏的记载，例如丝柏就是常被他们拿来驱魔的植物，眼睛发炎要用没药等。而芳香油膏是他们献给神明的供品之一，在一千五百多年前的花岗岩石板上记载着，法老王以香膏献祭狮身神，而制作香膏的祭司们，可说是最早的调香师了。

芳香疗法的故事中，记载埃及艳后克利奥帕特拉以精油护肤，让全身充满香气，使恺撒大帝及安东尼成为她的爱情俘虏。埃及艳后曾耗费巨资以"香膏花园"的植物来制作香精油，让自己的手部柔软；另外，她喜欢在谈判时擦上茉莉香膏，加上运用政治、外交手腕，让恺撒为她平定内乱。她睡觉用的枕头里装满玫瑰花瓣，据说这能使她躺下后很快进入梦乡。

2. 古希腊、古罗马

西方的芳香疗法始于埃及，发扬光大的却是古希腊、古罗马人。古希腊人除了将精油用在医疗方面，还用它来做镇静剂和兴奋剂，并把它用在沐浴、按摩及化妆中。以后的一段时间，又将其用在人体除臭和防止传染病方面，而事实上，它们也发挥了降低死亡率的功效。21 世纪流行的

"SPA"一词，在古时就是医疗浴池或医疗胜地的意思。在现代的希腊，还是有许多以芳香 SPA 为由招揽观光客的胜地。

古罗马人的奢华远胜于古希腊人，帝国扩展的力量所及，也将芳香油膏带至西亚的君士坦丁堡。罗马时代的香品分为固态、液态以及粉状；喜欢泡澡的罗马人，甚至以象牙制作容器，存放香膏；更不用说他们善加利用大理石、玛瑙、花岗岩以及玻璃等材料制作精美容器，来放置香膏。除了精致的容器之外，他们使用香料的程度，更令人咋舌，往往一磅重的香精就要用数十种植物混合而成，常见的有没药、蜂蜜、豆蔻、香蜂草、菖蒲、肉桂等，无论是人体、衣物、床、墙壁还是公共澡堂，都充满了香气。

3. 中东

在中东，发现在安放耶稣的墓穴中，有以色列人传统包裹遗体所用的没药香膏。传说所罗门国王让侍者在他睡觉的床上铺洒香料，像没药、芦荟、肉桂等，这些香料的气味使精神松弛、舒畅。而阿拉伯人，将罗马人传过去的蒸馏法改良，成功地萃取了玫瑰花精油，并且将发现的精油、油膏以及花水，卖到世界各地，让欧洲人对保健治疗的观念更为精进。

（二）近现代芳疗

文艺复兴时代（14～16 世纪），因活板印刷术的发明，可将先人用药草的智慧与知识出版而广为流传。最有名的就是 1527 年贝肯氏出版社出版的《贝肯氏的药草集》，16 世纪还有所罗门所写的《药方大全》，到了 17 世纪，是英国药草师的黄金时代，当时出了几位大师，卡尔培波、帕金森、杰拉德等，他们留下来的药草知识，对现代芳香疗法有莫大的帮助。

17 世纪时，英国流行瘟疫黑死病——鼠疫，英国有一个小镇伯克勒斯伯是当时

的薰衣草贸易中心，由于小镇的空气中总是弥漫着薰衣草的芳香，所以，该镇当时竟奇迹般地避免了黑死病的传染和流行。

到了公元20世纪，由于大量使用合成的化学药品出现了不少不良反应，加上"一切回归大自然"的呼声不断，人们开始重新评价天然物质的医疗作用，"芳香疗法"得到了进一步的发展。

1928年法国医生加特斯特首次在临床治疗中使用芳香疗法。30年代，盖特佛塞自发现薰衣草精油的神奇功效之后，便对各种植物精油产生了兴趣，开始着手研究精油的治愈功能，写下最早的芳香疗法专书。另一著名的芳香疗法研究者是珍瓦涅医师，他把植物精油用在治疗第二次世界大战中受伤的士兵，而使精油和医疗有了密不可分的关系，并获得法国正式医疗许可，他的著作《芳香疗法》是现代芳疗师必备的参考书籍。

到了50年代，玛格丽特·摩利通过研读大量盖特佛塞关于精油的著作，首次将"芳香疗法"用于美容回春上，并把芳香疗法传入英国。在《摩利夫人的芳香疗法》一书中，讲述了健康、美容、饮食、烹饪及精油的物理治疗。此外，摩利夫人除了致力于了解每一种天然精油的疗效外，还研究如何运用复方精油来护理皮肤，所以摩利夫人是第一位将芳疗与美容结合的人。

60年代初，法国政府在进行肺结核病普查时，发现科蒂（Coty）香水厂的女工们没有一个患有肺病。这个现象促使人们对各种香料，特别是天然精油的杀菌、抑菌作用重视起来，并深入加以研究。

70年代雪丽普莱斯的出现，使得芳疗的运用有了重大的改变。雪丽认为一位芳疗师更须懂得丰富的解剖学、生理学、病理学及熟知各种芳疗专用精油之化学成分的疗效，并且具有特殊物理疗法的技术，

所以她在1978年开办雪莉派思芳疗学院（Shirley Price Aromatherapy College）。目前这个学会已受到大不列颠整体医疗组织所设立芳疗团体评鉴会的肯定，并认定其教育功能和资格。同一时期，法国的医生们也对精油发生了兴趣，展开了许多临床上的研，不仅对预防性的药物更有兴趣，同时更热衷于了解医学上的问题。

从90年代开始，芳香疗法又在我们的生活中活络起来，融合数千年来古文明智慧，加上21世纪医学家及科学家的研究实证成果，它提供了我们有效又愉悦的保健选择，同时达到平衡身、心、灵的整体效果。目前已经证实的有：精油中的苯甲醇可以杀灭绿脓杆菌、变形杆菌和金黄色葡萄球菌；苯乙醇和异丙醇的杀菌力都大于酒精；龙脑和8-羟基喹啉可以杀灭葡萄球菌、枯草杆菌、大肠杆菌和结核杆菌；鱼腥草、金银花、大蒜等挥发油对金黄色葡萄球菌等有显著抑制作用；黄花杜鹃、满山红、百里香等芳香植物的挥发油有镇咳、祛痰、平喘等作用；一些芳香植物还具有抗癌作用，例如香叶天竺葵油对抑制肿瘤尤其是宫颈癌具有较好的疗效；大茴香油、春黄菊油、桉树油、云杉籽油等可治疗咳嗽、支气管炎等症；薰衣草香气具有镇静药类的镇镇静效果；茉莉、康乃馨、桂花的香气能够净化空气，抑制结核菌，使用丁香和檀香也可辅助治疗结核病；薄荷和紫苏的香气能抑制感冒，减轻鼻塞、流鼻涕；欧薄荷精油、蔷薇精油、桉树精油、薄荷醇等可治疗口臭；棕榈油、酒花精油等可用于按摩、淋浴，或制成药枕等，可治疗神经系统病。

塔吉克斯坦共和国有一个疾病防治所，专门对病人进行芳香疗法：在环境如画的森林公园中，让病人舒适地坐在安乐椅上，一面聆听悦耳悠扬的音乐，一面嗅闻各种

芳香植物溢出的阵阵幽香，使病人沉静轻松，处于无忧无虑的状态，以调节人体功能，尽快恢复健康。

日本长谷川直义介绍过用以治疗心身症的嗅香疗法，利用麝香的嗅香疗法可达到治疗眩晕症的目的，而桧树对平衡失调症有疗效。在日本一些医院里，也会采用"闻香法"给病人治病，具体做法是：屋内备几种用于闻香治疗的特定芳香剂，然后由 5～8 名心身病患者与 1 名医生、1 名护士组成的治疗组围桌而坐。护士先给每个患者分发一张记录纸，医生再从箱子里取出芳香剂，给患者闻香。芳香剂按一定的顺序循环，最后归集到护士手中。患者仔细地闻辨之后，把香气的名称记在纸上，然后由医生评分，成绩优秀的给予鼓励。用这种方法，一般每种芳香剂 1 星期使用 2 次，各种芳香剂使用 12 次为 1 个疗程。目前日本已有 15 种不同的芳香剂用于闻香治疗。对于年老行走不便、卧床不起的心身病患者，可采用置香的方法来达到治疗的目的。例如，给患者 4 种芳香剂，让他们置放于常用桌子的抽屉里、皮夹里、枕头下，或揣在怀里，每次置放 3 个月以上，病人经常闻到有益的香气就可早日恢复健康。

从远古人类发现香药草植物影响人体健康的奥秘开始，演变至今日，芳香疗法不仅是具有丰富的临床使用经验，更逐渐成为一个热门的辅助治疗学。

三、芳疗原理

芳香疗法是一种辅助性的疗法，意即与正统医疗相似，但并非取代正统医疗的疗法，其原理是利用纯天然植物精油的芳香的气味和植物本身所具有的治愈能力，运用"香熏""按摩"和"沐浴"等方法，通过人体的嗅觉、味觉、触觉、视觉、听觉五大感觉功能，对人在生理和心理上进行调整，使身心恢复协调，消除忧郁、焦虑、烦闷、愤怒等情绪和疲惫感，来达到一种身、心、灵皆俱舒畅的感觉，有人称其为"五感疗法"。

（一）精油概述

精油取自植物的花朵、叶子、种子、树脂、根及果实等，含酮、酯等 100 多种化学成分，这些成分决定它的治疗特性，并且芳香分子非常细微，很容易经由呼吸道及皮肤表面渗透入体内，所以有惊人且迅速的疗效。使用调配时必须考虑疗效间的兼容性及芳香挥发速度的快慢。精油经由皮肤进入，3 分钟即可渗透到真皮层，5 分钟进入至血液及淋巴，4～12 小时之内完全排出体外。精油依不同的挥发程度可分为以下几种：

高度挥发油：挥发快、渗透快、具刺激性，以提神为主，对急症有效，其挥发时间为 20 分钟内。

中度挥发油：挥发中等，具镇定、稳定作用，其挥发时间在 20～60 分钟之内。

低度挥发油：挥发较前两者慢，与高、中度挥发油搭配，可平衡及抑制彼此挥发性，具镇定、安抚、松弛神经系统的作用，其挥发时间在 1～4 小时。

（二）精油的作用原理

芳香疗法主要是透过嗅觉（以鼻子吸入）与直接接触（经皮肤吸收）两种途径来进行。

利用嗅觉主要是以直接、蒸汽或香熏吸嗅等方式，让芳香分子经由鼻吸入到嗅球，传递到大脑，促使神经系统的化学物质释放递质，产生镇静、放松、提振或刺激等效果。精油可以直接作用于脑的边缘系统，其中的杏仁核处理情绪反应，海马回则与记忆相关；而作用于下丘脑时，则会影响到自主神经系统及内分泌系统的作用。国内著名心理咨询及压力管理专家郝滨先生在接受记者采访时曾介绍说："科学证明，恰当地使用精油可以达到消除紧张、焦虑情绪，建立乐观积极心态的作用。"许多研究也提供了精油对改善情绪状态的证据：Burnett、Solterbeck 及 Strapp（2004）报告薰衣草及迷迭香精油能减轻健康成人的焦虑；其他研究人员也发现薰衣草及迷迭香精油对情绪改善的效用；使用薰衣草精油泡脚也能改善癌症末期病人的疲倦（Koharaetal，2004）；Wilkinson（1995）对接受缓和照顾的病人使用罗马洋甘菊（Roman Chamomile），发现实验组病人的生活品质和焦虑状态明显比控制组病人有改善。另外，由于若干精油的作用类似激素，与人体自身的激素交互作用后，帮助人体身心纾解、调理新陈代谢，达到促进身体健康、心理愉悦的功能。

直接接触则利用按摩或精油成分直接添加在保养品中，经深入皮肤组织后，再由血液与淋巴的循环送达全身，进而产生平衡、镇静、振奋及美容护肤的效果。按摩时，通过经络穴道指压、神经肌肉按摩法和淋巴排毒等特殊按摩技巧，使精油渗透进入体内，是结合了"精、气、神"三者合一的健康平衡之道，其效用有三：

精——激发人体潜在的生命活力（平衡疗法）

气——运用嗅觉使心灵舒畅（气息疗法）

神——解脱负担后的心旷神怡（意识疗法）

目前，许多研究都提供了精油疗效的证据，然而除了方法学上的争议外，仍有安全性及疗效上的争议，例如：精油与药物的交互作用、不良反应及禁忌证等，均有待研究加以探讨确认，以提供精油使用的科学基础。

四、芳疗应用

（一）精油功效及配方

1. 各种精油功效

檀香：消除不安，减轻忧郁，放松心情，有助于睡眠，抗菌，消炎，增加免疫力。

百里香：治疗感冒，促进新陈代谢，安抚情绪，增强记忆力，改善失眠症。

柠檬：消热消暑，振奋精神，缓解疲劳；可带来清新的感受，帮助澄清思绪。

甜橙：振奋精神，能净化空气；是极佳的情绪振奋剂，减缓疲劳及头痛。

玫瑰：舒缓紧张，缓解焦虑、压力和抑郁，愉悦心情。

夜来香：消除异味，抑制细菌生长；营造浪漫气氛，促进情欲，舒解压力，振奋精神。

桂花：镇静，催情，抗菌；能净化空气；是极佳的情绪振奋剂，减缓疲劳及头痛。

迷迭香：安抚情绪，缓解焦虑、压力和抑郁，愉悦心情。

玉兰花：消除异味，抑制细菌生长有很好的功效，还可促进情欲振奋精神。

茉莉：它的幽香能消除精神和身体的疲劳，使呼吸舒畅并能镇静提神。

绿茶：净化空气，抗菌，使头脑清醒，恢复活力。

薰衣草：抗菌，驱虫，除臭，安定情绪，解除忧虑，改善睡眠，舒缓疲劳。

紫罗兰：兴奋，提神，治疗忧郁，杀菌排毒，对感冒、咳嗽者有益。

2. 各种功效配方

皮肤非常干燥、脱皮：玫瑰、檀香木、洋甘菊、薰衣草、橙花、天竺葵。

皮肤过敏、发痒：玫瑰、薰衣草、洋甘菊、檀香木、橙花。

皮肤缺水、老化：玫瑰、橙花、茉莉。

混合型肤质：天竺葵、薰衣草、茉莉、依兰。

油性肌肤：佛手柑、尤加利、薰衣草、茶树、柠檬、迷迭香、天竺葵、檀香木。

外伤：用桧树精油止血，茶树精油消炎，薰衣草或岩兰草精油帮助伤口愈合。

烫伤：可用橄榄油稀释薰衣草精油进行涂抹。

咳嗽：用桧树、马郁兰、薄荷涂于颈部气管的部位，每次一两种，使用1滴即可。

静脉瘤：用橙花、柠檬精油涂在十只脚趾的趾甲缝中，如此一来，当血液回流往心、肺时，就可将精油同时带回，清洁血液，促进循环，并预防与血液相关的疾病。

瘀伤、扭伤：用乳香局部涂抹，可以散血、行血，帮助痊愈。

瘢痕：用可以加速新陈代谢的薰衣草为主，另外搭配有助于再生效果的玫瑰、依兰以及岩兰草。

香港脚、湿疹、癣类皮肤病：必须用乳香、茶树、小茴香、鼠尾草、印度薄荷等抗菌性强的精油，同时须每隔一段时间，更换一种精油，以免病菌产生抗药性。

（二）基础油功效

基础油除了作为精油的稀释剂之外，还有将精油固护在皮肤表面，防止其挥发过快的作用，可使精油的利用率大大提高。基础油本身也有较好的渗透力及功效，可以辅助精油达到治疗作用。渗透力强的基础油有杏仁油、核仁油、葡萄子油及葵花子油等。各种基础油的功效简述如下：

荷荷巴油是最佳的媒介油，适合任何皮肤，渗透力强，本身已具防腐作用，是最理想的美容护理油。

甜杏仁油含丰富的维生素 D 及蛋白质，能软化、滋润皮肤，油质较厚，适合成熟及有皱纹皮肤，常用于身体按摩。

葡萄子油油质细致，爽而不腻，无味，适合幼嫩及敏感皮肤使用，渗透力强，可作面部按摩及适宜治疗时用。

芦荟油含有丰富的维生素，能滋润及养护皮肤，是最佳的面部护理油。

小麦胚芽油含丰富的维生素 E，能抗氧化、促进生机，有浓烈气味，可防腐，与其他植物油混合使用，可防止混合油变质。

金盏花油含胡萝卜素，可以帮助恢复身体功能，药性极佳，对静脉曲张、风湿性关节炎及冻疮等极具疗效。

杏核油含维生素、矿物质，质轻、渗透力强且无味，宜作面部按摩，能使皮肤增加光泽。

牛油果油含大量的维生素 A、B 族维生素及维生素 D、蛋白质、卵磷脂及亚油酸，非常滋润，适合干性及老化皮肤，缺点是油质较重及黏，通常将它加入葡萄子油中使用，有助渗透，可用于身体护理。

橄榄油气味强烈，油质黏重，较难作按摩用，但能平静及缓和皮肤，多用于护发。

葵花籽油含矿物质及维生素 E，质地细腻，适用于身体按摩。

（三）芳疗器具

1. 香熏灯

香熏灯是将精油滴入盛水的香熏瓶中，点燃蜡烛加热瓶身，精油受热后扩散至空气中。价格较为大众化，非常适合入门者使用，但使用时要注意火烛，避免发生危险。另外，一般与此种香熏灯配套销售的香精油有些并非纯天然精油，须注意区分。

阿拉伯的某些地区有一种风俗习惯，那就是在家中点燃一盏以松脂和香油为燃料的用陶烧制的灯，并称之为阿拉丁神灯。19世纪初，这种阿拉丁神灯由法国人带到了巴黎，生性浪漫的法国人发现这种灯给他们高贵、浪漫的生活增添了很多情趣，于是在此基础上进行了法国式的改造，把阿拉伯人用的较为粗糙的陶换成了瓷，最为关键的改造是把以前功能很单一的燃油灯加入了香熏功能，整个灯的设计原理和我们中国人的火锅炉一样，并塑造成许多人物、动物、花草、建筑等形象，在下面燃起火加热，在上面盛上各自喜欢的香水，这样香水在受热的情况下就会迅速地扩散至整个空间，让所有的人都沐浴在香熏中，随着阵阵香气的扑鼻而来，带走了尘世的疲惫，灵魂得到了新的升华。

伴随着这种可以盛放香水的灯在整个欧洲的流传开来，人们习惯上就把它称之为香熏灯。现在香熏灯有用蜡烛加热及插电加热或灯泡加热等不同种类，盛放的内容物是滴入精油的水，能长时间保持香味的目的。

2. 香熏蜡烛

香熏蜡烛不同于传统意义上的蜡烛，其蕴含的天然植物精油，燃烧时散发出怡人清香，具有美容保健、舒缓神经、净化空气、消除异味之功效。可以摆放在卧室、办公室、书房、客厅、洗手间等任何喜欢的地方，但要注意明火使用安全。

3. 无火香熏瓶

无火香熏瓶是利用无火香熏催化蕊头暗燃溶于异丙醇的精油，使香熏蕊头长时间保持一定温度，让精油散发。这种香熏器具引入已有数年，蕊头的生产技术已经十分完善。催化蕊头是由各种不同材质的陶土混合后，经过特殊的工艺制造，成为一种多孔性蕊头（类似海绵体，其细孔密度为万分之五，孔径约在3微米左右）。当使用时，精油由绵芯吸上后附着在蕊头的毛细孔内，外环由白金合金制成，经加热后温度控制在350℃左右；内环是由陶瓷制

成，保持在60℃恒温。虽然外环的温度相当高，但它十分安全，若有纸等物接触时不容易令物体燃烧。如不小心把瓶子打翻，香熏油接触到蕊头，即可熄灭。

异丙醇分子式为 $(CH_3)_2CHOH$，分子量为60.1。在通风良好的地方，约在5℃时开始挥发，但经加温到52℃后，即可完全气化，进而破坏异丙醇的一切结构及性能，使异丙醇不会残留在空气中，这也是蕊头为什么要保持恒温60℃的道理。精油中之所以添加异丙醇，一是因为精油浓度不能太高，必须经过稀释才能使用；二是为了易于保存，精油才不会氧化或挥发，而想要同时符合这二项条件只能运用"有机溶剂"。经实验证明，异丙醇是所有有机溶剂里，毒性最低且对人体最没有伤害的，并且是将精油带入空气中的最有效途径。

无火香熏瓶的主要特色是：①催化完全、原味原现；②温度高、气味佳、不冒烟、不阻塞；③没有点蜡烛或插电的香熏器具潜在的安全隐患。

4. 智能香熏器

智能香熏器是通过主机芯片控制微电流流过精密陶瓷蕊头，在额定电流、压力、温度下熟化香熏精油的一种装置，能释放出体丰富的离子芬多精、负氧离子、氧气等有益分子。该香熏器广泛应用于家庭、养生所、办公场所等领域。

5. 冷雾型香熏器

这种香熏器是利用超声波原理，核心部件是超声波雾化头，通过超声波震荡设备产生的高频电子震荡，将水分子分解成直径为0.1～5微米的冷雾，同时产生大量负氧离子，净化空气。超声波震荡产生的冷雾能100%散发并保持精油的活性成分，使精油更容易被人体完整地吸收从而发挥出最大功效，不产生二次污染，使用更安全，从根本上区别于传统的加热式、燃烧

式热雾方式。

由于香熏精油都有一定的腐蚀性，所以香熏器的内部都要采用防腐蚀的材料，比如 ABS 塑料和铜质雾化环，加湿器所用的材料都是普通材料，不抗精油腐蚀；精油溶液和纯水的表面张力差别很大，这对于雾化能量的频率要求不一样，能雾化水的加湿器去雾化精油溶液的效果不好。

6. 摇摆香熏器

这种香熏器从国外引入，靠物理摇摆方式加速精油散发。还由于此技术尚在开发阶段，许多牌子的摇摆器都有发出噪音的问题。

7. 扩香石

扩香石主要成分为天然矿石、天然香熏植物精油等。采用具有纳米级多孔性结构的天然矿石，运用长效缓释技术，将容易气化的天然植物精油储存其内而成；能迅速清除空气中的异味分子，让空气充满怡人的清香。使用时只要将精油滴在扩香石上，香气就可缓慢释放。可以放置在任何需要的地方，例如房间、箱包、衣柜、鞋柜、厨房、汽车、洗手间等。

（四）疗法分类

1. 按摩法

古今中外，按摩一直被视为一种极佳的物理治疗方式，适当的按摩可以帮助血液与淋巴的循环，并让肌肉放松、精神舒缓；如果针对个人所需，选择适当的精油配合，那么，效果就会更显著。利用芳香疗法的按摩，来为忙碌的现代人消除疲劳、排除体内毒素、减肥、美容是很流行的全身护理方式，当你选择到美容院或芳疗店去享受这种放松性的芳香疗法，回家后别将身上、头发上涂抹的精油立即冲去，如果能让经由在身上停留一个晚上，润泽肌肤的效果会更好。自己回家做芳香按摩要注意，单方精油除茶树、薰衣草两款以外，

其他的一般不能直接用于皮肤，一定要稀释后使用。复方精油可以直接涂抹于皮肤之上，对于某一些疾病或伤口有很不错的疗效。不过未经稀释的精油，不能擅自将其涂抹于大面积的肌肤上。

具体操作方法是：将精油 1～4 滴添加于 5 毫升的基础油，搅匀后即可用来按摩脸部；将精油 5～8 滴添加于 10 毫升的基底油，搅匀后即可用来按摩头部、颈肩部或身体其他部位。

身体保健按摩一般从背部做起，两手放在臀部上方的脊椎骨两侧，手掌朝下，沿椎骨两侧向肩膀移动，到颈部时，双手向外，一面按摩两胁，一面按摩肩膀，再回到起点，按摩时必须一气呵成，中途切勿停止。按摩完毕，用毛巾包裹被按摩处，直至香熏精油完全被吸收为止。

适用症状：脸部护理、肌肉紧张、肩膀僵硬、减肥、痛经、腹痛、便秘、抽筋等。

配方举例：干性肌肤的人可用乳香 6 滴＋薰衣草 4 滴，油性肌肤可用柠檬 5 滴＋丝柏 5 滴，敏感性肌肤可用薰衣草 6 滴＋罗汉松 4 滴。晕眩、头痛、中暑可以用薄荷 2 滴＋薰衣草 2 滴在太阳穴按摩。

注意事项：每次所调配的精油宜尽快用完，以免变质。不同精油的功效是不一样的，所以用法和数量，选用精油的时候一定要慎重。

2. 沐浴法

一般的芳香沐浴乳只能使你在洗澡的时候享受芬芳气味，然而，如果你使用纯植物精油沐浴时，不但有其天然的香气，同时，植物精油的细小分子，还可以消除疲劳、治疗酸痛，而不同的植物精油，还可以带给你放松肌肉或提振精神的疗效。适用于全身功能调理、神经衰弱、解除疲劳、风湿性关节痛、血液循环不良、焦虑

和沮丧、精神紧张等。

（1）浸浴：放整缸温水，温度以皮肤可接受为佳，水温不能过热，否则精油会很快挥发。加入8～10滴选好的精油，用手掌将精油充分拍散，让它均匀散入水中。因为精油的渗透力高，通常浸浴进行10～15分钟，就会感到效果，注意不要使精油进入眼睛。有关节炎、皮肤炎、风湿痛或肌肉酸痛的人可以选择适合的精油，一边沐浴，一边按摩。

流行感冒时，可用以下方法浸浴：用一小匙按摩底油加入薰衣草、尤加利、洋甘菊植物精油各2滴调和，在胸部、颈部、喉部等部位涂抹后，将全身浸浴在热水中约10～15分钟，并深深吸入香熏的蒸气，待身体充分泡热后，迅速擦干身体并即时就寝。

泡温热水澡时，滴5滴薰衣草精油，可做安眠的睡前浴，但是不小心滴入了15滴以上，它就变成了兴奋剂，让你彻夜难眠。天竺葵精油在情绪暴躁时使用，有安静镇定作用，但用多了，会给你的情绪"火上浇油"。同样的还有薄荷精油，夏天泡澡放薄荷精油可以加速排汗、凉爽肌肤，冬天使用，它又能让皮肤表面的毛孔收缩，可以暖身。

（2）坐浴：利用纯植物性的芳香疗法局部清洁、浸泡，有助于女性的生理调节；利用精油如丹参、印度薄荷、茶树、玫瑰、天竺葵等的植物纯精油数滴，滴于盆中，然后坐下，让整个臀部以及下身浸泡在其中，对女性生理卫生有极好的效果，也可以舒缓生理期时的经痛、经前综合征，并预防妇科病，对于女性而言，真是妙用无穷。

具体方法是：用一只能够容纳臀部的瓷盆或不锈钢盆子，盛半盆温水，滴入1～2滴精油，（可选择薰衣草、尤加利、迷迭香、薄荷等），把精油搅拌开，进行坐浴，这种方法对治疗经痛、阴道炎或生理期因卫生巾不透气而造成的皮肤瘙痒效果甚佳。

（3）足浴：在中国古老的医学里，一直很注重足部的保养与医疗，因为在中医的理论里，认为人体上最平凡无奇的脚底，隐藏了许多反射区，这些反射区与身体器官息息相关。因此，只要能够拿捏得到足部的重点反射区，并好好保持脚部的温暖，就能够刺激身体内脏，维持健康。无独有偶，在西方古老神秘的芳香疗法中，也很重视足部的医疗，欧美国家认为当我们把脚部弄温暖之后，全身就会畅快无比，精神放松，容易入睡。做精油的足部浸泡时只要加以轻轻按摩，就能达到功效，你可以一次使用1～3种精油，总滴数6～8滴即可。足浴建议在晚上9点～11点，因为这个时候是三焦经在运行的时候，三焦经是连接身体各个器官的一条经络。

（4）手浴：准备一盆温热水，滴入5～6滴精油，再将整个双手浸泡在盆内大约10分钟，同时可以按压手部的穴位，可治疗肌肉酸痛，促进血液循环。加入玫瑰精油更可使皮肤滋润，秋冬季节使用效果更佳。

（5）洗发护发：洗发时，将约2滴的精油加入洗发液，均匀涂抹于头发上，轻轻按摩3～5分钟，再以清水洗净；护发时，将基础油与精油以10∶1比例调和，轻轻按摩头皮使吸收，以毛巾包住约15分钟，再以洗发液洗即可。

去除头皮屑的精油可用佛手柑2滴＋茶树1滴，将2种精油和洗发精混在一起洗头，不仅可以去屑，还具有杀菌、平衡、舒缓效果。

需要注意的是，不论你想浸泡什么部位，浸泡时所使用的浸盆，最好为不锈钢材质，因为塑胶材质的浸盆会与精油产生化学反应，影响效果。

3. 熏蒸法

（1）蒸汽浴：可选用薰衣草、洋甘菊、薄荷、甜橙、尤加利、柠檬等精油混入水中，比例为每 600 毫升水加 2 滴精油，把混合后的水浇在蒸汽房的热源上（如烧红的石头），带着香熏的蒸汽便徐徐散出，尽情吸入这些香熏蒸汽，它们是身体及皮肤的绝佳保养剂和去毒剂。可安抚情绪，改善精神状况、失眠，增强记忆、净化空气、维护空气质量；并可消毒、避免呼吸道感染及预防感冒等。不同的精油在熏蒸法中起到不同的功效，如玫瑰可以调解情绪，增进夫妻的感情；薰衣草可以起到助眠的效果等。

（2）蒸脸美容：洗脸后在干净热水中加入 1～3 滴熏香油，让水蒸气熏脸部 10 分钟，还可以美容。不同的肤质须选用不同的精油。蒸脸时也可以用大毛巾盖住头和脸盆，使蒸汽不外泄，加强效果。

4. 嗅吸法

嗅吸法就是用深呼吸的方法将植物芳香精油分子吸入，经过肺循环，被人体利用后排出体外。可治疗呼吸系统的感染（如：支气管炎、哮喘、感冒、咳嗽）或其他慢性病，还可提神醒脑或稳定情绪。

简便的吸入法可以将 1～3 滴精油滴在手帕、毛巾上或半杯温开水中，随时吸闻；注意杯子不要使用塑胶材质，其余的玻璃杯、瓷杯或陶制杯子均可，若用纸杯则需挑选未上过蜡的。

在家里，你也可以将热水注入脸盆中，滴入数滴精油，在水中打散以后，以大浴巾将整个头部及脸盆覆盖，用口、鼻交替深深呼吸，直到感觉较舒适或水温变低为止。

长途开车或是熬夜加班的人，可以准备 2～3 种精油，交替使用以加强提神作用；薄荷精油可以提神醒脑，迷迭香可以加强记忆力，罗勒可以使反应灵敏，这些都是长时间工作以及大量消耗体力的人时常选择的精油。

5. 直接触敷法

直接触敷法分为冷敷和热敷法，把 3～6 滴芳香精油加入冷水（冷敷）或热水（热敷）中，均匀搅动后，浸入一块毛巾，再把毛巾拧干，敷在皮肤上，并用双手轻轻按压毛巾，使带有精油的水分能尽量渗入皮肤内，重复以上步骤 5～10 次。身体部位按敷时，水和精油的比例约为 200 毫升冷水或热水兑 5 滴精油，面部则只用 1 滴精油即可。

冷敷可缓解痛症、镇定、安抚；热敷有助于促进血液循环、排解毒素或增加皮肤的渗透，常用精油有薰衣草、紫罗兰、迷迭香、天竺葵、茉莉、玫瑰、柠檬等。

6. 口服法

精油一定要有国家认可食用的证书，才可以口服，口服必须是质地最精纯、良好的精油。在这里要提醒大家，除非有必要，否则尽量不要经由口服方式达到治疗目的；同时，口服时的计量也一定要严格控制，成人一次 1 滴，并且先用水、牛奶、蜂蜜、食用油等稀释后再服用，并且儿童不可以口服精油。

7. 香熏漱口法

将 2～3 滴精油滴入 1 杯水中搅匀，嗽喉 10 秒钟，然后吐出，重复至整杯水用完。每天用精油漱口，可保持口气清新，保护牙齿，减少喉炎。常用精油有茶树、薰衣草、薄荷。牙痛时把丁香或肉桂精油 1 滴直接用棉签点在牙痛部位，不需稀释，即可缓解牙痛。

8. 精油刮痧法

精油刮痧，即运用植物精油与基础油

（也可用复方治疗精油）涂抹于患部或穴道旁，再用刮痧器刮拭，建议咨专业芳疗师或医师。

9. 喷洒法

把精油加在蒸馏水中，放于喷雾瓶中，随时喷洒在床上、衣服上、家具上、宠物的身上、书橱上、地毯上，起到消毒除臭，改善生活环境的作用。常用的精油有迷迭香、柠檬、甜橙、薄荷、天竺葵、尤加利等，比例是 10 滴精油兑入 100 毫水。

第三节　花卉疗法

花卉疗法是指通过亲手种花养草，常在花间走动，饱赏花色、花香，选择花卉，以花代茶防治疾病的方法。我国民间中很早就用花卉疗法防病治病，如每年的农历五月初五端午节（春夏之交，正是多种传染病的好发流行季节），各家各户用蕲艾、菖蒲等插入门窗，意在祛邪，实为芳香辟秽、防疫健身。

一、花卉疗法功效

花卉以那缤纷的色彩美化生活、装扮四季，调节人的精神情绪。就色彩来说，有冷暖色之分。白、红、绿、黄给人以明亮、振奋的感觉，统称为暖色；蓝、紫、黑、青给人以安静、肃穆的感觉，称为冷色。一般来说，暖色激励人的生理功能，冷色则给人以安定、镇静的抚慰。中医学把冷色与暖色归属于阴和阳，五行学说把青、赤、黄、白、黑五色与时令、脏腑、五官、五体、五志等联系起来。这揭示了观赏不同颜色的花卉将对情志的变化、人体脏腑功能的盛衰起到不同的作用。如红色属火，与心与喜相联系；而黄色属土，与脾与思相联系。根据五行相生原理，火

生土，脾胃虚弱的病人可以多观赏红色的花卉，能改变由于思虑过度而引起的消化不良、纳食不香等症状，加快肠胃蠕动，促进消化功能。

花以它的馥郁的香味散逸于空气之中，给人以喜悦、愉快的感觉。在花的香味中含有一种能净化空气又能杀菌灭毒的物质——芳香精油，而各种不同的花朵又能产生各种不同性质的精油。精油通过感官调和血脉，调畅情志，自然就调节了人的各种生理功能。据研究，萝卜花、南瓜花、百合花的香味治疗糖尿病很有效；天竺葵能镇静神经，促进睡眠，是治疗神经衰弱和脑病的好花卉；夜来香更能驱蚊防疟疾；那令人喜爱的晚香玉、紫罗兰、美人蕉，宜人的幽香绵绵而来，使人提神醒目，疲劳顿消；而桂花香能使胃寒疼痛、嗳气饱闷病人感到舒适，还有助于治疗支气管炎；薰衣草的花香对改善心神经官能症则大显神通；波斯菊、紫丁香、八仙草的香味，又能杀灭流感、麻疹的病毒；茉莉花香味可以减轻头痛、鼻塞、头晕等症状；玫瑰花、栀子花香味有助于治疗咽喉痛和扁桃体炎；杜鹃花香味对气管炎、哮喘病有一定疗效。

若在室内有选择地摆上一些花草，对净化空气和健康都有益。花卉的光合作用，能不断地吸收二氧化碳，放出对健康有益的氧气。不少花卉的叶子还能吸收二氧化硫和硫化氢等污染空气的有害气体，使室内空气变得更加洁净，如米兰花能吸收大气中的一氧化碳；万寿菊能吸收氟化物。还有些花卉的叶子，或者布满了凹凸不平的小坑，或者绒毛丛生，或者分泌油脂、黏液，以这些巧妙的结构，给粉尘设下了层层障碍，起到了吸尘的作用。有的花卉，如盆栽柑橘、吊兰、白玉兰、天门冬等，还有杀灭室内细菌、清除重金属微粒的功

能，可令室内空气清新，让人呼吸轻松，消除憋闷与烦躁，如蜡梅花可以吸收蒸气，减少空气中的含汞量；石榴花能降低空气中的含铅量。

花卉不仅以色、香利健康，而且在中草药中也占了很大的比例。菊花含有龙脑、菊花环酮等芳香物质，被人吸入后，能改善头痛、感冒和视力模糊等症状，因而白菊花可平肝明目；黄菊花可散风清热，主治感冒、风热、头痛、目赤等症；豆蔻花、茉莉花的香味能理气解郁，治疗胃病；苏合花对冠心病和高血压有很好的疗效；玫瑰花香可以宽胸活血；丁香花的香气对牙痛的病人有镇静、止痛的作用，并能净化空气、杀菌，有助于治疗哮喘病。

国内著名压力管理专家郝滨在接受记者采访时说："用芳香疗法来调节心理状态和情绪，在欧洲很流行。那里的'森林医院'和'花香医院'颇受人们推崇。这类医院利用林木、花卉的香气以及幽静的环境来调节患者的身心状态。"阿塞拜疆共和国首都巴库的市中心，就有一家"香花医院"，医院种植许多有益于人体健康的花卉植物。在科学家的指导下，经过医生们的精心栽培，这些植物的花香能保持特有的性质。日本医学专家发现，对于因精神紧张而发生的某些病症，鲜花的芳香是一剂良药。日本杏林大学医学精神神经科教授发现，人体常常处于疲劳状态，不自觉地发生心慌、呼吸困难等症状，严重时还可引起高血压、胃溃疡和变态反应性疾病等病症，而鲜花的芳香对这些病症具有良好的疗效。

医学专家们认为，各种花卉的芳香精油对不同的疾病有其特殊的医疗功能，已有 5 种鲜花的香味用于治疗心血管疾病、支气管哮喘、高血压、肝硬化和神经衰弱等病症，均获显著疗效。一般是让患者躺在花园舒适的软床上，悠然地闻着伴随轻音乐而来的"对症"花香，既不用服药，也不要打针，就能解除病痛。若配合体操、散步等体育活动，则疗效更佳。花香能杀菌治病是由于鲜花发出的萜烯类气体物质的作用。它是一种幽香诱人的小分子，在空气中飘游，不断扩散，能杀死其周围的一些致病细菌。人们在花丛中呼吸时，这种小分子自然进入人体，起到芳香治疗作用。

现在越来越多的国家把办公场所布置得清香宜人，这有助于减轻工作人员的疲劳，防止感冒之类疾病的传播。日本一些银行在办公室里使用柠檬香气，使员工的注意力集中，工作效率也显著提高。在病人居室里使用薰衣草的香气，则能安抚病人的情绪。现代医学专家们在研究中也发现，某些花卉与某种心情有关。菊苣能用来治疗自恋狂和占有欲；金雀花能用来治疗绝望症；白杨树的花能解除精神压力；星花百合的花精可用来治疗儿童时期有精神创伤的患者；郁金香香味可辅助治疗焦虑症和抑郁症；水仙花香味可使人精神焕发；牡丹花香味可使人产生愉快感，还有镇静和催眠作用等。

二、花卉特点和作用

花卉能影响人的思维。水仙和荷花的香味使人感情温顺；紫罗兰和玫瑰花的香味使人爽朗、愉快、舒畅；橘子和柠檬香味使人兴奋；茉莉花香味能使人沉静；荷花和薄荷溢出的香味，可激发儿童智慧的灵气，使孩子萌生求知欲和好奇心；康乃馨的香味能唤醒老年人对孩提时代纯朴欢乐的记忆，有"返老还童"之妙；玫瑰花的香味能增添喜悦情趣，可使情侣心心相印。

（一）花卉能防病治病

鸡冠花能治白带，凤仙花善治蛇伤，藏红花能疗经闭，芙蓉花可愈痛疮。丁香花含丁香油酚等物质，既可净化空气，还可杀菌，并能治疗牙痛；薄荷、紫苏、山奈等香味能有效抑制感冒的复发，并能减轻头昏头痛、鼻塞流涕等症状；茉莉、蔷薇、石竹、铃兰、紫罗兰、桂花等香味，不仅能净化空气，而且能抑制结核菌、肺炎双球菌、葡萄球菌的生长繁殖。荷花一身全是宝：花、蒂、梗、叶、莲子、莲心、莲须、莲藕、藕粉、藕节等，皆能入药，各有殊功。

（二）花卉能改善生活质量

如在客厅里喷洒薄荷和柠檬香味，能醒脑提神，可使人舒适惬意，思路清晰，消除睡意；在卧室存放薰衣草和天竺花，能镇静安神，使人很快进入梦乡；浴室里喷洒菊花、檀香味，能消除疲劳，使人轻松愉快；办公室内放置茉莉花，可振奋精神，消除沉闷，使人心情舒畅，提高工作效率。

就花的性质而言，树兰为奇香，白兰为浓香，玉兰为淡香，茉莉为清香，桂花为甜香等。香味不同，故对人的健康和作用也不同。

总之，花卉疗法就是利用天然香花的颜色、气味、形态，作用于病人，其主要作用是爽神悦心、调畅情志、益智醒脑、活血止血等。花卉疗法可针对患者不同病情，在室内外设置一定数量的香花，并指定患者每天接触一定的时间，正如《理瀹骈文》所说："七情之为病，看花解闷。"

（三）花卉治疗失眠的作用

花卉疗法也是指通过间接的方法来改善睡眠。它主要通过栽培（体力消耗）、欣赏花卉（鼻闻花香、品尝花肴等），继而起到提高睡眠质量的一种治疗方法。它的机理体现在：

1. 栽培花卉的运动健康作用

栽培花卉是一种运动或体力劳动。栽培花卉时，需要翻土、刨地、运肥；等到花卉出土，就要浇水、施肥、剪枝；这些都是运动，有利于锻炼身体，舒筋活血，更有利于健康和睡眠。

2. 种花赏花的调节作用

在庭院内外种花、养花，可以美化环境、净化空气，花卉的色彩缤纷、千姿百态，能使人们赏心悦目、消除紧张、缓解疲劳、调节神经、安定心神而促进睡眠。

3. 花卉香气的开窍作用

花卉的香气四溢，给人带来愉快、高兴、陶醉、放松、舒畅和醒神的作用。不同的花卉可产生不同的香气，气味通过嗅觉神经传递到大脑，能产生"沁人心脾，开窍醒脑"之效，并使全身气血流畅，心舒意爽，自然可调节人体的各种生理功能。

4. 花卉菜肴的营养、催眠作用

在中医中向来有药食同源的说法。用花卉作菜肴，其色艳味美，有很好的防病治病作用。其中菊花、枸杞、牡丹、向日葵、茉莉花等均有镇静催眠作用。

5. 花卉不同作用不同

天竺花能镇静安神，是治疗失眠的好花；薄荷花、菊花、茉莉花对思虑型失眠有效；兰花、水仙花、百合花、莲花对多梦、烦躁、易怒型失眠效果不错；牡丹花、桃花、梅花、郁金香、黄花、紫罗兰、桂花、迎春花则针对伴有抑郁的失眠。

三、花卉保健

1. 虎尾兰、米兰、龟背竹、金心吊兰是天然的"清道夫"，可以消除空气中的有害物质，净化空气。

2. 芦荟可以美容，净化空气，常绿芦荟有吸收异味的功能，作用时间较长。

3. 滴水观音有消除空气尘埃的功能。

4. 非洲茉莉花孕育产生的挥发油具有显著的杀死病菌的作用。可令人放松、有助于深度睡眠，还能提高工作效率。

5. 绿萝这类植物中的"高效空气净化器"原产于墨西哥高原。由于它能同时净化空气中的苯、三氯乙烯和甲醛，因此很适合摆放在新装修的居室中。

6. 金琥日、巴西龙骨夜吸收二氧化碳并释放氧气，且容易成活。

7. 绿叶吊兰不择泥土，对光线要求不高，有极强的吸收有害气体的能力，故有"绿色净化器"之美称。

8. 巴西铁又称香龙血树，可以消除空气中的有害物质。

9. 散尾葵对二甲苯和甲醛能起到十分有效的净化作用。

10. 桂花可以消除空气中的有害物质，其产生的挥发油具有显著的杀死病菌作用。

11. 发财树不断释方氧气，吸收二氧化碳；适于生长在温暖潮湿及通风良好的环境，喜阳也耐阴，便于养护。

12. 常春藤能有效抵制烟碱中的致癌物质，能通过叶片上的微小气孔，吸收有害物质，并将之转化为无害的糖分与氨基酸。

13. 白掌是抑制人体呼出的废气如氨气和丙酮等的"专家"。同时它也可以过滤空气中的苯、三氯乙烯和甲醛。它的高蒸发速率可以防止鼻黏膜干燥，使患病的可能性大大减低。

14. 银皇后以它独特的空气净化能力著称：空气中污染物的浓度越高，它越能发挥其净化能力！因此，它很是适合通风条件不佳的阴暗房间。

15. 铁线蕨每小时能吸收大约20微克的甲醛，因此被认为是最有效的生物"净化器"。成天与油漆、涂料打交道者，或身旁有喜好吸烟的人，应该在工作场合放至少一盆蕨类植物。另外，它还可以抑制电脑显示器的辐射和打印机中释放的二甲苯和甲苯。

16. 鸭脚木给吸烟者的家庭带来新鲜的空气。叶片可以从烟雾弥漫的空气中吸收烟碱和其他有害物质，并通过光合作用将之转换为无害的植物自有的物质。另外，它每天能将甲醛浓度降低大约9毫克。

17. 垂叶榕、千年木的叶片与根部能吸收二甲苯、甲苯、三氯乙烯、苯和甲醛，并将其分解为无毒物质。

18. 黄金葛可以在其他室内植物没有办法适应的环境里"工作"。通过类似光合作用的过程，它可以把织物、墙面和烟雾中释放的有毒物质分解为植物自有的物质。

第十八章　刮痧疗法

第一节　刮痧法

　　刮痧法是以中医经络腧穴理论为指导，通过特制的刮痧器具和相应的手法，蘸取一定的介质，在体表进行反复刮动、摩擦，使皮肤局部出现红色粟粒状，或暗红色出血点等"出痧"变化，从而达到活血透痧的作用。因其简、便、廉、效的特点，临床应用广泛，适合医疗及家庭保健。还可配合针灸、拔罐、刺络放血等疗法使用，加强活血化瘀、祛邪排毒的效果。

一、疗法起源

　　刮痧疗法的雏形可追溯到旧石器时代，人们患病时往往会本能地用手或石片抚摩、捶击体表某一部位，有时竟使疾病获得缓解。通过长期的发展与积累，逐步形成了砭石治病的方法。砭石是针刺术、刮痧法的萌芽阶段，刮痧疗法可以说是砭石疗法的延续、发展或另一种存在形式。随历史之发展，刮痧未能像针灸等疗法一样得以系统发展，而是流传于民间。清代《痧胀玉衡·序》中所说："先是乡人用粪秽感痧，例制用钱蘸油而刮，然行之大都为妇人，为名医所不及。"元明时期，已有较多的疗法记载，以瓷勺刮背，驱散邪气，至清代，有关刮痧症，不仅在《理瀹骈文》等著作中有记载，而且还出现《七十二种痧症救治法》等专著，对刮痧疗法的理论和操作做了全面系统的描述。面部刮痧对提升面部、颈部皮肤有显著功效，更是眼袋、黑眼圈、斑点、痘痘等常见的皮肤问题良好的解决方案，在各大中医美容机构成为主要治疗美容手段临床应用。

　　刮痧最初适应证仅为痧证，痧证的记载较早见于宋代王荣《指述方瘰疬论》称之为"挑草子"。元代医学家危亦林的《世医得效方》对痧证的描述："乙腹绞痛、冷汗出，胀闷欲绝，俗谓搅肠沙。"

　　在明代医书中，多沿用了危氏的说法，但将"沙"字变为了"痧"。如明代张凤逵在《伤暑全书》中载有"绞肠痧"一症。清（康熙年间）郭右陶《痧胀玉衡》使痧病的证治始备，在痧病病源方面《痧胀玉衡·痧原论》中指出："症先吐泻而心腹绞痛者，痧从秽气发者多；先心腹绞痛而吐泻者，从暑气发者多；心胸昏闷，痰涎胶结，从伤暑伏热发者多；遍身肿胀，疼痛难忍，四肢不举，舌强不言，从寒气冰伏过时，郁为火毒而发痧者多。"

　　《痧胀玉衡》将痧病分为遍身肿胀痧、闷痧、落弓痧、噤口痧、角弓痧、扑鹅痧、伤风咳嗽痧、痘前痧胀等45种痧病。痧病主要由于气候因素，如夏日暑气炎蒸，燥气炽灼，间或淫雨绵绵，忽而烈日蒸晒，所酿不正之疠气，流于天地间，人在气交之中，触其毒者，无论男女老幼皆可能染病。痧病的盛行季节，以夏秋为最，春次之，冬极少见。

痧病主要特征有二：一是痧点，二是酸胀感。痧病主症多现头昏脑涨，胸烦郁闷，全身酸胀，倦怠无力，四肢麻木，甚则厥冷如冰。入气分则作肿作胀，入血分则蓄为瘀；遇食积痰水，结聚而不散，则脘腹痞满，甚则恶心呕吐。

痧病治疗方面《痧胀玉衡·刮痧法》指出："背脊颈骨下及胸前胁肋、两背肩臂痧，用铜钱蘸香油刮之。头额、腿上痧，用棉纱线或麻线蘸香油刮之。大小腹软肉内痧，用食盐以手擦之。"清代论述痧病的专著日渐增多，如叶桂《温热湿痧三种》、陈延香《中暑痧症疗法》、韩凌霄《彻痧要编》、王凯《痧症全书》、沈金鳌《痧症燃犀照》、王士雄《吊脚痧证》《绞肠痧证》、欧阳调律《痧法备旨》、胡凤昌《痧症度针》等数十种专著。

二、常用工具

常用的刮痧用具包括刮痧板和刮痧油。

（一）刮痧板

1. 牛角类

（1）特点与功效：牛角类刮痧板临床上尤以使用水牛角为多。水牛角味辛、咸，性寒，辛可发散行气，活血消肿；咸能软坚润下；寒能清热解毒，凉血定惊。且质地坚韧，光滑耐用，原料丰富，加工简便。

（2）注意事项：忌热水长时间浸泡、火烤或电烤；刮痧后需立即把刮板擦干，涂上橄榄油，并存放于刮板套内。

2. 玉石类

（1）特点与功效：玉石具有润肤生肌、清热解毒、镇静安神、辟邪散浊等作用。其质地温润光滑，便于持握，因其触感舒适，适宜面部刮痧。

（2）注意事项用完后要注意清洁；避免碰撞；避免与化学试剂接触。

3. 砭石类

（1）特点与功效：砭石采用的材质是泗滨浮石，这种石材含有多种微量元素，红外辐射频带极宽，可以疏通经络，清热排毒，软坚散结，并能使人体局部皮肤增温，用于刮痧的砭石刮痧板边厚小于3mm。

（2）注意事项：砭石购买时需认真辨别真伪，购买经国家权威部门检测不含有害物质的砭石。

刮痧工具的材质不固定，形式多样，许多日常用具均可以作为刮痧工具使用：如铜钱、银元、瓷汤勺、嫩竹板、棉纱线、蚌壳等，现在还有了树脂、硅胶等现代材料所制成的刮痧工具，皆可使用。

（二）刮痧油

1. 液体类

（1）特点与功效：主要有凉开水、植物油（如芝麻油、茶籽油、菜籽油、豆油、花生油、橄榄油）、药油（如红花油、跌打损伤油、风湿油）等，不仅可防止刮痧板划伤皮肤，还可起到滋润皮肤、开泄毛孔、活血行气的作用。另外，还可以选用具有清热解毒、活血化瘀、通络止痛等作用的中草药，煎成药液，根据病情选用。

（2）注意事项：刮痧油宜避火使用和保存；皮肤过敏者禁用，外伤、溃疡、瘢痕、恶性肿瘤局部禁用。

2. 乳膏类

（1）特点与功效：选用质地细腻的膏状物质，如凡士林、润肤霜、蛇油、扶他林乳膏等。亦可将具有活血化瘀、通络止痛、芳香开窍等作用的中药提取物制备成乳膏剂使用。

（2）注意事项：避光，阴凉干燥处保存；宜根据病情需要选择适当的刮痧介质，如扶他林乳膏有镇痛、抗炎作用，用于风湿性关节痛疗效较好。

三、刮痧方法

刮痧部位通常在背部或颈部两侧，根据病情需要，有时也可在颈前喉头两侧，胸部、脊柱两侧，臂弯两侧或膝弯内侧等处。也可按照病情需要，选择适合的部位。病人取舒适体位，充分暴露其被刮部位，并用温水洗净局部，通常采用光滑的硬币、铜勺柄、瓷碗、药匙、有机玻璃纽扣或特制的刮板，蘸取刮痧介质（如刮痧油、冷开水、香油或中药提取浓缩液等，既可减少刮痧时的阻力，又可避免皮肤擦伤并增强疗效），在体表特定部位反复刮动、摩擦。

（一）按是否与皮肤接触分类

1. 直接刮法

指用热毛巾擦洗被刮部位的皮肤，然后均匀涂上刮痧介质，用刮痧工具直接接触皮肤，在体表的特定部位反复进行刮拭，直到皮下出现痧痕为止。

2. 间接刮法

在刮拭部位上放一层薄布类物品，然后再用刮痧工具在布上间接刮拭。此法有保护皮肤的作用，主要用于儿童、高热或中枢神经系统感染，开始出现抽搐者、年老体弱和某些皮肤病患者。

（二）按手法分类

1. 撮痧法

根据手法又可分为夹痧法、扯痧法、挤痧法、拍痧法及点揉法。

（1）夹痧法：又称揪痧法，在民间称之为"揪疙瘩"。是指在患者的待刮拭部位涂上刮痧介质，然后施术者五指屈曲，将中指和食指等弯曲如钩状，蘸刮痧介质后夹揪皮肤，把皮肤和肌肉夹起然后用力向

外滑动再松开，一夹一放，反复进行，并连续发出"叭叭"的声响。在同一部位可连续操作6～7遍，被夹起的部位就会出现痧痕，造成局部瘀血，使皮肤出现血痕的除痧方法。施行本法时不需要任何器具，只需用手指即可。

揪痧疗法灵活，可根据病情选择施治部位，头痛、发热、身体乏力，自己可以给自己揪，是一种非常实用的自我疗法。如果病情较重，夹揪的力量要大，直至皮肤形成红斑。揪痧时对皮肤有较强的牵拉力，故常可引起局部和全身反应，使施治处皮肤潮红且稍有痛感，但痧被揪出、局部出现瘀血后，患者周身舒展。本法适用于皮肤张力不大的头面部及腹、颈、肩、背部等处。

（2）扯痧法：在患者的一定部位或穴位上，以大拇指与食指用力提扯患者的皮肤，使扯痧部位表皮出现紫红色或暗红色的痧点，以达到治疗疾病的方法，称为扯痧疗法。扯痧疗法在我国民间流传久远，每当感受暑湿引起痧症或不适，常用手指将患者的皮肤反复捏扯，直至局部出现瘀血为止。

扯痧时患者坐位或卧位，充分暴露局部皮肤。施术者用拇指腹和食指第二指节蘸冷水后，扯起一部分皮肤及皮下组织，并向一侧牵拉拧扯，然后急速放开还原。也可用拇、食、中三指的指腹夹扯皮肤，依上述手法连续地向一定的方向拧扯，重复往返数次，以所扯皮肤处发红为止，如病症较重时，扯拉的力量可加大，直至皮肤出现红斑。扯痧对皮肤有较强的牵拉力，故常可引起局部和全身机体反应，扯拉病人局部可有疼痛感，扯后周身有松快舒适感。

此法主要应用于头部、颈项、背部及

面额的太阳穴和印堂穴。方法简便，容易掌握，容易施用，效果较好。

（3）挤痧法：用两手或单手大拇指与食指互相挤压皮肤，连续挤出一块块或一小排紫红痧斑为止的治疗方法，叫作挤痧疗法。

操作方法为：患者坐位或卧位，施术者用两手或单手大拇指在施治部位做有规律、有秩序的互相挤压，直至局部皮肤出现"红点"为止。依病施治，"红点"可大可小，一般要求大如"黄豆"，小似"米粒"。

（4）拍痧法：指用虚掌拍打或用刮痧板拍打患者身体某部位，一般为痛痒、胀麻的部位。

撮痧法简便易行，疗效显著，在人群中使用广泛，故将在第二节中对其做进一步讲解。

2. 挑痧法

指刮拭者用针刺挑病人体表的一定部位，以治疗疾病的方法。本法主要用于治疗暗痧、宿痧、郁痧、闷痧等病症。

挑痧前须准备75%酒精，消毒棉签和经过消毒处理的三棱针、中缝衣针1枚，或916号注射针头1个。刮拭者先用棉签消毒局部皮肤，在挑刺的部位上，用左手捏起皮肉，右手持针，轻快地刺入并向外挑，每个部位挑3下，同时用双手挤出紫暗色的瘀血，反复多次，最后用消毒棉球擦净。

3. 放痧法

又称刺络疗法，是以针刺静脉或点刺穴位出血，而达到治病的施治方法。治疗时病人取舒适体位，充分暴露其施治部位。如在静脉放痧时，应先将患者左臂近心处用布带或止血带捆紧，要求患者握掌。然后，在局部用碘酒棉球消毒皮肤，再用75%酒精脱碘，然后针刺放血。在穴位放血时，可根据病情需要，经皮肤消毒后，用三棱针或缝衣针直接点刺。

放痧法可分为泻血法和点刺法。与挑痧法基本相似，但刺激性更强，多用于重症急救。

（1）泻血法：消毒被刺部位，左手拇指压其下端，上端用橡皮管扎紧，右手持消毒的三棱针、缝衣针或注射针头对准被刺部位静脉，迅速刺入脉中0.5mm深后出针，使其流出少量血液，以消毒棉球按压针孔。此法适用于肘窝、腘窝及太阳穴等处的浅表静脉。

（2）点刺法：针刺前挤按被刺部位，使血液积聚于针刺部位，常规消毒后，左手拇、食、中三指夹紧被刺部位，右手持消毒的三棱针、缝衣针或注射针头对准被刺位迅速刺入皮肤1～2mm深后出针。轻轻挤压针孔周围，使其少量出血，然后用消毒棉球按压针孔。此法多用于手指或足趾末端穴位。

四、补泻手法

刮痧疗法分为补法、泻法和平补平泻法。补和泻是相互对立、作用相反又相互联系的两种手法，其与刮拭力量的轻重、速度的快慢、时间的长短、刮拭的长短、刮拭的方向等诸多因素有关。

（一）补法

具有以下特点的刮法为补法：

1. 刺激时间短、作用浅，对皮肤、肌肉、细胞有兴奋作用。

2. 作用时间较长的轻刺激，能活跃器官的生理功能。

3. 刮拭速度较慢。

4. 选择痧痕点数少。

5. 刮拭顺经脉循行方向。

6. 刮拭后加温灸。

（二）泻法

具有以下特点的刮法为泻法：

1. 刺激时间长、作用深，对皮肤、肌肉、细胞有抑制作用。

2. 作用时间较短的重刺激，能抑制器官的生理功能。

3. 刮拭速度较快。

4. 选择痧痕点数多。

5. 刮拭逆经脉循行方向。

6. 刮拭后加拔罐。

（三）平补平泻法

介于补法和泻法之间，具体有 3 种情况：

1. 刮拭按压力大，速度慢。

2. 刮拭按压力小，速度快。

3. 刮拭按压力及速度适中。

五、临床应用

（一）作用功效

现代科学证明，刮痧可以扩张毛细血管，增加汗腺分泌，促进血液循环，对于高血压、中暑、肌肉酸痛等都有立竿见影之效。尤其适宜于疼痛性疾病、骨关节退行性疾病如颈椎病、肩周炎的康复；对于感冒发热、咳嗽等呼吸系统病证，临床可配合拔罐应用；对于痤疮、黄褐斑等损容性疾病可配合针灸、刺络放血等疗法；还适用于亚健康、慢性疲劳综合征等疾病的防治。经常刮痧，可起到调整经气、解除疲劳、增加免疫功能的作用。已广泛应用于内、外、妇、儿各科的多种病症及美容、保健领域。刮痧施术于皮部对机体的作用大致可分为两大类。

1. 预防保健作用

刮痧疗法的预防保健作用又包括健康保健预防与疾病防变两类。刮痧疗法作用部位是体表皮肤，皮肤是机体暴露于外的最表浅部分，直接接触外界，且对外界气候等变化起适应与防卫作用。健康人常做刮痧（如取背俞穴、足三里穴等）可增强卫气，卫气强则护表能力强，外邪不易侵表，机体自可安康。若外邪侵表，出现恶寒、发热、鼻塞、流涕等表证，及时刮痧（如取肺俞、中府等）可将表邪及时祛除，以免表邪不祛，蔓延进入五脏六腑而生大病。

2. 治疗作用

刮痧疗法的治病作用可表现在以下方面：

（1）活血祛瘀：刮痧可调节肌肉的收缩和舒张，使组织间压力得到调节，以促进刮拭组织周围的血液循环，增加组织流量，从而起到"活血化瘀""祛瘀生新"的作用。

（2）调整阴阳：刮痧对内脏功能有明显的调整阴阳平衡的作用，如肠蠕动亢进者，在腹部和背部等处使用刮痧手法可使亢进者受到抑制，从而恢复正常。反之，肠蠕动功能减退者，则可促进其蠕动恢复正常。这说明刮痧可以改善和调整脏腑功能，使脏腑阴阳得到平衡。

（3）舒筋通络：肌肉附着点和筋膜、韧带、关节囊等受损伤的软组织，可发出疼痛信号，通过神经的反射作用，使有关组织处于警觉状态，肌肉的收缩、紧张直到痉挛便是这一警觉状态的反映，其目的是为了减少肢体活动，从而减轻疼痛，这是人体自然的保护反应。此时，若不及时治疗，或是治疗不彻底，损伤组织可形成不同程度的粘连、纤维化或瘢痕化，以致不断地发出有害的冲动，加重疼痛、压痛和肌肉收缩紧张，继而又可在周围组织引起继发性疼痛病灶，形成新陈代谢障碍，进一步加重"不通则痛"的病理变化。刮痧可以有效缓解疼痛，从而阻止一系列不良反应的产生。

（4）信息调整：人体的各个脏器都有其特定的生物信息（各脏器的固有频率及生物电等），当脏器发生病变时有关的生物信息就会发生变化，而脏器生物信息的改变可影响整个系统乃至全身的功能平衡。通过各种刺激或各种能量传递的形式作用于体表的特定部位，产生一定的生物信息，通过信息传递系统输入到有关脏器，对失常的生物信息加以调整，从而起到对病变脏器的调整作用，这是刮痧治病和保健的依据之一。如用刮法、点法、按法刺激内关穴，输入调整信息，可调整冠状动脉血液循环，延长左心室射血时间，使心绞痛患者的心肌收缩力增强，心输出量增加，改善冠心病心电图的 S–T 段和 T 波，增加冠脉流量和血氧供给等。

（5）排除毒素：刮痧过程（用刮法使皮肤出痧）可使局部组织形成高度充血，血管神经受到刺激使血管扩张，血流增快，吞噬作用及搬运力量加强，使体内废物、毒素加速排除，组织细胞得到营养，从而使血液得到净化，增加了全身抵抗力，可以减轻病情，促进康复。

（二）适应证

1. 内科病症

感受外邪引起的感冒发热、头痛、咳嗽、呕吐、腹泻以及高温中暑等，急慢性支气管炎、肺部感染、哮喘、心脑血管疾病、中风后遗症、泌尿系感染、急慢性胃炎、肠炎、便秘、腹泻、高血压、糖尿病、胆囊炎、神经性头痛、血管性头痛、三叉神经痛、胃肠痉挛和失眠、多梦、神经官能症等病症。

2. 外科病症

以疼痛为主要症状的各种外科病症，如急性扭伤，感受风寒湿邪导致的各种软组织疼痛，各种骨关节疾病、坐骨神经痛、肩周炎、落枕、慢性腰痛、颈椎、腰椎、膝关节骨质增生等病症。

3. 儿科病症

营养不良、食欲不振、生长发育迟缓、小儿感冒发热、腹泻、遗尿等病症。

4. 五官科病症

牙痛、鼻炎、鼻窦炎、咽喉肿痛、视力减退、弱视、青少年假性近视、急性结膜炎等病症。

5. 妇科病症

痛经、闭经、月经不调、乳腺增生、产后病等。

6. 保健

预防疾病、病后恢复、强身健体、减肥、养颜美容、消斑除痘、延缓衰老等。

（三）治疗举例

1. 治疗感冒

感冒临床以鼻塞、流涕、喷嚏、咳嗽、头痛、恶寒、发热、全身不适为特征。本病包括现代医学的上呼吸道多种感染性疾病：普通感冒，流行性感冒，病毒及细菌感染所引起的上呼吸道急性炎症。

刮拭顺序：①脊背与肩胛；②胸部；③上肢。

主要经穴：风池（胆经）；大椎（督脉）；风门（膀胱经）；中脘（任脉）；孔最（肺经）；合谷（大肠经）；足三里（胃经）。

说明：感冒首先刮拭督脉，因为督脉总督一身的阳经，先刮督脉有助于疏通其他的经脉。督脉上的大椎穴为手足三阳经与督脉交会的重要腧穴，有利于疏通全身的阳经。

刮痧对感冒有效，特别对发热、鼻塞、

咽喉疼痛、头痛症状的改善明显。感冒流行期，可用平补平泻法刮拭足三里，每日一次，可有较好的预防效果。刮痧后，应多饮热水，以助发汗退热。

2. 减肥

当人体脂肪过度积聚，体重超过正常标准20%以上者即称为肥胖。但必须区分单纯性与继发性肥胖两类。所谓单纯性肥胖指不伴有显著的神经、内分泌形态及功能变化，但可伴有代谢调节过程障碍，这一类肥胖在临床上较为常见。继发性肥胖指由于神经、内分泌及代谢疾病，或遗传、药物等因素引起的肥胖。刮痧减肥主要是针对单纯性肥胖而言。

单纯性肥胖可以发生于任何年龄，但以40岁以上者占多数，女性发病率较高，尤其是绝经期后。轻度肥胖常无症状。中度肥胖者常畏热多汗，易于疲劳、呼吸短促、头晕头痛、心悸、腹胀、下肢浮肿。极度肥胖可产生肺泡换气不足，出现缺氧及二氧化碳潴留，从而引起胸闷气促、嗜睡状态，严重者可导致心肺功能衰竭。本病易伴发冠心病、高血压病、糖尿病、痛风、胆结石、骨关节退行性病变、妇女月经量减少，甚至闭经。中医认为肥胖的原因不外虚实两种，其中以痰湿与气虚较为多见，这是符合"肥人多痰湿""肥人多气虚"的理论的。痰湿内蕴者表现为形体胖大，纳食较多，善食甘美肥腻，胸闷脘痞，平素多痰，倦怠恶热，舌胖苔厚，脉弦滑。气虚者可见体肥、少气懒言、动则汗出、怕冷、面浮肢肿、食纳较差、神疲嗜卧、舌淡苔白，脉细弱。应注意还有许多患者属虚实兼见者。无论虚实均可从调理脾胃入手，因为肥胖症多因脾胃功能失调，水谷精微不得输布、痰湿脂浊内聚所成。

刮拭顺序：①背部；②胸腹部；③上肢；④下肢。

主要经穴：肺俞、脾俞、肾俞（膀胱经）；膻中、中脘、关元（任脉）；孔最至列缺（肺经）；曲池（大肠经）；丰隆（胃经）；三阴交（脾经）。

说明：减肥刮痧力度要适中，每天刮1～2次，若按力大，刮拭时间长，必须涂刮痧油保护皮肤。肥胖的局部可经常刮拭，促其被动运动，加强新陈代谢，消除局部的水分和脂肪。

一般认为刮痧治疗单纯性肥胖较继发性易治，单纯性肥胖又以食欲过强者较体质原因而肥胖的效果为好。年龄较小时就过早发胖，到成年仍肥胖者效果较差。病程短，年龄相对较轻者疗效较好。肥胖程度大的一般见效较快，体重下降幅度较大。

刮痧减肥的同时应嘱患者加强体育锻炼，注意合理饮食，少食高脂、高糖、高热量的食物，多食蔬菜水果。节食减肥不宜急于求成，盲目减少饮食，否则急剧限制饮食，严重者可失水、电解质紊乱、酮中毒，甚至导致心肌梗死、脑血栓。

3. 祛斑

刮痧祛斑需要材料：水牛角板、红花油。

方法：刮痧治疗使用水牛角板，蘸取红花油进行。

刮痧部位：①肝郁型黄褐斑选择肝俞、太冲、血海、足三里；②脾虚型黄褐斑选择胃俞、脾俞、足三里、血海；③肾虚型黄褐斑：选择肾俞、照海、足三里、血海。

另外，还可配合面部刮痧，使用根据人体面部生理结构设计的面部专用刮痧板。这种刮痧板长约12厘米，最宽约3.5厘米，最厚约0.3厘米，由水牛角精制而成，外形似鱼，符合人体面部的骨骼结构，便于刮拭及疏通经络。鱼形刮痧板常用两只，左右手各一只配合使用。面部刮痧是以鼻梁为中线，分别向左右两侧刮拭，从上到下，由内向外，先刮前额部，再刮两颧，最后刮下颌部。因为面部有六条经络通过，穴位密布，通过刮拭可以疏通经络、促进气血循环。刮痧时用力要轻，以不出痧为度，可一天数次，经常刮拭。刮后面部会有热烘烘的感觉，这是气血运行的正常反应。面部经常出现的问题如暗疮、色斑、皱纹、黑眼圈等，用面部刮痧会收到意想不到的效果，面部刮痧不仅能改善面部血管的微循环，同时对眼、鼻、口腔、面部也能起到很好的保健作用。

六、注意事项

（一）操作要点

1. 要了解病情，辨证施治，审证求因，确定刮拭的部位。根据病人的虚实、寒热、表里、阴阳采取相应的手法。

2. 充分暴露刮拭部位，在皮肤上均匀涂上刮痧油等介质。

3. 手握刮拭板，先以轻、慢手法为主，待患者适应后，手法逐渐加重、加快，以患者能耐受为度。宜单向、循经络刮拭，遇痛点、穴位时重点刮拭，以出痧为度。

4. 下肢静脉曲张者，宜由下而上采取相应手法。

5. 头部、面部不必抹油，保健刮可着衣刮拭，治病出痧必须使用专门的刮痧油。

6. 刮完在痧退后再刮痧，平时可以补刮，以加强退痧作用。

7. 怕疼的人，可先泡热水澡或先热敷再刮痧，以减少疼痛。

8. 刮痧后，会使汗孔扩张，半小时内不要冲冷水澡，可洗热水澡，边洗边刮无妨。

9. 刮痧后喝一杯热（温）开水，以补充体内消耗的津液，促进新陈代谢，加速代谢产作的排出。

10. 刮痧不必强出痧。保健刮痧不必抹油，不必刮出痧来，从头到足每个部位，每条经脉，都刮拭 8 次，每天 3 ～ 10 分钟，自然达到强身健体，延年益寿了。

（二）禁忌证及注意事项

1. 刮痧后 1 ～ 2 天局部出现轻微疼痛、痒感等属正常现象。前一次刮痧部位的痧斑未退之前，不宜在原处进行再次刮试出痧。出痧后 30 分钟忌洗凉水澡；夏季出痧部位忌风扇或空调直吹；冬季应注意保暖。

2. 刮痧疗法具有严格的方向、时间、手法、强度和适应证、禁忌证等要求，如操作不当易出现不适反应，甚至病情加重，故应严格遵循操作规范或遵医嘱，不应自行在家中随意操作。

3. 有出血倾向、皮肤高度过敏、极度虚弱、严重心衰的患者、肾功能衰竭者、肝硬化腹水、全身重度浮肿者均应禁刮或慎刮。

4. 孕妇腹、腰、骶部禁刮，妇女的乳头禁刮；小儿囟门未合者禁刮；皮肤有感染、疮疗、溃疡、瘢痕或有肿瘤的部位禁刮。

5. 大病初愈、重病、气虚血亏及饱食、饥饿状态下也不宜刮痧。

第二节 撮痧法

撮痧法，又称"抓痧法""捏痧法"，是在患者一定的部位和穴位，用手指拧起一个橄榄状的充血斑点，以达到治病目的的一种方法。

本法在我国流传很久，每当感受暑湿引起的痧症或不适，常用手指将患者皮肤捏起，反复捏扯，直至出现瘀血为止，可起到刮痧的作用。由于本法方便易行，疗效较显，现在农村仍应用较广。

一、基本内容

（一）撮痧部位的选择

根据疾病的不同情况，撮痧的部位多选在前额、前后颈部、胸部、背部、腹部和四肢等处。取穴时只要大体无差即可，施行手法，即可取效。

1. 头部：取印堂、太阳（双侧）等。

2. 颈部：前颈取廉泉、天突和两穴连线中点及中点左右各旁开1寸处；后颈取大椎、大椎直上后发际处，大椎与后发际连线之中点及中点左右各旁开1寸处。前后颈共取6处。

3. 胸部，从璇玑起，分别向左右每隔1寸取一点，共取7处。

4. 腹部：取下脘、石门、天枢（双侧）等。

5. 肩部：取肩井（双侧）。

6. 背部：取陶道分别向左右每隔1寸取一点，共取7处。

7. 腰部：取命门或有关腧穴。

8. 四肢；上肢取曲池、合谷，下肢取委中等。

9. 也可在患处取压痛点。

（二）撮痧的方法和要求

1. 将手指用清水湿润，五指弯曲，用食指与中指的第二指节对准穴位或所选部位，将皮肤夹起，然后松开，一起一落，反复进行，或用拇指和食指将皮肤捏起，反复捏扯。每个点夹撮为6～8次，或以皮肤出现橄榄状之紫红色充血斑为度，手法要求先轻后重，手指皮肤要保持湿润。

2. 根据病情需要，选定穴位的数目和治疗的次数，一般儿童与年老体弱者手法宜轻，撮穴宜少；体质壮实者手法可重，撮穴宜多。

（三）治疗机理

本疗法通过局部皮下出现瘀血，刺激后能疏通腠理，使脏腑秽浊之气通达于外，周身气血流畅。

现代研究认为，本疗法可使神经系统兴奋，血液及淋巴液回流加快，循环增强，新陈代谢旺盛，从而加强对疾病的抵抗力。

二、临床应用

本疗法主要用于痧证的治疗，也可用于消化系统、呼吸系统疾病的治疗。

1. 痧症（多发于夏秋两季，微热形寒，头昏，恶心呕吐，胸腹或胀或痛，甚则上吐下泻，多起病突然）：取头、颈、胸部和背部穴位撮痧。如病情较重，较急者，还可以加用其他穴位撮治。

2. 急性胃肠炎：取脊柱两旁背俞穴为主，也可同时配合腘窝等穴撮痧，或取腹部、腰部有关穴位撮痧。

3. 中暑：取脊柱两旁的背俞穴撮痧；暑厥还应配服温阳敛气的中药。

4. 流行性感冒：取太阳穴（双侧）、曲池（双侧）、脊柱两侧依次撮痧。

5. 关节疼痛：取颈背部腧穴、四肢穴位撮痧，也可以在痛处进行。

6. 头痛：取头部太阳、印堂穴，颈部风池穴撮痧。

7. 发热咳嗽：取颈部向下至第四腰椎处撮痧，以身背部出现红紫斑点为度。

三、注意事项

1. 皮肤局部痈肿、疮疡、皮肤溃烂或肿瘤患者，不可用本疗法。

2. 患者体位以舒适为度，治疗时室内保持一定的温度和通风，治疗后宜休息30

分钟左右。

3. 视病情的需要和年龄、体质的不同，决定手法的轻重及穴位、撮痧次数的多少。

4. 根据病情的需要，可配合药物，针灸、推拿等，以求尽快见效。

5. 凡重症、急症病人，如通过本疗法治疗后病情不见好转，应及时送医院诊治，以免贻误病情。

本疗法流传较久，临床疗效也较明显，但治疗病种比刮痧疗法少。

第十九章　耳穴疗法

第一节　耳针疗法

一、耳针疗法简介

耳针是中国针灸学的重要组成部分，是通过耳郭来诊断、治疗、预防疾病及保健的一门学科，耳针疗法为微针疗法中的一种，因其操作简便，疗效持久，无毒副作用，易被患者接受，故在医疗实践中常被普遍采用。

最早关于耳穴的记载见于长沙马王堆汉墓医籍简帛《足臂十一脉灸经》和《阴阳十一脉灸经》，其中载有与上肢、眼、颊、咽喉相联系的"耳脉"；《黄帝内经》中也不乏关于耳的记述，不仅首次提出耳穴诊治疾病的原理，而且还有耳穴的描述和应用耳郭治病的记载；晋·皇甫谧《针灸甲乙经·小儿杂病》记载有"婴儿耳间青筋起者，瘛，腹痛。大便青瓣，飧泄……"；唐·孙思邈著《备急千金要方》和《千金翼方》对针灸学有很大的贡献，关于耳穴记载有耳中穴和阳维穴的位置、主治及施治方法，曰"耳中穴，在耳门孔上横梁是，针灸之，治马黄疸，寒暑疫毒病等。""耳风聋雷鸣，艾灸耳后阳维五十壮"；宋·王怀隐《太平惠方》记载"耳，宗脉之所聚也，若精气调和，则肾脏强盛，

耳闻五音，若劳伤气血……则耳聋"。清代张振鋆编著《厘正按摩要术》，其中有一卷为《察耳》，将耳郭分为心肝脾肺肾五部，曰"耳珠属肾，耳轮属脾，耳上轮属心，耳皮肉属肺，耳背玉楼属肝"，并绘出了耳背穴位图，这是世界上首次印载的耳穴图。在清代耳穴和耳郭诊治疾病已在民间广泛流传。

对耳穴诊疗的系统研究始于20世纪50年代，一位法国外科医生诺吉尔（P. Nogier）博士首先开展这项研究工作。他把人体各个部位在耳郭上的对应点一一标定出来，绘成图谱，像一个"倒置胎儿"，这些对应点又叫作耳反射区也可称为耳穴，1958年传入中国后，对耳穴诊疗的普及和推广起到了一定的促进作用。为适应世界耳穴学术的交流，1982年12月在哈尔滨召开的"全国针法灸法学术研讨会"上，批准成立了"中国针灸学会全国耳针协作组"，并拟定《耳穴国际标准方案》草案，从此耳针研究走上了国际标准化道路。1992年10月16日经国家技术监督局批准，颁布了《中华人民共和国国家标准·耳穴名称与部位》，并于1993年5月1日实施。这一系列措施，有力地把耳针科学推上了一个新台阶。

耳针疗法易于掌握，操作简便，应用广泛，尤其对各种疼痛、急性炎症以及一

些慢性病均有较好疗效。根据经络学说，十二经络都和耳部有直接联系。因此当人体发生疾病时，耳郭上的相应区域便出现一定的反应点，耳针疗法最重要的是找到病变部位相应的点，比如关节痛，可取病灶区、肾上腺区；腰痛取腰椎、肾、膀胱；胃痛取胃、小肠、肝、脾；痛经取卵巢、肾、内分泌；高血压病取肾上腺、肝、肾、皮质下区等。

二、耳针疗法的优势

在进行耳针治疗时，可用耳穴贴敷的方法取代针刺，王不留行子是最为常用的贴敷用具，具有行血通经的功用。留置王不留行子为非穿刺性取穴，效果好，甚至患者可以自己更换穴位，方便易行。但是，我们怎么样才能准确找到留置的部位呢？主要有以下两种方法：耳穴是耳郭表面与人体脏腑经络、组织器官、四肢躯干相互沟通的部位，如只是为了调理脏腑，行保健功效，可参照耳穴分布图，寻找到与脏腑相对应的穴位；如果身有疾病，耳穴留置是为了治疗功能，那么要明白，当人体的内脏或躯体发病时，往往在耳郭的相应部位出现压痛敏感、皮肤特异性改变或者变形、变色等反应，我们只需要找到这些反应点就可以。

耳针疗法，或耳穴贴敷疗法的优势主要体现在以下几方面：

（一）寻根求源，标本兼治

耳针疗法是纯自然疗法，是依据祖国传统中医经络学说、现代医学全息理论、中医脏腑学说、中医阴阳五行辨证理论，在针灸学的基础上强化、变革、完善、发展而成，是典型的中西医结合、标本兼治的疗法，可从根本上调理患者的脏腑气血运行、疏通血脉，达到寻根求源，治病治本的目的。

（二）综合施治，疗效显著，无不良反应

耳穴贴敷疗法继承发扬了中医针灸学的特点，疗效显著，同时增加了药力渗透、穴位刺激的多种功效，并消除了耳针操作难度大、针刺时患者有恐惧感、容易产生交叉感染的负面作用，施治效果更佳。

（三）瞬间治疗，疗效持久

耳针疗法与仪器疗法、按摩疗法相比，操作更简单、更方便，每周仅需施治 2 次，每次仅需 5～10 分钟，但疗效可持续 72 小时不间断有效。学生每天自行按压 10 次，就等于每天针刺治疗了 10 次，这与其他按摩法、仪器法只在施治瞬间有效的弊端相比，有其不可比拟的优点。

（四）简便易行，可长期坚持

耳针疗法适合青少年视力发育必须长期保健的特点。青少年学生学习任务重，用眼强度高，必须长期坚持治疗和保健，才有可能维持正常视力，同时学生课余时间少，要长期坚持眼睛治疗和保健，就必须选择简便易行而效果持久的方法才行。

第二节 塞耳疗法

一、基本内容

塞耳疗法是将药物塞入耳内以治疗疾病的一种疗法。耳为肾窍，为宗脉之所聚，手太阳小肠经和足太阳膀胱经均循行于耳际。《黄帝内经》有"肾和则耳能闻五音矣""肝病者……气逆则头痛耳聋不聪""髓海不足，则脑转耳鸣"等理论。可见，耳与脏腑、经络均有密切关系。塞耳疗法即是使药物通过外耳道皮肤吸收，并循经入里，内达脏腑而发挥药理效应以达治病之目的。中医还认为脏腑投影在耳部，

药物塞耳主要是压迫心肺两大穴位并促进药物吸收，从而发挥治疗作用。因此，塞耳疗法不仅治疗耳部疾病，而且可以治疗全身疾病。下面介绍几个塞耳疗法验方，供同行验证。

二、临床应用

（一）牙痛

用棉球蘸高浓度白酒或95%酒精适量，塞入外耳道中，使其与周围皮肤密切接触，若棉球已干，可再滴些白酒，一般只塞患侧外耳道，两侧疼痛也可塞双侧，经过3～5分钟，疼痛自可止。

（二）肾虚眩晕

灵磁石研为细末，分成2份，用纱布包裹，塞于双耳中，每日1～2次，每次1小时，连续5～7天。可平肝潜阳，治疗肾虚眩晕。

（三）耳鸣

民间有用鲜生地黄塞患侧耳治耳鸣法，临床主要选用有通窍作用的药物，可以研末用棉裹，或制成药丸塞耳。

塞耳方：石菖蒲、乌头等份研末，棉裹塞耳。

塞耳菖蒲丸：石菖蒲、独活、矾石、木通、细辛、肉桂、附子、当归、甘草研末制丸塞耳。

（四）痛经

上海职工医学院护理系临床研究证明，酒精棉塞耳法可有效治疗痛经。取药棉少许，放在75%酒精内浸透，然后取出塞在患者外耳道内。外耳道具有排导作用，经数小时药棉可自行排出。如不能自行排出，可于次日取出。左右两耳交替用或同时使用。如伴有头痛头晕者，可左侧疼痛塞左侧外耳道，右侧疼痛塞右侧外耳道。酒精药棉塞入时动作不宜过快，以免因接触耳膜引起头晕。冬季宜先将药棉放外耳道口数秒钟，然后缓慢塞入。以采取卧位上药为佳。

上药后，半数以上女性数分钟痛经即可消失，90%以上半小时止痛。中医学认为，痛经乃寒湿凝滞或气滞血瘀所致，且与全身经络有密切联系，用蘸有轻刺激性的酒精药棉刺激外耳道，具有疏通经络、运行气血的作用，故可使痛经迅速缓解。

（五）感冒咳嗽、气管炎

取紫苏子、白芥子、莱菔子、陈皮、肉桂、川芎、生姜、冰片。用75%乙醇浸泡15～20天，过滤后，将冰片加入药液中不断搅拌至冰片溶解，再兑入蒸馏水过滤即配制成药液，灌装滴耳玻璃管，每支10毫升备用。用时取适量药棉，滴上1～3滴药酊，不松不紧塞于外耳道。一般晚上使用，早上取出，连续用药3天，或隔日1次。可用于感冒咳嗽、急慢性气管炎，症见咳嗽气喘、胸闷吐痰等，还可用于呕逆、牙痛、头痛及咽炎、中耳炎、晕车等。

三、注意事项

使用药物塞耳时须将药物包好，扎紧，塞入时动作要轻，并且不可塞入太深，以便及时取出。使用酒精或酊剂塞耳时，因酊剂对皮肤有刺激，10岁以下儿童及孕妇慎用，对乙醇过敏者禁用。塞耳期间，如果病人出现眼睛发胀或难以忍耐等不良反应时，应立即取出。

第三节　吹耳疗法

药粉吹耳疗法，又称"耳内吹粉疗法"，是将药物研成极细粉末，吹布于外耳道内或鼓膜上，以治疗耳部疾病的一种方法。

本疗法起源较早。据记载，后汉时期，

华佗已用吹耳疗法治疗耳内湿疹、耳烂有脓等，取得较好的效果。至晋代，已应用于聤耳、耳中痛、耳流脓血等。葛洪《肘后备急方》将有关方药、方法作了较详细的整理。元代朱丹溪《丹溪治法心要》、明代胡滢《卫生易简方》、清代程国彭《医学心悟》等对本疗法也有记载。至今仍应用于临床。

一、基本内容

（一）方药与工具

1. 根据病情选择药物，然后将药物研制成极细粉末，装瓶备用。

2. 取喷药粉器（民间称之为"鼓子"），形似扁圆形长嘴油壶样，也可用芦管、细竹管或纸卷成细管代之。

（二）操作方法

1. 患者取坐位或侧卧位，患耳稍向上偏。

2. 将喷药粉器的长嘴端放上少许药末，轻轻插入外耳道内，对准患处，用手指捏压鼓状的一端，将药粉喷洒患处。如采用芦管、细竹管、纸管等工具时，一端盛上药末，从另一端用口吹气，使药末喷洒在患处。

二、临床应用

本疗法常用于急慢性中耳炎、外耳道炎、外耳湿疹、耳带状疱疹、耳内疼痛、聤耳等。

（一）急、慢性中耳炎

1. 取黄连12克，枯矾5克，冰片0.3克，共为细末，吹耳，每日1～2次。

2. 取五倍子30克（烧炭存性），枯矾6克，共研细末，吹耳，每日1次。

3. 取石榴花或芙蓉花适量，焙干后研粉，吹耳，每日1～2次。

4. 取黄连、黄芩、黄柏各等量，共研极细末，吹耳，每天2次。

5. 取轻粉6克，地骨皮6克，冰片0.3克，三七粉6克，共研细末，吹耳，每日1次。

6. 取鸡胆一只稍风干，在其上方开一小口，将枯矾3克，龙骨粉1.5克加入，文火焙干（勿使胆汁外溢）至脆，研末，吹耳，每日1次。

7. 取炉甘石、冰片0.3克，共研极细末，吹耳，每天2次。

8. 取炒黄丹、枯矾各30克，凌霄花、赤芍各6克，共为细末，吹耳。适用于耳内湿润，常出脓水者。如用上药后，仍不干者，加五倍子（焙）6克，全蝎5个，胭脂少许，研末吹耳，即干。

9. 取一撮头发置于新瓦上，文火煅为炭，加冰片少许，吹耳，每日3～4次。

10. 取白矾3份，食盐1份，樟脑2份，冰片2份，共为细末，吹耳；然后用2厘米长大葱白塞住耳孔，每日1次。

11. 取密陀僧研成粉末，吹耳，每日1次。用于慢性中耳炎流脓水臭秽者。

（二）外耳湿疹

1. 柏石散：黄柏30克，石膏30克，枯矾30克，共研细末，吹耳，每日2次。

2. 取碧玉散（市售成药）吹耳，每日2次。

3. 取牛胆汁250克，黄连粉30克，枯矾粉15克，先将牛胆汁蒸发水分，再加入黄连粉、枯矾粉煮沸，然后晒（焙）干，研成细末，吹耳，每日1～2次。

4. 取黄芩、黄柏、大黄、苦参各等份，研细末，吹耳。适用于红肿焮痛、瘙痒出水者。

（三）外耳道炎

1. 烂耳散：穿心莲粉0.3克，猪胆汁0.3克，枯矾0.6克，研末，吹耳。

2. 取硼酸9克，冰片0.9克，胆矾0.9

克，共研细末，吹耳。

3.取黄柏、石膏各30克，枯矾30克，共研细末，吹耳。用于分泌物较多，黄水淋漓者。

（四）耳带状疱疹

1.取硼酸粉或磺胺粉吹耳，以防继发感染。

2.取黄连、黄柏、板蓝根、冰片，按1∶1∶3∶0.5比例研成细末，每日2次吹耳。

（五）耳内疼痛

取蛇蜕烧灰，加冰片少许，研末，吹耳。

三、注意事项

1.应用本疗法前，先将外耳道用生理盐水或3%双氧水洗净揩干，然后再吹药。

2.进行第2次治疗时，必须将原有的药粉取出，再洗净外耳道，以防药末堆积阻碍脓液及分泌物排出。

3.吹药药量要适宜，防止药粉堵塞耳道。

4.化脓性中耳炎内脓液较多者，应待引流通畅，脓液减少后方可应用。鼓膜穿孔或对药物过敏者禁用本疗法。

本疗法现已成为临床治疗耳道疾病的常用方法之一，如能进一步加以改进，可更好地提高临床疗效。

第二十章 鼻腔给药疗法

第一节 鼻疗概述

一、鼻疗的意义

中医学的治法可分为内治和外治两大类。内治即口服给药，广义的外治则泛指口服之外的各种方式。由此可见，外治法是祖国医学宝库中的宝贵遗产，是中医学的重要组成部分。其方式众多，内容丰富多彩，有内治法所不具备的许多优点，几千年来为中华民族的繁荣昌盛做出了不可磨灭的贡献，备受历代医家的重视，故有"自古名医不废外治"之说，如清代外治宗师吴尚先曾盛赞外治法曰："外治之理，即内治之理；外治之药，亦即内治之药。所异者法耳，医理药性无二。而神奇变幻，上可以发泄造化五行之奥蕴，下亦扶危救急层见叠出而不穷；且治在外则无禁制，无窒碍，无牵掣，无黏滞；世有博通之医当于此见其才。"

鼻疗便是一种颇具祖国医学特色的古老而新兴的外治疗法，广义的鼻疗，是指所有以鼻部作为用药或刺激部位的各种疗法；其作用部位不局限于鼻腔，而是整个鼻子，如微针疗法中的鼻针疗法、艾灸（或按摩，或药物贴敷）鼻尖或鼻梁部等，皆属于广义之范围。狭义的鼻疗，是指将药物制成一定的剂型（如散、丸、锭、糊、膏、吸入剂等）作用于鼻腔，而不包括鼻腔之外的其他部位；换言之，狭义的鼻疗是指以鼻腔作为用药或刺激部位，以激发经气，疏通经络，促进气血运行，调节脏腑功能，从而防治疾病的一种疗法。本书对鼻疗的整理、研究和探讨，将以狭义的鼻疗为主。

鼻疗是祖国医学的瑰宝，其历史悠久，源远流长，在历代的医学书籍中均有大量的散见记载，并在民间广泛流传。几千年的经验和现代研究证明，鼻疗可以通治全身一百多种疾病，并且具有简、便、廉、验、捷等许多优点，是中医学中的一个重要组成部分。

鼻为人的五官之一，隆起于面部中央，又名明堂、中岳，其专司呼吸和嗅觉之职，又是外邪入侵的必由之道，是人体有机整体中的重要组织器官，在人体的生命活动过程中始终起着不可或缺的重要作用。如祖国医学认为，药物治病是通过四气五味而起作用的，气味入鼻，藏于心肺；心为五脏六腑之大主，而主周身之血脉，肺为五脏六腑之华盖，而主全身之气机。经络理论认为，鼻与十二经脉和五脏六腑紧密相连，息息相通。现代医学则证明，鼻腔黏膜处的神经结构特殊，血管分布异常丰富，对外界刺激反应敏感，并且非常有利于药物的渗透与吸收。现代数学理论则证明，鼻腔正好位于面部的黄金分割点上，是调整整体功能的最佳作用处。全息生物学则认为，鼻部是一个发育程度较高的全息胚，蕴藏着整体的全部信息。

多少年来，尤其是近几十年来，治疗疾病的方式一直主要是口服给药和注射给药两种，但随着社会的发展和时间的推移，这两种用药方式的弊端和所存在的问题已经日益引起人们的注意。因此，寻找新的给药途径，已经成为近年来国内外有关医药研究工作者的重要课题，而祖国医学的鼻疗便是一种非常理想的给药途径。

鼻疗是祖国医学的一个分支学科，任何一门学科都有其自身发展的历史规律，任何一门学科的兴衰也都离不开当时的社会历史背景。鼻疗虽然有数千年的历史，但近几十年来，却被人为地忽视，并且一直没能登上医学的大雅之堂。这种状况已经到了该结束的时候了。

古今的实践已经证明，鼻疗具有越来越广阔的前景，对其进行挖掘、整理、研究、探索和普及推广，使祖国医学宝库中这一耀眼的明珠发出更加灿烂的光芒，是医者的责任，是患者的渴求，更是祖国医学走向世界的需要。

二、鼻疗的历史渊源

鼻疗法历史悠久，源远流长。1973年在湖南马王堆汉墓出土了一批古代医书，一般认为大部分成书于春秋战国时期，其中的《五十二病方》是现存最早的医学书籍，在该书中，就有鲜产鱼和盐等药物外敷于鼻部治疗螺病鼻断的记载，这当为广义鼻疗最早的文字记载。同时出土的《养生方》，载有用蜗牛、桃实和美醯（即好醋）埋于窖中烧汁染布，用所染的药布"窜鼻孔以热"，可起到"灼"的作用；至

于"窜"，有人认为指用药物熏，此处引申为嗅药；有人则认为指是塞药；无论如何，有一点是可以肯定的——这是在鼻腔用药（即狭义鼻疗）最早的文字记载。该书还载："茹，湿磨盛之，饱食饮酒……者，嗅之。"很显然这是有关鼻腔嗅药最早和最明确的记载。此外，在《阴阳十一脉灸经》和《足臂十一脉灸经》中，还记载了有关经脉和鼻的联系。

从战国至秦汉，鼻疗已开始从初步运用逐渐转向了理论上初步探索。成书于战国时期的中医经典著作《黄帝内经》对鼻的论述颇多，其中有鼻与十二经脉和五脏六腑的联系，以及鼻的生理、病理、诊断、治疗和预防等。如认为"鼻为肺窍""五气入鼻，藏于心肺""十二经脉，三百六十五络，其血气皆上于面而走空窍……其宗气上出于鼻而为臭"。为鼻疗初步奠定了理论基础，并以草刺鼻取嚏治疗呃逆，这实际上是开创了嚏法治病之先河。

另据民间传说和后世书籍记载。战国时期的名医扁鹊也曾运用塞鼻和熏鼻法治疗产后血晕，此法一直流传至今，可见其影响之大。

东汉医圣张仲景在《金匮要略》中，载有"湿家病，身疼发热，面黄而喘，头痛鼻塞烦，其脉大，自能饮食，腹中和无病，病在头中寒湿，故鼻塞，纳药鼻中则愈。"为鼻腔给药疗法的应用起到了承前启后的重要作用；《金匮要略》原书共二十五篇，最后三篇为杂疗方和食物禁忌，在杂疗方中载："尸蹶，脉动而有力，气闭不通，故静而死也。治法：菖蒲屑纳鼻两孔中吹之。"在该篇中还有三则鼻腔给药救治"卒死"之方。但由于最后三篇所载方治多见于后世书且多属验方性质，一般版本多不收入，以至于今人竟多不知鼻疗治急症已始于仲景。仲师还秉承《黄帝内经》以

鼻为中心的"明堂诊法"，运用鼻诊断全身的各种病症，指出"鼻头色青，腹中痛，苦冷者死；鼻头色微黑者，有水气；色黄者，胸上有寒；色白者，亡血也"。

晋代，鼻疗已成为治疗急症的常用方式。葛洪《肘后备急方》载有用皂角、葱、薤汁、韭汁、雄黄等药物或吹，或刺，或塞，或灌鼻内以治疗各种急症，如"救卒死，或先病痛，或常居寝卧，俨俨而绝，皆是中死；救之方：末皂角，吹两鼻中即起，三四日犹可吹；又以毛刺鼻孔中，男左女右，辗转进之；又方：取韭捣汁，吹鼻孔"。

隋唐时期，孙思邈《备急千金要方》《千金翼方》，王焘《外台秘要》书籍，广泛地记载了鼻疗。如孙思邈运用鼻疗已有以下特点：一是继仲景、葛洪之后，继续治疗各种急症；如《备急千金要方·卷二十五》就载有十余首治疗卒死之方。二是鼻病鼻治，即鼻疗已成为治疗鼻塞、鼻衄、鼻疮、鼻息肉等鼻部疾患的主要方式；如"治鼻中息肉，不闻香臭方：烧矾石末，以面脂和，绵裹塞鼻中，数日息肉随药消落；又方：末瓜丁如小豆许，吹入鼻中必消，如此三数度"。三是鼻疗防病，用香佩和鼻部闻药法防治瘟疫、预防疾病，并创制和记载了许多香佩方剂；如太一流金散、小金牙散、大金牙散等均源于此时。四是鼻疗的应用范围进一步扩大，如治喉痹及毒气，"剥大蒜塞耳鼻，日二易"。

宋金元时期，应用鼻疗者更是不乏其人。如《太平圣惠方》《太平惠民和剂局方》《圣济总录》《儒门事亲》《东垣试效方》《世医得效方》等医籍中，对鼻疗的记载颇多，其鼻疗药物和方剂之多，治症之广，应用鼻疗的医家之众，是前所未有的。如《太平圣惠言》治小儿痄症，用白矾、藜芦、黄连等研末塞鼻；《圣济总录》用龙脑、丹砂、芒硝、麝香研末，用鲤鱼胆汁和成丸，塞入鼻内，治疗喉闭、喉风；张从正《儒门事亲》则对取嚏法从理论上作了论述，认为嚏法可归属于"吐法"，凡宜吐者皆可用之。

明代，鼻疗的应用更加普遍。在我国历史上最大的方书《普济方》中，收载了许多鼻疗方剂，为后世提供了宝贵的参考资料；刊行于 1470 年，由董宿所辑、方贤审定的《奇效良方》，汇集了不少取嚏验方，不仅用于急救，而且用于其他病症；李时珍《本草纲目》所载鼻疗方剂有数百首之多，如"偏正头风，至灵散：用雄黄、细辛等分为末，每用字吹鼻""吹奶作痛，贝母末吹鼻中，大效"。龚廷贤《万病回春》经过其亲身的临床经验而深信鼻疗之功，如"梁太府乃因患头晕呕吐，闻药即呕，诸医措手，余以伏龙肝为末，水丸塞两鼻孔，用保中汤以长流水入胶泥搅澄煎，稍冷，频服之而安。"并记载了一些流传至今的鼻疗名方，如治疗头风、牙痛、赤眼、耳鸣之"赤水金针"（乳香、没药、川芎、雄黄、白芷、盆硝，又名六圣散），治疗急性腰扭伤之"过街笑"（木香、麝香）等，颇切临床实用。

清代，鼻疗不仅得到了空前普遍的应用，而且同时注重了鼻疗的理论探讨。如赵学敏的《串雅内编》和《串雅外编》广泛搜集了民间走方医的经验，其中便有不少鼻疗验方。具有方简、效验的特点，至今仍被临床所沿用。清代医家王晋甚至认为："喉风急症，舍吹鼻通肺之外治，别无他法。"

刊行于 1805 年，由程鹏编辑的《急救广生集》，又名《得生堂外治秘方》，是我国第一部外治专著，该书大致总汇了清代嘉庆前千余年的外治经验和方式，其中鼻疗的方剂颇多，如鲜萝卜加冰片、薄荷少许滴鼻治疗头痛，用生半夏、葱白塞鼻治疗乳痈初起等，皆具简、便、廉、验之特点。此外，吴尚先的《理瀹骈文》、邹存淦的《外治寿世方》、陆晋笙的《鳎溪外治方选》等，都是专门论述外治法的专著，皆收载了不少鼻疗验方。

尤其值得一提的是，清代外治宗师吴尚先（吴师机）所著的《理瀹骈文》，对鼻疗做出了前无古人的重大贡献。该书对鼻疗的辨证施治、理论基础、作用机理、药物选择、使用方式、主治功效、适应病症、注意事项等，都从理论上进行了较为深入系统地阐述。他认为："上焦之病，以药研细末，搐鼻取嚏发汗为第一捷法。"嚏法的基本作用是"嚏法，开也，在上在表者也，可以宣发阴阳之气也""嚏法，达之、发之、泄之，可以解木、火、金之郁""嚏法，泄肺者也""连嚏数十次，则腠理自松，即解肌也；涕泪痰涎并了，胸中闷恶亦宽，即吐法也。盖一嚏实兼汗、吐二法"，但"纳鼻而传十二经""嚏可以散表……嚏亦可和里"，不仅"凡欲升者，皆可以嚏法升之"，而且亦可"上取治下"，故而鼻疗可广泛用于内、外、妇、儿、五官等科各种病症。并载有搐鼻、塞鼻、纳鼻、滴鼻、灌鼻、熏鼻、吸鼻、嗅鼻、窒鼻等鼻疗验方数百首。吴氏使鼻疗在几千年临床应用的基础上上升到了理论的高度，并在其理论的指导下创造性地将鼻疗广泛应用于临床实践，使鼻疗的发展日臻完善，是鼻疗史上一个重要的里程碑。吴师机对鼻疗的精辟见解和宝贵经验，至今仍有很大的现实指导意义，凡欲学习和研究鼻疗者，《理瀹骈文》可谓第一必读之书。

此外，清《太医院秘藏膏丹丸散方剂》也载有不少鼻疗效方，这说明鼻疗在当时不仅因其简、便、廉、捷而在民间广泛运用，而且也因其安全有效而登上大雅之堂。

近几十年来，特别是1949年以来，中医事业有了很大的发展，尤其是全国各地的中医院校，培养了众多的中医人才，但对于外治法的知识教授甚少。作为外治法之一的鼻疗，亦在20世纪70年代以前，较少有人问津，只是以其自身的优势在民间广泛流传，至70年代后期和80年代初，人们才又重新发现和注意到了这一宝贵遗产，尤其是90年代以来，鼻疗得到了突飞猛进的发展。一些中医院校和科研机构的有识之士，已经着手或即将着手从理论和科研的高度对鼻疗进行探讨、研究，如被称为"古有吴师机，今有吴震西"的全国中医外治专业委员会主任委员吴震西先生研制的"101止痛鼻锭"，对头痛、胃痛、冠心病、心绞痛等皆有良效；治疗牙痛的鼻疗成药"牙痛一闻灵"已经面世；此外，"超声雾化吸入器""鼻嗅器""药物口罩"等鼻疗的医疗器械也已经研制成功，并应用于临床。

三、鼻疗的现状

鼻疗虽有几千年的历史，并且近年来发展很快，但仍有以下问题或空白等待我们去解决或填补。一是任何一门学科的发展都离不开继承，而迄今在鼻疗古今文献的全面系统整理和发扬方面，还没有深入进行，基本上属于空白（本书便是针对此而作）；二是任何一门学科都必须有其理论体系，而迄今在鼻疗的理论研究方面，多局限于对中西医的一般知识进行泛泛解说，对鼻疗机理的研究，在深度和广度上都欠深入；三是在临床应用方面，目前多只是在民间流传或基层运用，在县市级以上的正规医院，真正将鼻疗应用于临床者还很少，即鼻疗还远没有达到应该普及的程度；四是在鼻疗的剂型和用药器械的研究方面，还只是凤毛麟角，仍远远不能满足现代临床的需要。

至此，我们可以认为：一个研究和应用鼻疗的热潮必将到来，这既不是揠苗助长，也不是某几个人所能左右和阻挡的，这是历史发展的必然。

鼻腔给药是中医外治法的一种，有滴剂、嗅剂、膏剂、鼻塞、吸入剂等。实践证明，鼻腔给药，也是一条值得重视的给药途径。

祖国医药对鼻腔给药有过诸多论述，如《疮疡全书》曰："鼻孔为肺之窍，其气上通于脑，下行于肺""纳鼻而通六经"，说明药物从鼻而入，上通于脑，下达于肺，通十二经脉。《医学起源》有嗅药一节，认为"药气从鼻孔中直达肺，通经贯络，透彻周身，卒病沉疴，从症用之，以助服药所不及"。

现代研究表明，鼻腔虽小，但其内衬的黏膜面积可达 120 ～ 150 平方厘米。鼻腔黏膜下血管相当丰富，为数众多的小静脉、动脉、毛细血管、淋巴管交织成网，四通八达。特别是鼻腔黏膜具有多孔性特点，对药物向血液和组织渗透起着良好的作用。当药物黏附于黏膜后，很容易透过黏膜进入血液，并很快通过颅内静脉和颈静脉进入全身血液循环发挥作用，或通过雾化吸入，直达气道、肺静脉等处吸收。另外，鼻腔呼吸区各细胞上有数不清的绒毛，它与小肠绒毛一样具有很强的吸收功能。这样就使药物吸收的有效面积增加，生物利用度也随之增加。近年来的研究发现，人的嗅觉细胞有 6000 多万个。当芳香气味分子吸入鼻道，它与嗅细胞发生作用，嗅细胞就将化学信号转化为电信号，而传入大脑的嗅觉系统，进而调整全身各器官系统的功能平衡，产生不同的生理与药理作用。

鼻腔用药，一方面由于这种给药不需要经过胃肠道、肝脏的代谢，药物不会遭到胃酸的破坏，从而能够提高药物的治疗效果；另一方面，能够避免药物对胃肠道的刺激，出现恶心呕吐、食欲不振等不良反应。

如今，鼻腔给药有扩大使用的趋势，如用于治疗糖尿病的胰岛素一般多用注射法，患者深感不便且吸收较慢，美国加利福尼亚一生物制剂公司已研制出胰岛素滴鼻剂，滴鼻后 15 分钟内见效，比原先肌肉注射见效时间明显缩短。

鼻腔用药在剂型选择上，一般急性病宜用水剂、气雾剂，因其吸收快，奏效亦快；慢性病宜用粉末及丸剂，因其滞留在鼻腔内的时间长，药效的持续时间较久。在使用方法上，用于头痛、牙痛、眼病等疾患，一般左侧患病采用右侧鼻孔给药，右侧患病采用左侧鼻孔给药，效果较好。

鼻腔给药有许多优点，是值得重视的给药途径，但用药时要考虑保护鼻黏膜，顾及鼻的呼吸、嗅觉等生理功能，这就要求药物的刺激性要少，不良反应要少。为此，滴鼻液一般要求等渗或略高渗，这样的刺激性最轻；药剂的 pH 值一般要求在 6 ～ 8 之间，过酸、过碱都会对刺激鼻黏膜。

第二节　塞鼻法

此法是将药物制成适宜剂型塞入鼻孔。本疗法在我国流传已久。据传扁鹊医治产晕，就曾使用过鼻塞疗法。东汉张仲景《伤寒杂病论》治疗寒湿证时，有"内药鼻中则愈"的记载。晋朝葛《肘后备急方》有"以绵渍好酒中须臾，置死人鼻中"的方法救治"卒死中恶"病症的治疗经验。唐代孙思邈《备急千金药方》《千金翼方》中，以药物末塞鼻，治疗鼻塞、脑冷、流清涕、小儿鼻息肉等。宋代《太平圣惠方》以刺蓟、生地黄、生姜，同捣取汁饮，而以药渣塞鼻，以治鼻衄不止。以后，历代医籍多有记载。至现代，仍广泛应用于临床。

一、基本内容

先用棉签蘸生理盐水或茶水清洁鼻孔，然后酌情选用以下塞鼻方法：

（一）鲜药塞鼻法

取新鲜植物药塞鼻，将鲜草揉搓为丸，塞入鼻腔。将根茎或果实类药物捣泥为丸，或以刀削如枣核大小塞鼻，也可用纱布包药塞入鼻孔。

（二）药液塞鼻法

将所用药物煎取药汁，或以酒浸取液，用棉球蘸药液后塞入鼻孔。

（三）散剂塞鼻法

将药物研成细末，使用时取消毒纱布包裹药末，或将棉球浸湿后蘸药末少许，塞入鼻孔。

（四）膏剂塞鼻法

将所用药物研为细末，文火熬膏。使用时以消毒棉球或纱布裹药如枣核大小，塞入鼻孔。也可熬成硬膏，搓成小药条塞鼻。

二、临床应用

塞鼻疗法简便易行，对于头痛、牙痛和诸多鼻疾，用之得法，多有疗效。对其作用机理值得进一步研究，以扩大应用范围。

（一）鼻部疾病

1. 鼻息肉

（1）取霜梅1枚，蓖麻仁7个，生矾少许，捣烂。使用时以纱布包药适量，塞入鼻孔。

（2）取胡荽适量捣烂，塞入鼻孔。

（3）取白矾，生矾等份同熬，用熟猪油调匀。以棉球蘸药，或纱布包药膏适量塞鼻。

（4）取枯矾15克，乌梅16克，同捣为细末，以纱布包药末塞鼻。

（5）取皂矾1.5克，红枣3枚（去核），同捣，以纱布包药塞鼻。

（6）取硇砂9克，轻粉4.5克，雄黄6克，冰片3克，枯矾4.5克，生甘草3克，分别研成细末，和匀。使用时，将棉球浸消毒甘油，蘸药末少许，贴敷于息肉表面，半小时后取出。3天上药1次，如3次无效者停用。

（7）将杏仁7粒，甘遂3克，轻粉6克，枯矾5克研成细末用甘油浸透，取直径1厘米大小的棉花球蘸药敷于息肉部位，约1小时后由患者以擤鼻涕方法去掉，每日1次。

2. 过敏性鼻炎

（1）取细辛1.5克，蜀椒1.5克，干姜1.5克，炮附子1.5克，吴茱萸1.5白芷1.5克，切碎，酒浸一宿，用猪油熬，以附子色黄为度，去渣待凝，用纱布裹取适量塞鼻。

（2）取鱼脑石5块，硼砂7.5克，牛黄2.1克，共冰片1.5克研末，以凡士林10克，甘油20毫升，调上述药末。用棉球蘸取油膏，塞入鼻腔。左右交替，每日2～3次。

（3）取薄荷1.5克，硼砂3克，共研细末，用纱布包之塞鼻。

3. 急、慢性鼻炎

（1）取苍耳子、辛夷花各9克，白芷9克，薄荷3克，加水200毫升，煎取100毫升，葱白头适量捣汁冲入。以棉球蘸药塞鼻，每次5～10分钟，可左右交替使用。或用上述药烘干研末，纱布包药末，每晚睡时塞鼻，5天为1个疗程。

（2）取通草 3 克，炮附子 3 克，细辛 3 克，共研细末，蜜丸如枣核大，纱布裹之塞鼻。

（3）取石菖蒲 3 克，皂角 3 克，辛夷 9 克，木通 3 克，川芎 9 克，共研细末纱布裹之塞鼻，湿即换之。

（4）取鱼脑石，辛夷花等份，同研细末，棉球蘸药末少许塞鼻。适用于萎缩性鼻炎。

（5）取野菊花放在蜂蜜内隔水蒸，再将冰片研极细末放入蜂蜜调匀，用时蘸少许涂鼻腔。每日 3 次。

（6）取鹅不食草（95%），樟脑（5%），研末和匀，瓶装密封。同时以薄绢包裹药末少许塞鼻，每天换药 1 次。

（7）每日刮取"垣衣"（即生长在背阴潮湿处古老砖墙上的青苔），用干净薄纱布包裹塞入鼻孔（两边交替），鼻塞可除，待流涕及其他症状随之消失后再继续应用 3 天。

4. 鼻出血

（1）取炒黑栀子、百草霜、煅龙骨、煅牡蛎、京墨、血余炭各等份，共研为细末，以湿棉球蘸药末塞鼻。

（2）取百草霜 7.5 克，龙骨 15 克，枯矾 15 克，共研为细末，湿棉球蘸药塞鼻。

（3）取鲜菊花叶、鲜龙脑叶、鲜小蓟、鲜青蒿叶、石榴花瓣、墙头苔藓等，任选 1～2 种，捣烂，揉搓成团塞鼻。

（4）取大黄炭末，温开水调匀，塞患侧鼻孔。

5. 面神经麻痹

（1）取生川乌、草乌、白芷、细辛、皂角各 3 克，麝香少许，共为细末。以消毒纱布塞鼻，左侧病变塞右侧鼻孔，右侧病变塞左侧鼻孔。

（2）取当归、川芎、丁香、细辛、荜茇、白芷各等份量，纱布包裹塞鼻。

（二）其他疾病

1. 牙痛

（1）取大黄末适量，湿棉球蘸之塞鼻。

（2）取防风、白芷、冰片、细辛。薄荷脑各等份，研末，棉花蘸之塞鼻。

（3）取巴豆仁、大蒜各 1 枚，同捣，以纱布裹之塞鼻。

（4）取荜茇、白芷、细辛、防风各 5 克，高良姜 4 克，焙黄研粉，贮瓶备用。痛时以药棉蘸药粉少许，塞入对侧鼻中，并深呼吸 1～2 分钟。

2. 结膜炎

取鹅不食草适量，搓揉后塞入鼻中。

3. 偏头痛

取川芎、白芷、远志各 50 克，冰片 7 克，共研细末，置瓶中密封备用。每次痛时以药棉蘸少许药末塞入对侧鼻中，疼痛立止。

4. 哮喘

取药棉蘸山苍子油少许，塞入任一鼻孔，并做深呼吸，一般 5 分钟可缓解。

5. 急性乳腺炎

用葱白少许，生半夏 1 枚，捣烂如泥，以药棉包裹少许，塞入对侧鼻中，一宿即效。

三、注意事项

1. 要掌握塞鼻深度，过深容易引起打喷嚏，影响药效，并且容易滑入鼻腔深部而误入气管。

2. 塞鼻药物刺激性较强，须用纱布包裹，以减少刺激。

3. 用于头痛、牙痛、眼病等疾患，一般左侧病变塞右侧鼻孔，右侧病变塞左侧鼻孔。

4. 塞鼻药物须辨证应用，热证当用凉性塞鼻剂，寒证当用热性塞鼻剂。

5. 本疗法不宜给儿童应用，以免引起不适。

第三节　吹鼻疗法

吹鼻疗法是将药物研为细末，以小竹管或小纸管、喷药器把药粉吹入鼻内，经鼻黏膜吸收而治疗疾病的一种方法。

本疗法起源较早。早在汉代张仲景《伤寒杂病论》即载有吹鼻救猝死。晋代葛洪《肘后备急方》已有吹鼻与吹鼻取嚏之分。明代李时珍《本草纲目》、清代吴尚先《理瀹骈文》、陆清洁《万病验方大全》等均收录了许多颇有疗效的吹鼻验方，至今仍为医家广泛应用。

一、基本内容

1. 根据病情，辨证选取药物，并研为极细末，备用。

2. 用生理盐水拭净鼻腔，取药末 0.3克，用小竹管或纸管、喷药器等将药粉吹入鼻内。

二、临床应用

（一）头面部五官科疾病

1. 鼻出血

（1）取血竭末、炒蒲黄等份，研末吹鼻。

（2）取侧柏叶 12 克，石榴花 6 克，研为细末，吹鼻。

（3）取莲蓬壳煅存性，吹鼻。

（4）取山栀炭适量，研末，吹鼻。

2. 慢性鼻炎

（1）取辛夷 15 克，苍耳子 15 克，白芷 16 克，薄荷 1.5 克，研末，取少许吹鼻。

（2）取鲜玉米须 125 克，当归 30 克。

将玉米须晒干，切至长 3 厘米左右，置锅中煅焙，与当归共研末，取少许吹鼻。

（3）取红升丹 6 克，黄柏 15 克，明雄黄 6 克，樟脑 6 克，荜茇 15 克，共研细末。取少许吹鼻，早晚各 1 次。本方对萎缩性鼻炎有效。

（4）取芦荟 6 克，冰片 1 克，研细末。取少许吹鼻，每日 2 ～ 3 次。

（5）取碧玉散，或鱼脑石散吹鼻，每日 3 ～ 4 次。治疗双侧鼻窍交替堵塞。

3. 暴发眼痛（包括青光眼眼痛或其他眼痛）

取火硝 12 克，黄丹、乳香、没药各 6 克，雄黄 3 克，共研细末，吹鼻。

4. 白内障

五蜕散：指甲 0.3 克，炮山甲（代）、蝉蜕各 0.15 克，蛇蜕 0.45 克，凤凰衣 0.6 克，鹅不食草、炒刺猬皮各 1 克，桔梗 2 克，麝香少许，人乳炒研，后入麝香研匀。用 0.1 克吹鼻。

5. 迎风流泪

取香附、苍术、椒目各等份，共研细末，加麝香少许研匀，吹鼻。

6. 牙痛

（1）取雄黄、胡椒、荜茇、良姜、细辛、乳香、麝香各等份，共为细末，贮瓶备用。用时取适量吹鼻。

（2）取荜茇、细辛、牙硝、樟脑各等份，研为细末，取少许，吹鼻。左侧牙痛吹右鼻，右侧牙痛吹左鼻。不效，可吹双鼻。

（3）取硼砂 9 克，明雄黄 0.6 克，火硝 0.6 克，冰片 0.6 克，研为细末，贮瓶备用，吹鼻。

（4）取雄黄、没食子各 3 克，细辛 1.5 克，共为细末，取少量吹鼻。

（二）内科疾病

1. 头痛

（1）风温头痛：取皂矾适量，置于瓦上，以文火煅至绛色存性，研细过筛备贮。用时取少许吹鼻，左侧头痛吹右鼻，右侧头痛吹左鼻，双侧头痛吹双鼻。或用复方皂矾散（煅皂矾 18 克，瓦松 6 克，冰片 2 克，硼砂 6 克，共研细末，贮瓶备用）吹鼻。

（2）风寒头痛：取羌活、防风、赤小豆各等份，共研细末，取少许吹鼻。也可取辛夷花适量研细，少许吹鼻中。

（3）头风头痛：取白芷 30 克，冰片 0.6 克，川芎 15 克，研为细末吹鼻。或取鹅不食草 10 克，川芎 12 克，青黛 9 克，冰片 0.6 克，研细末吹鼻。或以乳香（去油）、没药（去油）、白芷、细辛各等份，研为细末吹鼻。左侧头痛吹右鼻，右侧头痛吹左鼻。

2. 伤风感冒

（1）取川芎、藿香、延胡索、牡丹皮各 9 克，雄黄、白芷、皂角各 5 克，朱砂 3 克，研末，吹鼻。

（2）取羌活、防风、荆芥、川芎、白芷、细辛、蔓荆子、薄荷、羊踯躅花各 3 克，熟石膏、风化硝、黄连、青黛各 9 克，鹅不食草 15 克，共研细末，吹鼻。

3. 黄疸

（1）取瓜蒂 1 枚，丁香、赤小豆各 1 粒，研细末，吹鼻，隔日 1 次。

（2）取苦丁香、赤小豆、冰糖各等份，麝香少许。先将前 3 味药研细末，再入麝香共研匀，吹鼻，以流黄水为度，多用于黄疸型肝炎。

4. 小儿疳症（奶痨）

取棘针（即酸枣树上的刺）、瓜蒂等份，研细末，吹鼻。隔日 1 次，7 次为 1 个疗程。

（三）皮科疾病

1. 紫癜

取胎发适量烧灰，吹鼻。

2. 头皮痒

取芦荟、苦楝子各 3 克，研细末，吹鼻。

三、注意事项

吹药时，令患者口含水或吹时暂时屏气，以防药物误入气道，引起呛咳。吹鼻时应防止患者打喷嚏而影响疗效。若吹鼻后鼻部感到严重不适应，则需停止应用。

吹鼻疗法是将药物细末吹于鼻腔中，由于鼻腔黏膜血管极为丰富，药末经鼻黏膜吸收而达到治疗的目的，对鼻病、牙疾及头痛等疾患，有确切疗效，是一种简便易行的外治方法。

第四节 搐鼻疗法

搐鼻疗法，又称"吸药疗法"，是将药物研成极细末，吸入鼻内，使药末直接作用于鼻黏膜，而起到治疗作用的一种方法。

本疗法起源较早。唐代孙思邈《备急千金要方》中已有治黄疸，以"瓜蒂、秫米、赤小豆内着鼻中，痛缩鼻，须臾，当出黄汁，或从口中出汁升余，则愈"的记述。此后，《东垣试效方》《卫生宝鉴》《奇效良方》《本草纲目》《外治医说》《万病验方大全》等医籍均收录不少前人的搐鼻验方，治疗范围也不断扩大。

一、基本内容

1. 根据病情，辨证选取药物。

2. 将所用药物研成极细末，贮瓶备用。

3. 用右手食指取少许（0.3 克左右），

按于鼻孔，吸入鼻内，每日 3 ～ 5 次。

二、临床应用

（一）五官及口腔疾病

1. 慢性鼻炎

（1）取辛夷、苍耳子各 6 克，冰片 0.6 克，研末，搐鼻。

（2）取荸荠粉 10 克，黄芩 10 克，丝瓜粉 10 克，冰片 3 克，研末，搐鼻。

（3）取鱼脑石 3 克，冰片 0.6 克，青黛 1.5 克，研末，搐鼻。

（4）取苍耳子 3 克，辛夷 1.5 克，藿香 3 克，王不留行 3 克，研末，搐鼻。

（5）取鹅不食草末 6 克，冰片 0.3 克，研末，搐鼻。

2. 鼻衄

（1）取百草霜 30 克，冰片 1.5 克，研末，搐鼻。

（2）取藕节 3 克，紫背浮萍 1 克，草决明 3 克，研末，搐鼻。

3. 鼻息肉

（1）取雄黄 3 克，北细辛 3 克，麝香少许，研末，搐鼻。

（2）取芒硝 1.5 克，青黛 1.5 克，乳香、没药少许，研末，搐鼻，

（3）取郁金、川芎、青黛、薄荷、冰片各 0.6 克，研末，搐鼻。

4. 眼结膜炎

（1）取雄黄、朱砂各 7.5 克，细辛 5 克，片脑、麝香少许，研末，搐鼻。

（2）取乳香、没药、黄连、雄黄、盆硝等份，研末，搐鼻。

（3）取细辛、白芷、藿香、川芎各 21 克，踯躅花、谷精草各 15 克，研末，搐鼻。

5. 牙痛

（1）取麝香 1.5 克，山柰子 6 克（以面裹煨热），共研细和匀，搐鼻。用温水漱口，效更佳。

（2）取蝎梢、细辛、良姜、荜茇、胡椒、蜂房各 15 克，研末，搐鼻。若以此药 1.5 克配合擦牙，效更佳。

（二）内科疾病

1. 上呼吸道感染

（1）取野菊、白芷、大青叶、薄荷、连翘各等份，研末，加冰片少许，搐鼻。

（2）取荆芥 3 克，防风 3 克，白芷 3 克，板蓝根 5 克，薄荷 3 克，研末，加冰片少许，搐鼻。

2. 头痛

（1）取瓜蒂、松萝条各等份，研末，搐鼻。

（2）取羌活、独活、藁本、防风、川芎、蔓荆子各 9 克，甘草 3 克，研末，搐鼻。

（3）取防风、瓜蒂、藜芦等份，研末，搐鼻。

（4）取雄黄、盆硝、川芎、白芷、乳香、没药各等份，研末，搐鼻。

（5）取细辛、白芷、藿香、川芎、踯躅花各 9 克，研末，搐鼻。

三、注意事项

1. 搐鼻时用药量须适宜，太多容易引起打喷嚏，影响疗效。此外也可口含茶水，以防药物误入气道。

2. 搐鼻药物多有刺激性，若用药后出现鼻腔干热，可涂以麻油或金霉素眼膏。

3. 若数次治疗而病情不减，或反而加重者，应停用。

搐鼻疗法与吹鼻疗法、塞鼻疗法等均经由鼻黏膜吸收，故患有相同疾病者可参酌交替使用。

第五节 取嚏疗法

取嚏疗法，又称"抹入取嚏疗法"，是通过药物对鼻黏膜以刺激和吸收，使之连续不断地打喷嚏，从而达到祛除病邪、治疗疾病的一种方法。

本疗法流传很久，早在西汉时期，淳于意即用以治疗妇人产后厥。晋代葛洪的《肘后备急方》救卒死方载："取皂夹豆大，吹其鼻中，嚏则气通矣。"宋代医家刘昉则把药物制成丸剂，用时以乳汁或水化开滴鼻取嚏。早期的临床应用多用于急救，随着历代医家的不断探索和总结，其临床证治适应范围逐渐扩大。清代医家吴尚先认为："大凡上焦之病，以药为末，搐鼻取嚏发散为第一捷法，不独通关急救用闻药也。连嚏数十次则腠理自松，即解肌也；涕泪痰涎并出，胸中闷恶亦宽，即吐也。盖一嚏实兼汗、吐二法。前贤治伤寒、中风、时疫、温病、喉风、赤眼、牙痛等证皆有口蓄药。"今本疗法仍为民间及偏远地区临床救急所常用。

一、基本内容

（一）用药方法

1. 将所用药物研为细末，以手指蘸取适量抹鼻，或以清洁的棉花卷成条状，蘸取药末塞入鼻中轻轻转动，使药物粘着于鼻黏膜上，即抽出棉条使之得嚏。

2. 将药物制成药液，或将丸药、散剂液化，滴入鼻内，给予刺激后取嚏。

3. 一般给药用底部呈球形，尖端开口的工具，用其尖端盛药，揿压底部，将药末吹入鼻中，或用纸管一端盛药，口吹另一端，使药粉进入鼻腔而得嚏。

（二）用药次数、刺激强度及部位

本疗法的用药次数和刺激强度应根据具体病情而定。用于急救者，一般以得嚏气通苏醒为度。用于病症较缓者，每日数次不等，应视病情轻重、体质强弱和所用药物而定，一般每日用药 3～5 次。

用药部位也应视病情的轻重缓急：急救时可用双侧鼻腔或左右轮流搐鼻取嚏；症情轻缓者，如头痛、咽喉病、眼病、牙痛、鼻病等，一般是左侧病取右鼻，右侧病取左鼻，双侧同病则二鼻交替或者同取。

本疗法能祛上焦之病，取嚏发散解表；能通关开窍，辟秽解毒，能清泄头目清窍之邪；能强心提神，安脑行气；能温运和中，祛暑散寒等。常用药物有成药通关散、辟瘟丹、飞龙夺命丹和牙皂、细辛、麝香、南星、藿香、半夏、丁香、雄黄、冰片、朱砂等。

二、临床应用

本疗法临床适应范围较广，一般多用于昏迷厥脱，头面部疾病，也可用于某些胃肠病、尿潴留、黄疸、传染病的防治。

（一）头面官窍疾病

1. 喉闭（急性咽炎、声带水肿）

（1）取白僵蚕，韭菜地内的白颈老蚯蚓、全蝎、蛇蜕各等份，焙干，研极细末。

（2）如神散，每用时取少许。

（3）如圣散，每用时取少许。

2. 牙痛

（1）开关散：白芷、细辛、高良姜、荜茇、香附、川椒、蜂房各等份，共为细末，每用少许搐鼻取嚏，同时用药末擦牙，以治风冷牙痛为佳。

（2）麝香一字散：麝香 0.5 克，山柰子 1 克（以面裹煨熟），共为极细末。用法同上。

（3）一字散：取蝎梢、细辛、高良姜、

荜茇、胡椒、蜂房各等份共研为细末，在搐鼻取嚏的同时，配合擦牙，效果更好。

3. 眼病

（1）卧龙丹：鹅不食草、马蹄细辛、冰片、闹洋花各等份，研为细末。用于角膜溃疡伴有头痛者疗效为佳。

（2）取鹅不食草、川芎、青黛各等份，共研细末，以治老年目障为宜。

4. 口眼㖞斜（面瘫）

取生乌头、青矾各等份，研极细末，用时取适量。一般用于面神经麻痹口眼㖞斜者。

5. 大头瘟（包括颜面丹毒、流行性腮腺炎等）

（1）除秽散：延胡索9克，皂角6克，川芎9克，藜芦、踯躅花各3克，共研细末。

（2）川芎9克，延胡索9克，踯躅花6克，共为极细末，取适量用之，以嚏出脓血为度。

（二）内科疾病

1. 中暑

症见头晕胸闷、腹痛吐泻，甚则牙关紧闭、神志不清，四肢逆冷者。

（1）红灵丹，冰片3克，麝香1克，朱砂6克，银硝3克，雄黄、硼砂、青礞石各9克，研细混匀，抹鼻取嚏，苏醒即可。

（2）卧龙散：灯心灰2克，猪牙皂、闹羊花、细辛各6克；麝香、冰片、牛黄各1克，研细混匀。

（3）取蟾酥1克，冰片、雄黄各3克，牛黄1克，细辛6克，共研细末，用时取适量，得嚏即可。

（4）开关散：灯心灰2克，羊踯躅、细辛各5克，蟾酥1克，牙皂3克，牛黄0.5克，冰片3克，麝香0.5克，共研细末。

（5）风油精、薄荷锭：用时旋开瓶盖即可，用于暑热天防治中暑，疗效较佳。

（6）取暑证片（市售）研细末，抹鼻取嚏。

2. 疟疾

（1）辟瘟散：取少许用之，可治恶性疟疾。

（2）取生半夏、冰片、雄黄各等份，共研极细末。

（3）取常山、草果、陈皮、甘草各等份，研细末，一日数次，发作时用双侧。

（4）取甜肉桂适量为细末，一日数次应用。

3. 头痛

（1）取细辛适量研末，同时蘸取药末少许，得嚏痛解。

（2）至灵散：雄黄、细辛各等份，研极细末。本方以治偏头痛为佳，左痛取右鼻腔、右痛则取左鼻腔。

（3）取瓜蒂研末，适量用之。以治湿盛头痛为好。

（4）取雄黄1克，朱砂4.5克，川椒5克，桂心6克，芫花3克，巴豆仁1克，藜芦、附子、野葛根各6克，共研细末。以治顽固性头痛，疗效明显。

（5）取川芎、芒硝、薄荷、雄黄、苍耳子、藜芦、陈胆星、瓦楞子各等份，共研细末。以治头痛目眩为佳。

（6）六圣散：雄黄、盆硝、川芎、白芷、乳香、没药各等份，研细末。用于头风久治不愈者。

4. 伤风感冒

（1）上清散：薄荷、川芎、白芷、黄芩、牙硝、皂角、硼砂各6克，细辛、雄黄各2克，研末，加冰片2克，麝香0.5研细和匀。

（2）取鹅不食草、闹羊花、马蹄细辛、冰片各等份，研末和匀。本方亦可治夏月中暑等证。

（3）取野菊花、白芷、连翘、大青叶、薄荷、藜芦各等份共研末和匀，每日1次。

5. 癃闭（尿潴留）

（1）通关散：皂角、细辛各等份，共研细末，得嚏则尿通。

（2）卧龙散：灯心灰2克，猪牙皂、闹羊花、细辛各6克，麝香、冰片、牛黄各0.5克，研细混匀。

6. 痰食停于上脘（胃潴留）

取瓜蒂、防风、藜芦各等份，共研细末，以嚏出浓涕为佳。

7. 破伤风口噤不开

取蜈蚣、全蝎（炒）、草乌、天麻、白芷各等份，研成细末，以得嚏响亮为疗效好。

8. 黄疸

取瓜蒂、母丁香各6克，黍米、赤小豆各10克，共研为细末；或用瓜蒂末、苦丁香末各等份。

9. 避疫（预防传染病）

（1）取川芎、延胡索、藜芦、踯躅花各等份，研为细末，用时取少许搐鼻。用于预防各种传染病，如探视传染病人后，立即用之取嚏。或在某种传染病流行时，每日3～5次取嚏。

（2）辟瘟散：取少许搐鼻取嚏，也可以预防各种传染病。

10. 脑血管意外

（1）通关散：皂角、细辛各等份；共研极细末，用时加少许冰片、麝香研匀更佳。也可取细辛、川椒各等份，加少许麝香，研极细末。本病为急重症，多采用双侧鼻腔搐鼻取嚏。

（2）搐鼻通关散：川芎、细辛、藜芦、白芷、防风、薄荷、皂角各等份，共研极细末。

（三）小儿及妇产科疾病

1. 小儿急、慢惊风

本病以四肢抽搐或意识不清为主要特征，可分急、慢性，多见于感染高热疾病）

（1）探生散：雄黄1克，没药、乳香各6克，麝香0.5克，共研极细末，用时取极少量，有嚏则易治。

（2）搐鼻开关药：皂角、北细辛、生南星、生半夏各等份，入麝香少许研末。也可取皂角、生半夏各等份为极细末。

（3）卧龙丹：鹅不食草、马蹄细辛、冰片、闹羊花各等份，研细末调匀。

（4）万全保命丹（丸）：取1粒，水化搐鼻得嚏后，再以薄荷汤冲服3粒。

（5）蝉壳丸：蝉衣、僵蚕、蛴螂各3克，乌蛇肉9克，青黛2克，麝香0.5克，白附子6克，蟾酥1克，共研极细面，猪胆汁为丸，用法同上。

（6）蟾酥丸：蟾酥、麝香各1克，朱砂6克，青黛2克，白附子6克，干蝎1克，共为极细末，以牛胆汁为丸，如绿豆大。用时取1粒，以乳汁化开。

（7）犀角丸：取1粒，以新汲水研开，抹鼻取嚏。

2. 小儿中恶

此病多指小儿神志疾病，如卒厥、抽搐等。

霹雳散：踯躅花3克，雄黄1克，麝香0.5克，共研细末，以灯心蘸药末插入鼻腔。

3. 麻疹

取半夏、木香、细辛、牙皂、明矾、藿香、桔梗、薄荷、贯仲、白芷、防风、甘草、枯矾各等份，共研细末。

4. 妇人临产晕厥

（1）取生半夏适量，研细末，吹鼻。本方也可用于中风痰厥。

（2）取半夏、牙皂、丁香各等份，共

研细末。

5. 产后血厥

取瓜蒂、藜芦、雄黄、明矾各等份，研极细末，加仓公散少许，搐鼻得嚏则易治。

6. 产后子宫脱垂不收

（1）取皂角适量研末，得嚏后则子宫回缩。

（2）取全蝎适量，研细末。

三、注意事项

1. 搐鼻取嚏为祛邪之疗法，中病即止，不可久用，以免耗伤正气。

2. 运用本法，要根据病情变化，必要时要及时配合其他治疗方法。尤其是急危疾病更要注意。如急性脑溢血，在应用本法的同时，一定要及时应用其他药物治疗，以免延误病情。

3. 抹鼻药物皆有刺激性，若用后病情反而加重，则应停用本疗法。

4. 运用本法治疗后，若鼻腔有发干者，可涂麻油润之。

5. 本疗法无绝对禁忌证，但要注意辨证选药。如见药物过敏者，应立即停用。

6. 对于昏迷患者或神志不清者，应用本疗法时，则应注意勿损伤鼻腔黏膜。

7. 应用本疗法后，如涕泪痰涎较多者，应予清拭。昏迷病人，更应随时清除，以免堵塞鼻腔。

取嚏疗法古时主要应用于暑邪外感及卒中等实证病的治疗。在昏迷、失神、口噤等情况下，不能服药，亦来不及配方煎汤时，应用本疗法，得嚏者多能渐渐清醒。本疗法民间流传较广，在南方、山区应用历史更久。随着医学的发展，其应用范围日渐扩大，不仅用于急重病证，亦可用于慢性疾病的治疗。药物的种类和制剂也有进展，如目前常用的风油精、薄荷锭等，更能发挥其优势。

第六节　鼻嗅法

鼻嗅法是让患者通过鼻孔嗅闻药物气味或吸入气雾剂、烟雾剂治疗疾病的一种方法，此法古已有之，它不仅在民间流传，而且一些名医也用此法治病。如清代叶天士即用常山饮炒嗅治疗疟疾；吴尚先在《理瀹骈文》中收载有十余首鼻嗅方，治头痛、呃逆、疟疾、产后血晕等病证。鼻嗅法是使药物通过鼻黏膜，迅速吸收进入血液而发挥药理效应，因此主要适用于不便服药的婴幼儿以及一些难以服药之证。

一、操作方法

用瓶装药物，敞开瓶口置病人鼻下，让患者吸其药气，或用药物煮汤，趁热让病人以鼻嗅其蒸汽，或将药物卷入纸筒，点燃生烟，让病人用鼻嗅其烟。

二、主治病症

（一）厥脱

参附救脱饮［浙江中医杂志，1983，18（5）：203］：醋、人参、黄芪、白术、附子。速取醋入壶，置猛火炉上，用竹管一端插入壶嘴，一端对准患者口鼻熏之，并速配大剂参、芪、术、附，入于醋中煎熏至神志苏醒。功能：补气生血，回阳固脱，主治血厥。

（二）呃逆

雄黄止呃散（《中国秘方全书》）：雄黄6克，高粱酒12克，雄黄研粉，与高粱酒调匀，放在水杯内。取一大碗，盛水，碗下加温，把盛药水杯放入大碗内，隔水炖煮，以鼻闻之。功能：温中散寒，降逆止呃。主治大病之后，元气虚亏，呃逆不止。

（三）小儿感冒

葱姜饮（《中国民间草药方》）：葱白12克，生姜10克，苏叶20克，苍耳子12克，共煎后趁热熏口鼻，每日数次，每次20～30分钟，3天为1个疗程。功能：发散风寒，主治小儿感冒初起。

三、注意事项

1. 使用本法中的吸烟法时，须先分析药物烟气中所含物质，如含有害物质较多，则不能使用。如烟草的烟雾中含有尼古丁、一氧化碳、一氧化氮、氢氰酸、乙烯醛等，可引起肺癌、口腔癌、食管癌等，因此吸烟法应慎用。

2. 嗅吸药物蒸汽时，鼻与药物之间应注意保持适当距离，不可太近，以免烫伤。

附：气雾吸入疗法

气雾吸入疗法，是通过口和鼻吸入气雾以治疗疾病的一种方法。吸入剂及气雾剂有助于呼吸道的黏膜排出分泌物、脓液和病原菌，并有刺激呼吸道自身清洁的作用。在哮喘、支气管炎、肺气肿、囊性纤维化、肺泡蛋白质沉积和支气管肺炎等疾病中，吸入一定的喷雾剂（气溶胶），可解除支气管痉挛、减少黏膜水肿和液化支气管分泌物，促进支气管炎症过程的控制和通气功能的改善。

1. 疗法分类

根据病情，选取适当药物。也就是说，选取的药物要对症，并将药物制成气雾。制作气雾的方法比较多，下面介绍几种。

（1）壶式雾化法：将药物放入有嘴的壶中，加水适量，盖好壶盖，加热煮沸，蒸汽则从壶嘴中冒出。病人坐在壶嘴旁边，口鼻周围涂以凡士林（防止烫伤），然后将气雾吸入。每天2～4次，每次15～20分钟。

（2）杯式与瓶式雾化法：将选取的药物放入搪瓷杯中，加水煮沸，使其产生气雾；或将药物放砂锅中加水煎煮，使其产生气雾；或将药物放在药锅中煎煮后，将药液倒入保温瓶中，使其冒出气雾。然后病人（口鼻周围皮肤涂凡士林，以防烫伤），吸入气雾。每天2～4次，每次20～30分钟。

（3）气雾剂雾化法：将药液加喷射剂适量，制成气雾剂，如市售的复方盐酸异丙肾上腺素气雾剂等。使用时将塑料喷雾头按上，将瓶倒置，把喷头对准口腔，然后挤压阀门推动钮，药液即成雾状喷出，进入气管和肺泡中。每天2～3次，每次喷2～4次。

（4）机器雾化法：现在有一种专门用于气雾吸入治疗的机器，将所需的药液，通过机器，化成气雾，病人用口鼻吸入即可。用药量根据具体情况（病情轻重、患者年龄、患者体质、疾病性质、药物种类等）而定。

2. 禁忌证及注意事项

（1）禁忌证：呼吸系统之外的疾病忌用此法。

（2）注意事项：①用壶式、杯式和瓶式雾化吸入时，应注意防止烫伤。②选用的药物，一定要符合疾病的需要，否则无效。③治疗前应询问患者药物过敏史。凡能引起患者过敏反应的药物，禁止使用。④在使用本法治疗的同时，可配合其他疗法，以提高疗效。

第二十一章　敷脐疗法

敷脐疗法简称"脐疗"，是将药物敷置于脐眼或脐部以治疗疾病的一种外治方法。早在晋代葛洪《肘后备急方》中就有用盐纳脐中灸之，以治疗霍乱的记载。唐代孙思邈《备急千金要方》载有用东壁土敷脐，或用苍耳子烧灰敷脐，或用露蜂房烧灰敷脐，以治脐疮流水不止。清代更有所发展，如吴尚先《理瀹骈文》中用本疗法治病的方药就有数百处之多。

第一节　概　述

一、药物的选择与制作

1. 根据病情辨证选药，由于脐部给药用量较少，故一般选择气味俱厚之品。

2. 将选定的药物研为细末，或作散剂用，或用赋形剂调和成膏剂用，或制成药丸。如为新鲜药物，可直接捣烂如泥应用。

二、操作方法

1. 先洗净擦干患者的脐部，然后将配制好的药物置入脐眼或敷于脐部，再用胶布或纱布等敷料垫敷盖固定，根据病情需要，有些药物可采用闭式敷料，并适当加温以促进吸收。

2. 根据病情和实际情况，更换敷药。或1～2天换药1次，或3～5天换药1次。如天气炎热，使用芳香易挥发的药物，也可以每日换药2次。

三、治疗机理

本疗法通过药物直接填敷在脐眼或脐部，由于脐与诸经相通，能使经气循行并交通于五脏六腑、四肢百骸、五官九窍、皮肉筋膜，药物得以循经直趋病所，从而祛除病邪，促进机体康复。

第二节　临床应用

本疗法的临床适应范围较广，以消化系统、泌尿系疾病疗效较为明显，对小儿科、妇产科、外科的某些疾病也有较好的效果。

一、内科

（一）心绞痛

取山楂浸膏20克，甘草浸膏8克，葛根浸膏10克，白芍270克，厚朴100克，后两味共研细末，加入诸浸膏及鸡血藤挥发油6毫升、细辛挥发油1毫升、乳香没药酊剂70毫升、冰片少许混合，用黄酒调匀成糊状，放入脐眼内用胶布覆盖，隔2天换药1次。

（二）高血压

1. 取吴茱萸（胆汁制）100克，龙胆草醇提物 6 克，白矾（醋制）100 克，朱砂 5 克，地龙 100 克，罗布麻醇提物 10 克，环戊甲噻嗪 12.5 克，共研为极细末用时将药末。0.3 克放入脐眼中，用敷料固定，隔 5 天换药 1 次。

2. 川芎、吴茱萸各 30 克，打成细末，混合，每次取 5 克左右，填在肚脐中，用麝香壮骨膏固定好。

3. 川芎 20 克，白芷 20 克，冰片 2 克，3 味药共研细末，用的时候，把药棉摊成薄片，取 2 克左右药粉，滴上几滴醋，不用太湿，包成一团，用最薄的一面，贴在肚脐上，外面白胶布或创可贴固定，每天换 1 次，连用几天。

4. 吴茱萸 10 克，川芎 5 克，白芷 15 克，王不留行 15 克。共研末，加浓茶汁调匀，敷于脐部，纱布覆盖，胶布固定，2 ～ 3 日一换。

5. 吴茱萸 10 克，川芎 10 克，辛夷 10 克，冰片 5 克，共研细末。用药前将神阙穴（肚脐）擦洗干净，取散粉 4 ～ 5 克纳入脐中，外敷敷料胶布固定，3 ～ 4 天换药 1 次。

6. 朱砂 6 克，醋制白矾 10 克，降香 6 克，混合研末敷脐。

（三）偏头痛

生石膏 1 克，白芷、川芎各 0.5 克。上药研末，置于神阙穴（肚脐），再以伤湿止痛膏封闭。此方治疗偏头痛收效迅速。

（四）眩晕

黄芪、五味子各 10 克，研为细末，加清水适量调为稀糊状，外敷于肚脐处，敷料包扎，胶布固定，每日换药 1 次，连续 3 ～ 5 天。可健脾益气，适用于气血亏虚所致的眩晕。

（五）自汗、盗汗、遗尿

1. 取五味子 100 克，五倍子 100 克，共研细末，加入 70% 酒精适量调成糊状。

用时将鸽蛋大小"双五子"糊剂放在 5 厘米见方塑料薄膜上贴于肚脐正中，冬天用热水袋温热后贴于肚脐，再用纱布固定。24 小时更换 1 次，一般 7 ～ 8 次即可见效。

2. 取五倍子 5 克，研细末，加水调成面团状敷在脐眼，24 小时更换 1 次。也可用五倍子 15 克（或五倍子 30 克，朱砂 3 克），焙干研细，睡前敷于肚脐上治疗盗汗。

3. 女贞子，益智仁打成粉，贴于肚脐，治疗肾阴不足之盗汗、手足心热。

4. 取 7 厘米长连须葱白 3 根，硫黄 30 克，共捣泥，睡前将药敷患儿脐上，用纱布覆盖，8 ～ 10 小时后去掉，能防止小儿遗尿。

5. 硫黄 4 克，益智仁 4 克，带须根大葱，碎粉后用黄酒调匀，温热后贴于肚脐，用胶布固定，贴 2 ～ 3 小时，每日 2 次，防治小儿遗尿。

6. 白术、白芍、白矾、硫黄、甘草各等份，上药共研末，葱汁调糊，敷于脐上，3 ～ 5 日再换一次。

（六）失眠

1. 桑椹煮汤（还可用归脾丸），贴在肚脐上。用医用纱布和医用胶布固定，晚上贴上，早上拿下来。

2. 取五味子、远志、石菖蒲各 10 克，酸枣仁 20 克，红药 3 克；或三七、丹参各 10 克，石菖蒲、远志、硫黄各 20 克，红花 6 克，共同研成细末，均用 40 度白酒调成稠膏状，涂满肚脐，外用胶布固定，每晚换药 1 次。

3. 用珍珠层粉、丹参粉、硫黄等混合敷脐。

4. 千年陈樟 3 克，沉香 3 克，何首乌 5 克，朱砂 3 克，莲子打成粉或打成泥，黄酒调匀，带须根大葱，温热后贴于肚脐，用胶布固定。

5. 将适量的黄连末和肉桂末用蜂蜜调和为丸，敷于肚脐里面，每天晚上，将一丸药塞到肚脐里面，然后用纱布覆盖，用医用胶布固定，每晚换药1次。一般情况下，3天就可见到效果，再用四五天，坚持1个星期巩固疗效。

（七）肝脾肿大

1. 取鳖1只，苋菜1000克，先煎苋菜浓缩，再与鳖熬成浓膏，贴在脐眼上，隔2天换药1次。

2. 取阿魏30克，硼砂30克，共研细末，白酒适量调和，用纱布敷脐，布带捆扎固定，隔3天换药1次。

（八）急性黄疸

取栀子15克（研末），面粉6克，用1个鸡蛋的蛋清调和，作饼敷脐每日换药1次。

（九）水肿、臌胀（肝硬化腹水）

1. 取田螺肉4个，大蒜（去皮）5瓣，车前子10克，共捣如泥，作饼敷脐。8小时后去药，每日1次，3次即可见效。

2. 取商陆研为细末，用时将1克药末与生姜2片共捣如泥，早晚各换药1次，一般7天后可见效。

3. 用芒硝60克，肉桂粉6克和匀，敷扎脐部，能使小便量增加而腹水减少。

4. 细辛粉末9～15克，和水或蜂蜜调匀成糊剂，贴于脐部，至少3天，伤湿止痛膏固封，当天消肿。

5. 用制甘遂、冰片各6克，研细为末，填脐，外用麝香追风膏固定。用于治疗因心力衰竭而引起的下肢或全身浮肿、正气极虚而邪气炽盛的危重症，收到满意效果。认为该法能调达气机，使紊乱的升降出入功能恢复正常，水邪得去而正气不伤。

6. 用麝香温脐散（麝香0.6克，阿魏、硼砂各6克，白酒500毫升，猪膀胱1具）外敷脐部。方法是将上药共研细为末，与白酒同放进猪膀胱内，用细线扎紧外敷脐部，固定3天即可见效。

（十）胃痛、胃溃疡、胃下垂

1. 香附5克，吴茱萸5克，细辛6克，带须根大葱1段，碎粉后用黄酒调匀，温热后贴于肚脐，用胶布固定，贴3～4小时，每日2次，可治疗胃痛。

2. 海螵蛸4克，一点血4克，水田七4克，带须根大葱1段，碎粉后用黄酒调匀，温热后贴于肚脐，用胶布固定，贴3～4小时，每日2次，可治疗胃溃疡。

3. 吴茱萸4克，黑附子4克，升麻4克，生姜4克。碎粉后用黄酒调匀，温热后贴于肚脐，用胶布固定，贴2～3小时，每日2次，早晚。可治疗胃下垂。

（十一）便秘

1. 取皮硝9克，加水溶解，与皂角末1.5克调和敷脐，每日换药1次。适用于热性便秘。

2. 取附子15克，丁香9克，制川乌、白芷各9克，胡椒3克，大蒜10克，共捣如泥敷脐。8小时后去药，每日1次，适用于寒性便秘。

3. 取葱头（连须）3个，生姜10克，食盐3克，淡豆豉12粒，共捣如泥成饼，烘热敷脐，饼冷再烘。每次5～10分钟，每日2～3次。适用于虚性便秘。

4. 取大黄、玄明粉、生地黄、当归、枳实各30克，陈皮、木香、槟榔、桃仁、红花各15克，将上药研成细粉，每用20克用蜂蜜调成膏贴肚脐，2天一换，有很好的泻下通便的作用，如果是气虚可加党参20克。

5. 取大黄片2粒研为细末，置伤湿止痛膏中央，外敷肚脐孔处，固定，每日1换，连续3～5天，可清热导滞。适用于便秘、大便干结、小便短赤、面红身热，或兼有腹胀腹痛，口干口臭，心烦，舌红苔薄黄，或黄燥，脉滑数等。

6. 取补中益气丸 1 粒，研为细末，敷于肚脐处，外用敷料包扎，胶布固定，每日换药 1 次，连续 7～10 次。可温阳益气，适用于大便不一定干硬，或虽有便意，但临厕努挣，乏力，挣则汗出短气，面色㿠白，神疲肢倦，舌苔淡白，脉虚细等。

7. 黑白二丑 4 克，甘遂 4 克，大黄 4 克，碎粉用黄酒调匀。带须根大葱，温热后贴于肚脐，用胶布固定贴 3～4 小时，每日 2 次。

（十二）腹痛、腹泻、痢疾

1. 取白胡椒 15 克，研细末，每次用 0.2 克敷脐，用药棉填敷，适用于寒凝腹痛。

2. 用吴茱萸、小茴香各等量，研末每次取 0.5 克用热酒调和纳脐中，适用于虚寒腹痛。

3. 小儿腹泻可用黑枣去核，捣成糊，贴肚脐，一晚上就有效果。如果是肚子痛，就拿胡椒粉和成糊，点上些醋，捏成小饼团，贴肚脐。

4. 把鲜姜剁成碎末，放在一块胶布上，贴在肚脐处，用橡皮膏粘牢即可，此法治疗婴幼儿腹泻立竿见影，屡试不爽。

5. 取黄瓜藤 10 克，煅存性，研，食醋调和为饼，敷脐，可治疗痢疾。

（十三）糖尿病

1. 金匮肾气丸水调为膏贴敷于脐下，具有温肾补阳的功能，辨证用于肾阳虚证糖尿病患者有一定的降糖效果。药理实验表明金匮肾气丸中的山茱萸具有降糖作用。

2. 新鲜牛胆汁与荞麦面和匀，敷在肚脐神阙穴上，可降糖。

（十四）慢性肾盂肾炎

用胡椒 7 粒，麝香 0.6 克，研末后将药粉敷脐中，外盖胶布，10 天换药 1 次，连敷 3 次，可使小便恢复正常。

（十五）癃闭（尿潴留）

1. 取白芥子 5 克，泡于 30℃温水中，搅拌成泥状，涂于布上，贴脐部后，上盖一条毛巾，用热水袋熨，敷贴时间 10～15 分钟。小便自利后，可配服益气利尿中药以巩固疗效。

2. 取小茴香粉 10 克，生姜汁适量调成糊状，敷脐，内服益元散。

3. 取生田螺 5～10 只，葱白 60～90 克，捣烂如泥，麝香少许（也可用冰片代替），面粉适量，做成药饼，敷脐。并用炒热食盐趁热在药饼上熨 20～40 分钟。

4. 取甘遂 30 克，薏苡仁 30 克，研成细末，水调成膏，敷脐。一般数小时后即可见效。

5. 取红商陆根 15 克，捣烂，先将麝香 0.1 克放在脐眼内，盖纸后，再将商陆敷在脐上，数小时后尿可自利。

（十六）淋证（泌尿系感染）

1. 取田螺肉 7 个，淡豆豉 10 粒，连须葱头 3 个，车前草（鲜）30 克，食盐 1 克，共捣如泥，敷脐。早晚各换药 1 次。

2. 取地龙 2 条，蜗牛 2 只，共捣烂，车前子 2 克为细末，敷脐。早晚各换药 1 次。

3. 取蚯蚓两条，与少许食盐捣碎贴敷脐部，小便很快通利。

4. 用自己的唾沫拌食盐，湿后放入肚脐，用手指转圈按摩，一分钟时间，尿急、尿频、尿痛的症状就消失了。

5. 取大粒盐、花椒和大料，把它们放进微波炉里热一下，然后取出用纱布包好，以能承受的温度热敷在自己的肚脐及关元穴（脐下 3 寸）处。

（十七）痹证（风湿性关节炎）

麝香 1.5 克，龙骨、虎骨（狗骨代）、附子、雄黄、乳香、没药、胡椒、小茴香、青盐等分为末。将麝香入肚脐中，外用药末放麝香周边做圈围住，用槐树皮灸一百二十壮，中间不时地须换槐皮。注意治疗中须注意避免风寒，戒油腻、生冷、酒色。

（十八）虫积

1. 取鲜苦楝根皮20克，山胡椒3克，葱白少许，共捣烂，用2个鸡蛋清调和，用茶油煎饼，敷脐。冷则再煎再敷，直至痛止。主治胆道蛔虫、蛔虫性肠梗阻。

2. 取大葱30克，蜂蜜10克，捣烂敷脐，每日1次。

3. 取梧桐树皮60克，吴萸树根皮15克，捣烂，每日敷1小时。

4. 取花椒1.5克，贯众6克，苦楝根皮6克，水煎成浓膏，敷脐。

（十九）夹阴伤寒

此指感冒时因同房而使病情加重，出现低热面红，或不热面青，小腹绞痛，足冷倦卧，或吐或痢，心下胀满，舌卷囊缩，脉象细微等。

1. 取白胡椒20粒（研面），枯矾2克，连须葱白7根，共捣烂，再以人乳（或米汤）调和，敷脐。

2. 取葱白10根，去泥洗净，晾干，不切不捣，单排放在脐部，厚约1厘米，然后以熨斗热熨，葱熟烂即更换，直到手足转温，身有微汗时止。

（二十）阳虚证

1. 用附子、细辛研磨成细末，加姜汁调成膏状外敷肚脐。附子性辛热，有回阳救逆，补火助阳，散寒止痛功效；细辛性辛温，有祛风，散寒止痛，温肺化饮，宣通鼻窍功效。凡辨证属于阳气虚弱、真寒假热、上热下寒的疾病，都可以用此法来治疗。例如糖尿病后期易出现四肢疼痛、水肿、僵硬、拘挛等表现，每到冬季则症状加重痛苦难忍，用以上药物敷脐治疗，每次12小时，2天1次。

2. 将1克花椒粉、4克胡椒粉混合后拌匀，取适量填肚脐里，尽量塞满，外用胶布固定住，三天换一次。也可以用适量黄酒调匀，搓成丸放肚脐里，外用胶布固定。一定要密封好，不能外露。此方老幼皆宜，治疗手脚冰凉、怕冷，而且对肠胃不好也大有益处。

3. 用花椒10克，白胡椒60克，肉桂20克，附子5克，炮姜10克，陈皮5克；把药末撒在神阙穴（肚脐）里，再用（麝香壮骨膏）胶布贴上，即会有一股暖流冲向全身，让人红光满面，精神倍增。

二、外科

（一）乳腺小叶增生

用从药店买来成块的天麻或中成药天麻片，打粉后填入肚脐内，外面用医用纱布和医用胶布固定。每天晚上贴，早晨取下。

（二）痔疮

肛泰贴剂成分为：地榆（炭）、五倍子、冰片、盐酸小檗碱、盐酸罂粟碱等，有凉血止血、清热解毒、燥湿敛疮、消肿止痛之效，用于内痔、外痔、混合痔等出现的便血、肿胀及疼痛。用时洗净脐部周围皮肤，擦干，然后将贴剂胶布撕开，将药片对准脐部粘贴牢固，1次1片，1日1次。

三、妇产科

（一）子宫脱垂

1. 取蓖麻仁10克，醋炒研细，用热米饭捣烂作饼，敷脐。每晚临睡时换药1次，直至子宫复位。

2. 取五倍子10克，升麻6克，共研细末，掺入黑膏药中贴脐，直至子宫复位。

（二）痛经

1. 取川楝子10克，白芷、炒蒲黄各

9克，五灵脂15克，青盐5克，共为细末。用时取末3克放入脐眼中，上盖生姜1片，艾火灸之，以脐内有热感为度。每次5～10分钟，每日1次。在经前7天左右应用；至月经停止为一疗程。

2.取肉桂、炮姜、茴香各15克，研末，用米醋或黄酒调成糊状，敷于脐部，覆盖清洁消毒纱布1块，连用5～7天，痛经可愈。

3.肉桂10克，吴茱萸20克，小茴香15克，共研细末，酒调敷脐上，用胶布固定，然后放上热水袋加温。使用几次后便可治愈。

（三）月经不调

取当归30克，红花15克，月季花15克，用茶叶水调，敷脐部。每次在月经之前1天敷脐，连敷5～7天，至月经干净为止。此方对少女月经不调疗效最好。

四、男科

（一）阳痿

1.吴茱萸、白胡椒各等份，共研细末，装瓶备用。使用时每次取药末适量，用唾液少许调成糊状，外敷肚脐，用纱布覆盖，胶布固定。每日换药1次，10日为1个疗程，连续3～5个疗程。

2.吴茱萸30克，细辛10克，共为细末。用上药适量，加温水调成糊状，每晚睡前敷于脐部，用胶布固定，晨起取下。治疗期间忌房事。

3.小茴香、炮姜各5克，共研细末，加食盐少许，用蜂蜜或蛋清、牛乳调成稀糊状，外敷肚脐，用纱布覆盖，胶布固定。每日换药1次，7日为1疗程，连续2～3个疗程。

4.取五味子6克，炙黄芪9克，硫黄3克，炮山甲（代）2片，共为细末。用附子1个挖空，装上药末，放入250毫升白酒中微火煮附子至酒干，捣附子成膏。然后先将0.3克麝香放入脐中，再敷上药膏，3天后取下，10天敷药1次，一般3～5次可见效。治疗期间忌房事。

（二）早泄

1.露蜂房、杭白芷各10克。将二药共研成细末，再用米醋适量调成稀糊状，填于肚脐处，外用伤湿止痛膏固定。每天或隔天敷药1次，连用3～5次。

2.吴茱萸、五倍子各等份。将二药共研细末，装瓶备用。使用时每次取药末适量，用米醋少许调成稀糊状，外敷于肚脐，纱布覆盖，胶布固定。每日换药1次，1周为1个疗程，连用1～2个疗程。

（三）遗精

1.取甘遂3克，甘草3克，共为细末。临睡时取药末1克纳入脐中，上贴小黑膏药，清晨去药洗净。

2.取五倍子，女贞子各30克，研细末，醋调成饼，敷脐。每日1次，7次为1个疗程。

3.五倍子10克，白芷5克，共研细末，用米醋适量调成稀糊状，外敷肚脐，纱布覆盖，胶布固定。每日1换，连续7～10次。

4.五倍子10克，研为细末，用米醋适量调成稀糊状，摊于白布上，外敷肚脐，用胶布固定。夏季每日1换，冬季隔日1换，连续7～10次。

（四）不射精症

1.冰片1克，王不留行子7粒，共研细末，填于肚脐处，外用麝香止痛膏固定。3日更换1次，连续7～10次。

2.麻黄适量，研为细末，用米醋调成稀糊状外敷肚脐处，用纱布覆盖，胶布固定。每日1次，连续7～10日。

（五）阳强易举

1.取中成药知柏地黄丸适量，研为细

末，用淡盐开水调成糊状，外敷肚脐处，以纱布覆盖，胶布固定。每日换药 1 次，连敷 7～10 天。

2. 取黄连、知母、栀子、青皮、白芷各 10 克，川楝子 20 克，丁香 6 克，共研细末，装瓶备用。使用时每次取药粉适量，以水调成糊状，填入脐中，纱布覆盖，胶布固定，每日换药 1 次，连敷 7～10 天。

（六）阴缩

1. 取鲜葱一大把捣烂，用酒炒后热敷脐部，并复以盛热酒的锡壶熨之。适用于寒证阴缩。

2. 取活雄鸡 1 只，剖开腹部，放入喷上好酒的雄黄末，然后鸡头向上敷于脐部，半小时即可缓解。适用于热证阴缩。

3. 白胡椒 49 粒，连须葱头 49 个，百草霜 1 撮。将胡椒、连须葱头先捣成糊状，加入百草霜再捣匀，分成两份摊在两块 2×3 平方厘米的布上。1 块贴在肚脐上，1 块贴在龟头上，用线捆住，少顷即愈。

4. 将葱白微捣，炒热，用两块布分别包好，轮换熨肚脐，药冷后即换。每日 1 次，10 天为 1 疗程。

（七）慢性前列腺炎

1. 白胡椒 7 粒，麝香 0.1 克。先将麝香研成细末纳入肚脐，再将胡椒研为细末覆盖其上，外盖小白纸，用胶布固定。每隔 7～10 日换药 1 次，连续 2～3 次。

2. 麝香 1 克，香附 9 克，乌药、延胡索、小茴香各 6 克，共研细末，装瓶备用。使用时取药末适量，用清水调匀外敷于肚脐处，纱布覆盖，胶布固定。隔日 1 次，4 次为 1 疗程，连用 3 个疗程。

3. 丁香 0.3 克，肉桂 1 克研粉（1∶3）加食醋拌用手捏成团，贴敷在肚脐上，固定，冷天 7～8 小时，热天 3～4 小时（每天 1 次，一般贴 1 周）。可以缓解因前列腺炎所导致的疼痛。还可以用于治疗冷凉腹

痛，小儿腹泻，男女老少都可以使用，没有不良反应。

（八）前列腺肥大

1. 独头蒜 1 个，山栀子 3 个，食盐少许，共捣烂成糊状，外敷于肚脐处。每日 1 换，连续 5～7 次。适用于前列腺肥大所致尿潴留。

2. 芒硝、明矾各等份，共研细末，拌匀。将墨水瓶盖的盖顶去掉，仅留外圈，放在肚脐正中，将二药填满瓶盖圈，再用冷水滴入药中，以药物湿润、水不外流为度，上用胶布固定，使其溶化完为止。每日 1 次，连用 5～7 次。适用于前列腺肥大所致的尿潴留。

3. 白胡椒、细辛各 15 克，研粉，每次取药 3 克敷于肚脐处，外用麝香风湿膏盖上，3 日换 1 次，10 次为 1 个疗程，后停 2 天继续 1 疗程，本方对前列腺肥大，小便淋沥难解而无湿热者，有较好的疗效。

4. 取大黄 10 克，黄柏 10 克，土茯苓 15 克，蒲公英 15 克，乳香 6 克，川牛膝 10 克，炮山甲（代）10 克，王不留行 10 克。上药共研细末，以 30% 二甲基亚砜适量调成软膏，装玻璃瓶备用。每晚取药膏涂满肚脐，用医用胶布覆盖固定。10 天为 1 个疗程，每疗程间隔 3 天。一般 1 个疗程见效，3 个疗程小便如常。

五、五官科

（一）鼻炎

取党参 10 克，白术 7 克，干姜 5 克，炙甘草 3 克，扑尔敏 2 粒。粉碎成细粉，填神阙穴。

（二）鼻窦炎

用艾叶和白酒捣成 1 厘米厚、3 厘米宽的圆糊饼状，贴在肚脐上，10 分钟即可起效。鼻窦炎一般都是元气不足，寒凝鼻窍所致，而艾叶理气逐寒，通过白酒助力，

定能把寒气驱散，恢复元气，特别是肚脐这个地方，对风湿、脾虚寒等证应该也有特效。不过有一点，便秘者不宜。

（三）口腔溃疡

细辛粉末 9～15 克，和水或蜂蜜调匀成糊剂，摊在纱布上，贴于脐部，至少 3 天，溃疡面可愈合，有效率达 93.4%。

六、注意事项

1. 应用本疗法，无明显禁忌证，但一定要辨证施治，正确选用和配制药物。

2. 在治疗过程中有皮肤过敏，应暂缓使用；如出现皮肤溃疡或应用 7 天以上仍无效者，应停止敷脐，改用他法。

3. 在应用本疗法加用热敷或灸法时，要注意温度适宜，防止烫伤。如见脐眼感染者，则立即停用，宜先控制感染。

4. 小儿用本疗法时，宜以绷带纱布等固定，防止脱落。

5. 此法对某些疾病收效慢，可配合药物内服、针灸、推拿等，以提高疗效。

第二十二章　灌肠疗法

第一节　灌肠疗法

灌肠疗法是以中药药液或掺入散剂灌肠以治疗疾病的一种方法。早在汉代张仲景《伤寒论》中就有用猪胆汁灌肠治疗便秘的记载。至近代，灌肠疗法发展比较迅速，应用于很多局部及全身性疾病，取得了较好疗效，如用以治疗溃疡性结肠炎、尿毒症、麻痹性肠梗阻及支气管哮喘等。通过实践证实，本疗法不仅可以治疗结肠、直肠的局部病变，而且可以通过肠黏膜吸收治疗全身性疾病。其方法简便，吸收迅速，作用较快，还可以避免某些药物对胃黏膜的不良刺激。

一、基本内容

（一）药物配制

灌肠方药一般根据患者不同病情特点临时配制而成，经过煎煮后浓缩至一定剂量，装入容器备用。如用散剂，在使用时加入调匀即可。

（二）使用方法

先备以肛管，外面涂少量石蜡油，使之滑润，插入时不致对肛门及肠黏膜产生刺激或损伤；然后将肛管插入肛门，其插入深度则根据所患疾病及病变部位不同而定，一般 10 ～ 20 毫米之间；接着将已配制好的药液经注射针筒注入，或由灌肠筒滴入。灌肠液的多少及保留时间的长短，亦需根据病情而定。如尿毒症一般为 200 ～ 500 毫升，保留 2 ～ 3 小时；肠梗阻一般约 500 毫升，保留 11 ～ 2 小时；溃疡性结肠炎一般 30 ～ 100 毫升，保留 4 ～ 8 小时。

二、临床应用

本疗法除用于通便外，多应用于下列疾病：

（一）肾功能衰竭

取生大黄、牡蛎、蒲公英煎汤灌肠，在控制条件下不用其他有影响的药物。对非终末期的肾功能衰竭者均能使氮质有所下降，症状消失或减轻，少数重度肾功能衰竭患者生存可达 8 个月，中度可达 1 年以上。也可以大黄为主药配合其他药物水煎予以灌肠，如配槐花、积雪草，或配桂枝，或配莱菔子、甘草。

（二）溃疡性结肠炎

1.取赤芍、丹参、益母草、川芎、牛膝、姜黄、乳香、没药、桃仁、红花、参三七，水煎，灌肠。

2.取菊花、地榆、十大功劳叶、苦参、黄芩、大飞扬，水煎，加入 654-2 保留灌肠。

3.取生地榆、老鹳草、五倍子、明矾，水煎，灌肠。

4.取五倍子、马齿苋，水煎后加青黛散（或锡类散）、参三七粉灌肠。

5.取白及、血竭、紫草、儿茶、五倍子、甘草、青黛，水煎，灌肠。

6.取蒲公英、金银花、黄柏、赤芍、当归、甘草，水煎，灌肠。

（三）麻痹性肠梗阻

取厚朴、枳实、大黄、黄连、槟榔、沉香、广木香、橘皮，水煎，保留灌肠。

三、注意事项

1.配制灌肠液时应避免使用对肠黏膜有腐蚀作用的药物。

2.插入肛管时手法应轻柔，以免擦伤黏膜。如有痔疮者，更应审慎。

3.灌肠液应根据病情保留一段时间，如某些病人不能保留，可采取头低足高侧卧位，灌肠液亦宜减少剂量。灌肠的时间一般以晚上临睡前为宜。

第二节　咖啡灌肠

咖啡灌肠据称是一种抗癌、养生方式，自然疗法之父葛森在治疗癌症病患时，用一天 5～6 次的咖啡灌肠帮助肝脏解毒，以舒缓患者的昏沉感。1981 年，华登堡医师以科学证明，咖啡含有的成分可帮助酵素分解血液中的毒素，使得有数十年传统的咖啡灌肠法的效用重新受到肯定。1996 年，尼可拉斯医生对以胰脏酵素搭配咖啡灌肠治疗胰脏癌进行了研究，获得美国国家研究院 140 万美元的资金援助。新谷弘实医师以本人 30 年咖啡灌肠的经验，并参考研究资料著书，向他的病人及读者大力推荐咖啡灌肠。

一、功效

（一）好处

1.咖啡因促进谷胱甘肽酶的分泌，后者为肝脏解毒和消除自由基最重要的酶。

2.咖啡所含的咖啡因及茶碱可扩张肠壁的血管并缓和肠炎。

3.咖啡灌肠所注入的咖啡，清洁了乙状结肠，此处为大肠最容易藏污纳垢、宿便最多及细菌繁殖力最强的地方。

4.口服的咖啡会刺激胃壁，其所含的杀菌成分，对于大肠上部的有益菌不利。

5.咖啡灌肠处理了肝脏每日所排出的毒素，对维护肝脏的健康有很大的帮助。

6.新谷弘实追踪了 1000 例以上每日进行咖啡灌肠的对象，发现他们的肠相都非常的干净健康。其本人也是咖啡灌肠的实践者。但他并不赞同使用高压式的机器灌肠，认为此法会让有大肠憩室的病患症状恶化，并可能会伤害肠壁。

（二）效果

1.可改善便秘，增加有益菌，保持肠内细菌的平衡。

2.有助于预防老化。

3.可帮助改善异位性皮炎、荨麻疹等过敏症状。

4.促进血液循环、淋巴循环，进而改善多种皮肤问题。

5.可促进新陈代谢，对于肥胖者控制体重有所帮助。

6.排除体内毒素后，可改善慢性疲劳、头痛或肩膀酸痛等症状。

7.可帮助改善肝功能，使身体状况良好。

（三）风险

1.影响钙质吸收与脂溶性维生素的吸收。

2.由于咖啡并非通常医院所用无菌水，

因此咖啡灌肠易导致细菌感染，引起结肠炎。

3. 咖啡灌肠时很难控制咖啡溶液渗透压与体液一致，极易导致电解质失衡，从而引发头晕等。

4. 咖啡灌入速度过快会带来肠道穿孔的风险。

5. 咖啡过热会导致黏膜灼伤。

二、方法步骤

（一）咖啡灌肠液制作方法

材料：有机咖啡豆10克（约咖啡专用匙1.5匙）现磨成粉备用，微碱性的优质水1000毫升。

作法：300毫升水煮开后，将有机咖啡粉放入煮滚约3分钟，用小火煮10分钟后，以咖啡滤纸过滤，再加入温水至500～1000毫升，待咖啡温度调至如同体温即可使用。

注意：进行咖啡灌肠时，咖啡液会由肠黏膜直接吸收到肝脏，效果非常快，因此自制的咖啡液一定要使用有机咖啡豆，不能使用一般的咖啡豆，这样才不会有农药残留的问题。如果觉得制作咖啡灌肠液太麻烦，市面上也有贩售日本进口的有机咖啡灌肠液，不用自己煮，十分方便。

（二）灌肠步骤

1. 将灌肠袋清洗干净后关上止水阀。咖啡灌肠使用的灌肠袋，其实就是在点滴袋上加装鼻胃管，在一般医疗器材店都可以买得到。每次使用过后清洗干净，可以重复使用。

2. 将咖啡灌肠液加入约37℃的温水，除此之外，建议还可以加入约0.5克的海盐或海洋深层水来平衡电解质，使灌肠液的电解质更接近人体，提高渗透力。建议刚开始进行咖啡灌肠的人，第一次只要加入60毫升的水即可，让身体先行适应，之后逐次再增加到1000毫升。

3. 将装入灌肠液的灌肠袋挂高，约莫一个人的身高即可。

4. 挤出灌肠管中的空气，打开灌肠管上的止水阀，让液体流出的同时将灌肠管内空气挤出，之后再关上止水阀。

5. 将灌肠管前端涂上乳液、液状的维生素、芦荟或是亚麻籽油等。

6. 身体右侧卧：进行咖啡灌肠时，可以铺个浴巾躺在床边的地板上，地点最好不要离厕所太远。

7. 将灌肠管插入肛门并打开止水阀。右侧卧，并将左脚自然弓起，将灌场管轻轻插入肛门约15厘米深，打开止水阀约1/3，15～20分钟可滴完。速度视各人情况调整，如果忍不住便意可放慢速度，或是先关掉止水阀，忍30秒到1分钟，等便意减低再继续。如果真的忍不住，先去上厕所也没关系，可以分两次进行也不会影响效果。建议进行灌肠时可以听听音乐，放松心情。

8. 平卧，按摩左侧腹部3～5分钟。待灌肠液滴完后，身体躺正，可将双脚翘起来靠在床上或墙上。然后从左腹部开始按摩，绕着肚脐以顺时针方向进行，按摩3～5分钟就可以上厕所了。这个时候其实已经会有便意，如果真的忍不住，省略按摩步骤直接去上厕所也可以。在按摩时会听到肚子里有水声，这时灌肠液就像漱口水清洁口腔一样在清洗肠壁。在上厕所时也可做顺时针腹部按摩，帮助将宿便排干净。

9. 灌肠结束后补充蔬果汁或矿物质及益生菌。在进行灌肠之前和之后都可以喝一杯蔬果汁，以补充流失的水分，同时也平衡一下体内的电解质，降低灌肠时因外来液体侵入可能发生的不适感。灌肠之后也可以吃一点乳酸菌。

10. 清洗器材：灌肠结束之后，灌肠袋里会留下一些咖啡渣，可以加入过滤水冲掉。袋内清洗干净之后，加入天然抑菌剂或酒精冲洗以消毒。接触过肛门的那段灌肠管必须清洗干净、消毒。清洁后将灌肠袋和灌肠管保持干燥，就可以重复使用。连续使用一个月之后再更换新的灌肠管。要特别注意的是，即使是家人，也不要共享同一支灌肠管。

三、适宜与禁忌

（一）适宜人群

1. 心慌、气短、胸闷、憋气、四肢无力者。

2. 食欲不振者。

3. 腰酸背痛，全身无力，容易疲劳者。

4. 焦虑，心烦意乱者。

5. 入睡困难，睡眠质量差的失眠人群。

（二）禁忌人群

1. 体力不佳或身体不好的人：若体力不好、身体虚弱的人，进行灌肠后会急速排便，可能引起体内钠或钾等矿物质的平衡失调，进而加重疲劳感。

2. 痔疮出血患者：咖啡灌肠液中的酸会刺激肛门皮肤，可能会使痔疮恶化。因此，直肠有出血性伤口的人也不适合。

3. 孕妇：孕妇不宜进行咖啡灌肠，尤其在怀孕初期更是禁忌，过于刺激肠道可能引起子宫异常收缩。

4. 小孩及失去意识的人：除非有严重便秘，否则十岁以下的小孩以及卧床、失去意识的患者或老年人皆不适合。

5. 罹患严重肠胃疾病的人：患有大小肠疾病的患者，最好先请教胃肠专科医师之后再进行。

四、注意事项

1. 灌肠的时间不要太仓促，时间可自行控制于 15～30 分钟，过程中可听音乐放松心情。

2. 进行咖啡灌肠的次数最理想为早晚各 1 次，最适合的时机为饭后 1 小时。如果是刚开始进行的人，一天进行 1 次即可。

3. 对于咖啡因等化学物质过敏的人，应将咖啡稀释成 4 倍之后再使用。灌肠后，大肠如果发生过度蠕动的情形，应暂停进行并请教专业人员。

4. 咖啡中的酸会刺激肛门的皮肤，可能会使痔疮恶化，或引起裂痔、脱肛、肛门炎等。因此在灌肠结束之后，建议将沾了肥皂的手指伸入肛门内 2～3 厘米，再以温水清洗，擦拭干净后于肛门部位涂抹凡士林，以预防痔疮的发生。

5. 进行咖啡灌肠会让大肠的水分流失，灌肠前后应多喝水或蔬果汁，可搭配纤维素、益生菌及竹炭微粒加强效果。

6. 上厕所时一定要做腹部按摩以增强效果。

7. 灌肠液以 1000 毫升左右最理想，但可依个人情况，逐渐增加灌肠液的容量至 1000 毫升左右。

8. 咖啡灌肠是协助大肠将废物排除干净，缩短废物在肠内的滞留时间，但无法取代每日正常的排便。

五、适用的咖啡

（一）有机认证

实行咖啡灌肠的目的是排毒，选用的咖啡首要是没有掺杂任何农药或化学杂质。速溶咖啡粉为达到其速溶效果，在过程中会加入化学物质，因此不宜使用速溶咖啡粉来进行咖啡灌肠。

（二）咖啡因

咖啡因是咖啡灌肠液的重要成分，能刺激肠蠕动，因此，不宜用脱咖啡因的咖啡来灌肠。

第三节　直肠给药

直肠给药是中医内病外治法之一，是根据传统医学与现代医学理论而发展起来的一项新的临床给药技术，是除口服和注射之外的第三种重要给药途径。

中医学认为，肺与大肠相表里，直肠吸收药物后，通过经脉上输于肺，通过肺的宣发作用输布全身，从而达到治疗的目的。现代医学研究认为，直肠黏膜血液循环旺盛，吸收能力很强，药物通过直肠吸收后，直接作用于直肠、前列腺外围，并达到较高的药物浓度，缓解症状，通畅腺管，促进感染物质的排除，快速杀灭里面的病原体，并消除炎症及修复坏死的组织，使腺体的功能恢复正常，疗效显著，对一些抗菌治疗无效的患者有一定的效果。

中国在两千年前就有用蜂蜜做的肛门栓剂了，将蜂蜜炒到水分蒸发变成褐黑色，此时焦焦黏黏的，趁其还有温度黏稠时，将其捏成锥状，冷却后形状就固定了，做好后备而不用。使用时，将其塞入肛门，蜂蜜在体内遇热熔化，能起到润肠通便的效果。

一、直肠给药的效果

直肠给药，是指通过肛门将药物送入肠管，使药物通过直肠黏膜吸收入血，以发挥局部治疗或全身治疗的作用。其使用方法主要有三种，即保留灌肠法、直肠点滴法和栓剂塞入法。药物进入直肠后的吸收途径主要有三种，一是通过直肠中静脉、下静脉和肛管静脉，绕过肝脏直接进入大循环，既防止和减少药物在肝脏中发生变化，又避免了胃和小肠对药物的影响；二是通过直肠上静脉，经门静脉进入肺脏代谢后，再循环至全身；三是通过直肠淋巴系统吸收后，通过乳糜池、胸导管进入血液循环。三条途径均不经过胃和小肠，避免了酸、碱、消化酶对药物的影响和破坏作用，亦减轻药物对胃肠道的刺激，因而直肠给药大大地提高了药物的生物利用度。

直肠给药的优点主要体现在以下几个方面：

1. 减轻药物对肝、肾的毒副作用：儿童（尤其是 0 ～ 3 岁婴幼儿）的肝、肾等器官发育还不健全。口服给药，一般经由肝、肾等器官代谢；而直肠给药是通过直肠的黏膜吸收，直接进入大循环，可减少药物对胃肠道的刺激，也减轻药物对肝、肾的毒副作用。

2. 直肠给药剂量准确、方便、安全：小儿口服给药不易灌喂，孩子在哭闹时易出现呛药、呕吐，往往影响有效剂量；注射给药，虽有一定的优点，但不易被儿童接受且不方便，需在一定条件和操作技巧下才能完成。直肠给药只需让孩子俯卧位，将栓剂轻轻塞入肛门内。鉴于传统用药习惯，国内临床上儿童给药途径多为口服（如糖浆、片剂、冲剂、胶囊等）或注射，而欧美国家的儿童，普遍采用直肠给药途径——制成栓剂，由肛门塞入。

3. 直肠给药途径吸收快、起效快：国内外有关人员曾对片剂、胶囊、注射剂、栓剂等四种剂型进行生物利用度测定研究，结果显示，直肠给药半小时就能起效，口服约一个小时起效。它们吸收后，血药浓度维持时间基本相似，都约 4 小时。注射给药吸收快，但消除也快，在体内维持血药浓度时间很短，呈直线下降趋势。

二、临床应用

（一）肾病

1. 急性肾功能衰竭

临床经验表明，应用以生大黄为主的中药煎剂保留灌肠对肾功能衰竭有明显的治疗作用，方用大黄、芒硝、桂枝、牡丹皮、茯苓、泽泻、丹参、白茅根，随证加减。

2. 慢性肾功能衰竭

慢性肾衰属中医学"关格""癃闭""溺毒"等病证范畴。

（1）采用尿毒灵灌肠液（由大黄、桂枝、白茅根、牡蛎、生槐花等组成），每晚行保留灌肠1次，每次150毫升，并配合中药口服和少量西药治疗慢性肾功能不全。

（2）也可用救肾汤（生大黄10克，蒲公英30克，熟附子10克，当归5克）煎药液200毫升，每晚保留灌肠1次。症状明显及尿素氮、血肌酐显著增高者每日2次，3周为1个疗程，并同时口服肾着汤。

（3）或用大黄10～20克，煅牡蛎30克，蒲公英20克，用滚开水600～800毫升浸泡30分钟，搅匀待凉至38℃左右，用150～200毫升低位灌肠保留20分钟，日1次，治疗慢性肾衰，血尿素氮、血肌酐均值都有明显下降。

（4）应用附子、大黄、煅牡蛎，水煎100毫升保留灌肠为主治疗尿毒症。

（5）取生大黄20克，黑大豆、六月雪、牡蛎各30克，取煎液做保留灌肠，并静滴川芎嗪和口服益气活血排毒汤来治疗慢性肾炎尿毒症。

3. 小儿急性肾炎

用单味大黄灌肠液保留灌肠治疗小儿急性肾炎，结果证明大黄灌肠液对消肿、利尿、降压及改善肾功能等方面均有明显疗效。

（二）儿童常见病

对于大部分的儿童常见病，我们都可以用直肠给药来解决。对于症状来说，可以治疗发热、咳嗽、喘息、腹泻等；对于具体疾病来说，可以用于上呼吸道感染（包括急性鼻炎、扁桃腺炎、咽炎），急慢性支气管炎、婴幼儿肺炎、支气管哮喘、秋季腹泻、细菌性肠炎、细菌性痢疾、高热惊厥、水痘、腮腺炎等儿科常见病的治疗。因此有了儿童常见病直肠给药的说法。

（三）妇科疾病

对于部分妇科常见病，可以通过直肠给药来治疗，以清热解毒，利湿散结，杀虫止痒。用于湿热、湿毒所致的带下病、阴痒、阴蚀，症见下腹胀痛或腰骶胀痛，带下量多、色黄，阴部瘙痒，或有低热，神疲乏力，便干或溏而不爽，小便黄；或盆腔炎、附件炎、阴道炎见上述证候者。

（四）男科疾病

1. 前列腺增生

采用中药直肠给药是目前治疗良性前列腺增生的一个重要手段。根据辨证，血瘀者以桂枝茯苓丸化裁，肾虚者以滋肾通关丸化裁，煎取300毫升，每日2次，每次直肠点滴150毫升，治疗良性前列腺肥大20例。采用活血化瘀、通利水道之法，拟启癃汤（大黄、益母草、王不留行、川牛膝、细辛、苦参）保留灌肠，治疗前列腺肥大尿潴留有改变。

2. 慢性前列腺炎

慢性前列腺炎是中青年男性的一种常见病、多发病，约占泌尿外科门诊病人的1/3左右，本病属于中医的"白浊""劳淋""肾虚腰痛"范畴。由于前列腺上皮的屏障作用，药物难以进入前列腺泡发挥有效的治疗作用，因而治疗效果不够理想。近年采用直肠给药法取得较好的临床疗效。

（1）地虎汤（地肤子、车前子、虎杖、

木通、乌药、丹参等）保留灌肠。

（2）大黄 10 克，芒硝 12 克，牡丹皮、桃仁、冬瓜仁各 9 克，煎成 100 ～ 150 毫升，作保留灌肠。

（3）前列栓（含白花蛇舌草、王不留行、马鞭草、三七等），每日 1 ～ 2 枚睡前或便后将药栓推入直肠 8 ～ 12 厘米处。

（4）采用中药（黄连、黄柏、黄芩、黄芪等）保留灌肠治疗，具有活血化瘀、软坚散结、利窍通淋的作用。

（5）中药煎剂复方毛冬青液肛门灌注治疗。

（6）乌梅汤加金黄散灌肠治疗。

由于慢性前列腺炎病情顽固，缠绵难愈且易反复发作，目前采用直肠给药法治疗本病的临床治疗治愈率并不高，如何提高其疗效，还需进一步研究和探讨。

三、应用前景展望

从临床报道看，直肠给药对泌尿系统及男科疾病的治疗均有较好的疗效，有良好的发展前景。这是因为：①操作简单，无创伤，病人乐意接受；②对不能吞服药物的患者更适合此法给药；③药物在直肠吸收较口服为快，尤适宜于前列腺及盆腔疾病的治疗；④方法简便，药源易得，价格低廉，特别适宜于在没有透析条件下抢救肾功能衰竭的病人。

总之，直肠给药法应用范围广泛，见效快，疗效可靠，无明显不良反应，值得提倡推广。但截至目前，直肠给药多限于中药煎剂或中成药稀释液，随制随用，除个别是栓剂外，尚缺乏规范化的中成药制剂和肛注专用器具，影响了直肠用药的普及和推广。

第二十三章　足疗法

第一节　足疗概述

一、历史渊源

我国是足部疗法起源最早的国家。几千年前的中国就有关于足部按摩的记载。成书于战国时期的中医经典著作《黄帝内经》，对足心的论述颇多，其中有足与十二经脉和五脏六腑的联系，以及足的生理、病理、诊断、治疗和预防保健等。如明确指出：在生理上"肾出于涌泉，涌泉者，足心也""少阴根于涌泉""阳脉者起于足五趾之表，阴脉者集于足下而聚于足心"；在病理上"清湿之气之伤人也，必从足始"；在诊断上"阴气盛则足下热""阴并于下则足寒，足寒则胀也"；在养生保健上"惟贤人上配天以养头，下象地以养足，中傍人事以养五脏"；在治疗上不仅足病可治足，而且也可"病在上者，下取之……病在头者，取之足"，运用足心涌泉穴治疗全身多种病症，如"邪在肾，则病骨痛，阴痹。阴痹者，按之而不得，腹胀、腰痛、大便难，肩、背、颈、项痛，时眩；取之涌泉、昆仑""热病挟脐急痛，胸胁满，取之涌泉及阴陵泉""男子如蛊，女子如阻，身体腰脊如解，不欲饮食，先取涌泉见血"。并明确指出了针灸足心的体位是"取足心者使之跪"。《黄帝内经》为足心疗法初步奠定了理论基础，并开创了针刺足心法之先河。

司马迁《史记》有"俞跗用足治病"（"俞"通"愈"，跗指足背）；隋朝高僧所撰《摩诃止观》之"意守足"，即常擦足心，能治多种疾病；宋代文豪苏东坡先生对养生颇有研究，对坚持摩擦足底涌泉穴对身体的益处就大加赞赏，称"其效不甚觉，但积累至百余日，功用不可量……若信而行之，必有大益"。说明中国人很早就对足部按摩有益于健康有很深的了解。中医疗法（包括足部按摩）在唐代即传入日本、朝鲜，元代以后又传入欧洲。明朝时期，足部按摩得到进一步发展。后因封建礼教、女子裹脚等轻视足部健康的"政策"、民风，大大影响了该疗法的健康发展。特别是到了清末年间，这一中国历史文化遗产更是遭到了外国列强的残酷掠夺，一度在国内"销声匿迹"，几乎失传。

近代足疗在国外的发展可以追溯到19世纪30年代，美国印古哈姆《足的故事》专门介绍了"足部按摩疗法"；1975年，瑞士玛鲁卡多《足反射疗法》从学术上总结了人类关于足部反射区的自然疗法；1985年，英国现代医学协会正式将足部按摩方法定为"现代医学健康法"，明确了其更高的医学地位；1989年，美国加州召开了"足反射疗法大会"，使足疗进一步规范化。

二、学说原理

人有四根即鼻根、乳根、耳根、足根。"鼻为苗窍之根，乳为宗气之根，耳为神机之根，脚为精气之根。"可见鼻、耳、乳仅是精气的凝聚点，而脚才是精气总的集合点。观足疗之临床，头脑清灵，步履轻健均为健康的特征；而头重脚轻，脚肿履艰，为病体之躯。因此，古今中外的养生健身方法，都极为重视足部的锻炼。人有脚，犹如树有根。树枯根先竭，人老脚先衰。脚对人体起着重要的养生保健作用。专家认为，足部按摩的原理主要有以下四方面：

（一）血液循环理论

由于心脏有节律的搏动，血液不停地在全身循环流动，成为机体内外物质运输和交换的重要通道。当人体某个器官功能异常或发生病变时，就会产生一些对人体有害的代谢产物沉积在循环通道上。由于足部是处于远离心脏的部位，加之地心引力的影响，这些有害物质就很容易在足部沉积下来，造成局部皮肤组织变异的现象，如皮肤变色、皮下颗粒、条索硬结节等。通过采用足部按摩，可促进局部循环、血流通畅，最终通过肾脏等排泄器官将这些沉积物排出体外，恢复脏腑器官的正常功能。

（二）反射区原理

"脚是人的第二心脏"，人的脏腑器官与足底穴位是一一对应的。足部按摩通过反射区促使大脑传导信号，改善人体内分泌和血液循环，调节生理环境。人体各个系统能彼此保持密切的联系、合作与协调，是依靠复杂的体液、神经等系统来完成的。人体的体表和内脏到处都有丰富的感受器，当感受器接收到外界或体内环境的变化就会引起神经冲动，沿传入神经到中枢神经，中枢神经进行分析综合产生新的冲动，再沿传出神经传至器官、腺体或肌肉，使之做出相应的反应，这就是神经反射的过程。足部分布着由许多神经末梢构成的触觉、压力觉和痛觉等感受器，它处于人体最远离中枢神经的部位，其信息传递的途径是足部—脊髓—大脑，而脊髓有与各个脏腑器官连接。因此，足部存在着人体各个部位和脏器的信息，同样足部受到的刺激也可以传递到全身，是一个反应最敏感的反射地带，所以当人体各部位脏腑器官发生异常时，足部就会出些相关的信息。

（三）全息论原理

中医以局部观全体，把脚看作是人体的全息胚，上面充满了五脏六腑的信息，对脚的按摩就是对全身的按摩。"全息"原是物理学中的概念，运用激光拍摄下照片，其底片的一个部分仍可以复制出整体的影像。即每一个局部都包含着整体的信息，只不过局部越小，包含的整体的信息越少，复制出的整体形象越模糊而已。任何多细胞的生物体都是由一个受精卵或起始细胞通过细胞的有丝分裂而来的。因此生物体上任何一个相对独立的部分，都包含着整体的信息，这样相对独立的部分称为"全息胚"。例如植物的枝叶，人体的手、足、耳等，这些全息胚上存在着与整体各个器官相对应的位点，而位点的排列则遵循着人体解剖图谱。因人的双足与其他全息胚相比面积较大，因而包含着的信息也丰富，复制的整体形象也较清楚，容易辨认和掌握，而且操作简单，故足部按摩作为防病、治疗、保健的一种方法，具有一定的优越性。

（四）中医经络学原理

足部按摩通过对脚的按摩能刺激调理脏腑，疏通经络，增强新陈代谢，从而达到强身健体祛除病邪的目的。

经络学说是中医的主要理论根据，是祖国传统医学的重要内容。几千年前的《黄帝内经》就有足部按摩能使人健康的记载。当代科学已经证明经络附近的角质层较薄，所以低阻抗；经络循行线非常敏感，周围有非常丰富的神经末梢和神经束；经络循行线上有丰富的毛细血管而且特别密集，代谢血流旺盛，所以是高红外线辐射区；经络周围的肥大细胞成锁链状密集排列；经络全程是一条非常细的结缔组织束状态的"信道"，此信道具有高振动频率特性。

经络循行线是由人体各部位的穴点连接起来的，我们的双足上有很多穴位，当我们按摩足部反射区时，就会刺激这些穴位，它同血液循环和反射原理一样，沿经络循行线进行传导。这种传导方式就像"多米诺骨牌"，从而起到疏通经络的作用，中医认为"痛则不通，不通则痛"，就是这个道理，所以按摩足部反射区可以起到疏通经络的作用。

从拥有两千多年历史的中医经络学说的角度，更能说明双脚与全身的密切关系。经络学说认为：双足通过经络系统与全身各脏腑之间密切相连，构成了足与全身的统一性。人体十二正经中，有六条经脉，即足三阴经和足三阳经分布到足部，有60多个穴位。足部为足三阴经之始，足三阳经之终。这六条经脉又与手之三阳经、三阴经相连属，循行全身。奇经八脉的阴跷脉、阳跷脉、阴维脉、阳维脉，也都起于足部，冲脉有分支到足部，从而加强了足部与全身组织、器官的联系。因此，脏腑功能的变化都能反映到足部上来。如果能坚持睡前用热水洗脚，刺激这些穴位，就能促进气血运行、调节内脏功能、疏通全身经络，从而达到祛病驱邪、益气化瘀、滋补元气的目的。

三、足疗作用

（一）促进循环

血液在心脏和血管组成的血液循环系统流动，输送营养，排出废物。促进血液循环对机体的健康至关重要。健康人都有一双脚，但您有没有想过脚承受着多大的压力？每走一步，一个68千克重的人其足部将承受260千克的压力。平均每一天，您的双足要承受260万千克的压力。这一数字大约相当于4万个人在你鞋上踩一下所产生的压力。

脚在人体中距心脏最远，如果脚部末梢循环产生障碍，很容易导致血液循环不畅，进而导致新陈代谢不畅，全身组织器官功能下降。进行足部按摩，可使足部的血液循环顺畅，促进全身血液循环，加速机体新陈代谢，补充营养，使您的机体健康、正常地运转。

（二）调节神经

神经系统是机体内起主导作用的调节机构，神经组织遍布人体各个部位，在控制和调节机体活动方面发挥着极其重要的作用。神经组织重要而复杂的生理功能都是通过反射活动来完成的，完成这种活动的基础就是神经元。

神经元通过反射活动，保证了机体内部的统一，使各器官的功能活动更好地适应外界环境的变化。

足部分布着非常丰富的神经组织，通过有效刺激足底反射区，可使相应组织器官的功能得到调节，使正常的更强壮，不正常的得以改善和恢复。

（三）疏经活血

经络具有联系脏腑和肢体的作用。人体的五脏六腑、四肢百骸、五官九窍、筋骨皮肉等组织器官主要是依靠经络系统的联络沟通，使机体协调统一。

经络具有运行气血、濡养周身、抗御外邪、保卫机体的作用。经络内属于脏腑，外络于肢节，沟通于脏腑与体表之间，将人体脏腑组织器官联系成为一个有机的整体。

在人体十二经脉中有六条经脉到达足部即足三阴经（足太阴脾经、足厥阴肝经、足少阴肾经）、足三阳经（足阳明胃经、足少阳胆经、足太阳膀胱经）。通过足部刮痧按摩治疗，可以疏通经络，解除病痛，调节和恢复人体脏腑功能，使失调、病变的脏腑功能得以重新修复和调整，进而达到康复。

第二节　足浴疗法

古人曾经有过许多对足浴的经典记载和描述："春天洗脚，升阳固脱；夏天洗脚，暑湿可祛；秋天洗脚，肺润肠濡；冬天洗脚，丹田温灼。"苏东坡曰："热浴足法，其效初不甚觉，但积累百余日，功用不可量，比之服药，其效百倍。"又在诗中写道："他人劝我洗足眠，倒床不复闻钟鼓。"陆游道："洗脚上床真一快，稚孙渐长解浇汤。"清朝外治法祖师在《理瀹骈文》道："临卧濯足，三阴皆起于足，指寒又从足心入，濯之所以温阴，而却寒也。"古人曰："晨起皮包水，睡前水包皮，健康又长寿，百岁不稀奇。"

在中国的历史长河中更是不乏名人靠足浴养生保健的故事：唐朝一代美女杨贵妃经常靠足浴来养颜美容；宋朝大文豪苏东坡每晚都运用足浴来强身健体；清代名臣曾国藩更是视"读书""早起"和"足浴保健"为其人生的三大得意之举；近代京城名医施今墨也是每晚必用花椒水来泡脚养生。可见足浴在中华养生保健历史中占有举足轻重的地位。有句流行的俗语："富人吃药，穷人洗脚。"

另外，小儿中药足疗法也是比较有代表性的中药足疗法。小儿中药足浴法同其他药浴疗法一样，有着悠久的历史，早在《黄帝内经》中就有"其有邪者，渍行以汗"可见当时已提倡用沐浴疗法了。马王堆汉墓出土的《五十二药方》载有"婴儿病痫方，取雷尾三果治，以猪煎膏和之。小婴儿以水半斗，大者以水一斗，三分和取一分置水中，挠以浴之"。隋唐时期《肘后备急方》《备急千金要方》《外台秘要》等记载治疗小儿各种疾病的浴儿、浴足方十一首。宋代儿科医家钱已对本疗法用于儿科证治。清代吴尚先收集前人大量外治经验，一生采用外治法治疗疾病，成为真正的小儿中药足浴法的鼻祖。目前国内继承最系统的小儿中药足疗法为郑氏小儿中药足疗法，从晚清开始，经过郑氏红药几代人的传承和发展，积累了大量的经验。使小儿中药足疗法从理论到实践都得到了进一步完善。

虽然中华文明史已历经数千年的演变，足浴这一中华传统保健术之精华并未因此而被人们遗弃，它不但被继承下来，而且得到了更大的发展。今天它仍然是一种深得人心的保健养生方法。随着药物不良反应的增多和药源性疾病的不断涌现，越来越多的人更加崇尚自然保健法。作为绿色疗法之一的足浴疗法，由于其操作简单，方便舒适，效果显著，由北往南再次掀起流行热潮，满街林立的足浴屋就是最好的佐证，但随着足浴屋自身的不规范和更多从省事、经济、卫生的角度考虑，很多人选择购买专业家用足浴盆、足浴沙发、足浴药材等，在家自行保健，足浴走进家庭化时代，并逐步成为人们（尤其中老年人）家庭自我治疗和保健的主流。

一、保健原理与功效

（一）保健原理

足浴保健疗法是足疗诸法中的一种，是通过水的温热作用、机械作用、化学作用及借助药物蒸汽和药液熏洗的治疗作用，以疏通腠理，散风降温，透达筋骨，理气和血，从而达到增强心脑血管功能、改善睡眠、消除疲劳、消除亚健康状态、增强人体抵抗力等一系列保健功效。

足浴保健疗法又分为普通热水足浴疗法和足药浴疗法。普通热水足浴疗法是指通过水的温热和机械作用，刺激足部各穴位，促进气血运行、畅通经络、改善新陈代谢，进而起到防病及自我保健的效果。足药浴疗法是指选择适当的药物、水煎后兑入温水，然后进行足药浴，让药液成分在水的温热作用和机械作用下通过皮肤渗透进入到人体血液循环，进而输布到人体的全身脏腑，达到防病、治病的目的。

（二）功效

1. 调整血压

中医学认为，人体五脏六腑在足部都有相应的投影，足部是足三阴经的起始点，又是足三阳经的终止点，踝关节以下就有六十多个穴位。如果经常用热水泡脚，能刺激足部穴位，促进血脉运行，调理脏腑，从而达到强身健体、祛除病邪、降压疗疾的目的。足浴时，水的温度一般保持在40℃左右，太高太低都不好；水量以能没过脚踝部为好，双脚放热水中浸泡5～10分钟，然后用手按摩脚心。临床观察发现，采用中药泡脚治疗高血压，可有效地防止药物的不良反应且效果较好，由于高血压患者需要长期服药，要减少药物对人体的刺激一般采用外用中药法效果比较好。

2. 改善血液循环，促进新陈代谢

足浴可以改善足部的血液循环。水的温热作用，可扩张足部血管，增高皮肤温度，从而促进足部和全身血液循环。有人做过测试，一个健康的人用40～45℃的温水浸泡双足30～40分钟，其全身血液的流量的增加，女性为10～13倍，男性为13～18倍。可见，足浴可确保血液循环顺畅和改善。由于血液循环量的增加，进而能调节各内分泌腺的功能，促使各内分泌腺体分泌各种激素，如甲状腺分泌的甲状腺激素，肾上腺分泌的肾上腺素，这些激素均能促进新陈代谢。

3. 消除疲劳，改善睡眠

当体内组织器官需要的营养物质和氧气供应不足，代谢废物乳酸等积蓄增多，进入大脑组织，使人产生疲劳感时，热水足浴可令代谢废物从体内排出，消除疲劳，还对神经衰弱引起的头晕、失眠、多梦等症状有较好的疗效。

除此之外，足浴还具有养生美容、养脑护脑、活血通络、增加抵抗力等一系列保健作用。如果在水中加入某些药物，还可用于防治足癣、足部皮肤干裂、脚臭、脚汗过多、足跟痛、冻疮、下肢浮肿麻木、四肢不温、行动无力、感冒、风湿性关节炎及夜尿频等。

二、足浴方法

足疗需要足部全部泡在水或药液中，"泡"在这里体现的是，水要多，热量要够，时间要长。不能随便拿一个盆放点水就行，那样是起不到养生作用的，最多也就是洗脚，而不是泡脚足疗。

（一）用具的选择

足浴用具的选择主要包括足浴盆、足浴椅、足浴沙发、足浴保健药材的选择，分家用和公共场所两种，家用的讲究舒适度强，可根据个人需要进行选购，其配套器材的舒适度、外观等对足浴者的心情也

有一定的影响。公共场所如足浴店、足疗会所等，需要符合大众的习惯进行选购，讲究坚固性、外观大气等，具体视店面装修、风格而定。

足浴盆的选择应注意以下几点：

①质地应无害、安全、保温性能好。

②一般足浴盆的高度最好超过20厘米，以便水能没过踝关节。

③可买一些具有物理治疗功能的足浴器。

选择一个好的足浴盆往往可以达到事半功倍的效果的，结合以上这些特点，正确的选择是选功能型的足浴盆，如：磁疗足浴盆，它采用的是进口ABS工程塑料一次性成型结构，结合远红外陶瓷粉，保温效果好，有杀菌、抑菌的作用。设计采用前大后小的弧形结构，比一般的盆深，轻便不占地方。盆底部设计有凸起的按摩点，涌泉穴的部位有2块磁体，泡脚的同时能持续刺激穴位按摩。磁场的作用能改善血液循环和组织营养，降低末梢神经的兴奋性，促使致痛物质分解和转化，从而具有镇痛作用；磁场可以加强局部的血液循环，改善组织的通透性，有利于炎症的消散和渗出物的吸收。同时，磁场还能提高机体的非特异性免疫功能，似改变病人的全身状态，提高对疾病的抵抗能力，抑制和防止疾病的复发；磁场可促进局部的血液循环，加速炎症渗出物的吸收和消散，具有消肿作用。加中药泡脚粉还可达到养生保健及治病的目的。

另外，不同的足浴器还有更多丰富的功能，介绍如下：

1. 自动加热保温——足浴按摩器采用节能流水直热式，可有效控制、保持人体感觉舒适的水温，开机后可在35～50℃之间随意调节，到达您设定的温度。自动保持恒温状态，使您尽情享受足浴按摩器带给您的舒适。

2. 气泡冲击按摩——足浴按摩器的气泡槽能放出大量气泡冲击足底各个穴位，促进血液循环，起到按摩保健作用。

3. 振动按摩——足浴按摩器底部设有振动电机和上百个按摩粒子，开机后高频振动，可充分刺激脚部穴位，促进血液循环，改善新陈代谢，提高睡眠质量，消除疲劳，增进健康，提高抗病能力。

4. 水流冲击按摩——足浴按摩器前侧有水柱喷击，冲击脚部穴位，起到缓解肌肉紧张和柔性按摩作用，改善足部微循环，促进身体健康。

5. 臭氧去除脚气、脚臭、脚癣——足浴按摩器可产生臭氧气泡，溶解于水中，用含有活氧的水泡脚，可杀除脚上的各种细菌，您的脚自然就不会生脚气了。

6. 红外线按摩——缓和肌肉紧张，促进血液循环，改善新陈代谢。

7. 磁保健——足浴按摩器底部装有永久磁石，形成低磁场网络覆盖足部，磁场渗透足部穴位，能产生多种效应的综合作用，促进保健效果。

8. 自动排水功能——本产品使用后，可自动将存水排放。

9. 内置药盒——本机设计有内置药盒，只要将盒盖垂直向上提起，装入药包，即可享受药浴。

10. 电动按摩轮——这种功能是高端足浴器中配备的，在足底有电动按摩轮，舒适着力，安全有效。

11. 电灸脉冲功能——这种足浴器有很好的理疗功能，有30档可调力度的电子脉冲，泡脚做电灸，舒适又理疗。

按照自己的需要选择含以上功能的足浴器。

在选购时还应注意的事项，①安全性：常见的加热方式有直接加热、气流加热，气流加热安全系数高；②适用性：家用足浴器讲究经济适用，根据自己需求和经济条件选用适合自己的产品。

（二）操作步骤

先将脚放入37℃左右的水中，然后让浴水逐渐变热至42℃左右即可保持水温，浴足时水通常要淹过踝部，且要时常搓动。浴足时间不要少于30分钟，40分钟较适宜，这是普通热浴足方法。还有中药足浴方法：每次足浴前先在水里放入煎煮过的药液（可兑水稀）或药粉，然后按普通热浴足的方法进行。

足浴之后最好用手按摩脚心。按摩的手法要正确，否则达不到祛病健身的目的。方法是：足浴后坐在床边，将腿屈膝抬起，放在另一条腿上。按摩左脚心时用右手，按摩右脚心时用左手，交替按摩，直到局部发红发热为止。动作要缓和、连贯，轻重要合适。刚开始速度要慢，时间要短，等适应后再逐渐加快按摩速度。在按摩脚心的同时，还要多动动脚趾。祖国医学认为，大蹈趾是肝、脾两经的通路。多活动大蹈趾，可舒肝健脾，增进食欲，对肝脾肿大也有辅助疗效。第四趾属胆经，按摩之可防便秘、肋骨痛；小趾属膀胱经，能纠正胎儿体位。所以，足浴后按摩脚底、脚趾具有重要的保健医疗作用。尤其对神经衰弱、顽固性膝踝关节麻木痉挛、肾虚腰酸腿软、失眠、气管炎、慢性支气管炎、周期性偏头痛、痛经及肾功能不全等都有一定的疗效或辅助治疗作用。

三、热水足浴

热水＋水流＋气流＋振动按摩＝热水足浴人体踝部以下有60个穴位。"热水足浴"如同用艾条灸这些穴位，加上气流、按摩作用，可起到促进气血运行，温熙脏腑，增加人体抵抗力作用。

当体内组织器官需要的营养物质和氧气供应不足，代谢废物乳酸等积蓄增多，进入大脑组织，使人产生疲劳感时，"热水足浴"可令代谢废物从体内排出，疲劳消除。还有助于安神除烦，催眠入睡。"百病从寒起，寒从脚下生"，人体脚部距心脏最远，局部血流相对缓慢。冬春季节，下肢特别是脚总是感到特别寒冷。"热水足浴"可使足部血管扩张，血流加快，祛寒保暖；还能防止脚裂和冻疮。

"热水足浴"加速血液微循环，舒筋通络，和气活血。坚持每天热水足浴，可有效防治风湿关节炎、静脉曲张、下肢水肿、麻木、四肢不温及足癣等症状。每天坚持"热水足浴"30～40分钟，可调节和平衡人体分泌、舒展紧张神经、防治神经衰弱，改善失眠。

"热水足浴"，可改善血液循环，天天坚持，全身血流畅通，一通百通，有效防止脑血栓和眩晕，同时也能防治夜尿频、便秘等症。

"热水足浴"，可改善人体自我调节机能，使身体达到衡气活血自我平衡。有效防治高血压，血脂高和动脉痉挛病等。

每天坚持用40～45℃的热水足浴30分钟，可令全身血液循环加快13～15倍，活跃末梢神经，增强记忆，延缓人体衰老，更有效防止人体各种血管疾病。早足浴，早健康。

1. 用具选择

主要包括足浴盆、足浴椅、足浴沙发、足浴保健药材的选择，分家用和公共场所两种，家用的讲究舒适度强，可根据个人需要进行选购，其配套器材的舒适度、外观等对足浴者的心情也有一定的影响。公共场所如足浴店、足疗会所等，需要符合大众的习惯进行选购，讲究牢度、外观大气等。具体视店面装修、风格而定。

2. 使用方法

先将脚放入37℃左右的水中，然后让浴水逐渐变热至42℃左右即可保持水温，浴足时水通常要淹过踝部，且要时常蹉动。浴足时间不要少于30分钟，40分钟较适宜，这是普通热浴足方法；还有中药热浴足方法：每次足前先在水里放入煎煮过的药液（可兑水稀），然后按普通热浴足的方法进行。

四、足浴药方功效

1. 足癣、足痒、汗脚、臭脚

配方：黄柏、煅龙骨、明矾、槐花、五倍子、郁金、丁香、苦参、大黄、地肤子、地榆。

功效：清热解毒，收敛除湿，适用于足癣和汗脚所致的痒和臭，杀虫止痒。

2. 中老年腰腿痛

配方：防风、金毛狗脊、丹参、黄芪、当归。

功效：益肝肾，补气血，祛风湿，通经络，适用于中老年的肝肾虚损，气血不足，腰腿疼痛。

3. 妇科养血滋阴

配方：丹参、炒酸枣仁、炒麦芽、炒谷芽、熟地黄、全当归、山茱萸、远志、五味子、附子、白芍、枸杞子、菟丝子。

功效：养血滋阴，调补肝肾，适用于体弱身瘦，血虚不孕。

4. 疏肝理气

配方：当归、陈皮、青皮、砂仁、红曲、丁香、麦芽、枳壳、栀子、厚朴、藿香、木香。

功效：适用于中老年人肝郁气滞、脾胃不和所致消化不良、胁肋胀痛、大便溏薄。

5. 缓解压力

配方：桂皮、刺五加、甘草、人参叶、川芎、何首乌、益智仁、菟丝子。

功效：祛风湿，补肝肾，强筋骨。适用于剧烈运动、长时间工作或体力劳动后，睡眠不足、思想压力大、注意力不集中、全身疲乏无力、肌肉酸痛、无食欲等慢性疲劳综合征。

6. 滋阴壮阳

配方：韭菜子、巴戟天、杜仲、党参、黄芪、枸杞子、牛鞭、肉苁蓉、熟地黄、菟丝子、生姜。

功效：温肾补阳，强精壮阳。适用于肾阳虚引起的腰痛、筋骨无力、早泄、阳痿。

7. 慢性支气管炎

主要症状：反复慢性咳嗽、咳痰、伴有气喘等。晨起咳嗽加重，痰多呈白色，稀薄或黏稠痰。

配方：枇杷叶、桑白皮、浙贝母、陈皮、半夏、鱼腥草、桔梗、苏子。

8. 慢性胃病

主要症状：慢性胃病一般包括慢性胃炎、胃及十二指肠溃疡和胃神经官能症。慢性胃炎主要症状为上腹痛，规律性不明显，食后上腹不适、嗳气、恶心等；胃溃疡多在食后2小时痛；十二指胃溃疡多在夜间痛，食后缓解；胃神经官能症是一种胃神经功能性疾病，以胃痉挛疼痛突然剧烈为主症。

配方：藿香、佩兰、鸡蛋壳、当归、陈皮、红曲、砂仁、丁香。

功效：疏肝理气，和胃止痛，行滞化湿。用治脾胃不和所致的消化不良，胃部胀痛等症。

9. 高脂血症

配方：金樱子、决明子、制首乌、生薏苡仁、茵陈、泽泻、生山楂、柴胡、郁金、酒大黄。

功效：滋阴降火，行滞通脉。

10. 高血压

配方：石决明、罗布麻、豨莶草、桑寄生、丹参、白芍、防己。

功能：清热益气，平肝潜阳，滋肝补肾，降压息风。主治原发性高血压病引起的头晕头痛、烦躁易怒、腰膝酸痛等症。

11. 糖尿病

配方：桂枝、生附片、丹参、忍冬藤、生黄芪、乳香、没药。

功能：温阳通络，活血化瘀，发表散热，止痛生肌。

12. 肥胖症

配方：黄精、干姜、肉桂、冬瓜皮、槐角。

功能：利水消肿，降脂减肥，主治单纯性肥胖症、高脂血症、动脉硬化。

13. 风湿性关节炎

配方：苦参、苍术、川椒、黄柏、防风、荆芥、甘草、当归、牡丹皮。

功能：祛风散寒，活血通络，除湿止痛，适用于风寒侵袭所致的筋骨疼痛及软组织损伤后肿胀疼痛、慢性腰疼。

14. 更年期综合征

配方：黄连、酸枣仁、麦冬、白芍、白薇、丹参、龙骨。

功能：滋补肝肾，平肝降火，滋阴潜阳，养血安神。主治更年期综合征症见烘热汗出、心烦易怒、口干、失眠、心悸心慌者。

15. 冻疮、四肢厥冷

配方：干姜、野菊花、苍术、艾叶、当归、川芎、丁香、苍耳子、薄荷。

功效：祛风驱寒，活络通脉，温中散寒，益气养血，等冻疮、血液循环不畅造成的有特效。

16. 中气不足

配方：黄芪、白术、陂皮、党参、当归、甘草、升麻、柴胡。

功效：补中益气。

五、注意事项

1. 足浴时要注意温度适中（最佳温度在 40～45℃），既防止水温过热灼伤皮肤，尤其是昏迷、生活不能自理者。最好能让水温按足部适应逐步变热。

2. 足浴的时间在 30～40 分钟为宜，足浴时间内水温要保持，尤其进行足浴治疗时，只有保持一定的温度和确保规定的足浴时间，才能保证药物效力的最大限度发挥，从而起到治疗的效果。

3. 足药浴时，如给予足部以适当的物理刺激，如按摩、捏脚或搓脚等，有条件者也可使用具有加热和按摩功能的足浴盆进行足浴，效果更佳。

4. 饭前、饭后 30 分钟不宜进行足浴，由于足浴时，足部血管扩张，血容量增加，造成胃肠及内脏血液减少，影响胃液的分泌。饭前足浴可能抑制胃液分泌，对消化不利，饭后立即足浴可造成胃肠的血容量减少，影响消化。

5. 足药浴治疗时，有些药物外用可起疱，或局部皮肤发红、瘙痒。有的病人属特异性体质，用药后可出现过敏反应。出现这些症状后，应停止用药。

6. 足药浴所用外治药物，剂量较大，有些药物尚有毒性，故一般不宜入口。同时，足浴治疗完毕后，应洗净患处，拭干。

7. 有传染性皮肤疾病者，如足癣病人，应注意自身传染和交叉传染的可能。同一家庭成员，最好各自使用自己的浴盆，以防止交叉感染或传播传染病。

8. 在进行足浴时，由于足部及下肢血管扩张，血容量增加，可引起头部急性缺血，出现头晕、头眩。出现上述症状时，可用冷水洗足，使足部血管收缩，血流充分流向头部，消除头部急性贫血，缓解症状。

9. 不适合足浴的人群：严重心脏病患者；脑出血未治愈者；足部有炎症、皮肤病、外伤或皮肤烫伤者；出血性疾病，如败血病等患者；严重血栓患者；心脏病患者；孕妇；小孩（应在成人帮助下使用）；对温度感应迟钝者（应控制好温度，避免烫伤）。

第三节　足部按摩疗法

一、足部按摩原理

足部按摩疗法是中华医学的宝贵遗产，有着三千多年的历史传统。足部是人体经络汇聚的地方之一，人体各器官均在脚部有特定的反射区，足底反射区的分布是将人体整体缩小投影，反射到足部，是局部反映整体的一种表现。当人体脏腑、器官发生病理改变的时候，会在双足对应的反射区产生压痛，那么这个部位即为病理反射区，在治疗的时候就以这些反射区作为重点。通过刺激这些反射区，会产生神经反射，激活感应器官的功能，增强血液循环，调节内分泌失调，平衡血压，对高血压、脑血栓、咳嗽、哮喘、腰腿痛、风湿、肾虚、胃寒、痛经、感冒、失眠、发烧、糖尿病、下肢静脉曲张、脉管炎、足跟骨刺、踝关节炎、风湿性关节炎，使用后都能起到很好的辅助治疗效果，故对足部按摩和刺激，能激发人体潜在的功能，调整身体失衡的状态，舒缓全身紧张，达到防病治病的效果，有自我保健和延年益寿之功效。

在进行足底按摩的时候，可以用拇指的螺纹面、食指和中指的指间关节对反射区进行按揉点压，也可以使用一些光滑的塑料棒刺激反射区。足底按摩一般以压痛反应比较强的部位为治疗重点，按照先左足后右足，先主要区域，再次要区域的顺序进行治疗。按摩力道并非越大越好，有些人误以为越痛越有效而强忍着，反而会导致足部损伤。受过专业训练的按摩师推拿手法得当，就可以取得应有的效果。反之，则会带来许多弊端。

二、足部按摩疗法功效

足部反射区按摩疗法适用于多种疾病，也可单独用于日常保健。

1. 内科疾病

（1）呼吸系统疾病，如急性上呼吸道感染、慢性支气管炎、支气管哮喘、肺炎、急性扁桃体炎等。

（2）循环系统疾病，如高血压、低血压、冠心病、贫血、心绞痛、下肢静脉曲张等。

（3）消化系统疾病，如慢性胃炎、胃与十二指肠溃疡、慢性结肠炎、慢性肝炎、肝硬化、胆囊炎、胆结石等。

（4）泌尿系统疾病，如慢性肾小球肾炎、泌尿系结石等。

（5）代谢及内分泌系统疾病，如糖尿病、肥胖、甲状腺功能亢进等。

（6）神经系统疾病，如脑动脉硬化、脑血管意外后遗症、三叉神经痛、坐骨神经痛、神经衰弱、癫痫、焦虑症等。

（7）癌症放化疗引起的不良反应。

2. 妇科疾病

月经不调、痛经、闭经、功能性子宫出血、带下病、盆腔炎、更年期综合征、不孕症、性冷淡等。

3. 男科疾病

遗精、阳痿、早泄、前列腺炎、前列腺肥大、睾丸炎、附睾炎、不育。

4. 儿科疾病

小儿厌食症、小儿遗尿、小儿惊风、小儿营养不良等。

5. 皮肤科疾病

痤疮、黄褐斑、脂溢性脱发、白发、湿疹、神经性皮炎、牛皮癣、斑秃、带状疱疹等。

6. 伤科疾病

肩周炎、颈椎病、慢性腰肌劳损、退行性脊柱及膝关节炎、腰椎间盘突出症等。

7. 五官科疾病

老年性白内障、开角型青光眼、近视眼、迎风流泪、老花眼、慢性鼻炎、鼻窦炎、慢性咽炎、口疮、耳鸣、中耳炎、牙痛等。

三、操作步骤

1. 按摩顺序

如果是对整个足部进行按摩，就从左脚开始，然后再到右脚。按摩时，应先按脚底，从脚底内侧到外侧，最后是脚背。足部按摩完毕后，在对小腿部分穴位进行按摩。按摩足底的时候，先从基本反射区开始，再到病变反射区。对于肾、输尿管和膀胱反射区，需先进行按摩刺激，从而刺激排泄系统，再按摩与心、胃、脾等部位相应的反射区。具体可以参考以下步骤：

（1）含苞未放：把脚擦干，之后涂抹润肤油。

（2）金鱼摆尾：双手横向拍打双脚外侧，起到放松小腿肌肉的作用。

（3）隔墙有耳：双手握住一只脚，向内稍用力挤压。

（4）仙鹤展翅：双手在脚背处上下搓热整个脚部，起到促进血液循环的作用。

（5）细水长流：点住脚心轻压，有助于身体排泄废物。

（6）蜻蜓点水：轻刮大脚趾，能够改善头痛头晕，有助睡眠。

（7）火烧连营：用中指、食指指间关节按压脚底穴位，能够缓解胸闷症状。

（8）仙人指路：食指轻刮脚趾，达到舒筋活血的作用。

（9）重于泰山：双手轻轻挤压脚侧，能提高人体的免疫力。

（10）排山倒海：双手交错按压脚背与脚心。

（11）足部按摩：双手轻轻挤压脚侧，能提高人体的免疫力。

（12）大功告成：双手轻捏脚背穴位，能缓解头痛、头晕等症状。

2. 按摩力度

足部按摩时需要用一定力度，按摩力度不宜过轻。按摩过程中出现酸胀感时，此时的力度是比较合适的。另外，按摩力度和节奏也要均匀，不能时轻时重、快慢不一。如果体质偏强的人，则可以多加一点力；如果是虚证、病重体弱的人，则力度可适当放缓。

3. 按摩时间

进行足疗保健按摩时，时间的控制也是有讲究的。一般情况下，按摩时间控制在30～40分钟为佳。患重病的人，则适宜控制在10～20分钟。对于患慢性病的人来说，可以隔天进行1次足疗或是每星期进行2次。

四、常用手法

1. 叩拳法

单食指扣拳法是指施术者一手扶持受术者的足，另一手半握拳，中指、无名指、小指的第一、第二指间关节屈曲，以食指第一指间关节（近端指间关节）背侧为施力点，作定点顶压。此法适用于肾上腺、肾、小脑和脑干、大脑、心、脾、胃、胰、小肠、大肠、生殖腺等足底反射区。

2.双指钳法

要领：操作者的无名指、小指第一、第二指间关节各屈曲90°紧扣于掌心，中指微屈后插入到被按摩足趾与另一足趾之间作为衬托，食指第一指间关节屈曲90°，第二指关节的尺侧面（靠小指侧）放在准备按摩的反射区上，拇指指腹紧按在食指第二指间关节的桡侧面上，借拇指关节的屈伸动作按压食指第二指间关节刺激反射区。

发力点：靠拇指指关节的屈伸动作带动食指对反射区发力。中指不发力，只起辅助衬托作用。

适用范围：颈椎反射区、甲状旁腺反射区。

3.拇指按压法

拇指按压法是指以拇指指腹为着力点进行按压，此法适用于内肋骨、外肋骨、气管、腹股沟等反射区。

4.钩掌法

要领：操作者的中指、无名指、小指的第一、第二指间关节屈曲90°紧扣于掌心，食指第一指间关节屈曲，第二指间关节屈曲45°，食指末节指腹指向掌心，拇指指间关节微屈，虎口开大，形成与食指对持的架势，形似一镰刀状。

发力点：食指第一指间关节屈曲90°后顶点的桡侧（靠拇指侧）或食指末节指腹的桡侧，或食指第二指间关节屈曲45°后的顶点。

适用范围：足底反射区、足内侧反射区、足外侧反射区。

5.拇指推掌法

要领：操作者的食指、中指、无名指、小指的第一、第二指间关节微屈，拇指指腹与其他四指对掌，虎口开大。

发力点：拇指指腹的桡侧。

适用范围：足内侧反射区、足外侧反射区、足背反射区。

五、注意事项

进食完毕1小时之内，不宜进行足疗按摩。在足疗按摩过程中，腿部不宜直接受风，而且对于伤口和脓肿处，都需注意避开。一旦皮肤出现红肿情况时，需马上停止进行足疗。足疗保健按摩完毕后，不能马上用冷水冲洗脚部。另外，按摩完毕半小时后，最好喝300～500毫升温开水，有益身体保健。

第二十四章　气功疗法

第一节　气功疗法概述

气功之源可追溯到周秦时代，它亦是祖国医学的一部分。气功疗法是通过气功锻炼来达到治疗某些疾病的目的，根据统计可知，气功疗法可以治疗心脑血管系统疾病、胃溃疡、神经官能症等慢性疾患和老年性疾病，因此气功疗法是应当提倡的，它受到我国广大人民的重视，对其机理我国正在进行深入的研究。

一、概念术语

（一）基本概念

1.气功

能做到二气随心的方法，叫气功。二气随心，是气功的本质，是与其他体育运动的根本性区别。二气随心是两种不同的生理状态，一种是心息合一，即超级低氧状态，一种是调动真气，即超强生物电状态。

从中医学角度定义气功，它是通过调神的自我锻炼，使自身气机变得协调的锻炼方法。气功是一种中国传统的保健、养生、祛病的方法。以呼吸的调整、身体活动的调整和意识的调整（调息、调形、调心）为手段，以强身健体、防病治病、健身延年、开发潜能为目的的一种身心锻炼方法。主要讲究调整自然之气和先天之气和谐的关系，中国气功中先天之气是禀赋于父母、循环在人体十二经络和奇经八脉中的元真气。

随着科学的向前发展，我们可以用现代科学的有关知识来认识气功，这将更加深化我们对气功实质的认识。

如果从现代行为医学的角度看，气功锻炼是对一种有利于心身健康的良性行为进行学习训练，最终以条件反射方式固定下来的行为疗法。

如果从气功作用的心理生理学过程看的话，可将气功定义为：主要是通过使用自我暗示为核心的手段，促使意识进入到自我催眠状态，通过心理—生理—形态自调机制调整心身平衡，达到健身治病目的的自我锻炼方法。

2.气功疗法

气功疗法指以气功作用的机理对疾病的医疗和保健的方法。气功在治疗方面采用一功多能，定时和不定时，有姿势与无姿势，意守点与不定点，顺呼吸和逆呼吸，静与动，补与泻等辨证施治的方法。

气功疗法适于人体结构的科学解释：人体有病是因为人体细胞排列的无序性，通过气功锻炼可使人体细胞排列有序化，练功时间越长，功夫越深，有序化程度就越高。人体是一个高度复杂的巨系统，在其多维相空间中，存在多个相对稳定的目的点和目的环；对应相对稳定的不同生理心理活动功能态。通过气功，能使正常态功能效能更趋于条理化。在疾病状态下，又可以通过调身、调息、调心，以调心为主，意念入静，调整姿势，控制意念，促进血液循环，阻止外来干扰，抑制有损于身体的不良情绪。

（二）术语解释

1. 周天

周天有小周天与大周天之分。小周天路线是任督两脉；大周天路线是人身十二正经与奇经全通。仅仅是感觉到气在身体内运行，称之为经络周天；内视到经络、穴位及内光、内景，才能说真正是周天路线通了，这称之为丹道周天。

2. 内视

练功者将思维集中于自己的身体内部，直到能"看"到各种图像，称为内视，医家称之为"反观"，俗称"开天目"。内视得好的还可以看到身外的景象。

3. 静功

练功者用各自的办法，排除多种念头，将思维集中于一念，并尽量将此一念定下来。定得好的甚至将此一念也除去了。所有这些过程均称为"静功"。

4. 盘坐

这是静功中常用的姿势，有三种。

散盘——两脚交叉在双腿下而坐。

单盘——一脚放在另一只脚的上面而坐。

双盘——两脚交叉搁在双腿上而坐。

5. 丹田

丹田有上、中、下之分。

上丹田——印堂和玉枕穴的连线与囟门下垂线的交汇处，又称天目、天目穴、泥丸宫。

中丹田——双乳连线与前正中线的交点。

下丹田——脐下3寸往腹内进去的中间。而功夫达到相当程度，则"全身无处不丹田"。

6. 天门

天门俗称囟门。

7. 天顶

天顶即百会穴。

8. 意念

意念即后天思维、后天意识、显意识，简称思维、意识。

9. 气感

气感是指练气功或意念集中在身体某部分时会产生的热、麻或痒等感觉。虽然气感是大部分练气功的人都会有的经验，但气感的成因尚未被研究出来。有理论认为气感是幻觉，但幻觉并非无意义，它是在以模拟的感觉信号取代真实信号，驱动自主神经进行心身作用。

有些时候，下述的生理反应往往也会被气功修习者指为"气感"的：

（1）当深度放松时，微血管的微循环旺盛起来时的感觉，多数是暖，如果还有麻痒的话，中医还说这是有"风"。初学者常说这是"气到指尖"。

（2）呼吸深长，血气旺盛，肢体、大脑得到充足供血、供氧时的精神爽利感觉。常被描述为"感到一股气涌上来"，甚至是大小周天运行，内力增进等。

（3）进入类似默剧或自我催眠的状态，尝试用意识去影响不容易控制的部位时的感觉（内脏之类的不随意肌）。有时肢体还会处于一种平时很少会做的姿势（不同的桩功），重心、负重位置都跟平常有所不同，再配合设想和呼吸，因而会刺激到一些平时很少运动的位置，甚至内脏器官，使之都得到运动，为习练者带来一种不常见，但又很惬意的个人境界经历。这往往会被称为以意导气，以气导体，以致打通经脉等。

（4）神经的生物电反应，例如肉跳、眼眉跳，以至于抽筋等。如果这些反应是气功修习者希望发生的，或者在控制和预期下发生的，可能会说这是"神功大成"了；如果是不想发生的，或者失控地发生的，就叫"出偏差"，以至于"走火入魔"。

二、发展历史

（一）发源地

气功发源于中国。气功在中国有悠久的历史，有关气功的内容在古代通常被称为吐纳、行气、布气、服气、导引、炼丹、修道、坐禅等。中国古典的气功理论是建立在中医的养身健身理论上的，自上古时代即在流传。原始的气功一部分称为"舞"，如《吕氏春秋》所说的"筋骨瑟缩不达，故作为舞以宣导之"。春秋战国时期，一部分气功被概括于"导引按跷"之中。中医专著《黄帝内经》记载有"提挈天地，把握阴阳，呼吸精气，独立守神，肌肉若一""积精全神""精神不散"等修炼方法。《老子》中提到"或嘘或吹"的吐纳功法。《庄子》也有"吹嘘呼吸，吐故纳新，熊经鸟伸，为寿而已矣。此导引之士，养形之人，彭祖寿考者之所好也"的记载。湖南长沙马王堆汉墓出土的文物中有帛书《却谷食气篇》和彩色帛画《导引图》。《却谷食气篇》是介绍呼吸吐纳方法为主的著作。《导引图》堪称最早的气功图谱，其中绘有44幅图像，是古代人们用气功防治疾病的写照。

（二）发展历程

原始的气功没有名称，之后一部分称为"舞"。如《素问·异法方宜论》的"痿厥寒热，其治宜导引按跷"，而散见于历代名家著作中的静坐、坐忘、禅定、胎息、行气、服气、调气、周天、内丹等也都属于气功的内容。至于"气功"一词，最早见于晋代道士许逊所著《灵剑子》一书。在隋唐以后才出现的《中山玉柜服气经》记载："气功妙篇，气术之道略同……"但在内涵上与我们所说的气功不完全一致。现代的气功是在20世纪50年代建立了北戴河气功疗养院之后才逐渐得到推广的。

气功是人们在生产、生活、医疗保健等多种实践中，逐渐总结而形成的。气功疗法与体育疗法有联系又有区别，它可以包括体育疗法，但体育疗法却代替不了气功疗法。肢体运动始终只是气功调心的手段之一，呼吸运动也是为调心服务的，三调是统一的整体，必以调心为核心。内练与外练是结合的，应以内练为主。气功之气是指"内气""真气"，具有更深刻的含义。气功疗法具有综合性的特点，至少它是心理疗法与体育疗法的综合。

（三）发展阶段

1. 晋代的气功

中国的气功，有几千年的历史，可气功这个词的出现时间并不是很早，它首先见于晋代许逊著的《灵剑子》一书。据考察认为此书不是许逊亲自所著，因为书中有很多气功术语都是宋朝以后才开始用的，所以成书时间不会早于宋朝。晋朝以后，宗教在中国兴盛起来了。宗教利用了气功，把气功神秘化了。本来气功是练气修德，很具体很实际的，可是宗教化以后，就追求修炼成神、成仙、成佛了。这么一来，气功的科学本质没有了。但如果翻开中国气功史，可看到就在晋、隋、唐这一时期，有很多古人用气来命名的著作，如《气诀》《气经》等，书中写的都是练气、用气的内容。《气经》中讲了几十种练气、用气的方法，连发放外气的方法都有，叫"布气"。以后的宗教淹没了气功，气功的名词就没了。

2. 宋代的气功

金、元之后，很多练功夫的，为了抵抗外族的侵略，将气功的修炼用到武术上来，逐渐形成了武术气功。随着武术气功的兴起，慢慢破除了宗教的神学思想，人们对宗教的信仰就淡漠了，气功又逐渐从宗教里面分离出来，重新开始讲气、练气，宋代就讲吐纳之气了。随着武术气功的发展，武当派、少林派两大家逐渐形成。

3. 明清的气功

清末有了武当派的著作，也有了少林派的著作《少林拳术秘诀》，内有专章叫《气功阐微》，专门阐述气功。其中明确指出："气功之说有二：一养气、一练气。"于是气功一词又逐渐被提出来了，明清以后讲练气比较突出，到民国初年练气功的人也逐渐增多。1931年王竹林所著《意气功详解》正式出版，直接以气功命名。很多医生通过学练道家、佛家功夫，把它用到医疗上来，称之为"气功疗法"，最早是1934年董浩写的《肺痨病特殊疗法——气功疗法》，1938年方公溥又出版了《气功治验录》，还创立了"公溥气功治疗院"。

4. 近代的气功

现代与古时相比，气功一词的传播范围要比具体功法的传播范围大得多。转折点是20世纪50年代刘贵珍推广气功。刘贵珍得习传统功法治病疗效甚好，便大力推广传统功法治病，并将其定名气功疗法。在河北省卫生厅的同意和支持下，将自己练功与多年临床经验予以总结，撰写成一本《气功疗法实践》，出版之后还译成外文，"气功疗法"在国内外就传开了。之后又把气功作为中医学的一部分，成立了气功疗养院、气功疗养所，在气功治疗、气功研究方面均取得了很大成绩。80年代之后，气功事业发生了空前的变化，正道

功派发展成为一门独特的科学，气功也成了关于人们身心健康的一门特殊学问的代名词。

2010年健身气功在全国呈现出良好发展态势，大型活动连续不断，贯穿全年。全国健身气功活动站点已经达到13000多个，习练易筋经、五禽戏、六字诀和八段锦等功法的人数破100万人。海外推广交流有新的突破，现已成立国际健身气功联合会。

三、气功种类

（一）按练功内容分

古称气功为"性命"之学，依据内容可分为：

1. 性功

性指心性、神意活动，《坛经》曰："心为地，性为王，王居心地上。"性功主要从炼神入手，完全集中于意识活动的锻炼。开始多从上丹田练起（但守上丹田者并非都属于性功），或不搞意守，任其自然。佛家的参禅，意念意守法的"以一念代万念"等法属此。涵养道德、陶冶性情也属性功范畴。脑力劳动者宜练此功。

2. 命功

命指肾精以及身躯有形之物与气。命功从炼精入手，有聚津生精、炼精化气、炼气化神阶段，开始多守下丹田。周天功、强壮功多属此。欲健壮体格者宜练此功。

3. 性命双修功

性命双修功（任何一种功法之高级阶段都为双修）：有先修性功、而后修命功以完性命双修者；有先修命功、后修性功以完性命双修者；有开始就上炼神慧以修性、下炼元精以修命而行双修者，性命双修之方法随门派而异。性与命是人体生命的两个互相联系、相互依存的侧面，两者不可能截然分开，只是每一种功法的侧重点有

所不同罢了。

（二）从练功体态分

1. 站功

以站式练功，又称站桩。站功对增力、壮体、发动真气、提高身体健康素质效果明显。近人王芗斋、秦重三所传是也。站桩不仅是一种气功锻炼方法，而且是武术的基本功，是达到武术上乘功夫的重要途径。古语云："要把骨髓洗，先从站桩起。"练武术，尤其练内家拳的都注重站桩，如太极拳的小马步桩、川水桩，形意拳的三才式、通臂拳的罗汉桩、长拳的童子拜佛桩……故站桩不仅适于体质较弱的病人，而且适于健康人以及体育爱好者。

2. 坐功

以坐式练功，是练清静法门、周天搬运法门的重要方法。此法易启动真气而不外散。坐功的姿势，一般分为座具坐（坐在椅、凳上）、盘膝坐和跪坐三种。盘膝坐又分三种，即散盘（自然盘膝）、单盘（一足抵于会阴部，一足置于另一大腿根部）、双盘（两足分别压于两腿上，俗称"五心朝天坐"）。

3. 卧功

以卧式练功，有仰卧与侧卧之分，作用与坐功相似，启动真气稍慢。但身体极度衰弱和不能坐者，或高度疲劳时，以卧姿练功，气机发动却较其他方式明显。对行动不便的患者，卧功是唯一可行的好方法。对一般练功者来说，卧功只作为睡前、醒后辅助的练功方法。

4. 行功

古人未设行功，只是练功到一定程度后，要求走路也保持练功状态。所谓"行、站、坐、卧，不离这个"，"这个"就是内在的练功状态。武术很注重步法的锻炼。现在所传的行功就是从武术中某些基本步法脱胎演绎而来，它与太极拳的狮子滚球丹法、少林拳的逍遥步、五禽戏的熊形步等很相似。此法易学、易练，有和畅气血、疏通经络的作用，适宜于慢性病人的锻炼。

（三）从形体动静分

1. 静功

练功时形体不动，上述的坐、站、卧功即是。

2. 动功

通过各种动作，内练气，外练筋骨，达到壮骨强筋、神气合一的目的。可以用之强身，可以用之制敌等。内家拳均属动功范畴，如太极拳、形意拳、八卦拳等。

3. 动静相兼

一指既练动功又练静功，二指某些功法具有动静两重特点，要求外动内静、由动归静，如达摩易筋经、峨眉十二桩、蛤蟆气，以及智能动功各功法。

（四）从练气的功用分

1. 硬气功

此功多系武术、杂技中的功夫，如"裂金碎石""刀枪不入""寒暑不侵""力托千斤"等各种特殊功能。

2. 软气功

软气功又称顺气，指用于养生、防治疾病的各种功法。

（五）从气功渊源分

1. 医家功

医家功与中医理论紧密相连，对人体内之经络、脏腑气化反应观察较为细腻。目的在于延年祛病，探索人体生命奥秘，是中医学的精华，如周天功中的经脉周天即是。

2. 道家功

其理论较中医理论更博大精深，以"修心炼性"为主，目的在于"葆性全真""长生久视"，是我国传统功法中最丰富多彩的部分，分内丹功、清静功、存思功（又叫存想功）、导引功、吐纳服气功等。

3. 儒家功

着重于心性的陶冶、锻炼，以"存心养性"为主，主张在日常生活中砥砺意志、正心诚意，养浩然之气，以求"豁然贯通"。

4. 佛家功

以虚无为宗旨，"明心见性"为主。目的在于"断惑证真""妙契佛性"。在探讨生命奥秘方面不如医、道两家深刻，如"参禅""六妙法门""止观"等均是。

5. 武术气功

自明清以来，武术和气功结合，形成了技击与养生兼而有之的武术气功。有武当派、少林派、峨眉派、昆仑派、南宫派等，主张动静双修，内外兼顾。现在流行的硬气功多是武术气功的一种功用。

（六）从练功对人体的作用分

1. 防治疾病功

中医认为，人体患病无非是气血乖乱，阴阳失衡，五脏失调所致，因而疾病的治疗则以和畅气血、疏通经脉、平秘阴阳为要，而这正是气功最基本的功能，即练每一种气功都有防病治病的作用。如果某一功法防病治病效果明显，其他功能较差，则称为防病治病功，如松静功、行功等。

2. 强壮功

如果说治病保健是气功的初级效果，那么练气功的第二阶段就是富力强身。通过练功，培益真气，使脏腑、经络、皮肉、筋骨的真气充沛，宣畅通达，从而强化人体各部分的功能。这种以壮体为主要功效的功法，可称为强壮功。如站桩功、蛤蟆气、动功、硬气功等。

3. 周天功

练功后产生周天（沿身体一定的路线）气脉运行的功法。可分为卦爻周天（内丹功）、经脉周天、意念导引周天等。此类功

法是道家传统功法的核心，也是医家气功的重要内容。

4. 智能功

指擅长于开发常态智能与超常智能的功法。我国很多传统功法都有这方面的作用，但囿于传统功法名称，未被称作智能功。现在这一名称已成智能气功科学的专用名词。

四、气功禁忌

气功的好处除了保健作用外，也有治疗疾病的作用。如果病人选择气功作为辅助疗法，那么应根据不同的疾病选择不同的气功。如胃溃疡患者可练习内养功；肿瘤患者可选择行步功或郭林新气功、自控气功等；高血压、神经衰弱及疼痛病人可选择放松功。卧床不起的病人，可选强壮功，以培补元气；老人练气功的好处还可以对颈肩病的患者起到利于颈肩功能的恢复作用。

气功养生，就是通过有意识的自我身心调整，来达到养生保健、防病治病的锻炼方法。在学习气功养生前，首先要了解和掌握一下气功养生有哪些禁忌，以便日后练习中达到事半功倍的效果。

（一）忌"虚假"

气功讲究练"真气"，忌虚假的意念和行为。因此，学习气功养生首先要学会做真人，说真话，只有真心、真诚的人，才可能练出"真气"。

（二）忌"贪念"

贪，六根不净之祸也。在练习过程中，一定要忌贪，贪则心不净，就会招来许多麻烦，无法进入练功的状态。

（三）忌"浮躁"

人体很多病症皆因情绪所致，原因在于人的情志可以影响人体的正常生理功能，功能一旦失调紊乱，就会引发疾病。因此，

练气功者，应保持平和的心态，不应动气，不然会导致练习功亏一篑。

（四）忌"自吹"

练习者应禁忌自吹自擂，说话、办事都应留有余地，切忌因此干扰了自身的修炼，引起不良后果。

（五）忌"房事"

人体精、气、神旺盛才能保持身体的健康，如果生活中不节欲，必然损精，引起肾气不足，所以练习气功应减少房事为宜。但是不同门派功法有不同看法，也有不少气功功法门派（如梅花门等）并不认同这点，并指出"精"并非"精子"，而是人的一种意识能量，而且适当进行房事有利于功法练习。

第二节　气功疗法原理与特点

一、气功疗法的养生治病原理

气功或称内功的锻炼就是要做到"恬淡虚无""精神内守"的方法，根据各人的不同情况，运用各种不同锻炼内部的方法，达到高度安静的境界（用巴甫洛夫学说来讲，是一种特殊的保护性抑制状态），这时练功者由于大脑皮质所固有的调节内部各种功能的作用得到高度发挥，使人体对于外界致病因素的抵抗力大大加强（也就是《黄帝内经》上所说的"真气从之"），因此可以长久保持健康。

（一）身体层面

气功在保健方面有独特的功效。他是建立在整体生命观理论基础上，通过主动的内向性运用意识活动的锻炼，改造、完美、提高人体的生命功能，把自然的本能变为自觉智能的实践。气功与中医、武术一起，被认为是重要中华传统文化之一，

受到世界范围内许多人的喜爱。

对于患病的人来说，要主动集中内部力量，全面增强和疾病战斗的力量；另外，局部运用各种不同的练功方法，重点作用于有病的部分，这样就可以治好某些疾病。根据巴甫洛夫学说，大脑皮质除了具有调节内脏的功能外，还有修复内脏的功能。因此通过练功使大脑皮质的力量增强以后，内脏的某些疾病就可得到治疗。通过各种方法使内脏活动加强，血液循环改善，神经系统活动逐渐平衡，这些都是气功治疗疾病过程中可以用科学方法说明的具体变化，这些变化都对治疗疾病有重要意义。

据目前统计，气功疗法可以治疗心脑血管系统疾病、胃溃疡、神经官能症等慢性疾患和老年性疾病。长期坚持练气功，身体末梢血液循环有明显的改善，手脚和体表温度升高，唾液分泌增多，肠鸣音亢进。人体"入静"时，大脑皮层的功能得到调整，产生保护性抑制，减少对应的病态兴奋阈，使中枢神经系统处于最佳状态。

（二）心理层面

气功是通过特定的修炼方法，使机体的组织、器官在功能上更佳有序化与协同化的生理变化过程。由于修炼的方法不同，所导致的生理变化也会不一样，这种不一样就是气功的生理效应，是通过心理活动使生物能对机体或事物产生作用，气功学即心理物理学。

从心理学的其他方面来讲，人类的感知除了意识层面，还有两种非意识的心理隐态：潜意识态与无意识态。意识、潜意识、无意识三种心态有着一定的联系：意识目的而为、潜意识不自觉而为、无意识不自主而为，其纽带是人体自序场。而体序场在传统被称为"神"。

通过气功修炼而达到了三神衡溶、生息并存的全息生命体是能够长久独立、能

动存在的生命的升华与超越。中国道家内丹术是达成生命进化的主要途径。内丹术的修炼过程其实是三神与经络气、元气、精气合一而超越生命的灵魂信息加强的过程。

二、气功疗法的特点与要领

（一）特点

1.中国传统医学包含丰富的内容，气功是中国传统医学宝库的一颗瑰丽的明珠。经络、穴位、气血学说，是中国传统医学的理论，是中国气功的理论基础。经络、穴位、气血是非常复杂的人体现象，可以简单而形象地解释为：经络是气血运行的通道，穴位是气血运行的出入口。气功健身祛病的道理在于穴位受到良性刺激，使气血在经络中运行通畅。

2.中国气功体现了天人合一、形神合一的整体观。

中国气功强调天人合一，人和自然界有着密不可分的联系，人体受到气候、环境等因素的影响。中国气功重视人与自然界的动态适应。

中国气功强调人与社会的统一。社会环境对人的健康和疾病有着密切的关系，中国气功修炼强调人要适应社会。

中国气功强调形神统一。气功是一种具有中国特色的自我身心锻炼方法，既可以提高人体的生理功能，又能提高人体的心理功能。气功提高人体生理功能与心理功能是同时进行的，二者相互联系、相互制约。

3.气功疗法主要由病人自己通过锻炼治疗自己的疾病，指导练功的人只能从旁指导、不能代替病人和疾病做斗争。因此当病人开始学会了一些方法，取得了一些成效时，就会大大加强和疾病做斗争的信心，这一点本身对病人就有很大帮助。慢性病人恢复健康的最大困难就在于长期疾病形成的各种刺激已经成为一种恶性循环，使他们终日不断感觉到疾病的威胁，因而逐渐形成消极悲观情绪。气功疗法可以很快地使病人感觉到自己可以控制疾病、逐渐增加战胜疾病的勇气，提高信心，就可以打破疾病的恶性循环，培养和发扬革命乐观主义精神，这就给许多慢性病的治疗造成极有利的条件。而有些慢性病甚至可以不要其他治疗就可得到痊愈。

4.气功疗法的锻炼和其他体育锻炼的最大区别就是以锻炼内部为主。由于内部的运动和感觉，人们在日常生活中不易掌握，因此需要一些特殊的方法。主要是用呼吸和用意识的方法。同时在锻炼中内部的运动和感觉也不易理解，因此全靠自己摸索是很困难的，必须学习古代和现代许多旁人的经验和方法，使自己逐渐通过练功熟悉了各种呼吸方法的运用，以及判断和掌握各种感觉的方法，才能懂得如何影响内部的规律。对于病人来说，自己去学习各种方法是没有必要的，只要按照指导老师规定的练功方法，自己专心学习，服从指导、耐心锻炼就可以少走许多弯路，早日恢复健康。如果不从治疗出发，总想多学些方法，追求练功中的各种新奇感觉，那不但不能治好病，功夫也得不到进步。

5.气功疗法是一种整体疗法，也就是要发挥病人的全部抵抗力来战胜疾病，因此不能简单地只用一种疗法，一种经验，不看条件，不看病人情况生搬硬套，病人的思想、体质、病情、环境、饮食，都要考虑到。其他必要的药物治疗、理疗都可以配合，必须破除气功万能的迷信思想，必须破除各种盲目崇拜某一种方法的迷信思想。

6.气功疗法是一种逐渐改造身体内部的办法，因此练功必须以柔和自然为原则。

如果希望很快发生变化，带着急躁情绪锻炼，就会使内脏受伤、内部各种变化剧烈，难以掌握，形成偏差的主要原因也就在这里。由于练功中的效果不是每天都能出现，往往需要经过较长的一段时间才能看到，因此有些病人带着一种追求的心理，这样不但正常的生理变化不能得到，反会增加一些反常的生理变化，对疾病没有好处，练功也走了弯路。

7. 气功疗法是一种动静相兼，以静为主的疗法，以锻炼内部为主，不是以锻炼四肢外部的肌肉骨骼为主。动静相兼的意义主要是说练静功需要用动功配合，不能只用静不用动，这一点很重要。因为整天身体不动，对于健康也有害处。

（二）要领

气功功法不同，其特点和要求也各不相同，但共同的要领是：松静自然、意气相随、练养结合、动静结合、循序渐进、因人因病而异、持之以恒、生活有节。这些适用于各种气功，练功者具体练某种功时，还要参照该种气功的具体要求。一般有精神病、大出血、高热、各种急性病及急性传染病的人不宜练气功。

1. 炼气要诀

专心呼吸，轻松舒适，静观其变，顺其自然，自然而然，聚集精神在松果体。

2. 姿势（调身）

姿势自然放松，是顺利进行气功呼吸和诱导精神松静的先决条件。不同的姿势有不同的生理特点，姿势本身也起着一定的治疗作用。常用的姿势有平坐、自由盘膝、单盘膝、仰卧、侧卧、站式、走式等。

3. 入静（调心）

入静是指一种稳定的安静状态，无杂念，集中意念于一点，即意守丹田或留意呼吸，对外界刺激的感觉减弱，进入似醒非醒、似知非知的境界，即大脑皮层进入保护性抑制状态。常用的入静方法有五种：意守法、随息法、数息法、默念法、听息法，这五种调心入静法初练时可从意守法开始，逐渐过渡到随息法或听息法，或始终练一种，可因人而异。

4. 呼吸（调息）

呼吸是气功疗法的重要环节。通过锻炼，改胸式呼吸为腹式呼吸，改浅呼吸为深呼吸，最后练成自发的丹田呼吸。呼吸方法常用的有8种：自然呼吸法、顺呼吸法、逆呼吸法、停闭呼吸法、鼻吸口呼法、气通任督脉呼吸法、潜呼吸法、真息法。练呼吸要在柔和自然的基本法则指导下逐步做到深长、细匀、缓慢，切不可急于求成。

三、气功疗法与其他的关联

（一）气功与心理疗法

气功包含心理疗法，但是与心理疗法有区别。心理疗法一般是指医生用语言、表情、姿势、态度等，对觉醒状态下的病人进行说理、暗示治疗，或用一些特殊的诱导方法，使病人引起一种表面上有些类似于睡眠的催眠状态，再对呈催眠状态下的病人进行暗示治疗，故病人始终是被动的。而气功疗法的特点是发挥病人的主观能动性，病人在医生指导下，通过自我锻炼从而加强自我控制能力而收效。

（二）气功与中医

气功是中国传统医药学的一个重要组成部分。成书于两千多年前的我国现存最早的医学经典著作《黄帝内经》中，对气功锻炼的方法、理论和治疗效果等内容，都有记载。其中，《素问》的八十一篇中，就有十几篇直接或间接地谈到有关气功方面的内容。可见，在春秋战国时期以前，气功已成为一种重要的医疗保健方法。

从中医发展史上看，我国历代医家对

气功都很重视。不仅在著作中有对气功的论述，而且许多名医本人也是气功实践家。如汉代名医张仲景在其名著《金匮要略》一书中说："四肢才觉重滞，即导引吐纳，针灸膏摩，勿令九窍闭塞。"这里所说的"导引吐纳"就是气功的一种方法。著名的"五禽戏"，相传就是汉代名医华佗所创，流传到今天仍被气功爱好者所喜爱。其后晋代葛洪所著《抱朴子》、南北朝陶弘景所著《养性延命录》、隋代巢元方所著的《诸病源候论》、唐代孙思邈所著《备急千金要方》、王焘所著《外台秘要》、宋代《圣济总录》以及金元四大家的著作中都有气功方面的论述。在明代著名医学家李时珍所著《奇经八脉考》中指出："内景隧道，惟返观者能照察之。"意思是说，在练某种静功的过程中能够觉察出人体的经络变化。清代著名温病学家叶天士和吴鞠通，都有气功的实践和论述。近代名医张锡纯所著《医学衷中参西录》中也有专论气功的章节，并指出学医者应参以静坐。从以上提及的名医和论著与气功的关系，即可知气功养生学历史之悠久，又可见气功在中医学中的重要地位。

气功作为中医学的一个分支，在理论上主要以中医理论为基础，在创编功法和气功锻炼中也应用阴阳、五行、脏腑、经络、精气神等学说作指导；对气功锻炼产生的效应及气功作用机制等认识，到目前为止，也主要以中医理论来阐述。当然，由于自古以来，气功实践不只为医家独有，儒、道、佛、武等各家在各自不同的实践中，分别对气功形成了自己的认识，也构成了气功理论的一部分。

气功实践的结果也为中医学提供了新的内容，如明代医学家李时珍、张景岳等分别对奇经八脉和丹田命门理论的系统阐发，在很大程度上是建立在气功实践的基础上的。气功强调对意念的运用，是对中医调神理论和情志学说的补充和发展。掌握了气功心身同练的特点，有助于深入理解中医"形神合一""天人合一"的整体观，而气功作用机制的探讨，亦有益于对中医"气化论""精气神"理论和脏腑心理相关性等的深入认识。发掘整理气功与药物配合应用，气功针灸、气功按摩等传统治疗方法也可提高临床疗效，开拓新的治疗途径。

（三）气功与体育锻炼

1. 相同点

气功和体育锻炼都是人类自我心身锻炼方法，都具有健身作用。气功，尤其是动功，也是一种特殊的体育锻炼。如果去掉对意念、呼吸的特殊要求，则与体育锻炼中的体操无异，只是动作柔和缓慢而已。体育锻炼也包括了"调身""调息""调心"三方面相应的内容。如"调身"本来就是体育锻炼的主要内容，而呼吸的调整对于体育锻炼来说也很重要，就像长跑运动员必须使呼吸与步伐相协调一样。正确的呼吸方法，是"调身"达到完美状态的保证。体育锻炼也很重视心理状态的影响，几乎所有的体育项目的竞技成绩都与运动员的心理稳定性有关，只是影响的程度不同，像射击、射箭，情绪的任何波动都可能大大影响成绩。

传统体育中的武术，与气功更是密不可分。所谓"外练筋骨皮，内练一口气"，就是指武术与气功的结合。武术发展到今天，最引人注目的还是它与气功结合而起到的健身治疗作用。传统气功中的"五禽戏""八段锦"等许多功法，往往也同时被归入体育锻炼之列。

2. 不同点

体育锻炼着重"调身"，即形体的锻炼，其"调息"的目的是为了在激烈的体育锻炼过程中得到充足的氧气供应，并不断地从体内排除二氧化碳，以保证大脑、肌肉所消耗的能量得以及时的补充，从而保证体育竞技顺利进行。也就是说其目的在于使形体的锻炼得到充分的发挥。而"调心"也同样是为了保证形体的完美发挥。气功与此不同，气功的三要素中，"调心"起着决定性的主导作用，"调身"只是顺利进行调心、调息的重要条件，"调息"则有助于体势的放松和精神的宁静。三者有机地结合起来，逐步达到气功入静状态，并在意识的主导下进行机体内部功能的自我调整和锻炼，通过特殊的心理过程来改变自身的生理状态，达到治病强身的目的。

与体育锻炼相比，气功更强调人的心理状态对人体健康的影响，强调通过主动的自我精神活动来调整自身的生理活动。在气功入静状态下调动和培育人体的生理潜力，起到强身治病的作用。

气功锻炼是在气功入静状态下进行的有呼吸要求的运动，它要求在保持松静自然的基础上，全身协调运动，呼吸柔和细缓，使耗氧量降低，心率减缓，血压降低，在整体上提高身体素质；这与一般的体育锻炼使呼吸加快，耗氧量增多，心率加快，血压升高，从而加快身体某些部分的新陈代谢，使形体按特定的要求完美发展等，有着很大区别，是我国独有的一门传统技艺。

（四）气功与儒家

儒家功法以心性修养为主要对象，其全体大用，均以心性为本。下手在此，了手补在此。佛家以"明心见性"为工夫，为头脑，道家以"炼心炼性"为工夫，为头脑，儒家以"存心养性"为工夫，为头脑。《大学》提"正心诚意"，《中庸》提"率性尽性"，孟子除提"存心养性"外，又提"尽心"。然此数者，以单提"存心养

性"四字较为浅明，最切易入。

"存心"者，存其本心也；"养性"者，养其本性也，亦即养其天心天性也。人与天俱来之本来心性，无不纯乎至善。故只须存养之勿失，勿为后天境地与乎物欲意念所转，便自可入于圣地而与天合。故孟子曰，"尽其心者，知其性也；知其性，则知天矣。存其心，养其性，所以事天也。"存心为尽心之本，养性为尽性之本。《中庸》除开宗明义标提"天命之谓性，率性之谓道"外，其言以至诚尽性时曰："唯天下至诚，为能尽其性。能尽其性，则能尽人之性；能尽人之性，则能尽物之性；能尽物之性，则可以赞天地之化育；可以赞天地之化育，则可以与天地参矣。"此明示人以如能修其率性尽性工夫，扩而充之，即可与天地参。这全是一套最简要明白的"天人合一"工夫。

存心养性，不但为尽心尽性之本，亦为炼心炼性与明心见性之不可欠缺的工夫。道家之炼心炼性，固须从存养下手；即佛家之明心见性亦然，不存之何以得明？不养之何以得见？且也，明之后，犹须存之；见之之后，犹须养之，久而弥光。不然，修证工夫，于证得明见之后，固可立地成佛，然于明见之后，亦可立地失之。夫心性之存养，即于成圣成道成佛以后，仍不可有一时之失，不可有一念之动！稍一懈怠，此心一放，即尔败之。故必须守而勿失，死而后已可矣。历来儒家中人，好剽袭佛家明心见性之旨以为用，庶不知儒门更有最上乘家珍在也！

心性原只是一件，分而言之，所以为方便说教也。举心即性见，举性即心存。即心即性，即性即心。不但此也，天与命与心与性与理与道，要皆是一体。亦可以说，皆统于道。分于道而具异名，名异而体同也。"天地与我同体，万物与我为一"。

言理如是，论工夫则尤然。由静极定笃中，自家心上，自可证到。大程子曾云："在天为命，在义为理，在人为性，主于身为心，其实一也。"又云："只心便是天，尽之，便知性，知性便知天。"又云："性与天道，非自得之则不知；故曰：不可得而闻。"盖只能默而识之，契而会之也。又程子论及心性时亦云："自理言之谓之天，自凛受言之谓之性，自存诸人言之谓之心。"又云："性之本谓之命，性之自然者谓之天，性之有形者谓之心，性之有动者谓之情。凡此数者，一也。圣人因事以制名，故不同若此。"嗣又倡"性即静""性即理"说。其实不但天、命、性、心、理，可打成一片，而统归之于一道；即天下万事万物，均无不可打成一片，而统之以道。故孔子曰："朝闻道，夕死可也。"又曰："志于道，据于德，依于仁，游于艺。"又曰："道不可须臾离也；可离，非道也。"故修圣，以修道为第一。夫修圣人之道，贵先立乎其本！本立而道生。本者何？心是也。心为人之主宰，亦为宇宙天地万物之主宰。故象山与阳明继程、朱二子倡"性即理"说之后，力倡"心即理"。象山之"宇宙即吾心，吾心即宇宙"，及儒门"天地万物人我一体"，与明道"仁者浑然与物同体"之说，较之佛家"即心即佛，即佛即心"与"佛即众生，众生即佛"等心佛一体、佛与众生一体之说，实深为高远矣！惟欲真能达到宇宙与吾心一体及天地万物人我一体之无上境界，不能说以会得此理、说得此理即能达到，须从心地上性地上切实作工夫，脚跟确实踏到；且能在工夫上契得"心与物冥、理与事冥、性与道冥、道与天冥"之神圣境界，浑然一片性光流行，心光流行；无内外，无将迎，无物我，无动静；此则已至由太极而无极境界矣（按：非由无极而太极境界）！

夫人之求其成己、成人、成物、成务者，外求其道于天下万事万物，水世而不可得；反求之于吾心，便即得之矣。孟子曰："万物皆备于我。"故求其道于吾心，自可普万事而无或遗。孔子曰："道不远人，人之为道而远人，不足以为道。"《经》曰："道在尔躬。""道在尔心。"岂远乎哉？余故常谓："道外无心，心外无道。"用佛家语意说则"即心是道，即道是心"。故反求自心，当体即得。是故与其倡"心即理""性即理"，远不若倡"心即道""性即道"也。理者，道之理也。一道备该万理，万理皆归一道。自伏羲、黄帝、尧、舜、禹、汤、文、武以至孔子而迄孟轲止，圣圣相传，皆言道而不言理，传道而不传理。所以然者，以举道而理自在其中矣！宋儒之特举理字，以立理学，除标新立异别开路径而外，岂有他哉？韩愈力倡道统之说，宋儒意欲创"理统"以继"道统"，并求之于禅释；且后分裂道术，各执一端，而有程朱陆王之千古公案，纷争不息，延及各家门人，亦复互相攻讦，又何其小哉？夫天下，本来无一物，本来无一事，一经各立门庭，互逞口舌，反使道愈辩而理愈纷，理愈争而道愈晦矣！此正所谓"无事生事""无争生争"者也。

夫道，寂然无物、无形、无名、无体、无象，远存于先天之上，近存于一心之内，广被万物而无或遗，中应万事而无不当。故天下万变万化，要皆备于吾心，一心不动，肆应咸宜。孟子曰："自求即得。"自求者，自求于吾心也。举心，则性自在其中矣；举性，则道自在其中矣；举道，则天地万物自在其中矣！故言儒家之道统圣脉，一是以存心养性为工夫为头脑。

或问：心性存养之道及其下手方法如何？曰：要亦静而已矣。心之体本静，性体亦然。感于物而动，缘于欲而动，动则失其本，而违于道矣。道不可须臾离，故心不可须臾动。天地万物，生于静而长于静，失于动而亡于动。余故曰：静罔不吉，动罔不凶。此古哲之所以谓"一动不如一静"也。《大易》所谓"寂然不动"者，所以存其本心，养其性体也。所谓"感而遂通"者，在其寂然不动，则湛然无物；湛然无物，则洞然虚明；洞然虚明，则有感即应，应而遂通矣。其所以能应而遂通者，盖洞然虚明，则灵觉不昧；灵觉不昧，则一神独耀，则无知而知，无得而得，不能而能，不神而神。故能有感斯应，而应无不通也。兹为世人修圣人之道与成圣人之道之方便起见，特再将历代圣哲所述圣人修养之圣脉心法，无论其言道、言德、言学、言理，凡可应用于静坐中，以之为内修工夫炼养者，择要简述之，并明其条理体系，用为儒家中人修养内圣工夫之，准绳与典则。并免徒让道佛二家圣哲专美于前也！故就散见于往古经籍中之圣言圣法，归纳之共为十二条目，以为儒家中人修持"超凡入圣"工夫之心法。且此十二条目，不必一一全修，择其性之所近者，任修一条或二、三条，均可几于圣地。亦非谓除所举条目外，便无修持之法，惟大体说来，此即为内圣修养之最重要纲目。至其静坐中之诀法，亦当尽量择要简为指出，以供学者之所取法焉！其须自契自证，非言语文字之所可得而传者，亦惟有略之矣。良以"大道常存文字外，真途不在语言中"。凡所述者，要亦不外古人之陈迹与糟粕耳！

第二十五章 其他疗法

第一节 催眠疗法

催眠疗法（Hypnotherapy）是指用催眠的方法使求治者的意识范围变得极度狭窄，借助暗示性语言，以消除病理心理和躯体障碍的一种心理治疗方法。通过催眠方法，将人诱导进入一种特殊的意识状态，将医生的言语或动作整合入患者的思维和情感，从而产生治疗效果。催眠可以很好地推动人潜在的能力，现在一些心理治疗的方法是使用催眠来治疗人的一些心理疾病，如强迫症、抑郁症、不良习惯和情绪问题等。

一、疗法概况

通过言语暗示或催眠术使病人处于类似睡眠的状态（催眠状态），然后进行暗示或精神分析来治病的一种心理治疗方法。患者所具有的可暗示性，以及患者的合作态度及接受治疗的积极性是催眠治疗成功的必要条件。

（一）起源发展

最早施用催眠术作为一种治疗方法的是 1775 年奥地利的麦斯麦（F.A.Messmer），他用磁铁作为催眠工具，用神秘的动物磁气说（Animal Magnetism）来解释催眠机理，直到 1841 年英国外科医师 James Braid 对催眠现象作了科学的解释，认为是治疗者所引起的一种被动的、类睡眠状态，并借用希腊文"hypnos"（即睡眠的意思）一词改为"hypnosis"（催眠），至今一直沿用这一术语。

（二）分类

诱发催眠的方法各异，命名繁多，至今仍无统一的分类，现根据不同的施术方式、时间和条件，把催眠的种类划分如下：

1. 按施术者来分

（1）自我催眠，即自己为自己进行催眠的方法。

（2）他人催眠，即由催眠师负责施行的催眠方法。

2. 按暗示条件来分

（1）言语催眠，即运用语言进行暗示的催眠法。

（2）操作催眠，即非言语性的催眠法，它是运用行为、动作、音乐或电流等作为暗示性刺激，达到催眠状态。

3. 按意识状态来分

（1）觉醒时催眠，即在意识清晰时进行暗示性催眠。

（2）睡眠时催眠，即在睡眠状态下进行催眠。

4. 按配合情况来分

（1）合作者催眠，即对自愿或合作者进行催眠。

（2）反抗性催眠，即对不合作者进行

催眠。

5. 按进入催眠的速度来分

（1）快速催眠，即在瞬间进行催眠状态的方法。

（2）慢速催眠，即逐渐使受术者进入催眠状态的方法。

6. 按受术的人数来分

（1）个别催眠，即施术者对单一受术者进行催眠。

（2）集体催眠，又称小组催眠，即对一群体同时进行催眠。

7. 按距离来分

（1）近体催眠，即面对面的为受术者催眠。

（2）远离催眠，即施术者与受术者相距甚远进行催眠，如电话催眠、书信催眠和遥控催眠等。

8. 按客观因素来分

（1）自然催眠，即受客观自然条件的影响产生的自然的催眠现象，如汽车驾驶员出现的公路催眠等。

（2）人工催眠，由施术者来进行的催眠，即他人催眠。

9. 按催眠程度来分

（1）深度催眠，即受术者达到深层催眠状态，如呈僵直或梦游状态。

（2）中度催眠，即受术者达到中层催眠状态，如呈无力、迷茫状态。

（3）浅度催眠，即受术者进入浅层催眠状态，如呈宁静、肌肉松弛状态。

10. 按催眠对象分

（1）对人的催眠，即使人进入催眠状态的催眠术。

（2）对动物催眠，即使动物进入催眠状态的催眠术。

11. 按催眠手段来分

（1）麻醉药物催眠，即应用麻醉药物，如阿米妥钠、硫喷妥钠等麻醉药物，使人进入催眠状态。

（2）非麻醉药物催眠，即用无麻醉作用的药物作为暗示性刺激，以达到催眠的方法，如使用葡萄糖酸钙等药物。

（三）适应证

催眠可令人学习及做研究时更专注，更有耐力、精力，越来越多的人有兴趣发展这种疗法。有些催眠的技法能令学生放松，从而比较轻易完成功课，没有那么疲累。有些催眠技法则能帮助解决因自我形象低落、无心向学、温习方法差劲所造成的问题。除此之外，催眠疗法的适应证主要是神经症及某些心身疾病，对于有严重功能性障碍的器质性疾病患者，催眠治疗可作为药物治疗的一种辅助方法。

1. 精神疾患

这是催眠疗法最为适应的病症，包括神经衰弱、焦虑性神经症、抑郁性神经症、癔症、强迫性神经症、恐怖性神经症等，还可帮助戒烟、戒酒。

2. 心身疾病

催眠治疗不但能消除致病的心理因素，还能使身体病损康复，如治疗哮喘、过敏性结肠炎、荨麻疹等。

3. 性功能障碍

此病包括男子和女子的性功能障碍。如阳痿、早泄、射精困难、女子性乐趣缺乏、阴道痉挛等。

4. 儿童行为障碍

此病包括咬指甲、拔头发、遗尿、口吃等儿童不良行为，儿童退缩行为、儿童多动症、儿童品德问题等。

5. 某些神经系统疾患

这些神经系统疾患包括面神经麻痹、失眠等。

6. 疼痛

催眠可治疗疼痛性疾病，如腰背痛、关节痛、偏头痛、痛经、癌痛，还能帮助术后镇痛、无痛分娩等。

二、催眠治疗的准备工作

从1775年奥地利医生麦斯默（E. A. Mesmer）使用催眠术并运用于医疗中，催眠疗法已有200多年的历史。像英国医生布雷德（J·Braid）、精神分析学的创始人弗洛伊德以及苏联生理学家巴甫洛夫等，都对催眠现象进行了大量研究。在催眠状态下，由于人的大脑皮层高度抑制，过去的经验被封锁，对新刺激的鉴别判断力大大降低，从而使当作刺激物而被应用的暗示，具有几乎不可克服的巨大力量。

催眠治疗前，首先要向求治者说明催眠的性质和要求，把治疗的目的和步骤讲清楚，以取得求治者的同意和充分合作。其次，要测试求治者的受暗示性程度。这两点是保证治疗顺利进行的必备条件，尤其是后者，是决定催眠疗法疗效好坏的关键。受暗示程度低或不受暗示者，一般不宜进行催眠治疗。

测试受暗示性高低的方法很多，现介绍4种：

1. 测嗅觉

用事先备好的3个装有清水的试管，请求治者分辨哪个装的是清水，哪个装的是淡醋，哪个装的是稀酒精。分辨不出得0分，辨别出后两种中的一种得1分，辨别出后两种的得2分。

2. 测平衡功能

令求治者面墙而立，双目轻闭，平静呼吸两分钟后，施治者用低沉语调缓慢地说："你是否开始感到有些前后（或左右）摇晃？你要集中注意力，尽力体验我说的感觉。是否有点前后（或左右）摇晃？"停顿30秒，重复问3次后，要求求治者回答或观察求治者，如未感到摇晃者得0分，轻微摇晃者得1分，明显摇晃者得2分。

3. 测记忆力

令求治者看一幅彩色画，画面画的是一个房间内有一扇窗户，蓝色的窗帘和两把椅子。30秒后拿走彩色画，问："房间里有3把还是4把椅子？""窗帘是什么颜色，浅绿色还是淡紫色？""房间有2扇还是3扇窗户？"若回答与问话一致，则具暗示性，每1问得1分；若回答与画面一致则得0分。此项测试的得分为0～3分。

4. 测视觉分辨力

在白纸上画两个直径均为4厘米、间距为8厘米的大圆圈，圆圈中分别写12与14两个数字。要求治者回答哪个圆圈大。若回答一样大得0分，若回答其中之一大者得1分。

通过四项测查，求治者可得0～8分，分数愈高表示求治者暗示性愈强，被催眠的可能性就愈大。

三、催眠的应用

催眠的方式可分为集体催眠、个别催眠和自我催眠。集体催眠就是让病情相似、年龄相近的几个或十多人一起进行催眠，其优点是既可同时治疗多人，又可消除求治者的孤单感和恐惧心理，还可通过效果好的求治者现身说法，与求治者间的相互暗示、模仿以形成最佳的催眠气氛，增加求治者对催眠效果的信服。个别催眠是施治者面对单个求治者进行的催眠。自我催眠是指在催眠师的指导下，由求治者对自己进行的催眠。求治者在接受暗示性测验后即可进行催眠。催眠一般是在安静、昏暗的房间内进行，施治者最好有助手在场，尤其是对异性催眠时。求治者舒适地坐下或躺下，安静、放松数分钟，然后进行催眠。实践证明，90%以上的人能进入程度不等的催眠状态，30%左右的人可进入深度催眠状态。

（一）催眠状态受试者心理特征

主动性反应减低；注意层面趋窄化；旧记忆还原现象；知觉扭曲与幻觉；暗示接受性提高；催眠中角色扮演；催眠中经验失忆。

（二）催眠技巧

1. 言语暗示加视觉刺激

此法又称为凝视法，是让被催眠者聚精会神地凝视近前方的某一物体（一光点或一根棒等），数分钟后，施治者便用催眠诱导语开始进行暗示。催眠诱导语，是催眠师在诱导受试者进入催眠状态时，对受试者所讲的一些暗示性的话。催眠诱导语的内容虽不一定相同，但基本上必须符合三个原则：语音平抑、语意单调、语句重复。例如，"你的眼睛开始疲倦了……你已睁不开眼了，闭上眼吧……你的手、腿也开始放松了……全身都已放松了，眼皮发沉，头脑也开始模糊了……你要睡了……睡吧……"如求治者暗示性高，则很快进入催眠状态；如求治者的眼睛未闭合，应重新暗示，并把凝视物移近求治者的眼睛以加强暗示，使两眼皮变得沉重。

2. 言语暗示加听觉刺激

催眠时，让求治者闭目放松，注意倾听节拍器的单调声或水滴声，几分钟后，再给予类似于上述的言语暗示，同时还可以加上数数，如："一，一股舒服的暖流流遍你全身……二，你的头脑模糊了……三，你越来越困倦了……四……五……"

3. 言语暗示加皮肤感觉刺激

施治者首先在求治者面前把手洗净、擦干和烤热，然后嘱求治者闭目放松，用手略微接触求治者皮肤表面，从额部、两颊到双手，按同一方向反复地、缓慢地、均匀地慢慢移动，同时配以与上述类似的言语暗示。有时也可不用言语暗示，仅用诱导按摩。这种按摩还以采取不接触到求治者皮肤的方法，只是由双手的移动而引起温热空气波动，给皮肤温热感而达到诱导性催眠按摩的目的。

4. 药物催眠

某些求治者如暗示性低、不合作，可使用 2.5% 的硫喷妥品或 5% ～ 10% 的阿米妥品 0.5 克，稀释后，进行静脉缓慢注射，在求治者进入半睡眠状态时，再导入催眠状态。

催眠状态的表现有强弱、深浅之分。浅度催眠状态的求治者感到浑身倦怠、肌肉松弛、呼吸深缓、无力睁眼，醒后对催眠中发生的事情有回忆能力。中度催眠状态的求治者感到睡意甚浓、四肢僵直，醒后对催眠中发生的事只保留部分记忆。深度催眠状态下的求治者除对施治者的说话有反应外，已基本没有知觉，甚至对针刺刀割也无痛觉，可施行外科手术。一般来说，浅度催眠状态时进行心理治疗效果最好。这时，可根据求治者的症状，其回忆已遗忘的过去的经历，宣泄其潜在的创伤体验；可以询问其病史、生活和工作的挫折等，为治疗收集资料，可以暗示其做一些动作或讲话，如通过讲话来纠正缄默症；也可以告诉求治者某些症状很快就会消失等。例如，一长期失眠的神经衰弱求治者，在催眠状态下对其进行暗示："你很容易接受催眠，说明你大脑功能良好！催眠已使你轻松、愉快，焦虑紧张状态已经消失，失眠已经治好，你不会再失眠了！以后你每晚 9 时一定会很快睡熟……直至次晨 6 时方醒，醒后你会感到精力充沛……你的病已痊愈了。"

治疗结束后，可以及时唤醒求治者，或让其睡完觉后逐渐醒来。一般用这样的指导语："好了，治疗结束了，你可以舒舒服服地睡一觉，睡醒后你一定会精神饱满，头脑清醒。"

必须指出的是，催眠治疗是一项严肃的工作，与巫医与巫术有严格的区分，切不可视为儿戏，任意滥用。一般只有经过专门训练的心理医生和精神科医生在出于研究和治疗的需要时，并在求治者自愿配合的情况下，方可使用。而且催眠疗法除具有疗效快、疗程短的优点外，也有其缺点：一是并非任何求治者都能成功地接受催眠治疗；二是疗效往往不甚巩固，在使用时必须注意。

（三）催眠治疗的疗程

催眠治疗的疗程一般是 1～5 次，间日或 2 日 1 次，2 次后每周 1 次，最多不超过10 次。个案治疗每次一个半小时左右，团队在半小时左右，疗后还要加紧个别心理治疗，以消除病因。

（四）暗示和催眠疗法

暗示疗法是心理治疗的一种方法，对各种形式的癔病发作，有时可起到立竿见影的效果。所谓暗示，系指某人处于某种特定的环境及情绪背景下，对外界的影响或观念常无条件地接受。癔病患者往往容易接受暗示，他们可因暗示而发病，往往也可因接受暗示而治愈。我国历代医家也十分重视且善于运用暗示疗法。如《景岳全书》记载，明代名医张景岳某日去看一位患急症的青楼女子，见其口吐白沫，僵卧于地，口鼻皆冷，气息如绝，触其脉，和缓如常，脉象与症状很不相符，判其为癔症。张大声说："此人病甚危险，需用火攻，用大壮艾灸眉心、人中和小腹，否则难以保命。我的住处有艾绒，可速取来用。"随后，又制止说："慢，我身边带有药，若能咽下，咽下后有声息，就不必用灸，若口不能咽，或咽下后无声息，灸也不迟。"那女子听了张景岳的话，药到嘴边便立即咽下，随之声出，体动，病也就好了。

正常人均可接受暗示，但不是每一个人均具有高度的暗示性，接受暗示的能力因人而异。只有易接受暗示的人，应用暗示疗法才能起到治疗作用。进行暗示治疗前，必须向患者的亲属或同事说明，取得他们的配合，否则，会因他们的不恰当暗示使治疗失败。暗示治疗的方法很多，针对不同的发作形式可采用不同的治疗方法，一般多采用语言加药物或物理治疗方法。如癔症性抽搐，多采用针灸强刺激，癔病性失明、失音可采用静脉注射葡萄糖酸钙治疗。上述各种治疗均是在语言暗示下发挥作用的。

催眠疗法属暗示疗法的一种，一般对较为难治的癔病发作，或其他疗法失败的患者有较好的疗效。此法是让患者处于催眠状态，使语言的影响起到强化作用，加强暗示效应。临床上多采用药物催眠，治疗时让患者躺在安静环境中，四肢放松，然后缓慢静脉注射 0.25% 的阿米妥钠或硫喷妥钠，边注射边与病人谈话，或让病人数数，待患者言语缓慢，含糊不清时，即意味着进入催眠状态。此时医生可按拟定的治疗方案进行治疗，如诱导回忆往事，患者可一一回忆；如让其活动瘫痪肢体或发音时，均可进行。患者进入催眠状态后注射药物速度要减慢，以防其入睡。终止治疗时，可继续推注药物，让其进入睡眠，休息片刻，醒后可一切恢复正常。

四、主要理论

实验发现，催眠时的脑波形态与清醒时的相同，因此不支持催眠是睡眠的另一种特殊状态的看法。下面介绍三种较重要的解释催眠的理论：

（一）部分退化（partial regression）理论

此理论认为，催眠使受试者思维退化至某种较幼稚的阶段，失去了正常清醒时所具有的控制，落入一种较原始的思维方式，因而凭冲动行事并进行幻想与幻觉的制作（Gill，1972）。

（二）角色扮演（role playing）理论

此理论认为是受试者在催眠者的诱导下过度合作地扮演了另外一个角色。受试者对角色的期望和情景因素，使他们以高度合作的态度做出了某些动作。但很多学者坚持催眠是意识的另一种状态，而不是角色扮演，因为即使最合作的受试者也不会同意在不给麻醉药的情况下进行手术。

（三）意识分离（dissociation in-consciousness）理论

希尔加德（Hilgard，1977）根据实验观察，认为催眠将受试者的心理过程分离为两个（或两个以上）同时进行的分流。第一个分流是受试者所经历的意识活动，性质可能是扭曲的；第二个分流是受试者难以察觉、被掩蔽的意识活动，但其性质是比较真实的，希尔加德称之为"隐蔽观察者"。意识分离是生活中一种经常出现的正常体验，例如长途驾车的人对路上状况做出了一些反应但多不能回忆，就是由于当时意识明显地分离为驾驭汽车与个人思考两部分了。

也有人提出一个很具体的理论。人脑内有一个遍布全意识脑的程序——"我"，它统合、协调各类意识活动，如意念、幻想、感觉、运动、思考判断（理性）等，并监督记忆储存。许多怪异的精神现象（意识状态），其实是起因于某些意识活动的与"我"分离。有人能在受催眠者暗示后，意幻剥离并把幻想内容送入感觉区而出现梦境（幻觉），或感觉剥离而对外界刺激没反应（催眠止痛），或运动剥离而使肌肉不听使唤（若在睡醒时发生则叫"鬼压床"），或理性剥离而完全听从催眠师命令，或意念剥离后不受理性控制，直接指挥运动区域而使身体僵直平放于两个椅子上。命令也可在催眠时被植入意念中而在催眠解除后发生作用，其原理是：意念平时听从理性的决定，但在催眠状态中理性剥离，催眠师取代了理性下达决定，而人在无法按照已被决定好的事行动，或既定观念被违反时就会觉得不安、难过。催眠的心理治疗功效也是这样来的。

第二节　音乐疗法

音乐治疗是新兴的边缘学科，它以心理治疗的理论和方法为基础，运用音乐特有的生理、心理效应，使求治者在音乐治疗师的共同参与下，通过各种专门设计的音乐行为，经历音乐体验，达到消除心理障碍，恢复或增进心身健康的目的。

一、起源

国外音乐疗法起步较早，1890年奥地利医生厉希腾达尔发表了"音乐医生"的观点。1944年，密歇根州组建了第一个音乐治疗学会，1946年又在堪萨斯州国立大学开设音乐疗法的专科。于是，世界各国纷纷仿效，澳大利亚1959年有了音乐疗法机构，1969～1970年间，德国、法国、丹麦、芬兰等国也相继成立了音乐疗法组织。音乐能够治疗多种疾病，这已是不争的事实。

目前，在美国从事音乐治疗工作的国家注册医师有4000人，欧洲有数千人，日本20世纪80～90年代从美国学成归国创业的有50多人。中国的音乐治疗起步较晚，1979 年美国音乐治疗博士刘邦瑞教授应邀到中央音乐学院讲学，第一次把欧美音乐治疗学介绍到国内，才拉开了我国音乐治疗学科建设的帷幕。中国从 20 世纪 80 年代开始进行音乐疗法，在不到 30 年的时间，我国的音乐治疗取得了惊人的发展。如：音乐电疗，疗养院、精神病院音乐疗法，对心身疾病的音乐治疗临床探索、对老年病的音乐治疗、对儿童智障的音乐疗法等，许多医疗机构也相继完成音乐治疗系统的安装使用。我国第一家独立的音乐治疗所也于 1997 年底在中央音乐学院创办。1999 年 6 月 28 日在国际禁毒日有"亲近音乐，远离毒品"主题的大力宣传。音乐那跳跃的音符已逐渐深入到人们的日常生活之中，音乐治疗亦成为备受关注的研究课题。

二、音乐疗法的机理研究

（一）审美移情说

音乐作为一门独立的艺术，是审美的。在人们审美活动中，艺术形象因情而生，使审美主体感同身受，勾起欣赏者种种情感体验。音乐这种审美客体的旋律音色变化和节奏节拍运动过程，焕发出人类精神世界特有的魅力。音乐与医学的本质联系，正在于这种特有的魅力对人类心身的影响和作用。它在调动人们思维的记忆、联想、想象等各种因素时，唤起同感，引起人们共鸣。审美主体的情绪在音乐情态的诱发中，获得释放与宣泄，使积极的情绪强化、消极的情绪排除。甚至可以使原有的消极状态转化为积极情态，缓解躯体的应激状态，解除心理扭曲和紧张，创造自我治愈力的机会。因此，长期有效地欣赏音乐，可以解除人们不良的心身反应，陶冶性情，改变性格和情趣。

（二）共振原理说

人体是一种耗散结构，必须不断地与外部环境交换物质，输入负熵流才能维持生命的运动。音乐就是一种作用于人的生理场与物理场的物质能量。它通过曲调、节奏、旋律、力度、速度等因素传递信息。这些因素具备一定规律和变化频率，音响振动作用于人体各部位时，会引起人体五脏六腑、肌肉、脑电波等的和谐共振，促进各器官节律趋于协调一致，从而改善了各器官的紊乱状态，以解除疾病，促进康复。因此，掌握共振原理，根据病人具体的情形选曲，就可以配合病人的节奏、动作、呼吸，建立一种令人心安的持续状态。

（三）神经活动说

现代科学研究表明：音乐可以通过人的听觉作用于人的大脑边缘系统及脑干网状结构，调节大脑皮质，使人体的内脏活动及情绪与行为有良好的协调作用。当音乐声波作用于大脑时，会提高神经和神经体液的兴奋性，促进人体分泌有利健康的生化物质。如优美健康的音乐能促进孕妇分泌一些有益于健康的激素酶、乙酰胆碱等物质，起到调节血液流量和神经细胞兴奋的作用。

三、音乐疗法的方法研究

（一）主动音乐疗法

主动音乐疗法注重病人的参与，大多采取治疗师与病人合作的方式，成立治疗演奏团，治疗师和病人分别使用不同乐器，治疗者与病人一对一组合，或使病人与治疗组的一人或数人组合，或让病人一边演奏钢琴一边演唱自己喜欢的歌曲，使病人在演奏、演唱中情绪高涨、心理充实而达到放松、治疗的效果。

（二）被动音乐疗法

被动音乐疗法注重治疗师的引导作用，

强调欣赏音乐的环境设置。采取这种形式的方法也很多样：有的把心理治疗与音乐治疗相结合，治疗时，先对病人催眠，使病人潜意识中的活动呈现出来，通过播放事先选好的音乐，边听边进行中性的引导，让病人产生想象，然后自由联想，不断报告他的感受，病人跟着音乐走，医生跟着病人走，使病人在不知不觉中，充分进行自我认识，重新认识丰富的世界；有的把音乐作为转移注意力的手段，每人配发一台带耳机装置的盒式录音机和他们平素最喜欢听的音乐磁带，在手术期间倾听；有的研究尝试把传统的中医经络穴位学说与音乐治疗相结合，使用音乐电疗仪，把音乐信号转换成与音乐同步的低、中频电流，嘱患者戴上耳机仰卧，然后将电极衬垫浸湿放在电极板上，安置于人体的不同穴位，输出 $1 \sim 2mA$ 的电流，通过不同声波的输入、输出，使物理能量对肌体产生振动，而产生局部麻颤、肌肉收缩、紧迫等感觉，从而改善局部血液循环，起到镇静、镇痛、消炎、缓解高血压等作用。

（三）综合疗法

一般来说，具体施治并不局限于哪种方法的使用，主动、被动往往双管齐下。如提供几种活动方法，在音乐声中由音乐治疗师带领或由患者自己进行肢体上的运动。万氏介绍的国外音乐疗法分别有以柔和的体操伴随熟悉的充满激情的音乐，或以面部按摩伴随熟悉的轻松音乐，或以有治疗家问或指导的专门音乐进行肌肉松弛，或播放音乐前提示与抑郁情绪和功能障碍性想法相反的松弛意象，或以暗示性意象伴随熟悉的标题音乐，或指导病人伴随音乐的特殊意象，构想自己起着积极作用，解决某个问题或改善情绪，或播放反复慢速音乐以加速入睡或尽量放松，或以有节奏的音乐以增强活力，或在绘画或其他艺术活动的同时听音乐，以欣赏或陶冶情绪等；还有人利用音乐导引练静松功、静养功，诱导患者入静，利用"内气"而治病；或利用通俗流行的轻音乐，根据音乐风格与人格类型、生物节律等，并综合考虑病症、病因、体质、患者的文化背景、职业、性格、爱好诸因素，开列音乐处方，实行辨证施乐。

四、疗法类型与特点

（一）按来访者主动性程度分

1. 单纯聆听式

此法包括超觉静坐法、音乐处方法、音乐冥想法、名曲情绪转换法。

2. 主动参与式

进行简单乐器训练，或选择性地进行音乐知识学习、乐曲赏析、演唱歌曲、音乐游戏等。

（二）临床分类

1. 单纯音乐疗法：单纯通过听音乐达到治疗目的。

2. 音乐电极疗法：患者接受音乐治疗的同时，还接受音乐电流治疗，将声频转化为电频，电流与音乐是同步的。

3. 音乐电针疗法：音乐疗法与针刺疗法相结合同时进行。

（三）所使用音乐的特点

1. 共振疗法

音乐治疗，由体感音乐、治疗方案和体感音响设备三方面组成。体感音乐是一类特殊制作的、富含低频、以正弦波为主的治疗性乐曲。治疗目的不同，体感音乐乐曲有所差别。治疗方案是在临床研究的基础上确定的，内容包括治疗对象身心状态评估、体感音乐的选择和确定音量、振动强度和治疗时间及疗程等。体感音响设备主要包括：音源和分频 – 放大 – 换能装置，其主要形式为床、床垫、台、椅和沙发等。其效用是使人在聆听音乐的同时身体也能感受到音乐声波振动。体感音响设备不同，音乐声波频率范围和振动强度有所差别。

人类对于声音的感受源于振动，一般情况下，音乐是通过增幅器放大信号后从扬声器发出，再经过空气振动而达到人的耳膜的。通常人类可以听到的音乐低音部分一般为 50～150Hz。人类通过身体可以感受到的音乐振动称之为"音乐体感振动"，其最大范围为 16～20000Hz。20～50Hz 的低频部分使人的重低音感大大增强，伴随着振动感和冲击感给人以极其强烈的临场感。同时，20～50Hz 的频率范围最能够给人以心理和生理愉悦的快感和陶醉感。因为音乐的低音部分（贝斯）是比较单调的重复，近乎 1/f2 的振动，给人以安全舒适感。

体感音响技术是将音乐中 16Hz～150Hz 低频部分电信号分拣出来另外经过增幅器放大，通过换能器转换成物理振动，作用于人体传导感知，特别能够忠实再现 20～50Hz 的频率范围音乐的技术。这种节奏近乎 1/f2 的振动，形成使人安全舒适感的要素，同时局部的振动也能促进组织的血液循环。

2. 高频疗法

高频音乐疗法是根据法国著名音乐学家阿尔弗雷德·托马提斯的理论制作而成，适用于两岁以上所有的人群，是一款系统的，科学的音乐调理，治疗产品。治疗原理是通过空气震荡刺激耳部听觉系统以及直接通过人体骨骼传导，两种方式刺激大脑，虽然不能在短时间内使患者痊愈，但却能大大改善使用者的精神状态和生活质量。主要针对自闭症、多动症、阅读困难症和抑郁症。

与之相关的有托马提斯三定律：

第一定律：如果我们的耳朵不能听到一定的频率，那就意味着我们也不能发出这一频率的声音。

第二定律：如果改变我们听到的声音，那么我们发出的声音也会被改变。

第三定律：要想帮助那些失聪或者变聋的人，首先要锻炼他们耳内的肌肉。

第三节　色彩疗法

色彩疗法，也称颜色疗法，简称色疗。色彩所带给人的视觉心理功能会受到思维者的年龄、性格、经历、民族、地区、环境、文化、修养等诸多因素的影响。一个人所处的色彩环境不同，他（她）所表现出来的心理和身体的感受也会不同。色彩的呈现与光有相当的关系并与能量有关，不同色彩有不同的波长，有不同的频率，自然会有不同的能量呈现，进而影响人体的身心健康。人类的脑神经对不同的色彩具有不同的兴奋度，利用颜色的变化令人体能量中心达至平衡状态。

一、原理

色彩疗法基于古印度健康理论，即每一种色彩都拥有自己的特殊能量。色彩的能量通过细胞吸收后会影响全身，而且是从身体、情感和精神多个层面全面影响人的健康。现代心身科学研究认为，不同的颜色是具有不同频率的光波，具有不同的能量，能对人体相应组织器官及心理状态产生独特的影响。一些医学实践也证明，色彩确实可以治病。

1982 年，美国加州一项研究显示，暴露在蓝色灯光下可以大大减轻罹患风湿性关节炎女性的痛苦；闪烁的红色灯光可以让剧烈的偏头痛得到缓解。色彩疗法的实践还证明，黄色有助于治疗便秘，提高自信心；橙色对治疗抑郁症和哮喘有效果；紫色有助于减轻上瘾症和偏头痛；青色有助于治疗关节疾病和静脉曲张。色彩疗法还经常被用于治疗诵读困难症、阿尔茨海默病以及注意力缺陷。

科学家认为，未来的药物将是颜色、声音和光线的结合。在当今的医疗保健领域，色彩疗法和其他疗法相结合，可以达到最佳保健和治疗目的。

二、应用

在日常生活中，正确选择服装的颜色、科学安排居室的色调，合理搭配不同颜色的食物，不仅能带来视觉的享受，而且能促进身心健康。

蓝色：改善睡眠。如果压力过大，经常失眠，不妨把被单、窗帘等改成蓝色系的，房间内以蓝色基调为准（但不宜过深）。然后搭配一些绿色植物，墙上点缀一些黄色风景，对于促进睡眠大有好处。

紫色：驱除烦躁。紫色跟蓝色一样，能够镇静精神，对于具有神经质，或者容易烦躁的人，会很有效果

白色：平静情绪。白色可以平静人的情绪，安抚人的心灵，同时还有舒缓疼痛的作用。但纯白色略显拘谨，所以家具如果采用纯白色，还应增添一些彩色。

绿色：缓解紧张。春天到郊外踏青，可以促进体内毒素排出，增强新陈代谢。多置身在有绿色植物的环境中，对缓解紧张、消除疲劳非常有帮助。

橙色：赶走抑郁。如果你感觉情绪比较郁闷，不妨穿上橙色的衣服，会感到充满生气。另外，橙色还会促进生长激素的分泌，多吃橙色食物如柑橘、芒果、胡萝卜、洋葱等，能刺激食欲，振作精神。

黄色：提高自信。黄色可以激发能量，对集中精力和提高学习兴趣有帮助，还可提高自信心。黄色尤其适合作为早餐和盒饭的颜色，如土豆、玉米、香蕉和蛋黄等。

红色：振奋精神。红色是最具有生命力的颜色，有助于提高人的精神状态，改善懒惰和精神不振等。但要特别提示：血压高的人，应尽可能减少在红色环境当中待的时间；服装尽量不要选择红色，否则血压会上升，蓝色服装较适宜。

第四节　爱情疗法

英国医学会唐纳森教授早就提出兴建一门"爱情医学"，世界卫生组织的马斯·瓦格纳曾经呼吁："多年来，医学忘记了爱情是疾病防治的一个重要因素，这是非常错误的。"近年来，世界许多医学组织和大学，对爱情的医学作用进行了丰富多彩的调查研究。专门研究人类心理与生理，即爱情与人体健康的科学——"爱情医学"，是属于身心健康的科学。心理学家和医学家认为：爱能使夫妻双方感情和谐、心理平衡，有利于大脑皮层功能的协调，使双方体内分泌有益健康的物质，而这些常常能创造出医学上的奇迹。

一、身心健康

爱情是两性互相倾慕而追求美满结合的一种强烈的感情；爱情是心灵的火花，只有经过心灵的撞击，才能发出那样绚丽的色彩和耀眼的光芒。人们在生活中需要爱情——甜美的爱情有利于人体的心理和生理健康，否则便会痛苦或伤身。

爱情医学反复证明，爱情不但能使人健康长寿，也是美丽的源泉及医治许多疾患的良药。男女双方磁铁般的"异性相吸"，诸如亲吻、爱抚、拥抱和性爱时，彼

此都会陶醉于那种难以言状的幸福、满足、甜美的感受之中。从而促使体内性激素大量分泌、皮肤营养状态改善、皮肤弹性增强。据专家对皮肤取样分析显示，热恋和已婚女性的皮肤之所以变得娇嫩细腻、光彩照人，与其卵巢中雌激素分泌旺盛有着密切关系。当雌激素在其体内与特异性受体体结合时，可促使细胞生成透明质酸酶，而这种酶可使皮肤对许多物质的渗透性增强，进而改善了皮肤的营养状况，促使女性肤若凝脂、眉黛含春，愈加容光焕发。

科学家还认为：快感与松弛、满足与释放是人和一切动物所必需的"原始功能"；爱情是"爱的生命信息"，能使紧张的情绪、生理的无序状态消除。人在爱着和被爱时，体内免疫功能最重要的 T 细胞处于最兴奋、最健康活泼的状态，使许多致病的病毒无法攻克由密集的 T 细胞所营造出来的"森严壁垒"。而缺乏真挚爱情的婚姻，则只能使人郁郁寡欢、互相埋怨，使得免疫功能降低，容易诱发心身疾病，如神经官能症、高血压、冠心病和溃疡病等，甚至积郁成癌。据调查，婚姻不美满或闹离婚的人，其病率与死亡率均比婚姻美满者要高很多，其中的心脏病、胃癌或肝癌的死亡率为正常人的两倍。

美国加州大学对爱情幸福和爱情不幸的两组人，进行了 10 年的大量研究，发现前者患病率极低、后者极高。因此，人们一旦远离爱人、亲人，便处于孤独、沮丧、失望和痛苦的境地，并由此引发出多类疾患甚至自毁或沉沦，从而出现了许多社会问题。相反，生活幸福、互相爱着的人们，由于心理健康促进了生理健康，幸福的爱情使生活幸福的人极大地增强了物质代谢基础和免疫功能，促使精神更充实、心情更愉快、身体更健康。并且这种良性循环的不断积累，常常能使一些瘫痪病人再次站起，垂危病人重获新生。

以色列的一个医疗机构对一万名男性 5 年内的健康调查发现，患癌症的病人有个共同特点——妻子缺乏温情，这会导致一种"情感缺乏症"：吸烟、饮食过度、忧郁、苦闷带来严重失眠等。离婚家庭与美满家庭相比，男性平均寿命短 12 岁，女性短 5 岁；离婚者在第 2 年患病率比享受幸福婚姻者高出 12%。性生活给予人体的刺激是多方面的，尤其是对于女性，会促使体内雌性激素分泌增多，生殖器官发育，使乳房增大，脂肪层积，皮肤柔嫩细腻。由此不难看出，用一颗真诚善良的心去爱自己所爱的人，不仅能使对方幸福，也会使自身受益。

美国纽约州立大学的林立博士通过对 1000 名不同年龄组的志愿者进行调查发现，每个人都能从异性那里得到精神安慰，对于男性而言，他的语言易被女性理解和体谅，女性温柔的性格和婉转的语言像一剂良药，可以解除男性精神上的紧张和不愉快；对于女性来说，男性是她最忠实的听众，她的言谈更容易得到男性的赞同，因而女性可将不便在同性面前表露的情感和内心世界在男性面前尽情表露，从而减轻心理压力。

美国俄亥俄大学以验血方式比较了 38 名已婚妇女的抗病力，结果发现，婚姻不和谐者体内免疫系统均有抑制现象，血液里的白细胞和抗体也少，抗病力差。研究者认为，诚挚的爱情，易形成健康的心理互补效应，有利于大脑皮层功能和机体免疫功能的生理协调，有利于人体内分泌的平衡，增强人体的免疫功能。英国伦敦大学做过两组妇女调查，发现一组婚姻有障碍与麻烦的，她们经常患感冒与其他疾病；另一组过着稳定、幸福生活的，则较少发生疾病。同时该大学研究发现，凡夫妻不和者，男性寿命平均缩短 12 岁，女性缩短 5 岁。

两位意大利皮肤学专家曾潜心观察过一批正在恋爱的男女情人的皮肤情况，结果发现，干性或油性的皮肤在恋爱高峰期间奇迹般地变得正常了；一些人本已干枯的指甲也变得发亮并有弹性，就连头发也变得浓郁、清亮。因此，专家宣称：爱情是最好的美容方法。不仅如此，性医学研究者还断定：爱情还是促进机体新陈代谢、延缓细胞衰老的媒介。经研究发现，处于性爱高潮中的男女双方，不但心情舒畅，两眼有神，全身肌肉细胞的更新代谢也会明显加快，血液循环亦会加速。这时偶染疾病，康复较为容易。

二、异性效应

"异性相吸"，是物理学中的一个概念，现已被广泛地引申到人类社会和男女爱情的整个交往过程。

几年前，在南极考察的澳大利亚科研人员，似乎人人都得了一种怪病：晚上失眠，白天昏昏沉沉，情绪低落。在宇宙飞行中，有 60% 的宇航员会产生"航天综合征"，如头痛、眩晕、失眠等。渔民出海时，时常变得性情暴躁，好争善斗，而当他们扬帆归来，即会很快恢复常态。这是怎么回事呢？医学专家经研究分析，南极科考队员之所以"病恹恹"的，是因为全体考察成员男女比例严重失调；而大半宇航员之所以患"航天综合征"，是因为宇航船上为清一色的男性，而无女性；渔民之所以性情暴躁，是因为海上感受不到女性气息所致。

医学心理学家研究发现，在一个只有男人或只有女人的工作环境中，尽管条件优越，卫生符合要求，自动化程度较高，然而不论男人还是女人，都容易感觉疲劳，工作效率也不很高，这都是因男女比例失调的缘故。

异性间的友好相处有助于摆脱紧张抑郁的不良心态，促进身心健康。因此，医学心理学家研究认为，一个工作机构内的异性比例达到 20% 以上时，人际摩擦会相对减少，而工作效率和职员的身心健康程度会相对提高。相反，完全处于"同性世界"里却会导致不该发生的烦恼。

其中奥妙在于男女之间的"异性效应"。这是指男女在一起而引起的心理变化会产生有益的积极作用。在社会生活中，人们对异性的爱慕欲求与尊重欲求是一种本能需要，在与异性接触中，会潜意识地"自我良好表现"以取悦对方。这样一来，双方不约而同地产生热情、友好的美好感情，互相之间生发出互相吸引，互相好感的情感体验。愉悦的情感还能增进身体免疫功能，抗御疾病，有助于活跃思维，增强记忆。

三、物质运动

现代科学表明，每个男人和女人，身上散发出的体味不止一种物质，而是许多分泌物的混合物。由这些混合物质形成了一个"场"，我们不妨称之为"情场"。情场的物质基础是腺体分泌的激素，这种激素能对异性产生巨大的诱惑力，但它又因人而异。一个人产生的情场，不同的异性会有不同的感应，有的能强烈感觉到"场"的吸引力，有的则感觉不明确。这在现实中就表现为同一个人，不同的异性对他会有不同的感受，这点可以理解为所谓"情人眼里出西施"。也许他的情人根本不漂亮，但在他的心目中她还是很有吸引力，这正是因为她的情场强烈地刺激着他。

由于每个人周围都存在一个由自己的体味，即分泌物分子组成的"场"，因而就自然而然地对周围的人产生不同的影响，特别是在男女之间，会引起一系列的反应，有的强烈，有的却很微弱。产生强烈反应的是由于一方收到对方的信息，并结合视觉、听觉等感觉后，传到中枢神经，在中枢神经产生一个大的刺激，于是中枢神经系统就会发生一系列复杂的生化反应，会产生另一种物质——神经介质，它在神经细胞之间相互传递，特别保证了下丘脑和垂体之间的交流。而下丘脑就是情感与冲动的区域，下丘脑的情感一旦产生，便会通过神经介质传向垂体，然后刺激腺体产生激素，在全身引起强烈反应，就会出现一个明显的心理感受——爱情，这说明爱情在人体内也是一种物质运动。

同时，随着时间的推移，由爱情产生的神经介质对大脑的刺激会逐渐减弱，大脑像产生"抗药性"一样，对这种物质刺激的感受越来越迟钝。这就是为什么男女在一起时间长了，男女之间的激情会越来越少的原因。

四、治病救人

爱与被爱都是一种愉快和幸福。但人们怎么也不可否认，爱情确有一种神奇的医疗功效。如今，已经有越来越多的事例，能证明"爱情医学"治病救人的巨大魔力。

德国的一名出口商行的经理汉斯·维尼尔，早在两年前已瘫痪，连说话的能力也几乎丧失，只是在生命垂危之时，突然在病床前见到阔别20多年却又是十分钟爱的并认为"早已死去"的未婚妻后，一下子奇迹般地恢复了健康。

美国密歇根州的一名年轻病人在医院接受换肾手术时不幸死亡。噩耗传出后，死者的女友莎莉不禁伤心欲绝。她乘医护人员不备，潜入殓房，紧紧抱住男友哭泣，同时不断地摇动尸体并深情地亲吻他的面颊，岂料她这动情之吻，却使尸体苏醒抽搐，并在喉咙里发出轻微的呻吟声。莎莉悲喜交加，又惊又喜地大叫医护人员，经急救后她的男友康复出院。

美国加利福尼亚大学的男讲师史密斯与女研究生卡琳娜一见钟情，但在结婚前夕，卡琳娜不幸得了肺结核病。医生向她提出"不宜结婚"的劝告，但两人毅然举行了婚礼。婚后，卡琳娜住进医院进行手术，医生劝其回家"绝对卧床静养"，实际上是宣判了她的"死刑"。回家后，约翰一方面增强妻子的营养，另一方面以更大的爱心去护理她。5年后，奇迹出现了：这个内脏几乎全部被结核侵蚀的垂危生命，竟然挣脱了死神的魔掌，能够坐起并能扶床走步了……

爱情的力量是任何东西都不可替代的。生活中的人们，请看准目标，尽情地去爱人和接受别人的爱吧！

第二十六章 潜在疗法

第一节 寄生虫疗法

一、起源

"卫生假说"（hygiene hypothesis）理论最初由戴维·P·斯特拉坎 1989 年在《英国医学杂志》上提出。他认为在工业化的西方国家大规模出现的很多"现代病"——如过敏、哮喘、1 型糖尿病、克罗恩病、肠易激综合征、多发性硬化，还有类风湿关节炎、自闭症等——都是自身免疫反应不当的结果。

根据这种观点，经过氯化处理的饮用水、疫苗、抗生素以及儿童时期的消毒环境，在防止感染的同时，也扰乱了人体内部的生态平衡。数百万年中演化出来的人体免疫系统允许一些"老朋友"——寄生虫和细菌——存在，而现在由于它们被粗暴地清除，原来正常的炎症反应消失，导致自身免疫疾病。在这种情况下，人体免疫系统会自己开启，对无害的抗原——如花粉、灰尘、猫或某种特殊的食物——过于敏感。

诺丁汉大学免疫学者戴维·普瑞乍得教授 20 世纪 80 年代在巴布亚新几内亚进行野外研究时注意到，受北美钩虫感染的病人很少患上各种自身免疫疾病，包括花粉热和哮喘。此后数年中，普瑞乍得设立了一个课题，进行了多次临床实验（他自己也主动感染了 50 条钩虫），来检验这一现象。结果表明，少量钩虫的存在似乎可以调节寄主的炎症免疫反应。爱丁堡大学的里克·迈兹尔斯博士后来重复了这一实验，得出了同样的结论，并发现它与血液中调节免疫的 T 细胞有关。

美国人杰斯帕·洛伦斯深受过敏症困扰。空气中到处飘荡着花粉，他在这样的地方待不了五分钟就会发作慢性花粉热和季节性哮喘。当时哮喘经常折磨得他喘不过气来，而口服强的松是唯一能缓解的办法。多方求医未果，苦恼中他剑走偏锋，主动接受一种吸血寄生虫的感染，结果神奇痊愈。现在他相信寄生虫疗法可以帮助哮喘、糖尿病和多发性硬化症病人，唯一问题是如何获得法律的许可。

二、原理

存在于人类排泄物中的钩虫幼虫会从人光着的脚底侵入，进入宿主血流，经过心脏和肺部，经咽部咳出后会被吞下，消化掉。只有在人类的小肠中它们才有可能发育为成虫（不到一厘米长），在那里它们平均可以生存五年，附着在宿主的肠壁上，吮吸着少量的血液，同时——这也是最关键的——"调节着免疫反应的规模"。

它们在宿主体内交配，雌虫每天产卵

可以多达 3 万个，一生可以产卵 5000 万个，这些卵随粪便排出。在热带地区，在没有抽水马桶和鞋子的地方，每年有 7 万人因严重的钩虫感染而死亡，还有很多人因此患上贫血症。它们加剧了宿主的营养不良，阻碍儿童生长。但是针对这些恐怖故事有一点澄清至关重要：钩虫不能也不会在人体内孵化，它们没有传染性；数量小的情况下它们被视为无害的，而且很容易清除；有了水管和马桶，它们的生命周期受到了致命的阻断。

关于用钩虫或鞭虫进行治疗的临床实验研究表明，无论是是克罗恩病、花粉热，或是多发性硬化症患者，其症状正持续消退。另外，比如来自诺丁汉的前小学校长约翰·斯科特，他患有极严重的过敏症，一度只能靠粉状食品补充剂生存，现在他已经恢复了正常饮食。

目前用于治疗的寄生虫在严格的条件下培养，先在一个容器中复制热带的环境，使用一些干净的材料让这些寄生虫移居过来，然后用不同的抗菌剂和抗生素反复清洗寄生虫，再用消过毒的物体打包，直接交给患者，寄生虫可以存活一个月左右。

目前，美国食品和药品监督管理局（FDA）认为寄生虫可以被归类为疫苗、医疗器械或是药物。

第二节　生物疗法

生物治疗是一个广泛的概念，涉及一切应用生物大分子进行治疗的方法，种类十分繁多。如果从操作模式上来看，可以分为细胞治疗和非细胞治疗，后者包括抗体、多肽或蛋白质疫苗、基因疫苗、体内基因治疗等，主要用于癌症的治疗。

一、生物疗法的优点

生物治疗几乎没有毒副作用，既可以用于癌症术后恢复的患者，也可以配合放化疗，减轻放化疗的不良反应，从而达到治愈或延长患者生存期的目的。

二、疗法分类

（一）非细胞疗法

1. 抗体疗法

目前应用最多的就是一些单克隆抗体，可以进行靶向治疗。靶向治疗，是在细胞分子水平上，针对已经明确的致癌位点（该位点可以是肿瘤细胞内部的一个蛋白分子，也可以是一个基因片段），来设计相应的治疗药物，药物进入体内会特异地选择致癌位点，与其相结合以发生作用，使肿瘤细胞特异性死亡，而不会波及肿瘤周围的正常组织细胞，所以分子靶向治疗又被称为"生物导弹"。

2. 疫苗疗法

肿瘤疫苗的制备是一个说起来简单做起来很复杂的事情，也是近年研究的热点之一，其原理是通过激活患者自身的免疫系统，利用肿瘤细胞或肿瘤抗原物质诱导机体的特异性细胞免疫和体液免疫反应，增强机体的抗癌能力，阻止肿瘤的生长、扩散和复发，以达到清除或控制肿瘤的目的。在欧洲国家肿瘤疫苗研究比较热，比如黑色素瘤疫苗的开发应用就比较早。由于各实验室使用的动物或受试者、肿瘤种类、疫苗类型、免疫途径等不同，实验结果差异很大，而且对肿瘤疫苗的制备方法、适用范围、应用时机与放疗、化疗的配伍使用等尚无统一标准，有待进一步研究总结。

3. 基因疗法

基因疗法指把某些遗传物质转移到患

者体内，使其在体内表达，最终达到治疗某种疾病的方法。重组人 P53 腺病毒注射液是我国第一个基因治疗药物，也是世界首个获得批准的治疗药物。P53 的上市，引起了全世界的广泛关注，被誉为"是基因研究和生物高技术领域新的里程碑，将对整个世界的医疗卫生系统产生影响，为人类的健康事业做出重要贡献"。

（二）细胞疗法

目前临床上常用几种体细胞免疫治疗的材料包括：

1. 自体树突状细胞（DC 细胞）。

2. 自体细胞因子诱导的杀伤细胞（CIK 细胞）。

3. 自体树突状细胞（DC 细胞）刺激 CIK 细胞（DC-CIK 细胞）。

4. 自体自然杀伤细胞（NK 细胞）。

这些细胞在人体内的含量都很低，不足 1%，因此，我们为患者提供了一种方法，那就是体外扩增培养，为患者提供个性化治疗。

三、适应证

生物治疗适用于多种实体肿瘤，包括恶性黑色素瘤、前列腺癌、肾癌、膀胱癌、卵巢癌、结肠癌、直肠癌、乳腺癌、宫颈癌、肺癌、喉癌、鼻咽癌、胰腺癌、肝癌、胃癌等，用于实体瘤手术后防止复发，也可以用于防止多发性骨髓瘤、B 淋巴瘤和白血病等血液系统恶性肿瘤的复发，还可以用于上述肿瘤的进一步巩固治疗，达到延长生存期、提高生活质量和抑制肿瘤恶化的目的。

四、禁忌证

1. 孕妇或者正在哺乳的妇女。

2. 淋巴瘤患者。

3. 不可控制的严重感染患者。

4. 对白细胞介素 -2（IL-2）等生物制品过敏的患者。

5. 晚期肿瘤造成的恶病质、外周血象过低的患者。

6. 器官功能衰竭者。

第三节　意义疗法

意义疗法（Logotherapy）是一种在治疗策略上着重于引导就诊者寻找和发现生命的意义，树立明确的生活目标，以积极向上的态度来面对和驾驭生活的心理治疗方法。该方法由心理学家弗兰克尔（V.E.Frankl）所倡导。

一、起源

弗兰克尔是奥地利著名的精神病学家和心理学家。该治疗方法以存在主义哲学为思想基础，弗兰克认为："人是由生理、心理和精神三方面的需求满足的交互作用统合而成的整体，生理需求的满足使人有存在感，心理需求的满足使人快乐，精神需求的满足使人有价值感。"对生命和生活意义的探索和追求是人类的基本精神需要，人所追求的既非弗洛伊德所说求乐意志，也非阿德勒所说的求权意志，而是追求意义的意志（即 will to meaning）。而一些人在患重病、绝症，或遭受生活挫折，年老孤独或环境剧变时常常会感到失去了生活目标，对生活的意义感到迷茫，出现"存在挫折"或"存在空虚"的心理障碍。表现出对生活的厌倦，悲观失望或无所适从。

意义治疗就是用来解决"存在挫折"这一问题，帮助人们寻找、发现生命的意义。因此，意义治疗的目的是使求助者挖掘、发现他自己生命的意义，其中至关重要的是使人改变对生活的态度和方式，保持对生命意义的追求。

二、适用范围

弗兰克把缺乏生活意义的状态称之为意向性神经病，患这种病的人生活状态是缺失意义、缺失目的、缺乏目标的。意义疗法特别适合于因各种原因而出现抑郁、空虚、迷惘、绝望的就诊者。除此以外，意义疗法对于存在着精神性存在性问题的神经症、精神病同样有效。在对这些病症进行治疗时，意义疗法所关心的既不是症状，也不是心理病原，而是患者与疾病。

三、疗法内容

意义疗法包括三种相互联系的基本假设：意志的自由、意义意志以及生命意义。

（一）意志的自由

弗兰克尔认为人每个人都是自由的，但与此同时人的自由又是有限的，人总是受到生物、心理和社会文化等多种因素的制约，在这样的情况之下意志自由表现为人们可以选择自己的态度和立场。他反对泛决定论，否认人完全受本能、遗传或环境决定，人的心理并不自由。但他认为精神层面可以超越这些限制，人的意志可以超越这些限制。意义自由奠定了意义疗法存在的基础，他认为人类具有精神上的自由、态度上的自由，能够把握自己的命运，拥有自己独特的人生。通常在人生的紧要关头，人超越现实的精神自由就会表现出来，意义自由是瞬间体验到的。弗兰克尔指出人有选择的自由，但也需要承担选择后果的责任，人们有责任实现自己生命的独特意义，每个人都会被生命所询问，只有自己的生命才能回答这一问题。

（二）意义意志

弗兰克尔认为完整的人包括生理、心理和精神三个部分，其中精神部分就是人追求意义的意志，它是主动的、原发的，它是实现人生责任的基础。弗兰克尔认为人的最基本的动机不是自我实现，而是在存在中尽可能地发现更多的意义并实现更多的价值。意义意志不仅对心理健康有益，而且能帮助个体摆脱痛苦和忧伤的状态。意义意志是属于精神层面的，是具有主动性的，是一种人类的基本的生活态度。

（三）生命意义

寻找意义是人们生活的目标，人们的生活意义是独特的，只有达成对个体而言具有独特意义的事，才能满足其生命意义感。意义问题是人的本质问题，追求生命的意义是人类存在的一种基本需要，它标志着人类存在的本质。弗兰克尔认为生命意义具有两重性，既包括客观性也包括主观性，一方面，意义是可以发现的，而不是给予的，意义本身就具有现实性，它是我们无法改变的；另一方面，每个人的生命意义又具有独特性。每个人不论性别、年龄、种族，他们都会具有与生俱来的生命意义。

（四）获得生命意义的途径

1. 创造和工作

创造和工作是与实现创造性价值相关的。人应当从我们所给予生活的东西中，从我们的创造物中实现创造性价值，进而发现生命的意义。工作是发现生命意义的一个重要的途径，工作使人的特殊性在对社会的贡献中体现出来，从而使人的创造性价值得以实现，但简单的机械工作是不够的，人必须把握工作背后的意义和动机，只有这样，人才能在对工作的价值和意义的感悟中实现生命的意义，积极的、创造性的、有责任感的态度赋予工作以意义。

2. 体验爱

发现生命意义的第二个途径与实现经验性的价值有关，可以通过体验某种事物，如工作的本质或文化，尤其可以通过爱体验某个人，实现经验性价值，从而发现生命的意义。弗兰克认为，爱是进入深人格核心的一种方法，它可以实现人的潜能，使他们理解到自己能够成为什么，应该成为什么，从而使他们原来的潜能发挥出来，爱可以让人体会到强烈的责任感，能够激发人们的创造性，在体验爱的过程中，可以发现生活的意义和价值。意义疗法引导人们学会并乐于接受爱，以及伴随而来的责任。

3. 面对苦难的态度

与对不可避免的苦难所采取的态度对应的是态度性价值。弗兰克尔认为人对命运的选择完全取决于人的精神态度，即使面对无法抗拒的命运力量，人仍然可以选择自己的态度和立场，通过实现态度性价值人们可以改变自己看待事物的视角，了解对于自己而言什么是最重要的，从中获得新的认识。当人们面对苦难时，重要的是人们对于苦难采取什么样的态度，用怎样的态度来承担苦难。弗兰克尔认为许多症状都是由不良的态度导致的，通过改变态度可以使这些症状得到缓解。

四、治疗技术

弗兰克尔的意义疗法有意义分析、矛盾意向法和非反思等具体治疗技术。意义疗法的特点是，较少回顾与较少内省，尽量不强调所有恶性循环的形成及反馈机制，将着眼点放在将来。在倾听和同感基础上尽可能让来访者认识到当下存在状态的意义，或将他们引入对未来生活意义的追寻上。

（一）意义分析法

意义分析主要针对精神神经症以及精神紧张等症状的一种治疗技术。弗兰克尔认为，产生于神经、精神和自我方面的精神神经症，可能是由价值和意识冲突以及发现生命意义的终极挫折造成的，可以通过帮助来访者找到应投入的事业、应建立的关系和应实现的价值来医治，也就是帮助来访者分析其存在的意义，使人的精神因素复苏，从而全面地认识自己和所承担的责任。

（二）矛盾意向法

矛盾意向法也叫矛盾取向和自相矛盾意向法，矛盾意向主要用于强迫症、恐惧症，尤其对那些潜伏的预期性焦虑症的来访者。这种方法可以控制住焦虑，让人松弛、从容地应对环境，其主要思想是，当来访者出现某种心理症状时，劝解来访者不要与症状斗争，相反采取一种让症状继续下去的行为和思想，以此来解脱症状。当来访者停止与症状的抗争，转而对情境采取一种幽默的、嘲讽的态度时，他便不再与症状结合在一起，而是从更高的位置，以一定的距离来审视自己的症状。如此便打破了恶性循环，各种症状也就随之消失了。矛盾意向法表明人具有超越自我的能力，而且也具有改变自身不良状况的能力。

（三）非反思法

非反思是意义疗法的另一种技术，主要用于过度反思、过度注意以及过度自我观察的治疗。在这些病症中，来访者通常过于担心行为表现不尽人意，由此导致扭曲的过度意向和过度反思，并将注意力集中于自我，从而阻碍了行为的正常进行。为了寻求正常的表现或快感，来访者会将此视为目的本身，进一步强化过度意向和过度反思。于是，来访者便被某种恶性循环包围了。非反思法是用来应对过分反思的，有意识地抽回集中在这一症状上的注意力，取消自己对某一行为的强迫性关注，使来访者的预期性焦虑和注意力从行为本身或自我转移到积极的方面，转移到外部事物，转移到更有意义的事情上，使个体不再被焦虑所困扰。许多人沉浸于反思自己的问题和自己的消极情感，非反思的目的是系统地改变我们注意的焦点，注意力的改变是导致生活中核心的意义变化的关键，来访者会发现新的生活意义，确立新的生活目的，通过参与活动学会发现和寻找人生的目的与意义。

五、注意事项

1. 治疗者的作用并不是告诉来访者他们生活中的特殊意义应当是什么，而是应鼓励他们自己发现意义。

2. 当一些来访者放弃了原来的价值观，但并不寻找新的更适应的价值观来替代，这时治疗者应该鼓励当事人尝试用新的价值观念来重新体验生活。

3. 因为抱负和承诺有助于来访者改变原来的生活模式，因此在治疗过程中要为不断追求意义和有承诺行为的来访者提供充分的支持。

第四节　园艺疗法

园艺疗法 Horticultural Therapy，日本称为园艺疗法，韩国称为园艺治疗，简单的定义是，利用园艺来治疗。美国越来越多的卫生医疗机构，从医院到老年护理院，再到精神病院等，都在青睐"园艺疗法"，用园艺活动来作为治疗病人的一种手段。研究发现，"园艺疗法"能够降减缓心跳速度，改善情绪，减轻疼痛，对病人康复具有很大的帮助作用。主要包括植物疗法（Plant Therapy）、芳香疗法（Aroma Therapy）、花疗法（Flower Therapy）、园艺疗法（Horticultural Therapy）、药草疗法（Phytotherapy）以及插花、押花、组合花园制作等艺术疗法。

一、简介

园艺疗法是一种辅助性的治疗方法（职能治疗、代替医疗），借由实际接触和运用园艺材料，维护美化植物或盆栽和庭园，接触自然环境而纾解压力与复健心灵。目前园艺疗法运用在一般疗愈和复健医学方面，例如精神病院、教养机构、老人和儿童中心、勒戒中心、医疗院所或社区。

二、起源发展

（一）起源

早在 1699 年，一位叫李那托·麦加的人就在《英国庭园》中对园艺的治疗效果记述道："在闲暇时，您不妨在庭园中挖挖坑，静坐一会，拔拔草，这会使您永葆身心健康，这样的好方法除此之外别无他途。"

1792 年，精神病医院约克收容所致力于将利用自然力量进行治疗作为治疗的一环，他们还对患者导入了同兔、鸡玩耍以及庭园管理的方法。19 世纪初，北苏格兰的精神科医师让一患者在自己的农场进行劳动后大大提高了治疗效果，19 世纪中叶的精神病院中通过种植花木使患者病情得以减轻或完全治愈。

（二）各国发展

1. 英国

英国在 1978 年成立"英国园艺疗法协会"，简称 HT，以所有年龄层以及各种患者为服务对象，振兴庭院园艺事业，为有兴趣利用庭院进行治疗的人们提供援助，它是欧洲唯一的专业组织。

2. 美国

20 世纪初，美国已认识到园艺疗法对智力低下者智力的提高和由贫困导致的变态心理的消除具有效果。第二次世界大战后，特别是越南战争后，由于战争对复员军人造成的心灵创伤，他们难以恢复到原来的生活中去，军人医院开始采用园艺疗法进行治疗，效果颇佳。1953年马萨诸塞州森林植物园提供园艺疗法服务，其他植物园艺纷纷仿效。芝加哥植物园自1977年在其都市园艺部中设立园艺疗法处，开设了以一年为周期的园艺疗法课程。此课程的特色之一就是为智力低能者疗养院、职业训练中心、老年人专用住宅、精神病医院、青少年工读学校、老年人福利设施、退役军人专用医院等相关设机构训专业人员。现在全美有300所以上的植物园与林园都提供园艺疗法服务，并于1973年创设美国园艺疗法协会，其目的是确立与启发普及园艺疗法。该协会对身体残疾者、难以正常工作的人进行治疗，让全国范围内开展园艺疗法的普及、情报提供活动，对大学与植物园教学活动进行支持，建立健全园艺疗法师的登记认定制度。人员依据规定通过考核，该协会对合格者授予园艺疗法师的职称，此职称已被全社会作为专门职称所公认，其声誉极高。

3. 日本

日本于1995年2月创设园艺疗法研修会。同年同月，还设立了园艺心理疗法研究会，会员已有1200余名。随后日本园艺疗法研究会于1995年秋成立，会员以东海大学的外科医生为中心，包括医生、护士、建筑家等多领域人员。日本各地相继建立庭园设施，开展园艺疗法活动，设置市民农园、就农研修园等。高龄、残疾人以及当地居民以自然、园艺作物为核心进行交流。根据日本绿化中心1996年的调查可知，全国60%以上的残疾人疗养设施已经进行或即将进行园艺疗法。1997年10月8日到10日在岩手县第一次举办了世界园艺疗法大会，国内外的专家学者分别介绍了他们的研究成果、实践方法、国外最新信息以及成功的园艺疗法事例。

三、科学研究

研究表明自然对人的身体健康具有很大的作用。比如不少研究已经证实，观赏植物或者大自然能够帮助病人减轻压力，减轻疼痛以及改善情绪。最近的研究更进一步表明，园艺行为对病人的健康恢复效果显著。

2005发表在《心肺疾病康复杂志》（Cardiopulmonary Rehabilitation）的一项研究对107例病人进行调查后认为，那些进行一小时园艺活动的心肺疾病病人比那些只接受一般性疾病教育的病人心率更低。发表在2008年《园艺技术》（Horti Technology）的另一项研究则显示，一家老年护理院的18名居住者，在进行4个小时的园艺活动后，他们的健康自我评价和幸福自我评价都在明显增加。

在一般的卫生医疗机构内，病人往往会感觉到有压力、枯燥乏味，花园或者植物为他们提供了一个重要的喘息机会。纽约大学医学院瑞斯克康复医学研究院（Rusk Institute of Rehabilitation Medicine）园艺治疗师格温·弗里德（Gwenn Fried）表示："这是一个规范的地方。"瑞斯克康复医学研究院里面建有一个玻璃温室花园，里面长有郁郁葱葱的热带植物，花园中还有一个池塘，以及各种各样的鹦鹉。园内有种子种植区、植物区分区等。弗里德表示，园艺疗法能够帮助病人进行各种各样的康复锻炼，例如重建动作技能，甚至可以对神经外科手术后的认知行为起到促进作用。

四、功效

（一）精神方面

1. 消除不安心理与急躁情绪

在医院病房周围种植草木，病人于其中散步或通过门窗眺望，可使病人心态安静。据报道，在可以看见花草树木的场所劳动，不仅可以减轻劳动强度，还可以使劳动者产生满足感，如果是园艺栽培活动地的话，效果则更佳。

2. 增加活力

投身于园艺活动中，使病人、特别是精神病患者忘却烦恼，产生疲劳感，加快入睡速度，起床后精神更加充沛。

3. 张扬气氛

一般来讲，红花使人产生激动感，黄花使人产生明快感，蓝花、白花使人产生宁静感。鉴赏花木，可刺激、调节、松弛大脑。

4. 培养创作激情

盆栽花木、花坛制作以及庭园花卉种植等各种园艺活动，是把具有自然美的植物材料按照自己的想象进行布置处理，使其成为艺术品。这种活动可以激发创作激情。

5. 抑制冲动

在自然环境中进行整地、挖坑、搬运花木、种植培土以及浇水施肥，在消耗体力的同时，还可抑制冲动，久而久之有利于形成良好的性格。

6. 培养忍耐力与注意力

园艺的对象是有生命的花木，在进行园艺活动时要求慎重并有持续性。例如，修剪花木时应有选择地剪除，播种时则应根据种粒的大小覆盖不同深度的土壤，这些都需要慎重与注意力。若在栽植花木的中途去干其他事情，等想起重来栽植时，花木可能已枯萎。因此，长期进行园艺活动，无疑会培养忍耐力与注意力。

7. 增强行动的计划性

何时播种、何时移植、何时修剪、何时施肥……植物种类不同，操作内容不同，则时间与季节亦不同。园艺活动必先制定计划，或书面计划或脑中谋划，因人而异。此项工作或爱好可以增强自己与植物的感情，把握时间概念（早、晚、季节的变化等）。

8. 增强责任感

采取责任到人的方法，病人必须清楚哪些是自己管理的盆花、花坛等。因为花木为有生命之物，如果管理不当或疏忽，会导致枯萎。这可使病人认识到哪些是自己不得不做的工作，从而产生与增强责任感。

9. 树立自信心

待到自己培植的花木开花、结果时，会受到人们的称赞，这说明自己的辛勤劳作得到人们的承认，自己在满足的同时还会增强自信心。这对失去生活自信的精神病患者医治效果更佳。当然，为了不让患者们失望，开始时应该选择易于管理，易于开花的花木种类。

（二）社会方面

1. 提高社交能力

参加集体性的园艺疗法活动，病人以花木园艺为话题，产生共鸣，促进交流，这样可以培养与他人的协调性，提高社交能力。

2. 增强公共道德观念

对自己的生活环境利用花木进行美化绿化，或者自己所负责的盆花、花坛开出漂亮的花朵，在增强自信的同时，还体会到自己为大家做了有益的事情。另外，为花坛除草、摘除枯萎花朵、扫除落叶等活动，可以培养自己的环境美化意识和习惯，增强公共道德观念。

（三）身体方面

1. 刺激感官

植物的色、形对视觉，香味对嗅觉，可食用植物对味觉，植物的花、茎、叶的质感（粗糙、光滑、毛茸茸）对触觉都有刺激作用。另外自然界的虫鸣、鸟语、水声、风吹以及雨打叶片声也对听觉有刺激作用。卧病在床的患者或者长久闭门不出的人们，到室外去沐浴空气，接受日光明暗给予视觉的刺激，感受冷暖对皮肤的刺激，这可称为自然疗法，也是园艺疗法的内容之一。白天进行园艺活动、接受日光浴，晚上疲劳后上床休息，有利于养成正常的生活习惯，保持体内生物钟的正常运转，这对失眠症患者有一定的疗效。

2. 强化运动功能

人的精神、身体如果不频繁地进行使用的话，其功能则会出现衰退现象。局部性衰退会导致关节、筋骨萎缩，全身性衰退会导致心脏与消化器官功能低下，易于疲劳等。园艺活动，从播种、扦插、上盆、种植配置等的坐态活动到整地、浇水、施肥等站立活动，每时每刻都在使用眼睛，同时头、手指、手、足都要运动，亦即它为一项全身性综合运动。残疾人、卧病在床者以及高龄老人容易引起精神、身体的衰老，而园艺活动是防止衰老的最好措施之一。

五、疗法效果

（一）目的意义

园艺服务的对象是人，特别是观赏园艺的目的是为了人的身心健康。

世界上的发达国家已经进入老龄化社会与少子化社会，中国正在进入这种社会。人情淡薄，价值观丧失，青少年犯罪增加，社会与家庭问题突出，园艺疗法被认为是最能缓和与解决这些问题的有效手法之一。

（二）实际效果

"园艺疗法"在美国卫生医疗机构日趋流行，各机构实施这些方案的费用各不相同。一些医院花大笔钱专门建立了功能齐全的花园，而一些医院只是花钱为病人购买盆栽土壤、种子以及聘请一些有创意的志愿者身上。

埃尔姆赫斯纪念医院（Elmhurst Memorial Health care）位于美国伊利诺伊州东北部城市埃尔姆赫斯特，这家医院从2009年开始给康复病人提供"园艺疗法"。园艺活动像水耕种植（无土栽培）等被列入治疗计划中，每周为病人提供两次这样的活动。

位于加利福尼亚州纳帕谷（Napa）的纳帕谷医院（Napa Valley Hospice）为体弱者病人和老年患者提供每周一次的"园艺疗法"。这些病人能够在医院户外进行种植、除草、修剪花草等活动。据该医院的治疗方案协调员安妮·麦克明（Anne McMinn）介绍，这些活动不仅能够增强病人的身体力量和精力，也能够唤起记忆力，因为记忆在像花园这种"非威胁"性的地方更容易产生。

位于北卡罗来纳州教堂山（Chapel Hill）的"橘郡强暴危机中心"（The Orange County Rape Crisis Center）现在为病人提供一种园艺治疗方案，以修剪植物来摆脱不良情绪，已经成为该医院团体治疗的一项重要组成部分。

俄勒冈州波特兰市的"莱加西医疗服务"（Legacy Health System）是一家非营利性机构，经营着五家医院，园艺疗法已经成为这五家医院不可或缺的保健医疗服务的一个组成部分。该机构始于1991年的"星期四花园俱乐部"计划，这是一项与老年痴呆患者家居护理有关的项目，让老年痴呆患者进行社会性的植物种植活动，比如在花园或是在室内进行除草或者栽培植物。该机构园艺治疗方案协调员特雷西亚·哈森（Teresia Hazen）表示："很快，我们清楚地发现：当他们在自然中忙碌时，病人的焦虑和神志恍惚减少了，注意力也集中了。"如今，这家非营利性机构的医院建有 9 个不同的"园艺疗法"花园，其中约半数是在过去五年建成的。

在"莱加西伊曼纽尔医疗中心"（Legacy Emanuel Medical Center），烧伤患者会定期到一个专门为他们设计的花园里面活动。花园的设计能够刺激病人的感官，并提供一个舒适的环境。路径穿越一个"常年花园"，一个"芳香花园"和一个"喷泉花园"。路边提供有座位区和凉亭。"莱加西医疗服务"首席执行官乔治·布朗（George Brown）说："大多数医院都有修剪整齐的灌木和地面，不同的是我们这里的花园已经成为治疗病人的空间的一部分，病人在这里进进出出。"

在"莱加西伊曼纽尔儿童医院"（Legacy Emanuel's Children's Hospital），2010 年 4 月的园艺主题是"春天"，通常情况下，约 30 名患者被划分到不同的"自然工作小组"里面去，其中一个小组可能是研究郁金香，另一个小组可能会研究生菜的根系。有时候只要在花园里面就已经足够了，例如在"烧伤中心"，大多数患者都是被包扎着的，无法在土壤中进行活动，但是他们只要能够出去到花园散步，就能够达到提高身体力量和耐力的效果。

第五节　动物疗法

动物陪伴疗法正在为越来越多的人接受，长期住院的患者容易情绪低落，接触小动物心情就会变好。在小狗等小动物的陪伴下，病人会变得健谈，喜欢交流，愿意运动，这都有利于康复。

一、动物的治疗作用

许多身体的疾病是由于精神紧张引起的，这一点已经得到了广泛的认同。和伴侣动物相处一段时间可以产生良好感觉，同时也增强了人的自信心和积极向上的态度。科学证据表明，与伴侣动物相处，比如养狗，可以改善人的身体和精神状况。伴侣动物在人类社会活动中扮演了重要角色，和伴侣动物接触可以减少很多老人的孤独感和被离弃的感觉，同时也有助于打破社交障碍。

在南非约翰内斯堡的新肯辛顿医院，有两只名叫鲍比和本杰明的金毛猎犬，它们可不是谁家养的宠物，而是配合医生、护士承担辅助治疗任务的陪护。它们训练有素，虽然体形庞大，性情却十分温和，经常在医护人员的带领下看望患者，对所有的患者都一视同仁，和他们亲热，让患者爱抚、喂食。医生说，长期住院的患者容易情绪低落，接触小动物心情就会变好，患者会变得健谈，喜欢交流，愿意运动，这都有利于康复。

科学家相信，和动物亲近可以为很多病情带来自然的治愈效果。英国和澳大利亚的研究表明，如果患者可以把注意力集中在动物身上，他们就暂时可以忘记自身的病痛。简单地说，和动物亲近可以让你感觉良好。

物理治疗、职能治疗和语言治疗的实践不断地发现，动物可以激励患者练习并加强其语言能力和协调技巧，同时还能够普遍提高他们的灵活性和社交能力。

伴侣动物能够给人带来友谊、娱乐、亲密感以及积极的影响和鼓励，也能给一成不变的生活带去一些新意，可以改善人的情绪，加强患者与现实生活的联系，鼓励患者参与社会活动。患者心理健康的加强要归功于伴侣动物带来的激励感的增加、社会交流的增加以及沟通的增加。

1999 年，香港大学心理学系进行了一次前瞻性的研究，评估狗医生对精神残疾的成年人的行为所产生的影响。

研究结果表明，每天和狗医生相处的一组受测试者在主动性、口头交流，参与各项活动方面有显著的改善，他们表现出快乐的情绪，同时，在与医护人员及其他患者合作方面也有所改善。相反，像重复摇头，无端发怒等消极，顽固的行为则普遍减少，类似的变化在另一组受试者中却没有观察到。

这项研究同时也有力地证明了狗医生对医护人员带来的帮助。医护人员发现，在狗医生探访期间及探访之后，患者变得更容易沟通了。狗医生的出现明显改善了工作气氛，令这种压力极大的护理工作变得令人愉快起来。

在我们狗医生的陪伴下，患者可以减轻压力，降低胆固醇水平，降低心脏病的发病率，同时提高了患者的免疫能力。小狗可以给人独特的，而且常常是最有效的支持，可以帮助人们更好地认识自己应付困难的能力。狗医生的探访还为所有被探访的人提供了分享经验和感受的机会，让患者有与其交流和抚摸它们的机会，而这是常规疗法所没有的。

美国的一项研究表明，狗主人从他们的宠物那里得到极大的好处。到医院看病的老人中，养宠物的老年人比不养宠物的老年人要少 16%。平均来讲，狗主人比不养宠物的人上医院的机会少了 21%。

在纽约，密苏里和德克萨斯，有些护理院采用了动物和植物作为其环境的主要组成部分，护理院患者每天的平均医院费从 3.80 美元下降到了 1.18 美元。

1990 年，弗莱德曼、凯彻、林奇和托马斯以"心脏病患者养宠物的好处"为课题进行了一项研究，该研究证明了宠物主人的生存期长于不养宠物的人。接受冠状动脉手术的 92 名患者成了该研究的对象，其中 53 人是宠物主人，其中只有 3 人在入院后 1 年内去世；而另外 39 名不养宠物的患者中，有 11 人在入院后去世。

澳大利亚贝克医疗研究院的研究表明，宠物主人比不养宠物的人对心脏病的发作和发展有更强的抵抗力。这项研究调查了将近 6000 名有心脏病发病危险的人，结果表明，宠物主人的血压水平平均比不养宠物的人低 2%。同时，他们的胆固醇水平也相对较低。

2001 年，纽约州立大学的艾伦教授进行了一项有关高血压的研究。以宠物为伴的患者的血压水平比另外一组只靠服药治疗的对照测试组的患者的血压水平要低。心率测试也表现出显著的不同，宠物主人的心跳平均数为每分钟 81 次，而另一组的心跳平均数为每分钟 91 次。

美国一项针对心血管疾病造成的心理压力的调查表明，服用降血压的药物无助于缓解患者精神紧张的程度。可是，如果让一条友好的小狗介入，心血管疾病在精神压力方面产生的反应就会明显得到减少。在小动物的陪护下，焦虑情绪会适当缓解，心脏和肺部的压力都有明显降低的迹象。

二、动物对儿童的意义

基于以下的原因，宠物对孩子的成长过程及提高其沟通能力有所帮助：

1. 利于有良好的人际关系和同情心的发展。

2. 令孩子能够从另一个角度看世界。

3. 增强自信心和自尊感。

4. 增强关心他人的能力。

5. 扩大获得生活经验的范围，这一点对儿童发展尤其重要。

6. 和宠物一起长大的孩子更容易参与各种活动，比如体育运动，爱好小组，俱乐部或合唱团等。

7. 宠物有助于孩子的认知能力的提高和社交能力的发展。

8. 当有动物在教室里陪伴时，孩子通常可以更专心，更合作，精力也更集中。

后 记

一、自然疗法有超前的健康理念

自然疗法把养生保健、康复疾病、延年益寿融为一体，是医学与养生保健学的完美结合，是祖国医学史上一个伟大的创新。自然疗法的问世，打开了中国养生保健的新纪元，不仅填补了医学的空白，同时为国民健康素质的提高开辟了一条绿色环保的养生保健之路。先进的健康理念，让我们认识到健康不能"坐、等、靠"，主动出击，提前养生，及早预防才是健康的真谛。

二、自然疗法有科学的方法体系

自然疗法把传统医学和现代医学相结合，形成一套具有自己特色的完整的养生预防康复体系。它不仅对人体从上到下、从外到内、从内到外进行全方位的呵护，还对人们的心理、精神、饮食、运动、睡眠等方方面面进行调养修复。科学的方法体系具有前瞻性、广泛性、指导性、实用性、可操作性，它"防、治、调"并重，是我们"自检、自查、自调、自愈"的武器。指导我们切实把养生保健夯实到位，让我们无病养生，有病康复，既病防变，延年益寿，一举多得。

单于德 张占武于银川

2020 年 4 月